リアル傷寒論

齋藤謙一 著

源草社

リアル傷寒論

序文

　奥田傷寒論の凡例には、〈凡そ古方の一般を知らんとするには、傷寒論の他に尚ほ金匱要略を併せて攻究すべきであるが、先ず傷寒論より始めるのが順序である〉と記載されている。

　古来、傷寒論は漢方医学の基礎であるから、引用した文章のように勉強しなければならないということが通説となっている。ところが、先哲たちの解説書を読んでも諸説があり、その上、「なぜそうなのか」という根源的な疑問に答えてくれず、傷寒論の真髄に迫ることができない。なんとも歯がゆいことである。

　そこで本書は、従来の解説書にはなかった方法により、傷寒論を再構築し、原典と考えられる姿にして、今日の私たちが実際に応用できる書物を目標とした。具体的には、傷寒論の原作者たちの「考え方」に基づく「原理・原則」に従って、原文と補入文（後人たちによる書き込み文や註釈など）を選別した。

　そもそも、傷寒論の原典は数名の原作者たちにより、竹簡に書かれた30条の簡潔なものであったと想像する。しかし、年月の経過とともに、後人たちが自分の経験や考え方を書き入れたために大きくなった。竹簡は16に分割されて、それぞれがぐるぐると巻かれ、巻物とされていたのだろう。だから、傷寒論16巻と称されるわけである。

　巻数が増えることは傷寒論の成長であり、原典の不備を補い、臨床に貢献してきた。それ故、補入文でも有用なものは削除せずに原文と同様に取り扱った。その際、後人たちが「どのような意図」で、あるいは、「どのような考え」で書き込みや註釈したかを考察した。そうすることにより、傷寒論発展の足跡が明らかになると信じたからである。

　本来、古典の読み方や解釈は、テキストに忠実であるべきである。それを現代語訳するときも、当然、個人的見解の混入を避けることが求められる。しかし、この方法は傷寒論には不向きである。なぜならば、傷寒論には、巻

物の糸が切れてばらばらとなった過去があり、その上、多くの人たちの手が加えられ原典が真の姿でないからである。そのため、本書ではこれまでのテキスト忠実主義に別れを告げ、前述したように、新たな方法に従って「傷寒論の実像」を追求した。

　また、病人を治すためには、抽象的な言葉では不十分である。「可視化」（見える化）が望ましい。そこで、できるだけ具象化に努めた。

　本書が傷寒論の再発見につながり、なお一層活用されれば幸いである。

2019年　5月10日

著者

目　次

序文　*1*
凡例　*9*

総　論

Ⅰ　傷寒論の前提 ———————————————————— *14*

1　原作者たちの考え方——発想と原理・原則　*14*

Ⅱ　三つの仮説 ———————————————————————— *16*

1　仮説一
発想の原点は急性熱性病に罹病した「病人」を治すこと　*16*

1・1　原作者たちの生体観と病理観　*16*
　＊用語の比較：病と疾患　*17*
　＊参考：陰陽・五行説について　*17*
1・2　急性熱性病の病理　*18*
1・3　病人の自己治病力　*20*
　＊用語の比較：自己治病力と自然治癒力　*20*
1・4　気血水の循環不全（病理）と自己治病力　*21*
　1・4・1　気の循環不全と自己治病力の指示（対応する主な生薬）　*21*
　1・4・2　血の循環不全と自己治病力の指示（対応する主な生薬）　*24*
　1・4・3　水の循環不全と自己治病力の指示（対応する主な生薬）　*26*
　1・4・4　三陽病・三陰病の気血水と薬方構成生薬一覧　*28*
　1・4・5　自己治病力と薬方　*29*

2　仮説二と仮説三（傷寒論の法則）　*30*

2・1　仮説二　傷寒論の原理　*30*
2・2　仮説三　傷寒論の原則　*30*
2・3　病人と傷寒論の法則（原理・原則）　*30*

3　三つの仮説による薬方への思考過程　*31*

3・1　前提　*31*

3・2　原理　二項対立概念（分類と対比）　*31*

3・3　原則　三点への集約（決定）　*31*

3・4　原則の具象化　*32*

　　3・4・1　病人の身体分類　*32*

　　3・4・2　病と病人（病のある身体の部位）との関係　*32*

　　3・4・3　病・病人と寒熱の関係　*33*

3・5　薬方の構成法　*33*

　　病に対する自己治病力による「治病法」の指示と薬方　*33*

　　3・5・1　振起復興剤について　*37*

　　3・5・2　甘草について　*38*

3・6　三陽病・三陰病と機能的構造式との関係　*40*

III　仮説の検証 ················· *42*

1　仮説一の検証　*42*

　　＊参考：比較：西洋と東洋の哲学　*42*

1・1　「病人を治す」という発想から
　　　原理・原則による条文への思考過程　*44*

1・2　条文の構造　*45*

1・3　「自己治病力」と病的感覚反応・病的身体反応（証の形成）　*46*

　　＊参考：吉益南涯の気血水論　*48*

1・4　条文における仮説の検証　*49*

　　＊参考：発熱について　*50*

2　仮説二と仮説三の検証　*52*

2・1　傷寒論の原理（対比）と原則（集約）の検証　*52*

2・2　病的感覚反応と脈・病的身体反応の数式化による病人への集約　*53*

　　2・2・1　条文の数式化　*54*

　　2・2・2　数式化の実例　*54*

2・3　仮説二と仮説三の具体的なイメージ図　*55*

　　2・3・1　陽と陰について　*56*

　　2・3・2　表裏について　*56*

　　2・3・3　表裏と三陽病・三陰病について　*57*

2・3・4　機能的構造式と三陽病・三陰病　*57*

3　イメージ図の検証　*58*

3・1　太陽病と少陰病の関係（表における陽と陰）　*58*
3・1・1　病の初発における両病の病的感覚反応の関連性　*58*
3・1・2　両病の病的身体反応の関連性　*59*
3・1・3　「少陰病　始得之」（直中の少陰）発生のメカニズム　*62*
3・1・4　麻黄湯と少陰病の関係　*65*
3・2　少陽病と厥陰病の関係（表裏間における陽と陰）　*66*
3・2・1　両病の病的感覚反応の関連性　*66*
3・2・2　両病の病的身体反応の関連性　*66*
3・3　陽明病と太陰病の関係（裏における陽と陰）　*67*
3・3・1　両病の病的感覚反応の関連性　*67*
3・3・2　両病の病的身体反応の関連性　*67*
3・4　三陽病・三陰病の寒熱について　*68*
3・4・1　ふかん図からみた三陽病・三陰病の進行順について　*69*

IV　傷寒論発想の原点からみた病的感覚反応と病的身体反応 ·················· *71*

1　三陽三陰病における「○○之爲病　〜」について　*71*

2　三陽病・三陰病の病的感覚反応の内容と気血水　*72*

2・1　太陽病の病的感覚反応　*72*
2・2　少陽病の病的感覚反応　*73*
2・3　陽明病の病的感覚反応　*73*
2・4　太陰病の病的感覚反応　*75*
2・5　少陰病の病的感覚反応　*76*
2・6　厥陰病の病的感覚反応　*77*

3　三陽病・三陰病の「病的身体反応」（証）　*79*

3・1　傷寒論の証　*79*
3・2　金匱要略の証　*79*
＊比較：傷寒論と金匱要略の証　*80*
3・3　漢方（漢方医学）の証　*80*
＊参考：小倉説の「潜証」について　*83*

＊参考：「厥」について　*85*

V　傷寒論の分類体系 1 → 2 → 3　*86*

1　仮説から分類体系へ　*86*

2　三つのカテゴリーへの集約　*86*
＊参考：数字「三」の性質　*87*
＊参考：虚実について　*88*
＊参考：黄帝内経の虚実　*90*

3　傷寒論と素問の関係　*90*

4　傷寒論の分類体系 1 → 2 → 3 の起源　*93*
4・1　傷寒論の分類体系と『老子』　*93*
4・2　傷寒論と『老子』の比較　*94*
＊参考：『老子』について　*95*
4・3　傷寒論と『老子』との関連性　*96*
4・4　傷寒論の時代背景（諸子百家と医師）　*98*

VI　傷寒論における循環理論　*101*

1　傷寒論の編集にみられる理論と実際の臨床の相違についての諸説　*101*

2　傷寒論の編集において少陽病を陽明病の後ろに置いた三つの目的　*102*

3　体系における病の循環　*103*

VII　結果　*106*

1　書名について　*106*

2　病人と薬方の関係について　*106*

3　体系化について　*107*
3・1　傷寒と治病体系　*107*

目　次

3・2　陽明病と太陰病の関係　*109*

4　傷寒論の原文　*109*

5　原文に追加された薬方（附方）一覧　*112*

6　原典に書き込まれた文章と薬方の分析　*119*

7　書き込まれた薬方数について　*123*

8　傷寒論の文章（条文）について　*124*

9　傷寒論の総括　*124*

10　リアル傷寒論の特徴　*125*

各　論

辨太陽病脈證幷治　上　第五　　　　　　　　　　*128*

辨太陽病脈證幷治　中　第六　　　　　　　　　　*183*

辨陽明病脈證幷治　第八　　　　　　　　　　　　*443*

辨少陽病脈證幷治　第九　　　　　　　　　　　　*468*

辨太陰病脈證幷治　第十　　　　　　　　　　　　*471*

辨少陰病脈證幷治　第十一　　　　　　　　　　　　478

辨厥陰病脈證幷治　第十二　　　　　　　　　　　　524

厥陰病篇の「厥・下利・嘔」に関する追加の文章と薬方　530

傷寒論の附録

辨霍乱病脈證幷治　542
辨陰陽易差後勞復病脈證幷治　547

索引

薬方索引　552
生薬索引　557
臨床応用索引　567
　　急性熱性病　567　　呼吸器関係　568　　循環器関係　569
　　消化器関係　569　　腎・泌尿器関係　570　　内分泌・代謝性関係　571
　　運動器関係　571　　自己免疫疾患関係　572　　神経・疼痛関係　572
　　婦人科関係　573　　皮膚関係　574　　耳・鼻・咽喉・口腔関係　574
　　眼関係　575　　小児関係　575　　出血関係　576
治験例・使用経験　577
その他の事項　581

引用・参考文献　588
あとがき　591

凡例

1 テキストについて

『傷寒雑病論』(日本漢方協会学術部編 東洋学術出版社) 中の「傷寒論」をテキストとした。

2 本書の採用範囲は、テキストの傷寒論巻第二辨太陽病脈證幷治上第五 (p.27) から傷寒論巻第六辨厥陰病脈證幷治第十二 (p.95) までとし、傷寒論巻第七霍乱病脈證幷治第十三 (p.96) と辨陰陽易差後勞復病脈證幷治第十四 (p.100) を附録とした。

なお、テキスト本文にある冒頭の和数字はすべてアラビア数字とした。
さらに、原文には通し番号をつけ、その後に、テキストの数字をつけた。
(例) 原文 1-1 太陽之爲 脈浮 頭項強痛而悪寒

3 本書の名称「リアル傷寒論」について

  (1) 傷寒の定義

傷寒とはどのような病なのだろう。

素問熱論篇第三十一には、以下のように記載されている。

〈黄帝問曰 今夫熱病者 皆傷寒類也。〉(『素問・霊枢・難経』p.59 たにぐち書店)

熱病は皆傷寒の類(たぐい)だという。ここから、傷寒とは熱性病を総称したものといえる。

しかし、傷寒論にある「傷寒」の定義は明確である。

太陽病 脈浮 頭項強痛而悪寒。

太陽病 或已発熱 或未発熱 必悪寒 體痛 嘔逆 脈陰陽倶緊者 名曰「傷寒」。

傷寒論の原作者たちは、条文の中で、はっきりと自分たちの扱う傷寒を定義している。このことは、当時、素問のいうように急性熱性病に傷寒という病名が使われていたことを物語っている。また、傷寒論において、「傷寒」は三陽病・三陰病や中風と同様に、急性熱性病の「一つ」に過ぎない。これは、原作者たちが「傷寒」を特別視しなかったからである。

9

(2)「リアル傷寒論」について

　原典は書物ではなく、竹簡であったと想像する。そのため、条文の数も少なく、「雑病論」と呼ばれていたのだろう。(註：雑には、いろいろな種類のまじったさまの意味がある)。ところが、後世、この「雑病論」に、後人たちの書き込みがまとめてつけ加えられ、そのうえ序文がつけられた。その中の文章である“其死亡者、三分有二、傷寒十居其七”により、傷寒は“悪性な病”であるとの認識が広まって、「雑病論」に“傷寒”が加えられたと考える。

　要するに、“傷寒”が「雑病論」の「傷寒」とは、かけ離れた意味で使用されてしまったわけである。そのため、本来は主役ではない傷寒が代表とされ、書物の名称に使用されたので、原典の内容と一致しない状態になっている。

　したがって、本来ならば、本書の名称を「リアル雑病論」とすべきなのだが、傷寒論が一般的なので敢えて「リアル傷寒論」とした次第である。

　それに伴ない本書でも原典を雑病論ではなく、傷寒論と呼ぶことにする。

(3)「リアル傷寒論」の原典追求方法について

　傷寒論は、条文の羅列である。そのため、従来の解説書は専ら、テキスト忠実主義により、条文の解釈に力を注いできた。結果として、全体の体系や法則としての原理・原則が論じられなかった。そのような事情から、何種類もの解説書を読んでみても、解説者たちの見解の相違がわかるだけで、肝腎の「どうして？」「なぜ、そうなのか？」が一向に解決できない。

　そこで、本書は傷寒論をモデル化し、前提による仮説を検証して、原作者たちの根本的な考え方から傷寒論の法則（原理・原則）を求め、それらに基づいて、傷寒論の原典を追求した。

　すなわち、原典の原文を確定して、それらに、後世、どのような考えや薬方がつけ加えられたかを考察した。この方法は、これまでの補入文を削除する減法ではなく、原典にどのような追加がなされたかを明らかにする「加法」である。

(4)「リアル傷寒論」の構成について

　総論と各論の二部構成とした。

また、原作者たちの考えを可能な限り図解するようにした。

彼らは、決して抽象的な物の見方や考えだけで、傷寒論を作り上げたのではないからである。

〈1〉 総論

前提による仮説で原作者たちの発想の原点を求めて検証し、どのようにして全体の構想に繋げたかを明らかにする。また、それらがどのような原理・原則に基づいて体系化され条文にまとめられたかを検証する。

また、傷寒論の起源と時代背景について推考する。

さらに　傷寒論の編集方針と体系の循環について推論する。

〈2〉 各論

結果から、原文と後世に書き加えられた補入文とを分別して、原文の原方と補入文の附方についての関係を考察する

①　原文には通し番号とテキストの番号をつける。

②　補入文には、テキストの番号をつける。

③　原文と主要な補入文は、つぎの様式で解説する。

条文の読み方と内容　薬方　構成生薬　薬方の機能的構造式　薬方の作用　臨床応用　（〈証〉　応用の実際）治験例　著者の使用経験　薬方についてのコメント

④　機能的構造式について

傷寒論の原理・原則は、対比と集約である。具体的には、**陽陰、表裏、寒熱**である。それらに基づいて作成したのが機能的構造式である。

この中には、病理の気血水をはじめ、薬方や薬方構成する生薬などを記載することができる。すなわち、傷寒論における思考法の可視化に有効である。

総　論

総論　I　傷寒論の前提

I　傷寒論の前提

　傷寒論には総論がなく条文の羅列である。そのため、どのような発想と構想によって体系化されたのかがわからない。従来の解説書はテキスト忠実主義により各条文の解釈に力を注いできた。しかしそのような方法は最早限界である。そこで本書は、仮説と検証により原作者たちの発想と考え方に迫った。

1　原作者たちの考え方──発想と原理・原則

　ある物事が成り立つためには必要な条件がある。傷寒論原作者たちは以下の事柄を前提にして急性熱性病の治病体系を構築したと考える。

発想の原点
急性熱性病に罹病した「病人」を治すこと
病人の体を表・表裏間・裏に分類

急性熱性病の種類
三陽病・三陰病　中風　傷寒

急性熱性病の症状
寒・熱の変化

急性熱性病の病理

ヒトの健康は「気血水」循環の恒常性にある。そのため、急性熱性病により、恒常性の維持ができなくなると人体に機能障害が生じる。それが気血水の循環不全で、傷寒論の病理である。

自己治病力

ヒトは生まれつき急性熱性病による気血水の循環不全を自分で治そうとする力を持っている。これが自己治病力である。そこで、原作者たちは「病人」を治すために、自己治病力の活用に着眼した。自己治病力は治病法を指示する。

薬方

薬方はその自己治病力を支援して急性熱性病を治すための生薬複合体である。それは、病理である気血水の循環不全に対応する生薬を自己治病力の指示に基づいて数種類組み合わせたものだが、長年の臨床経験に基づいて構成されているので勝手に変更できない（処方とは異なる）。

		自己治病力	
［症状の気血水	⇔　生薬の気血水］	⇒	薬方
病理	薬理		

体系化

原作者たちは以上の前提を体系化して傷寒論とした。その際の原理・原則が対比（二）と集約（三）である。

すなわち、急性熱性病の体系化は原理・原則に基づいて、1→2→3と分類することにより構築された。

また、気血水の循環を基本としているので体系は直線ではなく円形である。

総論　II 三つの仮説

II　三つの仮説

1　仮説一
発想の原点は急性熱性病に罹病した「病人」を治すこと

仮説一から原作者たちの考え方が導き出される。

1・1　原作者たちの生体観と病理観

生体観 ──────── ヒトが健康に生きているのは「気血水の循環」の恒常性 homeostasis にある。それらは互いに密接な相互関係にあり全身を循環する。このことは、身体の各器官と各臓器がすべて「ネットワーク」で結ばれ、システムとして機能することを意味する。

気血水の循環が恒常性を保って順調ならば、病はないので陽陰、表裏、寒熱は存在しない。

病理観 ──────── 「病」とは急性熱性病による「気血水の循環」の異常で、システムの恒常性に「ひずみ」が発生して正常な機能を維持できなくなる状態である。「ひずみ」を器官や臓器個別の異常ではなく、「気血水」の循環不全による全身の機能障害と捉えている。

16

1　仮説一　発想の原点は急性熱性病に罹病した「病人」を治すこと

気が重視されるのは、それが血・水を循環させるエネルギーであり、熱（体温）を有することが生体の必須条件だからである。そのため、気のエネルギーの過不足は血と水の循環に大きな影響を与える。

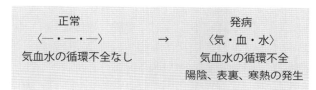

＊用語の比較：病と疾患

ここで「病」としたのは、傷寒論が三陽病と三陰病で構成されているからである。病の類語として、病気、疾病、疾患などがある。現代医学は、疾患という用語を使用している。例えば、消化器疾患、循環器疾患などである。疾患は機能的障害よりも器質的障害を重要視している感がある。

＊参考：陰陽・五行説について

陰陽とは、もともとは日かげと日なたの意味。易の解釈学の用語にとりいれられ重要な観念に発展した。両者は生と成・屈伸・動静、天地・春秋や君臣・上下や精神と形体・生と死など気の自己運動の二契機として、互いに循環・転化しあい、互いに対立・依存しあいながら、全体としての天下および各事物を形成するものと考えられた。

五行は天道が運行する循環的な木火土金水の五段階をいう。五行の運行の方式は相互に先行のものに勝（相勝）とされたが、後に相生説が出て相互に生成するという考えになった。

五行説は、鄒衍（すうえん）が戦国時代末期に、王朝交替（革命）を説明する循環史観の根拠とした理論である。

五行説は陰陽説と結合してそれの展開形体とされた。

（『岩波小辞典　哲学』岩波書店）

このように、五行説は哲学的、政治的な思想である。それを漢方のある学派が、五行説の木火土金水に五臓（肝・心・脾・肺・腎）五腑（膽・小腸・胃・大腸・膀胱）を当てはめて、五行の相生と相克関係により生理・病理を考え治病に応用した。

総論　Ⅱ 三つの仮説

　金匱要略はこの学説の影響を受けているといわれるが、傷寒論は全く関係ない。

　五行説のキーナンバーは五で、傷寒論では二と三である。二と三を足せば五になるが、それらは原理・原則であり足す性格のものではない。後述するように、傷寒論は「三」で成立している。

　また、傷寒論の「陽陰」は二項対立概念としての用語であり、哲学的な思想は含まれていない。したがって、傷寒論は陰陽・五行説によらず、新しい考えのもとに創られたといえる。

　ただし、五行説の相生関係が循環であるので、「循環」に関しては傷寒論と共通点がある。

1・2　急性熱性病の病理

　傷寒論は急性熱性病を三陽病・三陰病、中風、傷寒としている。気血水の循環不全はそれらにより異なる。（**太字**は相対的に**主となる循環不全**を示す。）

　原則として、気血水とはつぎの症状を意味する。

気の循環不全　熱（発熱、往来寒熱、煩熱、熱実、鬱熱）、頭痛、手足厥逆など 血の循環不全　項背強、胸脇苦満、身体痛、腹痛など 水の循環不全　悪寒、身疼・骨節疼痛、喘、小便不利・消渇、渇、下利など

■ 気血水の循環不全と三陽病・三陰病、中風、傷寒

〈気・血・水〉	〈気・血・水〉	〈気・―・水〉	⇒	太陽病
〈気×水・血〉				
〈気・血・水〉	〈気・―・水〉	〈気・―・―〉	⇒	少陽病
	〈気・―・水〉		⇒	陽明病
〈気・血・水〉			⇒	太陰病
〈(気)・―・水〉	〈―・血・水〉	〈―・血・水〉	⇒	少陰病
〈気・―・水〉	〈気・―・水〉		⇒	厥陰病
〈気・血・水〉	〈気×水・―〉		⇒	中風
〈気・血・水〉			⇒	傷寒

18

1　仮説一　発想の原点は急性熱性病に罹病した「病人」を治すこと

中風と傷寒は、寒熱を三陽病・三陰病とは異なる病態としている。

これらを気血水の循環不全の型別に分類すると 13 となる。

〈**気**・**血**・**水**〉　　太陽病、中風
〈**気**・**血**・**水**〉　　少陽病、傷寒
〈**気**・**血**・水〉　　太陽病
〈気・**血**・水〉　　太陰病
〈**気**・―・**水**〉　　太陽病、少陽病、陽明病
〈**気**×**水**・血〉　　太陽病
〈**気**×**水**・―〉　　中風
〈**気**・―・水〉　　厥陰病
〈**気**・―・水〉　　厥陰病
〈**気**・―・―〉　　少陽病
〈―・**血**・水〉　　少陰病
〈―・血・**水**〉　　少陰病
〈(気)・―・**水**〉　　少陰病

それぞれのパターンにまとめるとつぎのようになる。

〈気・血・水〉型　　太陽病、少陽病、太陰病、中風、傷寒
〈気・―・水〉型　　太陽病、少陽病、陽明病、厥陰病
〈気×水・血〉型　　太陽病
〈気×水・―〉　　中風
〈気・―・―〉型　　少陽病
〈―・血・水〉型　　少陰病
〈(気)・―・水〉型　　少陰病

　すなわち、パターン別にみると〈気・血・水〉型が 5 病、〈気・―・水〉が 5 病と多く、他は 1 病ずつになる。この中で、陽明病と厥陰病には血の循環不全がなく、また、少陰病には気自体の循環不全がない特異なパターンであることがわかる。

　以上を陽と陰の表・表裏間・裏から成る機能的構造式にまとめるとつぎのようになる。

19

総論　II 三つの仮説

■ 機能的構造式と〈気血水〉

	表	表裏間	裏
㊐陽	〈気・血・水〉 〈気・血・水〉 〈気・―・水〉 〈気×水・血〉 〈気×水・―〉	〈気・血・水〉 〈気・―・水〉 〈気・―・―〉	〈気・―・水〉
㊐陰	〈(気)・―・水〉 〈―・血・水〉 〈―・血・水〉	〈気・―・水〉 〈気・―・水〉	〈気・血・水〉

1・3　病人の自己治病力 the ability to cure a disease by oneself

ヒトは病になると自力で病を治そうとする自己治病力を持っている。

そこで、急性熱性病に罹病すると気血水の循環不全を自己治病力で回復しようと努める。気血水の循環不全は病ではなく病人に生じるものなので、傷寒論は、この自己治病力を最大限に活用して薬方と結び付けた。つまり、薬方は病ではなく、自己治病力と協力して病人を治すものという考え方である。

なお、自己治病力と病力との勢力関係が明確なのは太陽病だけである。理由は、急性熱性病の初発であり、「汗出　悪風」から「無汗　悪寒」への変化の段階がはっきりしていることと、治病法が発汗だけであるからである。

他の二陽病と三陰病ではそのように明確でなく、また、中風は自己治病力が不安定であり、傷寒では病力が強く自己治病力が活躍できない。

　＊用語の比較：自己治病力と自然治癒
　似た用語に自然治癒 self-healing；spontaneous recovery があるが、これらは、どちらかというと治癒に重点が置かれている。つまり、特別な治療をしなくても病が自然に治るという印象である。それに対して、自己治病力は「積極的に病を治そう」とする病人に力点が置かれている。

1　仮説一　発想の原点は急性熱性病に罹病した「病人」を治すこと

1・4　気血水の循環不全（病理）と自己治病力

　原作者たちは、急性熱性病の病理を気血水の循環不全としたのだが、具体的に、どのような症状を表現したのだろうか。また、自己治病力はいかなる役割をするのだろうか。

　以下は、傷寒論の原典を気血水からみたもので後世、書き加えられた条文や薬方は一部除外してある。

1・4・1　気の循環不全と自己治病力の指示（対応する主な生薬）

　先に述べたように、気はエネルギーであり熱である。傷寒論は、急性熱性病なので、三陽病では気のエネルギー過剰すなわち悪寒・発熱、往来寒熱、熱実であるが、陰では気がエネルギー不足である。気は血や水の循環に大きな影響を与える。

	気	自己治病力
太陽病	悪寒・発熱	発汗
少陽病	往来寒熱／表熱／煩熱	中和／和解
陽明病	熱実	潮熱→瀉下／裏熱→清熱
太陰病	—	—
少陰病	（水による反発熱）	温
厥陰病	手足厥逆／身有微熱	温補

太陽病 ──────　表の陽において、悪寒発熱による気のエネルギーが過剰である。
　　　　　　　　　これにより一番影響を受けるのが水である。そのため、自己治病力が発汗を指示するので［気(桂枝)＋水(麻黄)］が主力となる。
　　　　　　　　　病のある部位は頭・項背、身体である。

少陽病 ──────　表裏間の陽において、悪寒と発熱が往来するので、気のエネルギーも増減する。自己治病力はそれを平均化すなわち中和の指示をする。それをするのが気剤(柴胡・

21

総論　II　三つの仮説

黄芩、甘草、桂枝、梔子）である。また、気のエネルギー
不足にも気剤（甘草・乾姜）が対応する。ただし、この
場合の薬方は原方ではなく、後世、書き加えられたも
のである。

原典では、少陽病は表裏間の陽なので、気のエネルギー
過剰が原則だからである。

病のある体の部位は胸脇、胃、胸である。

気のエネルギー過剰	往来寒熱（胸脇）	気（柴胡・黄芩＋甘草）
	脈浮（胃中）	気（桂枝）
	煩熱（胸中）	気（梔子・豉）
気のエネルギー不足	寒（胸脇・胃）	気（甘草・乾姜）

例：柴胡桂枝乾姜湯、黄連湯など

　表裏間の陽においては、往来寒熱でも　熱＞寒　である。そのため、気は
エネルギー過剰の状態にある。しかし、前述のように原典にはないが、　熱＜
寒　の状態になると気はエネルギー不足になり、同時に水の循環不全を引き
起こして水の停滞を招く。それは、体温よりも低く、"水気（水飲）"と呼ば
れるものである。すなわち、気のエネルギー不足＝水の循環不全状態で、こ
れが胃（心下）に生じると心下有水気になる。

　これに対応するのが、表裏間の陽に位置する甘草と表裏間の陰に位置する
乾姜である。乾姜は気に作用する甘草のエネルギーを高め、同時に、水の循
環不全の改善に寄与する。

　胃中の熱は脈浮とあるように、表熱を表しているので桂枝が対応する。

　胸中の煩熱は気のエネルギー過剰が原因である。梔子・豉が清熱する。

　病のある部位は胸脇、胃である。

陽明病　―――――　裏の陽において、気のエネルギーが異常に増大するの
　　　　　　　　　が原因である。それが水の循環不全を引き起こす。陽
　　　　　　　　　明病は熱実なので、気のエネルギー不足はない。また、
　　　　　　　　　血の循環不全も発生しない。

　　　　　　　　　病のある部位は消化管（胃）である。ただし、その内

1　仮説一　発想の原点は急性熱性病に罹病した「病人」を治すこと

外では気の循環不全に相違がある。

消化管内部	大便が潮熱で乾燥して硬くなる（燥屎）。そのため、水の力を借りる。 気（大黄／厚朴・枳実）＋水（芒消）＝ 大便難
消化管外部	裏熱により全身の新陳代謝が異常に亢進し渇がある。 気（石膏・甘草）＋水（知母・粳米）＝ 渇・自汗出
消化管の内・外部	瘀熱による発黄（黄疸）。 気（大黄・梔子）＋水（陳茵蒿）＝ 利尿

太陰病 ————— 太陽病の誤下により、気・血・水（桂枝湯）が崩れて桂枝湯証よりも気のエネルギーが減少して、血の循環不全が増加し、それが水に及んで腹満が生じる。
血（芍薬）増加 → 気（桂枝）減少＋水（生姜・大棗）＝ 腹満
病のある部位は腹である。

少陰病 ————— 表の陰に位置し、血・水が主なので気自体の循環不全はない。
麻黄附子細辛湯証の反発熱は水の循環不全によるものであり、気の直接の関与はない。

厥陰病 ————— 表裏間の陰で、気のエネルギー不足と水の低温化が同時に発生する。
気・水の循環不全だが、つぎのように二つの場合がある。

| 気＞水（下利清穀） | 気（甘草・**乾姜**）＋水（附子） |
| 気＜水（下利） | 気（甘草・乾姜）＋水（附子） |

乾姜は表裏間の陰において、気（甘草）のエネルギー不足を改善し、停滞する冷水にも作用する。しかし、寒が強いので、それを表の陰の附子が利尿する。

総論　II 三つの仮説

　　　　　　　　　　　　病のある部位は、胸脇と胃の陰になるが、明確には記
　　　　　　　　　　　　載されていない。

　以上のように、気のエネルギーの異常な過不足は同時に、水の循環に大き
な影響を与える。

過剰な場合　　　　　裏の陽において発生し、新陳代謝機能が異常に亢進す
　　　　　　　　　　る。
　　　　━━━━　石膏・甘草が清熱作用により気のエネルギー過剰を抑
　　　　　　　　　　制し、知母・粳米が水の症状（解熱、止渇）を改善する。
　　　　　　　　　　代表的な薬方に白虎湯がある。
不足の場合　　　　　表裏間の陰において発生し、新陳代謝機能が低下する
　　　　　　　　　　（四肢厥逆）。
　　　　━━━━　このとき、血、水にも影響があるのだが、特に水が循
　　　　　　　　　　環不全を生じる。
　　　　　　　　　　また、乾姜は気のエネルギー不足を改善して、甘草（気
　　　　　　　　　　の調整剤）の働きを向上させる。
　　　　　　　　　　過剰な場合と異なり、水の停滞は冷えをもたらすので、
　　　　　　　　　　強心・利尿剤の附子の援助を必要とする。
　　　　　　　　　　代表的な薬方に四逆湯、通脈四逆湯などがある。

このように、気の循環不全では、

> 裏の陽　　　石膏・甘草（気のエネルギー過剰 ＝ 新陳代謝機能亢進）
> 表裏間の陰　乾姜・甘草（気のエネルギー不足 ＝ 新陳代謝機能低下）

が対比の状態にある。

1・4・2　血の循環不全と自己治病力（対応する主な生薬）

　血は全身を循環するが、女性の月経を除いて水のように体外に出ることはな
い。血の鬱滞は、気の循環不全によって生じることが多い。
　項背強、胸脇苦満、腹満、体痛、腹痛などを引き起こす。

	血	自己治病力
太陽病	項背強	発汗
少陽病	胸脇苦満／胸中窒	中和
陽明病	—	—
太陰病	腹満	補
少陰病	体痛・腹痛	温
厥陰病	—	—

　太陽病の項背強は、表の陽における〈**気・血・水**〉の循環不全によって生じる。葛根が主治する。
　自己治病力は「発汗」を指示。

　少陽病の胸脇苦満は、表裏間の陽において往来寒熱による血の循環不全で生じる。人参は血の循環不全を改善するので、胸脇苦満は［柴胡・黄芩＋人参］が主治することになる。
　自己治病力は「中和（和解）」を指示する。
　この場合の人参は竹節人参が適している。
　気と同様に、血にもエネルギーの過不足があり、それに応じて二種類の人参が使い分けられている。

鬱熱による血の エネルギー過剰	→	竹節人参　小柴胡湯 胸脇苦満は鬱熱によるエネルギー過剰が原因である。 ［柴胡・黄芩＋人参］が対応するが、人参は和解作用を 持つ竹節人参が適している。

原則として、小柴胡湯の附方にも竹節人参が適している。
【例】柴胡桂枝湯、柴胡加竜骨牡蛎湯など

冷えによる血の エネルギー不足	→	御種人参　附子湯 水の循環不全（悪寒）に伴って、血もエネルギー不足になる。 それにエネルギーを充足するのが御種人参である。 自己治病力は温を指示する。

総論　Ⅱ　三つの仮説

　原則として、気のエネルギー不足による水の循環不全に関係がある甘草・乾姜と附子や朮を有する薬方には御種人参が適している。
　【例】人参湯、茯苓四逆湯など

　陽明病には血の循環不全はない。（桃核承氣湯は原方ではなく附方である。）

　太陰病では、太陽病の誤下で生じた血の循環不全により裏の陰（腹部）の血流が結滞する。そのため腹満時痛になる。自己治病力は、桂枝湯の芍薬を倍増する「補」を指示する。

　少陰病では水の循環不全に連動して、血が循環不全となり体痛あるいは腹痛が生じる。それには、御種人参あるいは芍薬が対応する。前述のように、自己治病力は「温」を指示するので附子が活躍する。

　厥陰病に関しては、原典において血の循環不全はない。（茯苓四逆湯は書き加えられた附方である。）

　傷寒論は急性熱性病を対象としたので、血の循環不全による症状は少ない。生薬としては、葛根、人参（御種、竹節）と芍薬である。
　桃核承気湯や抵當湯などの駆瘀血剤は後世に加えられた薬方であり、原典には"瘀血"という概念はなかったと考える。
　ただし、桃核承気湯は榕堂翁の自験例にもあるように急性熱性病にも応用できるので、壊病の際には参考にすべきである。

1・4・3　水の循環不全と自己治病力（対応する主な生薬）
　水には停滞や偏在する性質がある。したがって、飲む量と出る量（発汗、尿）のバランスが重要である。それらは主として、気の過剰（発熱・無汗）と気の不足（冷え）によってもたらされる。

1　仮説一　発想の原点は急性熱性病に罹病した「病人」を治すこと

	水	自己治病力
太陽病	喘・身疼・骨節疼痛	発汗
少陽病	喜嘔／小便不利・消渇	中和／利尿（気水双解）
陽明病	発黄・小便不利・渇	利尿
太陰病	—	—
少陰病	身体痛・手足寒／下利	温
厥陰病	下利（清穀）／乾嘔／手足厥逆	温補

　水の場合は、水自体のエネルギーの過不足ではなく、熱を帯びているかあるいは冷えているか、また流れているかにより、自己治病力の指示も異なる。

　太陽病では、発熱により水は熱を帯び表の陽にある。発汗が指示されるので、薬方は桂枝（気）・麻黄（水）が中心になる。

　少陽病では、気（往来寒熱）と血（胸脇苦満）が水（喜嘔）に影響を及ぼしている。すなわち、気・血・水の循環不全が同時に発生している。水は半夏・生姜・大棗が対応する。
　また、気のエネルギー過剰（脈浮 ＝ 発熱）により、水が循環不全を生じて、小便不利・消渇になる。自己治病力は発汗（桂枝）と利尿（沢瀉・朮・茯苓・猪苓）の気水双解を指示する。
　煩熱は気のエネルギー過剰だけなので、水の循環不全はない。
　少陽病では、病的感覚反応が口苦、咽乾、目眩なので、自己治病力の指示も三通りになる。

　陽明病では、瘀熱により発黄、小便不利・渇を生じるので自己治病力は「利尿」を指示する。蔯茵蒿（水）が主治する。

　原典では、太陰病に水の循環不全に関する記述はない。しかし、薬方中に生姜・大棗を含むことから病的感覚反応の「食不下」は、血だけではなく水の循環不全が関係していると考えられる。

27

総論　II 三つの仮説

　少陰病は太陽病の陰（寒）になるので、水の循環不全が冷えを生じ、水そ
れだけの場合とそれが血の循環に影響する場合がある。

水だけの場合	麻黄、細辛、附子
血に影響する場合	茯苓・朮・生姜・附子（水）＋芍薬、人参（血）が薬方構成の基本になる。

　自己治病力はいずれの場合も「温」である。

　厥陰病は少陽病の陰（寒）に位置するため、気のエネルギー不足と同時に
水に寒が加わり冷える。そのため、自己治病力は「温補」を指示する。対応
する生薬は甘草・乾姜（気）と附子（水）である。

　以上のように、病理である〈気・血・水〉の循環不全に対して自己治病力
が治病法を指示する。人体においては各臓器や器官がネットワークで結ばれ
システムとして機能している。
　つまり、自己治病力はシステムの機能不全を〈気・血・水〉の循環として
捉えて治病法を指示する。

1・4・4　三陽病・三陰病の気血水と薬方構成生薬一覧

	気	血	水
太陽病	桂枝、甘草	葛根、芍薬	生姜、大棗、麻黄、杏仁
少陽病	柴胡、黄芩、甘草、桂枝、梔子、豉	人参	半夏、生姜、大棗、茯苓、白朮、沢瀉、猪苓
陽明病	大黄、厚朴、枳実、石膏、甘草、梔子	——	芒消、知母、粳米、陳茵蒿
太陰病	桂枝、甘草	芍薬	生姜、大棗
少陰病	——	人参、芍薬	麻黄、細辛、附子、生姜、茯苓、白朮
厥陰病	甘草、乾姜	——	附子

28

1　仮説一　発想の原点は急性熱性病に罹病した「病人」を治すこと

■ 原方を構成する生薬のまとめ

気剤	甘草（5）、桂枝（3）、大黄（2）、梔子（2）、柴胡（1）、黄芩（1）、厚朴（1）、枳実（1）、石膏（1）、豉（1）、乾姜（1）	
		計11
血剤	芍薬（3）、人参（2）、葛根（1）	計3
水剤	生姜（4）、大棗（3）、麻黄（2）、茯苓（2）、白朮（2）、附子（2）、杏仁（1）、半夏（1）、沢瀉（1）猪苓（1）、芒消（1）、知母（1）、粳米（1）、蓁茵蒿（1）細辛（1）	
		計15

（　）は、その生薬を含む三陽病・三陰病の数を表す。

　原典における**条文は30**であり、**薬方数は18**である。そして、**生薬の数は29**で、18の薬方を構成している。

　内容は水剤が15で最も多く、次いで気剤が11、血剤が3である。急性熱性病では、気の循環不全に伴って水の循環不全が生じやすい傾向を示している。

　その上、水の循環不全は多様であり、結果として対応する生薬の種類も多くなる。

1・4・5　自己治病力と薬方

　自己治病力が病力よりも劣勢な状況になると自力では〈気血水〉の循環不全を回復できないので、「薬方」の力を借りることになる。薬方は病人の自己治病力が指示する「治病法」に従って、数種類の生薬で構成される。その内容と分量は永年の経験に基づいて組み立てられている。

　要するに、傷寒論では薬方が病人の自己治病力を増強する仕組みである。

　では、どのような原理・原則によって病人と薬方の関係を体系化したのだろう。

29

2 仮説二と仮説三（傷寒論の法則）

2・1 仮説二　傷寒論の原理

　原理は二項対立概念により病を陽と陰に「二分類する」ことで、目的は「対比」である。すなわち、病を二つの平面として診るためであり、傷寒論の構造が陽と陰の二層であることを示している。

2・2 仮説三　傷寒論の原則

　原則は三つのカテゴリーへ集約することで、目的は「決定」である。
　すなわち、その二つの平面をそれぞれに決定するのは「三点」だからである。
（これは、後述するように数字の「三」の持つ性質による。「平面は三点が決定する。」）
　それは、陽と陰が三陽・三陰になることが示している。
　このように、病人を治す方法論において、「対比によるダブルチェック」と「三点による確定」は傷寒論の法則といえる。

2・3 病人と傷寒論の法則（原理・原則）

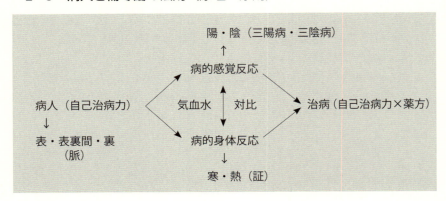

p.30 の図は、傷寒論を構築する法則の原理・原則がどのような形で病人を治すかを示したものである。中心となるのが、病人の自己治病力であることがわかる。自己治病力と病力との反応を陽・陰、表・裏、寒・熱に分類して対比し、自己治病力と薬方との協同作業へと収斂することにより治病する。

3　三つの仮説による薬方への思考過程

　傷寒論の薬方がどのようにつくられたかを推論する。

3・1　前提

前述の通り。

3・2　原理　二項対立概念（分類と対比）

病	→	陽と陰
病人	→	表と裏／心（病的感覚反応）と身体（病的身体反応）
症状	→	寒と熱（気血水）

3・3　原則　三点への集約（決定）

病　　陽	→	三陽病（太陽病　少陽病　陽明病）
陰	→	三陰病（太陰病　少陰病　厥陰病）
		中風　傷寒
病人		表　表裏間　裏
寒熱		悪寒発熱　往来寒熱　熱

総論　II　三つの仮説

3・4　原則の具象化

3・4・1　病人の身体分類

表　　　→　頭項（顔の上部から項と背にかけての部位）
表裏間　→　胸脇
裏　　　→　胃（今日の感覚では消化管）

3・4・2　病と病人（病のある身体の部位）との関係

三陽病と三陰病が病人のどの部位で生じているかをつぎのように考えた。
体の部位は脈で表される。

病	病人	脈
太陽病	表（頭・項背・身）	浮
少陽病	表裏間（胸脇）	弦
陽明病	裏（胃）	沈
太陰病	裏の陰（腹）	沈
少陰病	表の陰（具体的な部位は示されていない）	浮、沈
厥陰病	表裏間の陰（具体的な部位は示されていない）	沈
中風	表の陽、表と表裏間の陽	浮
傷寒	表の陽と表裏間の陽の併存	浮→弦

　少陰病と厥陰病に部位が示されていない理由は、両者がそれぞれに太陽病と少陽病の陰なので、それに準じているとして省略したからだろう。
　したがって、脈についてもはっきりとは示されてはいないが、陰なので原則として沈とした。

32

3・4・3　病・病人と寒熱の関係

病	病人	寒熱
太陽病	表	悪寒・発熱
少陽病	表裏間	往来寒熱　脈浮　煩熱
陽明病	裏	熱実
太陰病	裏の陰	――
少陰病	表の陰	反発熱、背悪寒、手足寒
厥陰病	表裏間の陰	厥逆悪寒、身反不悪寒、微熱

3・5　薬方の構成法
　　　病に対する自己治病力による「治病法」の指示と生薬・薬方

　では、傷寒論の原作者たちはどのような考え方で、薬方を構成したのだろうか。
　基本としたのは、急性熱性病の症状（病理）の気血水と生薬の気血水（薬理）、そして自己治病力だと考える。

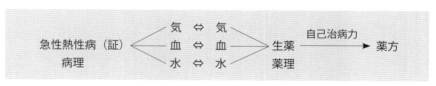

　すなわち、薬方は急性熱性病・病理の気血水と、生薬・薬理の気血水を対応させ、それを自己治病力による治病法によって構成した。
　生薬の薬理作用である気血水は、過去の臨床経験を参考にして決定されたのだろう。
　例として、桂枝湯について考える。
　自己治病力による指示は「発汗」
　構成生薬
　　桂枝　―――――　特異な芳香成分があり、味は辛い。古くから、広く発

33

総論 II 三つの仮説

熱や頭痛に使用されていた。117の桂枝加桂湯の「氣
従少腹上衝心」は桂枝が気剤であることを示している。
表の陽に位置する。

芍薬 ——————— 腹痛や月経痛などに使用されていた。それらの経験か
ら血剤とされた。部位は裏の陰である。

甘草 ——————— 味が甘いので、最初は諸薬の調味料として使用された
と想像する。しかし、その甘味に「気」の急迫（差し
迫る）症状を緩解する作用のあることがわかり、使用
される頻度が増えた。
それは、「気の循環不全調整作用」である。気の調整
adjustとは、他の気剤の作用を調整して、血剤あるい
は水剤との協同作用を円滑にすることある。例えれば、
交響楽団の指揮者のような役目である。
同じ気剤である竜骨、牡蛎の鎮静作用との違いは、単
独ではなく、他の生薬との連携で活躍する点である。
甘草は、気剤として表裏間の陽に位置し、関係する薬
方の数が多い。

生姜 ——————— 味は辛い。調味料として使用される傍ら、胃腸の不調
特に嘔吐などに応用されていたのだろう。嘔吐の際に
は水を吐くので、水剤とされた。位置は表裏間の陽で、
大棗とペアを組む。

大棗 ——————— 味は甘く、食用にされていた。表裏間の陽に位置する
が、生姜とは異なり、活躍する部位が胃ではなく腸で
ある。生姜とペアになることにより、胃・腸（消化管）
の水の循環不全を改善する。また、気の循環不全を調
整する甘草が加わると働きがさらによくなる。
甘草・生姜・大棗〈気・―・水〉のトリオは、桂枝湯、
桂枝加葛根湯、葛根湯、桂枝麻黄各半湯、大青龍湯、
小柴胡湯、桂枝加芍薬湯などで活躍する。

　このように、薬方の構成は、特性や使用経験から、生薬を気剤、血剤、水
剤に分類して、症状の気血水（病理）と対応させたと考える。例えば、気剤は

34

太陽病では桂枝、少陽病では柴胡・黄芩、陽明病では大黄あるいは石膏である。現代の我々からみると大黄は瀉下剤であり気剤とは思えないのだが、大便難（便秘）が譫語などの精神異常を引き起こすので気剤としたのだろう。

大承気湯方において、さらに気の循環をよくするため、表裏間の陽に枳実、厚朴の気剤を配置していることもそれを示唆している。

■ **機能的構造式による原方の分類**

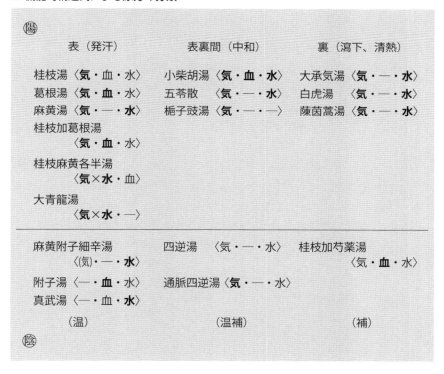

1・4・4で述べたように、傷寒論の原典の薬方は18方で、それを構成する生薬数は29である。つまり、限られた生薬の組み合わせで三陽病・三陰病に対応する薬方を構成している。構成の基準は気血水の循環不全であり、自己治病力が指示する治病法――発汗（桂枝・麻黄）、中和（柴胡・黄芩・甘草）、瀉下（大黄・芒消）、補（芍薬）、温（附子）、温補（甘草・乾姜・附子）――に基づき、原則として、二味あるいは三味の生薬を「核」として1〜5個の生薬を組み

総論　Ⅱ 三つの仮説

合わせている。

　その 18 の原方に、後人たちが 80 余の薬方を書き加えたのが今日の傷寒論の姿である。しかし、彼らもやみくもに自分の薬方を書き込んだのではない。原作者たちと同じように気血水の循環を理解していたと考えられる。

　そのため、テキスト忠実主義では書き込まれた薬方がすべて原方とみなされてきた。理由は、それらを含む文章が原文と同一視されたからである。その上、原方の構成がシンプルで、合理的なために去加法が容易なことも一因である。

【例】傷寒論における桂枝湯の去加法

　　桂枝加桂湯、桂枝加葛根湯、桂枝加厚朴杏仁湯、

　　桂枝加芍薬生姜人参新加湯、桂枝加附子湯、桂枝加芍薬湯、

　　小建中湯、桂枝去芍薬湯、桂枝去芍薬加蜀漆竜骨牡蛎湯、

　　桂枝附子湯、桂枝去桂加茯苓白朮湯など

　このように、桂枝湯の去加方が 11 方あるが、新規の生薬は、蜀漆、竜骨、牡蛎、膠飴の 4 個に過ぎない。原典にある 29 個の生薬の組み合わせで対処している。

　さらに、書き込まれた生薬を原方に直結する一次薬方と、一次に加えられた二次薬方と分けるとつぎのようになる。(ただし、最初から除外した 21 方は含まない。)

一次書き込み薬方の生薬	桃仁、黄連、栝樓根、赤石脂、禹餘糧、旋復花、代赭石、阿膠、甘遂、竜骨、牡蛎、膠飴、鶏子黄、呉茱萸
二次書き込み薬方の生薬	水蛭、䗪蟲、蜀漆、地黄、麦門冬、麻子仁、黄柏、連軺、赤小豆、生梓白皮、葱白、人尿、猪胆汁、當帰、通草、白頭翁、栝樓實、滑石、秦皮

　このように、書き込まれた主要な薬方をみると、一次生薬 14 個、二次生薬 19 個である。薬方の使用頻度は、原方に直結する一次薬方が高い。

　要するに、二次以降の薬方は原方からの乖離が大きくなる。そのため、特殊な生薬が多くなる傾向がある。

36

つぎに、特徴ある生薬について述べる。

3・5・1　振起復興剤について

附子、乾姜、人参は、沈衰した機能を振起復興（ふるい起して、一度衰えたものを再び盛んにすること）する作用を有するが、それぞれに個性がある。

附子　（水）表の陰に位置して、気の循環不全による冷えた水を温める。つまり、強心、利尿作用で水の循環不全を改善し冷えを解す。

乾姜　（気）表裏間の陰に位置して、エネルギー不足を補う。原則として、甘草・乾姜として行動する。

人参　（血）原典には「人参」としか記載されていない。
御種人参（オタネニンジン *Panax ginseng*　ウコギ科の細根を取り除いた根）と竹節人参（トチバニンジン *Panax japonicum* ウコギ科の根茎）がある。

御種人参
味は甘い。胃腸機能の衰弱を振起復興する。**裏の陰**すなわち、消化管において気と水の影響により、冷やされたりあるいは逆に熱せられたりして生じた血の循環不全を改善する。
白虎加人参湯（白虎湯の附方）の御種人参は、裏熱による消化管の血にうるおいを与えて血流を改善する。
このとき甘草は、石膏の清熱作用を調整し、人参による血の循環改善を助けて裏熱の改善に寄与する。
附子湯の御種人参は、芍薬とともに、附子の力を借りて冷えた消化管の血を温めて、血流を改善し、其背悪寒、手足寒、身体痛、骨節痛に対応する。
御種人参は、振起復興剤だが、裏熱があるときは清熱（機能抑制的作用）に働き、冷えがあるときは振起復興（機能促進的作用）をする。
すなわち、組む生薬（石膏・甘草／甘草・乾姜・附子）により相反する作用をするわけである。

総論 II 三つの仮説

竹節人参

味は苦い。御種人参と比較すると、振起復興作用ではなく、健
胃、熱の和解作用が主である。そのため、小柴胡湯の人参は御
種人参よりも竹節人参の方が適している。実際に使用するとそ
の効果を実感できる。

それは、竹節人参が**表裏間の陽**（胸脇）に位置し、柴胡・黄芩
と協力して、往来寒熱と身熱（鬱熱）の改善に寄与することを
示唆している。

トチバニンジンは、日本各地に広く分布し、江戸時代以来、御
種人参の代用品としてしばしば使用されてきたという。（難波恒
雄『原色和漢薬図鑑（上）』保育社 p.3〜4）

各論11-99小柴胡湯の項で詳述するが、吉益東洞翁は御種人
参よりも竹節人参を愛用した。

　結論として、御種人参は裏の陰（消化管・腸）に位置して、清熱（石膏・甘草）
と新陳代謝促進（甘草・乾姜・附子）の二つの作用をする。

　一方、竹節人参は、表裏間の陽（胸脇・胃）に位置して、健胃、熱の和解作
用をする。

　以上から、傷寒論の人参は、本来御種人参であったと考える。事情が混乱
した原因は、東洞翁が代用品の竹節人参を使用して、心下痞鞕に効があるこ
とを発見したことにある。

　しかし、それが今日役に立っているのだから、生薬に関しては未知の部分
が未だに多いと感じる。

3・5・2　甘草について

甘草は表裏間の陽にあって、気を調整するので気剤に分類される。

三陽病ではつぎの生薬とともに寒熱に対応する。

3　三つの仮説による薬方への思考過程

太陽病	桂枝＋甘草	自己治病力による汗出　悪風を発汗
少陽病	柴胡・黄芩＋甘草	往来寒熱を中和
陽明病	石膏＋甘草	熱実（裏熱）を清熱

　三陰病では、乾姜による表裏間の陽における気のエネルギー不足の改善を調整する。

太陰病	（桂枝＋甘草）	太陰病には発熱悪寒はないので血の循環不全による腹満（気）に対応
少陰病	──	〈一・血・水〉なので気の循環不全はない。そのため、甘草は登場しない。
厥陰病	甘草・乾姜	通脈四逆湯は四逆湯中の乾姜を2倍に増量している。これは脈微欲絶という、極限状態にある気のエネルギー不足に対応するためである。 同時に、下利清穀　手足厥逆／身反不悪寒　乾嘔　も改善するが、それは甘草がその場の状況に応じて、乾姜の作用を適切に調整するからである。

　甘草は、以上のように気の循環不全の調整者 adjuster として、気のエネルギーの過不足のいずれにも対応できる。

| 陽明病 | 白虎湯（石膏＋甘草） | 甘草は石膏による気の異常なエネルギー増加を抑制する作用（清熱）を調整する。 |
| 厥陰病 | 四逆湯（甘草＋乾姜） | 甘草は乾姜による気のエネルギー増加作用を調整する。
また、甘草・乾姜は気のエネルギー不足で生じた水の循環不全にも関与して、附子の働きを支援する。 |

39

総論　II　三つの仮説

　傷寒論・原典の薬方（18方）中11方に甘草が含まれているのは、その作用が気の循環不全の調整に関係しているからである。
　ただし、気自体に関係ない少陰病の薬方には甘草が含まれない。（麻黄附子甘草湯は原方ではない。）
　麻黄附子細辛湯〈(気)・―・水〉、附子湯〈―・血・水〉、真武湯〈―・血・水〉

　また、気剤が独立していて、甘草の調整を必要としない薬方にも甘草はない。少陽病の五苓散、猪苓湯、梔子豉湯と、陽明病の大承気湯、茵蔯蒿湯が該当する。

少陽病　五苓散〈気・―・水〉気（桂枝、猪苓）＋水（沢瀉・白朮・茯苓・猪苓＊）
　　　　＊猪苓は水剤だが、五苓散では「微熱」にも関与しているので、気剤
　　　　　と水剤とにした。
　　　　猪苓湯〈気・**血・水**〉気（猪苓）＋血（阿膠）＋水（猪苓・沢瀉・茯苓・滑石）
　　　　梔子豉湯〈気・―・―〉気（梔子・豉）＊
　　　　　＊少気者には甘草が必要なので、梔子甘草豉湯とする（76）。
陽明病　大承気湯〈気・―・水〉気（厚朴・枳実、大黄）＋水（芒消）
　　　　茵蔯蒿湯〈気・―・水〉気（梔子、大黄）＋水（茵蔯蒿）

3・6　三陽病・三陰病と機能的構造式との関係

　傷寒論の原理・原則である陽陰・表裏・寒熱により構成したのが**機能的構造式**である。
　三陽病・三陰病の内容はつぎの通りである。

㊦

	表	表裏間	裏
部位	頭項背、咽、身体	胸脇、胃（心下）	胃（消化管）
寒熱	悪寒・発熱	往来寒熱	熱実
治法	発汗	中和（利尿）	瀉下
生薬	桂枝・麻黄	柴胡・黄芩／茯苓・沢瀉	大黄・芒消
部位	咽、身体、腹	──────	腹（消化管）
寒熱	反発熱、悪寒	反不悪寒、微熱	──────
治法	温	温補	補
生薬	麻黄、附子、人参、芍薬、細辛	甘草・乾姜・附子	桂枝・芍薬

㊦

　また、胃が表裏間の陽と裏の陽にあるが、原典では今日の消化管つまり主として大腸を意味している。一方、表裏間の陽の胃は、胃そのものであることが多い。

　裏においても、消化管が陽では胃、陰では腹となっているが、あくまでも、原作者たちの考えによるものである。気血水からみると、胃（陽明病）は気のエネルギーが過剰な状態で血の循環不全はないが、腹（太陰病）は誤下による血の循環不全がある。どちらにも腹満があるのでそれを対比して胃（陽明病）と腹（太陰病）としたのだろう。

　このような考え方は現在の我々には理解しがたい点でもある。したがって、傷寒論を読むときは、努めて原作者たちの真意を把握する必要がある。

総論　III 仮説の検証

III　仮説の検証

1　仮説一の検証

　傷寒論の条文は、○○病　□□者　△△湯主之　という様式で統一されている。

【例】13条　太陽病　頭痛　発熱　汗出　悪風者　桂枝湯主之

　　　14条　太陽病　項背強　反汗出　悪風者　桂枝加葛根湯主之

　薬方の前には必ず「者」とあり、傷寒論が"病"そのものを治そうとは考えず「病人」を治そうとしたことがうかがえる。

　では傷寒論は「病人を治す」ために、どのような方法を用いたのだろうか。それが仮説二の原理である。二項対立概念（具象と抽象）によって病人を病と病人とに二分類し、対比の形にした。これは、病そのものが単独では存在せず、病人と一体であるとの認識に基づいている。要するに、気血水の循環不全は病ではなく病人にあるからである。そのため、病人から病を分離せずに、両者を対比することで関係を持たせた。

　　　＊比較：西洋と東洋の哲学
　　　西洋の考え方はデカルトによる精神と物体とを互いに独立の二実体とする二元論が基本である（物心二元論）。一方、東洋の哲学は天地同根、万物一体である。傷寒論が病人と病を分離しなかった背景には、それらの哲学から発展した心身一如の思想があると考えられる。

1　仮説一の検証

原作者たちは分離ではなく、対比の形にした。

病人	→	病	:	病人	①
（具象）		（抽象）		（具象）	
		（固定）		（流動）	

　目前で苦しんでいる病人は具象である。しかし、その病人を苦しめている病は目に見えない。この見えない病と目の前の病人を対比する形式にして、病と病人を分離しなかった。

　さらに、病を固定し、病人を流動とした。例えれば、病を「ものさし（基準）」として流動（変化）する病人を測定することである。実際に、傷寒論は病を陽陰に二分類し、さらに仮説三の原則によってそれぞれを三つのカテゴリーに分類して六病として、病人と対比している。

　すなわち、傷寒論は急性熱性病個々に病名をつけないで、わずか六病に集約してしまったわけである。そして、六病から派生した病として「中風」と「傷寒」を論じた。このように「病」を固定し、流動（変化）する病人を対比の形に統一して体系化した。また、六病は病名であると同時に、急性熱性病変化の時系列的な順序を示し、病人と時間とを結び付けている。

　対比は、分類体系の　「１→２」　を応用したものである。「２」は、二項対立概念を意味する。例えば、陰陽、表裏、寒熱などである。①の場合は、固定と流動である。そして固定化された「病」は陽と陰に二分され、さらに陽と陰は、分類体系の「３」によって三陽病と三陰病になる。

　対して流動する「病人」は、寒熱による症状と人体とに二分され、人体のみが厳密に三つ（表・表裏間・裏）に分けられる。これは傷寒論の原理である「対比」と原則である「集約」を意味し、分類体系が１→２→３であることを示している。

　寒熱は、三陽では悪寒発熱、往来寒熱、熱実となるが、三陰では寒が厥・冷に変化するものの単純ではなくなる。その理由は、三陰では、三陽のように熱型が明確でないからである。

　つぎに①がどのような思考過程で条文とされたのかについて推理・検証する。

総論　Ⅲ 仮説の検証

1・1 「病人を治す」という発想から原理・原則による条文への思考過程

まず発想の基本形を①とする。（以下思考のプロセスを簡略化して記載する）

病人	→	病	：	病人	①

ここで治す対象の病人をヒト（人）とし、「心身一如」により、ヒトを心（抽象）と身（具象）の対比にする。

ヒト（人）	→	心	：	身	②

つぎに②を具体的に、心を感覚、身を身体とする。

ヒト（人）	→	感覚	：	身体	③

③を①に代入する。

病人	→	**病的**感覚	：	**病的**身体 ④

　傷寒論の原作者たちは、病を病人の気血水の循環不全によるものと考え、それを自己治病力が治そうとする反応とした。
　したがって④は

病人	→	気血水の循環不全による病的**感覚**反応	：	気血水の循環不全による病的**身体**反応　⑤

となる。
　⑤は発想の原点である「病人を治す」ことを具体化したものである。
　しかし、これだけでは不十分である。病的身体反応に、病が存在する部位を示すものがない。つまり、その病的身体反応がヒトの体のどの場所で生じているかを示す必要がある。
　傷寒論は、ヒトの体を三つのカテゴリー ── 表・表裏間・裏 ── に分類した。しかし、いちいち三つのカテゴリーで示すのは煩わしく、またそれを判断する方法を考えなければならない。そこで、それらを「脈」に置き換えた。

44

1　仮説一の検証

　すなわち、経験から病が表にあるときの脈は「浮」、表裏間の時は「弦」、裏のときは「沈」とした。したがって、脈を診れば病のある場所がわかることになる。そうすると⑤はさらにつぎのようになる。（ここでは気血水の循環不全を省略）

> 病人　→　病的感覚反応　　　：　脈・病的身体反応　　　⑥

　脈は病（陽陰と寒熱）と病人との結合剤の働きをする。
　つぎに傷寒論原作者たちの発想の原点である、病人が生まれつき持っている病を自分で治そうとする力すなわち「自己治病力」が登場する。その自己治病力は、条文の中で実質的に「薬方」に含まれる。
　⑥において、自己治病力は脈浮ならば発汗、脈弦ならば中和、脈沈ならば瀉下という「治病法」を指示するので、それに適応する薬方が決定される。
　そこで自己治病力を⑥に加えると次のようになる。

> 病人　→　（病的感覚反応：脈・病的身体反応）＝自己治病力 × 薬方　　⑦
> 　　　　辨　　　○○病　　　　　　脈證　　　　　　　　　　　　幷治

　⑦が「病人を治す」という発想から条文に至る思考プロセスの終点である。
傷寒論は、⑦を簡潔に「辨　○○病　脈證　幷治」と表現している。
　なお、原理・原則の陽陰、表裏、寒熱の関係は以下の通りである。

> ○○病　→　陽陰　　　　脈　→　表裏
> 證　→　寒熱による〈気血水〉の循環不全

　幷には「一つに合わせる」という意味がある。それゆえ、幷治は「自己治病力と薬方を合わせる」ことを目的としていると考えられる。両者の関係を「×」と表示したのは、薬方が自己治病力を後押しすることの表示である。

1・2　条文の構造

　自己治病力を基本とした気血水の循環不全からみる病・病人・薬方の関係は、条文の書式に示されている。

45

総論　Ⅲ 仮説の検証

これは、同時に傷寒論の構造を表している。

辨太陽病脈證幷治
　太陽之爲病　脈浮　頭項強痛而惡寒
　太陽病　頭痛　發熱　汗出　惡風者　桂枝湯主之

			治病法の指示	
病	**対比**	**病人**	⟶	**薬方**
（三陽病・三陰病）		（表裏、寒熱）		（治）
気血水の循環不全に		脈・気血水の循環不全		治病法の指示による
による病的感覚反応		による病的身体反応		生薬の組み合わせ

　この構造の中心にあるのが、人体の恒常性に関与している気血水の循環である。

1・3 「自己治病力」と病的感覚反応・病的身体反応（証の形成）

　自己治病力と病的感覚反応 pathological sensory reaction ・病的身体反応 pathological physical reaction の三者には、つぎのような関係がある。

① 急性熱性病に対する自己治病力は、気血水の循環における異常を感覚 (センサー) が感知することでスイッチが入る。これが病的感覚反応である。（実際はセンサーが常時作動しているが、ここでは急性熱性病を対象として話を進める。）
② 続いて、発熱すると気血水の循環不全が生じて病的身体反応に変化する。
③ すると自己治病力が起動する。
④ 病的身体反応は発病で引き起こされた気血水循環不全による病人の自他覚的症状 (証) であるが、治病には身体における病の場所を示す脈を必要とする。傷寒論はそれらを脈・証と表現している。
⑤ 病が第一段階 (太陽病) で治癒せずに、つぎの段階に進むと病的感覚反応 (気血水・循環不全の状況) も変化する。これは、**病の転換点**を示す。具体的には、二陽病と三陰病である。

46

⑥　また、自己治病力は病的感覚反応において病の治病法（発汗、和、瀉下）
　　を指示するとともに、脈の変化（浮、弦、沈）と連動して病的身体反応
　　（証）に対応する薬方を決定する。

　このように傷寒論は病人が持つ自己治病力を重視して、ヒトの感覚と身体
の病的反応に応用した。身体の病的反応（病的身体反応）とは、急性熱性病に
よる気血水の循環不全で、身体に現れるのが「症状」である。
　したがって、傷寒論の「証」とは単なる症状ではなく、急性熱性病、自己
治病力、病的身感覚反応、脈・病的身体反応（気血水の循環不全）の因子から成
り立っている。また、病的感覚反応と病的身体反応とは対比の関係にある。
　そのため、証という用語だけを取り出して論ずることは傷寒論原作者たち
の意思に反する。16 にある"随證治之"は、後人による註釈であり傷寒論を
代表するものではない。
　要するに、傷寒論は原理原則に従って、急性熱性病を気血水の循環不全に
よる機能障害として治す方法論を述べた書物である。

　ところで、傷寒論の原文には気血水という用語は見当たらない。その理由
は、それらが病的感覚反応、病的身体反応と薬方の中に内蔵されているから
である。

【例】病的感覚反応	脈浮而悪寒	気血水の循環不全の始まりを表している
病的身体反応	頭痛　発熱	気の循環不全を表している
薬方	桂枝湯方の記載順	気・血・水
		桂枝（気）、芍薬（血）、甘草（気）、
		生姜・大棗（水）

　また、後人たちの註釈にも顔を出している。
【例】15 太陽病　下之後　其**氣**上衝者
　　67 傷寒　若吐　若下之後〜**氣**上衝胸
　106 太陽病不解　〜**血**自下〜
　117 **氣**従少腹上衝心者　〜
　136 傷寒十餘日　〜此爲**水**結在胸脇也　〜　　など
なお、大承氣湯の承氣とは、気の循環不全を助けるという意味である。

総論　Ⅲ 仮説の検証

　これに倣って、後世、調胃承氣湯、小承氣湯、桃核承氣湯などの薬方名に
使用された。

　　　＊参考：吉益南涯の気血水論
　　気血水論は吉益東洞翁の長男である南涯の学説として有名である。彼は、
　父たる東洞による万病一毒説をよりわかりやすくするために気血水を利用
　した。すなわち、一毒が生ずる原因を気血水の停滞にあるとした。
　　また、父の『薬徴』を気血水剤に分類して『氣血水薬徴』にまとめた。『薬
　徴』は、〈甘草は急迫を治す〉あるいは〈芍薬は結実して拘攣を主治する〉
　のように病因を省略して結論だけを述べたものである。そこで、彼はそれ
　らの病因を気血水で説明しようと試みたわけである。
　【例】〈氣部・甘草は水氣逆にして血氣急するなり〉、〈血部・芍薬は血滞し
　て氣急するなり〉。
　両者をくらべると、東洞の方が歯切れよく、南涯の説明はいま一つ迫力が
　ない。
　さらに、傷寒論を気血水で説明しようとして、『傷寒論精義』三巻を著した。
　【例】原文1-1太陽之爲病　脈浮　頭項強痛而悪寒　についての解説
　（太陽之爲病）　　　陰陽は人身に常にあるの氣なり。常は則ち和してその形
　　　　　　　　　　なし、病めば偏してあるいは陽、あるいは陰となる。
　（脈浮）　　　　　　表位に氣の盛んなる病ゆえ浮脈を現す。浮脈は氣の外へ
　　　　　　　　　　迫るの候なり。
　（頭項強痛而悪寒）太陽病は氣盛んに表にすすみのぼるなり。頭項は表位な
　　　　　　　　　　り。強痛は氣急迫して血滞るためなり。これを頭痛項強
　　　　　　　　　　と分けて書かざるは初期混合して現す故なり。血氣、表
　　　　　　　　　　に鬱滞してめぐること能わず、そのため血滞を起こして
　　　　　　　　　　頭項強痛を発し、血滞に邪魔されて氣、表に到ること能
　　　　　　　　　　わず悪寒するに至るなり。
　（『漢方の臨床』特集号 第14巻第2・3号合併 吉益南涯著作全集 p.126）

　（内容）気は陰陽で常態では見えないが、発病すると陽あるいは陰になると
　いう。太陽病は表位なので（陽の）気が盛んに表にすすみのぼる。その気
　が急迫すると血が滞る。つまり、血と気が表に鬱滞してめぐることができ
　ず、その血滞のために頭項強痛を発し、血滞に邪魔されて気、表に到るこ
　と能わず悪寒する。

　　　　　　　　　　　　　　　　　　　　　　1　仮説一の検証

　なお、本書では急性熱性病を気血水の循環不全としてとらえ、自己治病力
との関係で論じた。そのため、気血水という用語は同じでも内容は南涯説と
大きく異なる。

1・4　条文における仮説の検証

　5-13　「太陽病」　頭痛　発熱　汗出　悪風者　桂枝湯主之。

　この「太陽病」は、1-1の太陽之為病　脈浮　頭項強痛　而悪寒　を意味
している。これは⑦ (p.45) からわかるように、太陽病の病的**感覚**反応である。
ヒトは急性熱性病に侵されると、まず、感覚 (センサー) が気血水の異常を感
知する。傷寒論はそれを「脈浮・頭項強痛・悪寒」の三つにまとめた。そして、
病の初発である太陽病において、病的感覚反応はやがて脈・病的**身体**反応 (頭
痛・発熱) に変化・移行する。

```
　　　病的感覚反応　　　　　　　　　　　病的身体反応

太陽病　脈浮　　　　　→　　13　脈浮弱
　　　　　　　　　　　　　　(12で桂枝湯の脈を「浮弱」としたので省略している)

　　　　頭項強痛　　　→　　13　頭痛
　　　　而悪寒　　　　→　　13　発熱
```

　脈は浮弱で、頭項強通は頭痛になり、悪寒は発熱になる。続いて、汗が出
て悪風を感じる人を桂枝湯が主治するという内容である。
　13の構造は、つぎの通りである。

```
　13　太陽病　(脈浮 → 脈浮弱)
　　　　　　　頭項強痛　　　→　　　頭痛
　　　　　　　而悪寒　　　　→　　　発熱
　　　　　　　　　　　　　　　　　　「汗出悪風者」桂枝湯主之。
```

　ただし、「汗出　悪風」は太陽病の病的感覚反応から進行したものではない。
それは頭痛　発熱に対する**自己治病力の作用**を表現している。すなわち、ヒ

49

トは病的**身体**反応である「頭痛と発熱」を自力で治そうとして発汗を試み、汗は出るのだが、自己治病力が不十分なために、悪風（汗出のときのさむけ）が発生してしまった。この汗出　悪風が病人の自己治病力によることを示すために**者**をつけて、「汗出悪風者」と表現しているわけである。

　したがって、自己治病力の不足を援助するのが桂枝湯の役目といえる。すなわち、病人を治すことは、自己治病力と薬方の協同作業を意味している。

　また、13では頭痛が病的感覚反応と病的身体反応の両方に顔を出している。おそらく、この頭痛をどのように区別するのかという疑問を感じるだろう。実は、頭痛自体には変わりがなく同一でよいので区別する必要はない。しかし、それでは頭痛についての病的感覚反応と病的身体反応との相違点がなくなってしまう。

　そこで、原作者たちは［頭痛＋悪寒］と［頭痛＋発熱］として両者の違いを示した。つまり、発熱がなく悪寒して頭痛する場合は病的感覚反応であり、発熱して頭痛するときは病的身体反応である。この際、脈は単なる「浮」から具体的な「浮弱」となり、病的感覚反応から病的身体反応へと変化したことを表している。それは、同時に太陽病の病的感覚反応が未だ「病」ではなく、治病の対象ではないことを示している。したがって、傷寒論には、“未病を治す”という概念は存在しない。

　　＊参考：発熱について
　　1　発熱のメカニズム
　　発熱とは体温が病的に平常よりも高くなることである。急性熱性病で病原菌などが体内に侵入するとそれが外因性発熱物質となって、マクロファージなどを刺激し、内因性発熱物質（サイトカイン）を産生する。内因性発熱物質の情報が脳に達するとプロスタグランジンの産生を促す。このプロスタグランジンが体温調節中枢である視床下部に作用すると熱放散の抑制と熱産生の促進がともに起こって体温が上昇する。

　　なお、発熱前には、ふるえ、血管収縮、悪寒があり、発熱は発汗（血管拡張、熱感）によって解熱する。（二宮石雄他『スタンダード生理学』文光堂　p.285）

　　2　発熱に対する傷寒論の考え方
　　傷寒論は、発熱前の症状を「太陽病」と表現し、脈浮　頭項強痛　而悪

寒　とした。これは、太陽病の病的感覚反応である。そして、悪寒の後に
頭痛と発熱が生ずるとして、これを太陽病の病的身体反応とした。それは、
自己治病力の発汗作用により　汗出　悪風　になる。つまり、桂枝湯証で
ある。

　発熱のメカニズムは、外因性発熱物質 → 内因性発熱物質 → プロスタグ
ランジン＝視床下部（熱放散の抑制＋熱産生の促進）⇒ 発熱　なので、傷
寒論を当てはめると、内因性発熱物質が太陽病の病的感覚反応に相当する。

　そして、プロスタグランジンが産生され、視床下部に作用する時点が病
的身体反応に相当する。このように比較すると、傷寒論が急性熱性病の初
発を病的感覚反応と病的身体反応とに二分したことと符合する。

　また、傷寒論は無汗の発熱を表の陽における気のエネルギーの病的増加
とそれに伴う水の循環不全であるとして、それを発汗するために水剤（麻
黄）と気剤（桂枝）を３：２の比率で組み合わせて薬方の核とした。

　一方、新薬ではプロスタグランジンの合成を阻害することにより、解熱
鎮痛作用を獲得している。

　そもそも、発熱は急性熱性病に罹病したヒトが呈する症状であり、それ
には何らかの目的があるはずである。目的はいろいろあるだろうが、その
中の一つは、体内で闘病が開始されたという病人への警告と考える。

　最初は自己治病力の活動によって発汗し、病が解することもある。しか
し、発汗しても頭痛、発熱、汗出悪風があれば桂枝湯で、無汗ならば麻黄・
桂枝を含む薬方が担当する。

　このように、傷寒論は発熱を病のものではなく、病人のものと認識して
自己治病力へと結び付けている。

　5-13 のキーワードは発熱である。発熱をもって発病とするわけである。
ではなぜキーワードである「発熱」を条文の冒頭に置かないのか。理由は三
つある。

　一つは太陽病の病的感覚反応（脈 → 頭痛 → 悪寒）の順序に従って、頭痛
悪寒 → 発熱としたこと。

　二つは「脈證幷治」のように、證（病的身体反応）の前に脈を配置するのが
原則なので、病的身体反応である発熱は条文の冒頭には置けない。

　三つは「発熱　汗出悪風者」を一つのグループにして、冒頭の「脈浮弱」
と対比の形にすることである。これは同時に 9-35 の（脈浮緊）頭痛　発熱
無汗（麻黄湯証）　との対比を目的にしている。

総論　III 仮説の検証

　以上、三つの理由で、5-13 は太陽病　頭痛　発熱　と頭痛を最初に置き、発熱をそのつぎにした。

2　仮説二と仮説三の検証

2・1　傷寒論の原理（対比）と原則（集約）の検証

　原理と原則は密接に関連している。そこで、両者を同時に検証する。
　原理の対比は、二であり、原則の集約は三である。
　傷寒論の二項対立概念は、陽陰、表裏、寒熱の三つである。ここに「対比」と「集約」が示されている。
　陽陰は病であり、病的感覚反応である。
　表裏は病が存在する身体の部位を示す。
　寒熱は病的身体反応で陽陰と対比の関係にあり、「証」といわれるものである。傷寒論は急性熱性病に侵された「病人」の治療を目的としている。そのために、原作者たちは急性熱性病になった病人の情報（反応）を病、病の存在する体の部位、証の三つに集約した。
　そのうえで、病の陽陰をさらに三つに分類し、三陽病・三陰病とした。彼らは、急性熱性病個々に名称をつけずに三陽病・三陰病に集約したといえる。すなわち、六つのパターンに分類・集約したとも表現できる。そして、悪寒発熱と汗出・無汗の組み合わせから、六病とは異なる二つの病を設定した。それが**中風**と**傷寒**である。

六病系列の初発の病 ＝ 太陽病　悪寒　　　　　　→　　発熱
　　　　　　発熱 → 汗出・悪風　　汗出・悪風　⇔　無汗・悪寒
　　　　　　　　　（太陽病・桂枝湯証）（**中風**）（太陽病・麻黄湯証）

　　　　　　　　　　　中風・発熱　　→　無汗・悪寒　＝　**傷寒**
　　　　　　太陽病　悪寒（未発熱）→　無汗・悪寒　＝　**傷寒**

　このように、傷寒論は1太陽病、2名爲中風、3名曰傷寒と「中風」を中

52

間に置いて記載している。特に中風に関しては、「名付けて**中風となす**」として傷寒論のオリジナルであることを強調している。また、「名付けて**傷寒という**」とは、当時使われていた傷寒という病名を傷寒論では、条文で定義する病態像に使用したという意味である。『傷寒論』という書物名にもかかわらず、「傷寒」の登場が三番目であることは、前述したように、傷寒が主役ではないからである。

　以上のような思考過程が分類体系 1 → 2 → 3 のもとに体系的に行われた。病人を治そうとする発想が基本にある傷寒論は、一つの分類体系によってその発想を実現しようとした。

　傷寒論の条文は極めて簡素である。音読するとまるでお経のように感じる。おそらく、初期の頃は口伝であり、暗記して活用していたのだろう。やがて、竹簡に記載され、書き込みが加わって 16 の巻物となり、散逸の状態になったが再編集された。その後紙に印刷されるようになり、多数の人たちの書き込みがさらに加わって今日の姿になったと考えられる。テキストにある条文の総数は 381 だが、原文は後述するように 30 であり、原典の分類体系は単純明快であった。

　また、汗出・悪風は病人の自己治病力によるものである。それを援助するのが桂枝湯の役目なので、桂枝湯が最初の薬方として登場する。つまり、桂枝湯は自己治病力を高める作用が一番強い薬方といえる。しかし、病勢が強くなり、相対的に自己治病力が弱くなると、桂枝湯よりも強力な発汗作用を有する薬方（例えば麻黄湯など）が必要になる。このように、傷寒論は病そのものではなく、自己治病力を持つ病人を治そうと考えた。

2・2　病的感覚反応と脈・病的身体反応の数式化による病人への集約

「病人を治す」発想が傷寒論条文の基本文型　「辨　○○病　脈證幷治」　となる思考のプロセスはすでに述べた通りである。

　　病人　→　（病的感覚反応：脈・病的身体反応）＝自己治病力 × 薬方　⑦

　この中には、傷寒論の発想（病人を治すこと）と傷寒論の基本概念である陽陰、

総論　Ⅲ 仮説の検証

表裏、寒熱（対立と集約）が含まれている。そして、根底にあるのが気血水の循環不全である。また、従来いわれている "虚実" は、対立概念ではなく相対概念なので傷寒論の基本概念ではない。

　もう一度⑦について考えると、すでに述べたように傷寒論の思考方法はきわめて数学的であることがわかる。

　⑦において、脈は「表裏」を置き換えたものである。また、自己治病力は薬方と併合され、実際には薬方の形で表示されるので、自己治病力を薬方に置き換えると

　　病人　→　（病的感覚反応：脈・病的身体反応）＝薬方　　　　⑧

⑧において　（病的感覚反応：脈・病的身体反応）は病人を表すからここに

　　∴　病人＝薬方（自己治病力を増強する）

という式が成立する。

これは傷寒論発想の原点が「病人」を治すことを意味するものである。

以下のように、「病人を治す」ことを数式の形で表現できる。

2・2・1　条文の数式化

いま、病的感覚反応を α とする。また、傷寒論は病的身体反応を証としているのでこれを s とし、脈を p とすると

　ある病人の薬方（y）を求める式はつぎのようになる。

　　$y = (\alpha : p \cdot s)$　　　　⑨

2・2・2　数式化の実例

⑨の式を条文に当てはめるとつぎのようになる。

5-13	y＝（頭痛	：	脈浮弱・発熱	汗出	悪風）
	＝桂枝湯				∴　y＝桂枝湯
6-14	y＝（項背強	：	脈浮弱・発熱	汗出	悪風）
	＝桂枝加葛根湯				∴　y＝桂枝加葛根湯
7-31	y＝（項背強	：	脈浮実・発熱	無汗	項背痛）
	＝葛根湯				∴　y＝葛根湯
8-35	y＝（頭痛	：	脈浮緊・発熱	無汗	体痛　喘）
	＝麻黄湯				∴　y＝麻黄湯

すなわち、傷寒論の思考法は分類体系 1 → 2 → 3 により、

$$y＝(a：p・s)$$

という式に「病人」を集約することである。

　急性熱性病の病人を対象とする治病体系がこのようにシンプルなのは、最初から条文の暗記を目的としたためではなかろうか。原典は竹簡などに条文を記載したものだっただろう。もし、それらの条文が冗長で、一つの体系になっていなければ暗記には適さない。病人の多種多様な症状を簡素な条文に集約し、体系化されているからこそ治病に効力を発揮できたと考える。

　もちろん、実際の臨床の場はこのように単純ではない。そこでは、その式に至るまでの技能が求められる。すなわち、病人に関する観察力、経験の積み重ねとそれらに基づく直感力が式の運用に欠かせないからである。

2・3　仮説二と仮説三の具体的なイメージ図

　傷寒論には表や図は一つもなく文章だけである。しかし、治病の対象が病人なのだから、原作者たちは具体的なイメージを持って、傷寒論の体系を構築したはずである。すなわち、原理・原則である陽陰、表裏、寒熱をヒトの体と病に応用しているので、当然、具体的な構図を作成したと想像する。それらがどのようなものであるかを考える。

総論　Ⅲ　仮説の検証

2・3・1　陽と陰について

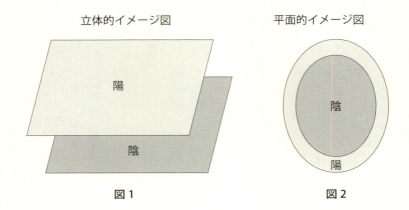

図1　　　　　　　　　図2

　図1のように二つの平面をある間隔を置いて重ねるとき、上を陽とすると、当然、下は陰となる。
　それを平面図にして二つの円とすると、**図2**のように外側は陽に内側は陰となる。
　陽陰には様々な解釈があるが、傷寒論の陽と陰の意味はシンプルである。
　つまり、陽と陰は原理の二項対立概念を表すものであり、平面は原則の「三」への集約を意味する。（平面は3点が決定する。）
　したがって、傷寒論を幾何学的に表現すれば、二つの平面上（二層構造）にそれぞれ三陽病と三陰病を配置したものといえる。

2・3・2　表裏について

　傷寒論における体の名称を大別すると、上から頭項、胸脇、胃、腹となる。手足は四肢と表現され表裏には含まれない。するとそれらと表裏との関係はつぎの通りとなる。

頭項 ⇒ 表　　胸脇 ⇒ 表裏間　　胃（腹）⇒ 裏

　図2に、三陽・三陰及び表・表裏間・裏を加えると**図3**になる。

2 仮説二と仮説三の検証

2・3・3 表裏と三陽病・三陰病について

図3から表裏と病の関係は以下のようになる。

	陽	陰
表	太陽病	少陰病
表裏間	少陽病	厥陰病
裏	陽明病	太陰病

図3

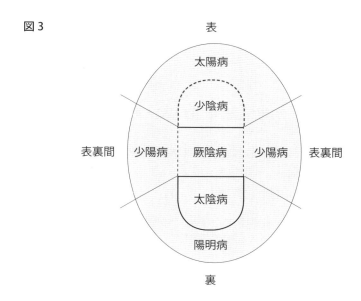

2・3・4 機能的構造式と三陽病・三陰病

図4

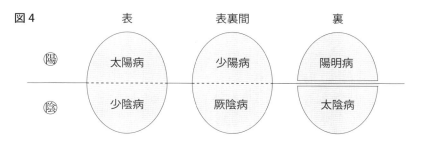

57

総論 Ⅲ 仮説の検証

以上から

太陽病と少陰病は「表において陽と陰の関係」にあること

少陽病と厥陰病は「表裏間において陽と陰の関係」にあること

がわかる。ただし、陽明病と太陰病が「裏において陽と陰の関係」にあるとはいえない。なぜならば、陽明病は熱実で寒がなく、「陰」が存在しないからである。

そのため、後述するように、共通の証である「腹満」を対比して、一応、陽明病と太陰病に関係を示している。

3　イメージ図の検証

3・1　太陽病と少陰病の関係（表における陽と陰）

3・1・1　病の初発における両病の病的感覚反応の関連性

　　1　太陽之爲病　脈浮　頭項強痛　而悪寒

　281　少陰之爲病　脈微細　但欲寐也

太陽病、少陰病ともに「脈」を最初に示している。原則として、太陽病は「脈浮」で、少陰病は「脈沈」である。ところが、二つの理由で「沈」と記載しなかった。

一つは、陽明病と太陰病の脈も同じく「沈」なので、沈微細の沈を省略して「微細」とだけ記載し、一応、太陽病との脈の関連性を示した。

二つは、"直中の少陰"といわれるように少陰病で発病することがある。その場合の脈は沈ではなく、「浮」となることもある。

以上、二つの理由で、沈あるいは浮と示すことができないために、「微細」だけにした。

具体的に、少陰病の病的身体反応を述べている条文は

　301　少陰病　始得之　反発熱　脈沈者　麻黄附子細辛湯主之

である。病的感覚反応では、「脈」を太陽病と少陰病の共通項と示し、病的身体反応では「発熱」を両病の共通項としている。

3　イメージ図の検証

　これらは、太陽病と少陰病が「表」において陽と陰の関係にあることを明らかするためでる。

3・1・2　両病の病的身体反応の関連性
　では両病の、病的身体反応の関連性はどうなっているのだろう。特に、少陰病初発の麻黄附子細辛湯と太陽病の薬方について考える。
　傷寒論によれば病の初発は太陽病である。それは表の「陽」で、薬方は桂枝湯である。一方、表の「陰」で発病するときがあり、それが麻黄附子細辛湯である。このことから、桂枝湯と麻黄附子細辛湯が陽と陰の関係にあるのではないかと誤解される恐れがあるが、そうではない。311に少陰病　始得之とあり、"直中の少陰"と称されても、桂枝湯の陰で発病することではない。
　では、太陽病のどの薬方の「陰」で発病するのだろうか。
　その陽の薬方は桂枝麻黄各半湯である。
　それはつぎのルートで生成する。

太陽病得之（八九日）
13 桂枝湯 ――――――――――――→ 23 桂枝麻黄各半湯

---

　23 太陽病　得之（八九日）とは、急性熱性病の発病時期が明確でないことを表現している。（八九日）は後世に付け加えられたもので無視してよい。実際の日数ではなく、桂枝湯証になってからかなりの時間が経過しているという意味である。
　すると、桂枝湯証 → 麻黄湯証の幹線から分岐した引き込み線として、桂枝湯証 → 桂枝麻黄各半湯証が発生する。
　その背景にあるのは、傷寒論の原作者たちが重視した自己治病力である。自己治病力と病力の関係が基本にあるからである。

---

13 桂枝湯証（自己治病力≫病力） ――――→ 35 麻黄湯証（自己治病力≪病力）

23 桂枝麻黄各半湯（自己治病力＝病力）

　このように、桂枝湯証が何日か継続すると、自己治病力と病力の勢力が相半ばする時期があり、23 如瘧状発熱悪寒　熱多寒少　一日二三度発　となる。

59

総論　Ⅲ　仮説の検証

そうすると、太陽病の痛みはつぎのように変化する。

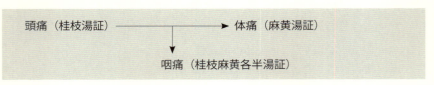

　しかし、23の条文には、咽痛に関する記述がない。恐らく、瘧を重視したために、咽痛を省略したのだろう。このように、条文がその薬方のすべての証を記載しているとは限らない。特定の場面に対応する内容に限定されているからである。
　ところで、「咽」の存在する頸という部位は、太陽病、少陽病、少陰病の三病が重なり合うところでもある。

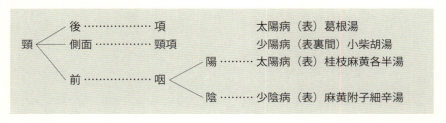

　これをみると、頸の後ろ（項）と側面（頸項）は陽で隣合わせ、頸の前部の咽は、表の陽と陰が接していることがわかる。そこへ、咽痛を解する薬方を配置すると以上のようになる。しかし、実は、301麻黄附子細辛湯証も咽痛について触れられていない。
　なお、304に口中和とあることから、301には咽痛についての何らかの記述があったのかもしれない。
　根拠として、311、312、313では、咽痛・咽中傷・咽中痛を挙げ、甘草湯・桔梗湯・苦酒湯・半夏散及湯などが記載されている。これらは、いずれも後人たちによる、311少陰病　始得之・麻黄附子細辛湯証の「咽痛」に対しての書き込みと考えられる。さらに、304と305で体痛の附子湯が述べられているが、その中の口中和とは咽痛のないことなので、311に咽痛に関する記述の存在を示唆している。
　このように、桂枝麻黄各半湯と麻黄附子細辛湯が「表」において、陽と陰の関係にあることを読者にわからせようと、23太陽病　**得之**（八九日）、311

少陰病　始**得之**　という具合に**得之**を共通語として使用している。

■ 自己治病力と病力との関係による太陽病位の薬方配置と少陰病の関係

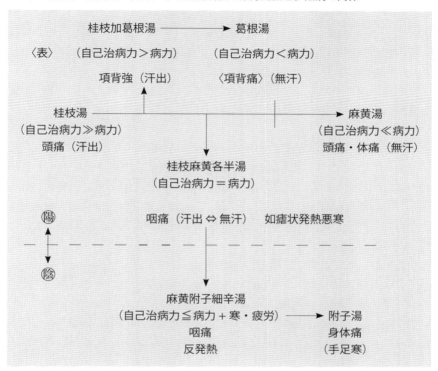

　桂枝麻黄各半湯は、桂枝湯 → 麻黄湯の中央に位置している。また、桂枝加葛根湯は、桂枝湯 → 桂枝麻黄各半湯の中間に、葛根湯は桂枝麻黄各半湯 → 麻黄湯の中間にある。
　上の図のように、桂枝湯 → 麻黄湯への行程を四等分した理由は、自己治病力と病力との関係を重視して薬方を配置したからである。太陽病の病的感覚反応の頭項強痛が頭痛と項背強に分離して桂枝加葛根湯が発生するが、その証の「反汗出悪風」は、太陽病初発の桂枝湯証よりは劣るが未だに自己治病力が病力よりも優勢であることを表現している。
　それが、逆転すると葛根湯証になる。ただし、麻黄湯証のように完全に病

総論 III 仮説の検証

力が優勢な状況ではない。そのため、位置は桂枝麻黄各半湯と麻黄湯証の中間となる。

したがって、桂枝麻黄各半湯証は自己治病力と病力が等しく、拮抗している状態といえる。病理の面からみると、桂枝湯の〈気・血・水〉と麻黄湯の〈気・―・水〉が激しく競り合っている状況（《気×水・血》）であり、その症状が「如瘧状発熱悪寒」である。ただし、熱感が多く、悪寒は少ない。汗は出たり、出なかったりと一定ではない。

傷寒論の原作者たちは、このように悪寒発熱に対して自己治病力と病力との関係に基づいて薬方を配置した。

3・1・3 「少陰病　始得之」（直中の少陰）発生のメカニズム

「三陽・三陰のイメージ図 (図4)」で示したように、表裏には厳然とした境界が存在する。しかし、実際には、「表」において陽と陰の間に、境界がはっきりしない場合がある。要するに、「表」における陽と陰が**連続した状態**のときである。例えれば、映画のフェードアウトのように、明るい映像が次第に暗くなるようなものである。

前頁では、表において、陽と陰の関係にある薬方を自己治病力と病力との関係により図式化した。表・陽 (太陽病) の桂枝麻黄各半湯と表・陰 (少陰病) の麻黄附子細辛湯との関係がわかる。

すなわち、「表」において、陽と陰の境界付近で二つの薬方証が発生して併存する場合、どちらかの薬方に落ち着くまで、脈は浮 ⇔ 沈と浮いたり沈んだりすると考えられる。そしてもともと「表」の脈は「浮」なので、陰 (少陰病) の薬方証になっても、特に発熱を伴うときは、直ちに「沈」とはならず「浮」が続くことがある。麻黄附子細辛湯の脈が条文の「沈」ではなく、実際の臨床では「浮」であるのも以上の理由による。

この矛盾について傷寒論はどのように述べているのだろうか。そのためには、麻黄附子細辛湯で発病するいわゆる「直中の少陰」について考えなければならない。「直中の少陰」とは、太陽病で発病する傷寒論の原則に反して、いきなり少陰病で発病する症状である。このことは、太陽病と少陰病が表において、陽と陰の関係にあることを示している。つまり、病が陽の桂枝麻黄各半湯証にある場合、それが何らかの原因により、陰の麻黄附子細辛湯証に変化する。

62

3 イメージ図の検証

直中の少陰のメカニズムは、つぎのように考えられる。

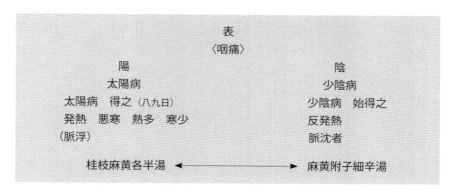

上の図から、表（咽）の陽と陰に桂枝麻黄各半湯証と麻黄附子細辛湯証が併存するときの状況がわかる。なぜ併存かというと、「咽痛」が陽と陰にまたがっているからである。つまり、太陽病の咽痛と少陰病の咽痛が併存するわけである。これを併病といわない理由は、太陽病が壊病となって少陰病が生じたのではなく、自己治病力と病力との関係が原因だからである。

先に、表における陽と陰の境界は、はっきりしないと述べたが、それは太陽病と少陰病の境目がぼんやりとしていることを意味する。「咽痛」は、その境目で発症するので二薬方が併存する形になる。

では、どのようにして二薬方のうちの一つに決定されるのだろうか。その決定因子は**病人の自己治病力の強弱**（産熱力）である。すなわち、強いときは、桂枝麻黄各半湯証、弱いときには麻黄附子細辛湯証となる。上図に付け加えれば

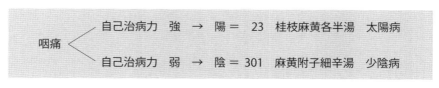

と表現できる。

自己治病力が病力よりも弱くなる原因として考えられる点は三つある。
　一つは病人の体質　例えば、乳幼児は発熱する力が強いので桂枝麻黄各半湯になるが、産熱力の弱い老人は麻黄附子細辛湯になりやすい。

63

総論　Ⅲ 仮説の検証

　　二つは病人の状態　普段は体力のある人が徹夜をした、あるいは精神的な
　　　　　　　　　　　　ダメージを受けて、体力・気力を消耗した状態のとき
　　　　　　　　　　　　には麻黄附子細辛湯になる。
　　三つは環境の変化　最初は、桂枝麻黄各半湯証であったが、急激な気温の
　　　　　　　　　　　　変化などにより、産熱が追いつかずに麻黄附子細辛湯
　　　　　　　　　　　　になる。

（p.61 の図において、上記の三点からから少陰病の麻黄附子細辛湯へと移行する状態を　≦
　と表現した。）

　したがって、301 少陰病　始得之　と少陰病で発病し、"直中の少陰"と
いわれる麻黄附子細辛湯証は、表において太陽病の桂枝麻黄各半湯証と併存
するとき、その病人の自己治病力が弱い状況で発生する。その際、少陰病は
太陽病の陰（かげ）に位置するから発熱はないのが原則である。しかし、表で
ある以上、発熱は必須で、当然、脈は浮となる。そのため、条文では　少陰
病　始得之　反発熱　脈沈者　としているが、反発熱と表現しても発熱に変
わりはないのだから脈沈は矛盾する。
　そこでその意を汲もうとすれば、23-301 は、

少陰病　始得之　反発熱「脈浮者」或「未発熱」脈沈者　麻黄附子細辛
湯主之

となるだろう。
　すなわち、「脈浮者」と「未発熱」を省略した。その目的は敢えて発熱と脈
沈の矛盾を記載することにより、麻黄附子細辛湯の脈には「浮」と「沈」の
二種類があるといいたかったのである。発熱は「浮」で、悪寒のみのときは
「沈」となるからである。
　その原因は麻黄附子細辛湯が桂枝麻黄各半湯の陰に位置するためである。
桂枝麻黄各半湯の　**熱多寒少**　に対し、麻黄附子細辛湯は　**熱少寒多**　とな
る。
　熱少は「脈浮」を、寒多は「脈沈」を表すものである。だから、麻黄附子
細辛湯の脈は、病人の発熱の程度により、浮であったり、あるいは沈であっ
たりする。そして、特殊な発病が表の陽（23 太陽病　得之八九日）と陰にある

64

3　イメージ図の検証

ことを示すため、少陰病篇最初の条文23-301に麻黄附子細辛湯を記載した。
　なお、病理の変化はつぎの通りである。
　桂枝麻黄各半湯　〈気×水・血〉　→　麻黄附子細辛湯　〈(気)・－・水〉
　表において、陽から陰に変化することにより気と血の循環不全が消滅して
水だけとなるのだが、〈気×水〉の影響により(気)が発生する。
　以上が　直中の少陰　発生のメカニズムである。

3・1・4　麻黄湯と少陰病の関係

　表において太陽病と少陰病が陽と陰の関係にあることを麻黄附子細辛湯で
検証した。そして、それは「咽痛」を共通証として、桂枝湯から変化した桂
枝麻黄各半湯と対比の形で示されている。「咽痛」が「頭痛」から派生したも
のであることは前述した通りである。
　では「体痛」に関して太陽病と少陰病にはどのような関係があるのだろう。
　太陽病の体痛の源は「頭痛」である。「頭痛」は、時間の経過により「頭痛」
と「体痛」とに二分する。
　この流れを薬方で表すと陽では

　　　　頭痛〈桂枝湯〉　　　　→　頭痛＋体痛〈麻黄湯〉

同様に陰では

　　　　咽痛〈麻黄附子細辛湯〉　→　体痛〈附子湯〉

となる。
　少陰病篇において、始得之　が麻黄附子細辛湯で、得之一二日　が附子湯
であるからである。304の　口中和　は、「咽痛」のないことを意味し、得
之一二日で「咽痛」が「体痛」に変化することを示す。
　これらから、太陽病の麻黄湯は、少陰病の附子湯と表において陽陰の関係
にあることがわかる。ただし、附子湯は直中の少陰ではないので発熱はない。
　また、附子湯は麻黄湯から変化した薬方でなく、麻黄附子細辛湯から進行
した薬方なので、二方はあくまでも**対比の関係**である。そして、24-304に
は其背悪寒者、305では手足寒と述べて、熱はなく寒のみであることを強調
している。

65

総論　Ⅲ 仮説の検証

　なお、すでに述べたように、少陰病篇においては**太陰病からの転入**があるので（桂枝加芍薬湯 → 真武湯）、少陰病のすべてが太陽病の陰となっているのではない。少陰病はこのように、陰において**表と裏の二ルート構成**になっている。

3・2　少陽病と厥陰病の関係（表裏間における陽と陰）

3・2・1　両病の病的感覚反応の関連性
少陽病と厥陰病の病的感覚反応は極めて類似している。

少陽病	口苦	咽乾	目眩
厥陰病	消渇	心中疼熱	饑而不欲食

　（氣上撞心）は、心中疼熱の註釈。（食則吐蚘　下之利不止）は、饑而不欲食に対する註釈である。
　類似の理由は、両病がいずれも表裏間の陽と陰にあるからである。つまり、病が表裏間の咽、胸、胸脇にあり、陽では太陽病から、陰では少陰病から変化するときの病的感覚反応を意味する。少陽病では、口、咽、目と体の部位を示しているが、厥陰病の病的感覚反応では部位が記載されていない。
　薬方は少陽病では、小柴胡湯、五苓散、梔子豉湯の順だが、厥陰病では、四逆湯、通脈四逆湯、四逆湯の順に記載されている。

3・2・2　両病の病的身体反応の関連性
　厥陰病の病的身体反応は、［嘔＋厥］、［大汗若大下利＋厥］、［下利＋厥］である。すなわち、少陽病の、嘔、消渇、下利に「厥」が附属したものと表現できる。「嘔」については、96 小柴胡湯（喜嘔）と 377 四逆湯（嘔而脈弱）、「渇」では 71 五苓散（大汗出　消渇）と 353 四逆湯（大汗出　熱不去）が関連している。しかし、目眩の梔子豉湯（心中窒）と心中疼熱の通脈四逆湯（身反不悪寒　乾嘔）との関連性は薄い。
　恐らく、厥陰病篇は下利を重視したことと陰から陽への回帰（四逆湯証 → 小柴胡湯証）に重点を置いたために、心中についての記述が疎かになったのだろう。

3・3　陽明病と太陰病の関係（裏における陽と陰）

3・3・1　両病の病的感覚反応の関連性

陽明病　胃家實也（胃に潮熱、裏熱、瘀熱のいずれかの熱が充満している）

太陰病　腹満而吐　食不下　時腹自痛

（自利益甚と若下之　必胸下結鞕）は後人の補入文である。

　傷寒論は裏の陽が胃で、陰が腹としている。具体的にいえば、原作者たちは表（頭項）に対する裏を「胃」と考え、その始まりである「胃」を陽、下部に位置する「腹」を陰とした。そして、病的感覚反応は、陽では熱実として熱しか記載していないが、一方、陰では腹満して吐くこと、食べたものが咽をとおらないこと加えてときどき腹が自然と痛くなることを示し、熱についての記述はない。すなわち、陽明病と太陰病は共通の「腹満」を通じて、陽と陰の対比とすることにより関連性を持たせている。

3・3・2　両病の病的身体反応の関連性

陽明病の腹満

- ・潮熱　208 腹満而喘　有潮熱者　大承氣湯主之
- ・裏熱　219 腹満　身重　遺尿　自汗出者　白虎湯主之
- ・瘀熱　260 身黄如橘子色　小便不利　腹微満者　茵蔯蒿湯主之

　このように、陽明病の病的身体反応には「腹満」があり、それらはすべて熱実（潮熱、裏熱、瘀熱）によるものである。しかるに太陰病の「腹満」は病的感覚反応であり、病的身体反応となるとこれに「腹痛」が加わる。例えば、21-279 桂枝加芍薬湯証の「腹満時痛」である。

　寒熱についての条文はない。

　いずれにしても、陽明病の熱実が太陰病に変化する記述はなく、太陽病―少陰病と少陽病―厥陰病のような密接性はない。その理由は、陽明病 → 太陰病が不連続で、対比という位置づけだからである。

　なぜかというと、陽明病は熱実で、「寒」がないからである。太陽病は悪寒発熱、少陽病は往来寒熱であり「寒」があるので、陰の少陰病や厥陰病と陽陰の関係が生じる。

　しかし、「寒」がない陽明病には陰ができないので、陽明病と太陰病との間

総論 III 仮説の検証

に直接の関係が生じない。

3・4 三陽病・三陰病の寒熱について

寒熱も表・表裏間・裏において陽と陰の対比がなされている。

太陽病では病的感覚反応は悪寒で、病的身体反応は発熱である。

少陽病では病的感覚反応には寒熱がなく、病的身体反応は往来寒熱である。

陽明病では病的感覚反応は熱で、病的身体反応は潮熱、裏熱、瘀熱である。

太陰病では病的感覚反応に寒熱がなく、病的身体反応も同様である。

少陰病では病的感覚反応には寒熱がなく、病的身体反応は反発熱、悪寒である。

厥陰病では病的感覚反応は心中疼熱で、病的身体反応は厥逆而悪寒と微熱である。

以上から、病的感覚反応においては、陽の表と裏で、発熱・悪寒と熱実の対比がみられるが、陰では表裏間に心中疼熱があるだけである。

また、病的身体反応の寒熱を陽から陰の変化でみると

・表　　　太陽病（陽）　悪寒・発熱　　→　　少陰病（陰）反発熱、悪寒
・表裏間　少陽病（陽）　往来寒熱　　　→　　厥陰病（陰）厥逆而悪寒　微熱
・裏　　　陽明病（陽）　熱　　　　（対比）太陰病（陰）―

となる。

以上から、急性熱性病の病人を治病するために傷寒論がどのようなイメージで体系化したかを考察した。

そこには、目に見えない病を陽と陰に分類し、目に見える病人の体を表・表裏間・裏として、寒熱による症状と脈によって、薬方へと導く過程が示されている。

3 イメージ図の検証

■ 図 5　傷寒論の立体的ふかん図

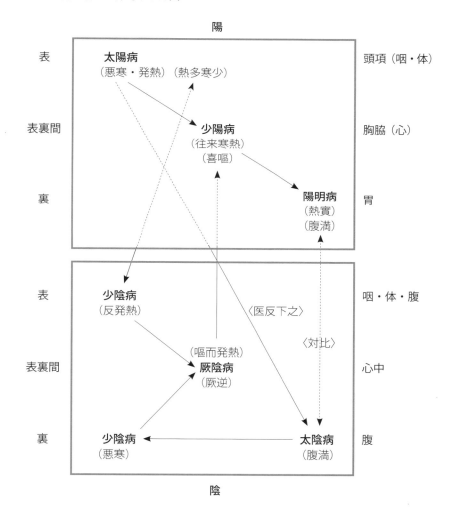

3・4・1　ふかん図からみた三陽病・三陰病の進行順について

　先に、陽と陰において、三陽病・三陰病が表裏の関係にあることがわかった。しかし、実際の臨床面からみると陽と陰を直接関係づける条文は少ない。

　図5から、太陽病と少陰病を結ぶ関係はいわゆる"直中の少陰"である。

総論　Ⅲ 仮説の検証

少陽病と厥陰病の関係は、陽 → 陰ではなく、反対の陰 → 陽である。また、陽明病と太陰病間には直接の関係はなく、共通の症状である「腹満」の対比であり、太陰病の発生は太陽病の誤下によって生じ、陽と結ばれている。

　さらに、少陰病は、陰において表と裏の二つの顔を持っていることがわる。

　以上から、これまでいわれてきた三陽病と三陰病の進行順は間違いであることがわかる。

太陽病 → 少陽病 → 陽明病 → 太陰病 → 少陰病 → 厥陰病　（誤り）
太陽病 → 少陽病 → 陽明病　　　太陰病 → 少陰病 → 厥陰病　（正しい）

　すなわち、陽明病から太陰病への進行はなく、陽から陰への流れが中断する。

　このことは、陽と陰が二層に分離している状態、すなわち、二項対立概念による陽と陰を示している。したがって、傷寒論の運用には、常に陽と陰の対比が求められるわけである。

Ⅳ 傷寒論発想の原点からみた
病的感覚反応と
病的身体反応

1 三陽三陰病における「○○之爲病 〜」について

　従来の解説書は、三陽病と三陰病の冒頭にある「○○之爲病 〜」を大綱
あるいは提綱と説明している。
「太陽之爲病 脈浮 頭項強痛 而悪寒」に関する先哲たちの解説
　　・奥田傷寒論　　此の章は本論の首章にして、又太陽病篇の提綱なり。
　　　　　　　　　　故に先ず太陽病の意義及び地位を明らかにし、以て其
　　　　　　　　　　の大綱と為す。
　　・大塚傷寒論　　傷寒論で太陽病と呼ぶ病気がどんなものであるか、こ
　　　　　　　　　　の章でまずその大綱を明らかにしたものである。

　大綱、提綱の意味はつぎの通りである。
　　　大綱　根本的な事柄。また、基本となるもの。(『国語大辞典』小学館)
　　　提綱　事の主要なところ。(『漢辞海』三省堂)
　確かに、「太陽之爲病 云々」は太陽病の「基本となるもの」である。では
なぜ、三陽病・三陰病の「基本となるもの」を個別に記載しなければならな
いのか。
　大綱というのであれば、「傷寒論」の大綱であるはずであり一つでよい。い
ま傷寒論の大綱が六つもあるというのはおかしい。したがって、「太陽之為病

総論　IV 傷寒論発想の原点からみた病的感覚反応と病的身体反応

云々」は、太陽病の"大綱"ではなく、太陽病の「病的感覚反応」を表現したとする方が適切ではなかろうか。

　それは、ヒトが生まれつき持っている異常を感知するセンサーの反応である。すなわち、三陽三陰病の「病的感覚反応」の内容は、センサーが気血水の異常と病の進行による転換点を感知することである。

　病人を治すという傷寒論の原点からみれば、大綱あるいは提綱というより、太陽病における「病人」の病的感覚反応とした方がよい。

2　三陽病・三陰病の病的感覚反応の内容と気血水

2・1　太陽病の病的感覚反応

　太陽之爲病　脈浮　頭項強痛而悪寒〈**気**・血・水〉

　　病的感覚反応　　全身＝脈浮而悪寒　→　〈気・―・水〉
　　病的感覚反応　　部位＝頭項強痛　　→　〈気・血・(水)〉

　傷寒論は病の初発の「病的感覚反応」を全身反応と部位反応に分け、それらが同時に発生したら――つまり同時に感じたら――「病」が体内に侵入した兆候と考えた。そして発熱すると、もはやそれは「病的感覚反応」ではなく、発病による「病的身体反応」に移行するとした。このように、ヒトを心身の二項対立概念として捉え、それを病人の治療に応用したわけである。

　太陽病の病的感覚反応は上に示したように、全身を脈と悪寒、部位を頭項としている。それはヒトが生まれつき持っているセンサーが気血水の循環の異常を最初に捉えた反応である。

　「○○之爲病　云々」を「病的感覚反応」とすると残る二陽病、三陰病も理解しやすい。それは端的にいえば、太陽病から始まる五病の「変化のきざし」(転換点あるいは潮目) を表す目印である。

72

2　三陽病・三陰病の病的感覚反応の内容と気血水

2・2　少陽病の病的感覚反応

少陽之爲病　口苦　咽乾　目眩也　→　〈血・水・気〉

少陽病の病的感覚反応は、血・水・気の順に記載されている。これは、原文3-3傷寒からの変化である原文11-96と原文12-99を優先したからである。それ故、テキスト71と同77は太陽病からの進行としてその後に記載されるべきなのだが、テキストでは逆になっている。

そこで、本書では、少陽病の病的感覚反応に従って、11-96、13-71、14-77の順に論じた。

原文3-3の或已発熱　必悪寒　體痛　嘔逆は、原文11-96往来寒熱　胸脇苦満　心煩喜嘔と「対比」の関係にある。

また、原文3-3の或未発熱の場合は、原文12-99の身熱　悪風　頸項強脇下満　手足温而渇と「対比」の関係にある。口苦は、これらの病的身体反応を感覚的に表現している。往来寒熱と身熱が鬱熱なので、口が苦く感じるとした。

咽乾は、太陽病発汗後、大いに汗が出て消渇となった原文13-71の病的感覚反応である。

目眩は、原文14-77にある煩熱　胸中窒の病的感覚反応である。傷寒論は「めまい」を頭眩としている。したがって、目眩はめまいそのものではなく、胸中窒による胸苦しさを目がまわるようだと表現したに過ぎない。

少陽病は胸脇部に存在するのだが、病的感覚反応は顔面前部の口、咽、目での感覚として表現されている。

2・3　陽明病の病的感覚反応

陽明病之爲病　胃家實也　→　〈気・―・水〉

陽明病の病的感覚反応は、極めて簡潔である。内容は、後述するように胃に熱が集中した状況をまとめて表現したからである。熱は潮熱、裏熱、瘀熱の三種類に分類されるが、共通の証は腹満すなわち「気」である。それに付

総論　Ⅳ 傷寒論発想の原点からみた病的感覚反応と病的身体反応

随して、水が関与する。

潮熱　→　〈気・―・水〉
裏熱　→　〈気・―・水〉
瘀熱　→　〈気・―・水〉

　このように、傷寒論の原典では、陽明病に血の関与はない。
　では「胃家實也」と表現した傷寒論原作者たちの意図は、どのようなもの
だったのだろうか。
　まずこの文章を分析してみよう。『漢辞海』（三省堂）によると、家には様々
な意味が記載されているが、その中の一つに"住居のある場所"がある。そ
うすると「胃家」とは、"胃のある場所＝体の部位"という意味になる。ま
た「實」は、動詞で"満ちる""いっぱいになる"ことである。したがって、
「胃家實也」は、胃という部位がいっぱいになることなり　となる。
　それでは一体「なに」がいっぱいになるのだろう。要するに「胃家實也」に
は、主語がないことになる。主語は「熱」である。「胃家實也」の意味は、「胃
の部位が熱でいっぱいである」ことで、より詳しくいえば、「陽明病は、悪寒
がなくなって、熱だけとなり、その熱が胃部において充満している状態であ
る」ということになる。前述のように陽明病は三種類の熱で構成されている。
これらは、少陽病の往来寒熱、表熱・微熱そして煩熱から変化したものである。

少陽病		陽明病
口苦：往来寒熱（胸脇）	→	潮熱：大便鞕・燥屎（胃）
咽乾：脈浮＝表熱・微熱（胃中）	→	裏熱：口乾舌燥（裏＝胃）
目眩：煩熱（胸中）	→	瘀熱：発黄（裏＝胃）

　これらからわかるように、少陽病の病的感覚反応である口苦・咽乾・目眩
が陽明病に変化すると潮熱・裏熱・瘀熱というようにすべて「熱」となり、
同時に、体の部位も胸脇・胃中・胸中から、すべて「胃」となる。そこで原
作者たちは、陽明病の病的感覚反応を「胃の部位に熱が充満しているなり」
と表現した。すると二つの疑問が生じる。
　一つはなぜ胃に「家」つけて、「胃家」としたのかという疑問である。
　その目的は、病的感覚反応と病的身体反応を区別するためである。傷寒論

74

2　三陽病・三陰病の病的感覚反応の内容と気血水

は数少ない単語をいろいろな場面で使用している。胃もそうである。傷寒論の中では「胃気」あるいは「胃中」として用いられている。単に胃とあるのは後人の注釈である（248 属胃也　356 水浸入胃　など）。そして胃気は病的身体反応であり、胃中は病的身体反応の起こる部位である。

病的感覚反応では胃だけでもよいのだが、そうすると「陽明之爲病　胃實也」のように、胃が主語となってしまい、意図的に「熱」を省略していることを伝えられなくなる。そこで「胃家」として、胃が主語でないことを表示した。

二つはどうして主語の熱を省略したのかである。理由は傷寒論の原則にある。傷寒論は熱を病的**身体**反応としたので、陽明病の病的**感覚**反応としての熱の記載を避けたためである。それで「陽明之爲病　胃家熱實也」とすべき文章から「熱」を消したわけである。要するに陽明病の病的感覚反応には悪寒がなく、「熱」だけであることを伝えたいのである。

2・4　太陰病の病的感覚反応

太陰之爲病　腹満（而吐）　食不下（自利益甚）　時腹自痛（若下之　必胸下結鞕）
→〈気・**血**・水〉

（　　）内の文字は後人たちの注釈と補入である。太陰病の病的感覚反応は、腹満・食不下・時腹自痛の三つである。なぜならば、吐と自利は病的感覚反応ではなく、病的身体反応だからである。また（若下之　必胸下結鞕）は、治病法の誤りを述べたもので病的感覚反応ではない。

腹満は気、時腹自痛は血、食不下は水の循環不全である。

太陰病は三陰病の初発である。それは悪寒がなく「熱」だけの陽明病から、一転して陰病になる最初の病である。例えれば、真昼の太陽が突然、地平線あるいは水平線に沈みかけた状態である。傷寒論の原作者たちはこれを陰の始まり、つまり、「太陰病」としたが、途中の午後がなく、いきなり日暮れとなる。つまり、陽明病と太陰病は断続の状態である。そのため、原典は、「腹満」を対比することにより裏における陽と陰の関係を示している。

これは図5のふかん図からも明らかなように、傷寒論が陽と陰の二層構造

75

だからである。そのために、陽明病 → 太陰病の進行がないので、太陰病は太陽病の誤治から発生するとした。

2・5 少陰病の病的感覚反応

> 少陰之爲病　脈微細　但欲寐也　→　〈―・―・水〉

少陰病の病的感覚反応の記載は原則通りではない。本来は脈を沈と表示すべきなのだが、沈は少陰病の病的身体反応（附子湯証）であり病的感覚反応としては不適切である。

また、これまでみてきたように三陽病と太陰病の病的感覚反応は三つのカテゴリーで構成され、必ず体の部位が示されていた。太陽病＝頭項、少陽病＝口、咽、目、陽明病＝胃、太陰病＝腹である。ところが、少陰病にはそれがない。要するに少陰病篇の病的感覚反応とそれに対応する病的身体反応の記載法が、他の病篇と大きく異なっている。

その原因は少陰病篇の特殊性にある。三陽病の変化の経路は、原則として、太陽病 → 少陽病 → 陽明病と1ルートである。また、陰病の最初である太陰病篇は前述したように太陽病の誤下による1ルートである。ところが少陰病篇は、同じ表の陰つまり太陽病の陰で発病する経路（表的少陰病）と太陰病からの経路（裏的少陰病）の2ルートに加えて、つぎの厥陰病をも含めて構成されている。

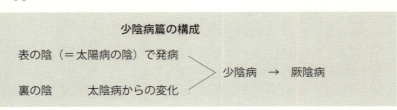

要するに、少陰病篇は、3ルートをまとめて記述するという構成になっている。そのうえ、体の部位は咽と体（表の陰）と腹（裏の陰）の3カ所に分散しているので一つにまとめることができない。さらに、少陰病の病的感覚反応の脈は沈なのだが、これは陽明病と太陰病の脈と同じであり、すでに述べ

た理由により、少陰病の病的感覚反応には体の部位と脈を記載できなかった。

　しかしそれでは、傷寒論の治病体系を構築できない。そこで原文23-301と305の、本来ならば病的身体反応としての脈沈微細から「微細」を分離して、それを病的感覚反応とした。また「但欲寐」を病的感覚反応とすることにより、脈微細と但欲寐が少陰病の病的感覚反応と記載された。これらはいずれも、病人全体の病的感覚反応なので体の部位を表示しなかった。

　脈微細は、病的身体反応では脈沈微細で、これは表の陰で発病した場合も太陰病から進行した場合も同じである。但欲寐は、少陰病の全身の状態を精神面と肉体面から述べたものである。精神面では、無気力・倦怠感であり、肉体面では、体力消耗による新陳代謝の衰えである。

　病的身体反応の病理に関しては、気の関与はなく水の比重が高い。

2・6　厥陰病の病的感覚反応

> 厥陰之爲病　消渇（氣上撞心）心中疼熱　饑而不欲食（食則吐蚘）（下之利不止）
> 　→　〈気・―・水〉

　（　　）は、後人の注釈と補入なので削除する。そうすると厥陰病の病的感覚反応は、消渇、心中疼熱、饑而不欲食の三つとなる。少陰病篇の構成が特殊であることは先に述べた通りだが、この厥陰病篇も特異な編集がなされている。つまり、厥陰病篇なのに厥陰病を冒頭とする条文が一つも見当たらない。

　厥陰病は、体の部位は表裏間で、少陽病の陰に位置する。したがって、少陽病と比較するとわかりやすい。

　・消渇について〈気・―・水〉

　少陽病の病的感覚反応は咽乾であり、病的身体反応が消渇である。ここでは、表裏間において咽乾を陽とし、消渇を陰として陽・陰の関係を示している。消渇という用語が陽と陰の二つの場面で使用されている。

総論　Ⅳ 傷寒論発想の原点からみた病的感覚反応と病的身体反応

・心中疼熱について〈気・―・水〉

　心中疼熱とは、胸中がうずいて、熱いことを表現している。これは少陽病の心中窒（胸がムカムカする気分の悪さ）に似ている。そして消渇と同様に厥陰病では、心中疼熱が病的感覚反応だが、少陽病での心中窒は病的身体反応である。

・饑而不欲食について〈気・―・水〉

　厥陰病の病的感覚反応である「饑而不欲食」は、少陽病・小柴胡湯証の「黙黙不欲飲食」に類似している。両者の違いは、空腹と飲の有無である。饑而不欲食は、空腹にもかかわらず食べたくないことであり（ただし飲む方は消渇である）、黙黙不欲飲食は空腹感がなく、飲み食いのどちらも欲さないことである。

　厥陰病篇には「厥陰病」を冒頭に置く条文は一つもない。少陽病篇と同様の構成である。

　厥陰病篇と少陽病篇の共通点はつぎの通りである。

①　厥陰病篇に「厥陰病」を冒頭に置く条文はなく、少陽病篇にも「少陽病」を冒頭とする条文がない

②　少陽病が実質的には太陽病の中篇で述べられているように、厥陰病は少陰病篇に記載されている。

③　厥陰病の病的感覚反応の消渇・心中疼熱・饑而不欲食は、少陽病の病的身体反応の消渇・心中窒・黙黙不欲飲食によく似ている。

　以上から、厥陰病と少陽病は表裏間において陰と陽の関係にあり、厥陰病篇を少陽病篇と同様の構成にしたことがうかがえる。

　したがって、三陽病・三陰病の「○○之爲病　～」は、“大綱”という漠然としたものではなく、**病人の病的感覚反応**を述べた文である。それは、つぎに考察する病的身体反応と対比の関係にある。この病的身体反応が、傷寒論のいう証にあたる。

78

3　三陽病・三陰病の「病的身体反応」（証）

3・1　傷寒論の証

　さきに、傷寒論の発想の原点は「病人」を治すことであり、そこから傷寒論治病の基本型である「辨　○○病　脈證幷治」に至る思考のプロセスを論じた。その中で、○○病とは病人の「病的感覚反応」であり、ここでは、それと対比の関係にある「病的身体反応」が証である。つまり、傷寒論の証は、寒熱に対する**病人の病的身体反応**〈〈気・血・水〉の循環不全〉を意味する。前述したように、その証は単独で存在するものではなく、**病的感覚反応と対比の関係にある病人の証**である。

　従来、証は疾病の証拠とされてきた。

・浅田傷寒論　　　證は徴なり。明徴、見徴、対徴の義あり。
・奥田傷寒論　　　證とは疾病の證拠なり。即ち身体内における病変を外に立證し、以て其の本体を推定し、之を薬方に質するの謂なり。

　いずれにしても、証を病の証拠という単独の存在としている。しかしながら、傷寒論の原理は二項対立概念による対比である。「証」も「○○病」（三陽三陰病）との対比の状態になければならない。それは、「証」が病人のものであり、病のものではないからである。

3・2　金匱要略の証

　金匱要略の各病篇も傷寒論と同じように、「○○病　脈證幷治」と記載されている。しかし、金匱要略の「○○病」は、主として慢性病を22の病名に分類したもので、傷寒論のように三つのカテゴリーに集約したものでない。それは、出発点の構想が異なるためである。したがって、表面的には同じでも内容は全く別物である。

総論　Ⅳ 傷寒論発想の原点からみた病的感覚反応と病的身体反応

比較：傷寒論と金匱要略の証
・傷寒論　　　　　　○○病が病的感覚反応として陽・陰三つのカテゴリー
　　　　　　　　　　に集約され、「証」はそれと対比の関係にある病人の
　　　　　　　　　　病的身体反応である。
・金匱要略　　　　　○○病の概念が不明である。例えば、「湿家之爲病　一
　　　　　　　　　　身盡疼　発熱身色如熏黄也」は病的身体反応である。
　　　　　　　　　　そして、それに対応する薬方として麻黄加朮湯が示さ
　　　　　　　　　　れている。「湿家　身煩疼　可與麻黄加朮湯　発其汗
　　　　　　　　　　爲宜」。これによれば、麻黄加朮湯の「証」は身煩疼
　　　　　　　　　　であり、病的身体反応といえる。しかし、単なる病的
　　　　　　　　　　身体反応であり、病的感覚反応との対比の関係にない。

　そもそも、金匱要略は、傷寒論のように原理・原則によって体系化されて
いない。おそらく、傷寒論の形式だけをまねたのであろう。そのため、傷寒
論の「一証一方の原則」は金匱要略では重視されず、一証二方の併記がみら
れる。
【例】胸痺　心中痞気　気結在胸　胸満　脇下逆槍心　枳實薤白桂枝湯主
　　　之。人参湯亦主之。
　　　胸痺　胸中気塞　短気　茯苓杏仁甘草湯主之。橘枳姜湯亦主之。
　後の薬方は後人が付け加えた可能性も考えられるが、「主之」に傷寒論のよ
うな厳密さはない。したがって、金匱要略の証は「病の症状」を意味するも
のといえる。

3・3　漢方（漢方医学）の証

　傷寒論の証と金匱要略の証は、同音異義語である。それにもかかわらず、
古方家と呼ばれる先哲たちは、両書を同一視した。おそらく、すべての疾病
に対処するためには傷寒論の薬方だけでは間に合わない事情によったものだ
ろう。
　例えば、吉益東洞翁は『類聚方』自序の中で〈醫の學や方のみ、〜〉と記し、
また、〈方と證との散じて諸篇に在り、云々〉と述べている。この場合の證は

症状と「薬方の適応症」という意味になる。東洞翁の説は傷寒論の証を金匱要略と同一化したものある。

宇津木昆台翁は『古訓醫傳』で、傷寒論を「風寒熱病方経篇」とし、金匱要略を「風寒熱病方緯篇」として、前者をたての糸、後者をよこの糸に例えている。また、彼は〈證トハ、證明證拠ノ義ナリ。其病情ヲ診シ得テ、其明白ヲ得テ疑ヒナキノ謂イナリ。コレ主トナルノ病状、本ト相應スル者ヲ指シテ、證トスナリ〉と述べて、證を「病状」としている。

このように、傷寒論と金匱要略の二つの書物を統合したことは、「漢方」という新たなパラダイム誕生の出発点となった。その後、さらに、後世方も加えられて、種々の考え方から成る混成チームが完成した。最初は、チームの真ん中に位置していた傷寒論の概念 —— 陰陽、表裏・寒熱 (虚実は傷寒論にはない) —— も時間の経過とともに希薄となり、やがて薬方だけが重視されるようになる。

そして、生薬のみからなる薬方の特殊性は、化学合成品である新薬中心の西洋医学に「漢方」を参入させる原動力として働く。結果、「漢方」は、西洋医学の疾患に薬方を対応させて表示する場となった。「漢方」が西洋医学化されたわけである。すると当然薬方以外の、「漢方」自体の特異性が失われることになる。そこで注目されたのが「証」である。証こそが、「漢方」の特色であると位置づけ、傷寒論にある "随證治之" を旗印として西洋医学との差別化をはかった。

しかし、随證治之は後人の注釈で、傷寒論の原理・原則とは無関係である。その上、従来の、疾病の証拠説や金匱要略の症状説では、西洋医学の症状 symptoms や徴候 sign との区別が明確でない。本来、傷寒論の証は、病人の病的感覚反応と対比の関係にある「病人の病的身体反応」なのだが、「漢方」では対比と病人を削除して、医師を加え、症状に診断・治療という行為を付加して新しい「証の概念」が作られた。したがって、傷寒論、金匱要略そして漢方の証は、同音異義語であることを認識する必要がある。

実際に、「漢方 (漢方医学)」の解説書にある「証」の定義を書き出してみる。

　　既に述べたように現代医学の診断の目的は、主として病名の発見にあるが、漢方医学の診断は証の把握にある。証は診断と治療の結び目であり、証によって診断と治療が密接にからみ合っている。即ち漢方では、

総論　Ⅳ 傷寒論発想の原点からみた病的感覚反応と病的身体反応

　この病人（病気ではなく具体的なこの病人）は、どんな治療を施すべき証であるかを診るのである。したがって証とは頭痛・悪寒等の個々の症状の意味ではなく、その病人の現す一切の症状を綜合観察して後、始めてその病人の証を把握することができるのである。そのため鼻の病気でも皮膚の病気でも脈を診、腹を診るのである。

(大塚敬節・矢数道明・清水藤太郎『漢方診療の実際』南山堂 p.5 ～ 6)

　漢方では何にもまして「証」こそが大切である、とはよくいわれる言葉であるが、事実そのとおりであって、「証」を考えない漢方というものは、点睛を欠いた画竜、魂のない抜け殻、味つけのない料理みたいなもので、たとえ外見はいかに立派に見えようとも、全く価値なきしろものなのである。ところが、あまりに証、証というものだから、漢方の証というものは、何か神秘的なもの、あるいは容易に理解しがたいもの、という印象を一部の人たちは抱きやすい。けれども、証とは、決してそのような近寄りがたいものではなく、簡単に言えば、「漢方的診断」であるに過ぎない。(中略)「証とは、病人の現している自他覚症状のすべてを、漢方的なものさしで整理し、総括することによって得られる、その時点における漢方的診断であり、同時に治療の指示である。」

(藤平健・小倉重成『漢方概論』創元社 p.30 ～ 31)

証という言葉はいくつかの意味に使われる。
①症状
②柴胡の証など生薬の適応
③葛根湯の証など処方の適応
④腹証・脈証など治療の目標となる所見
⑤実証、虚証など体力・病気をはねかえす力の強弱
　などである。すでに述べているように漢方薬を服用することと漢方治療は同じではない。漢方薬という素材と適応という運用法を結び付ける絆が「証」という概念である。漢方では「証に従って治療する」(随証治療)という。『傷寒論』中にみえる「随証治之」の一句は日本の漢方医学では治療の要諦として非常に重視されている。それは現代医学が「薬を投与する側」の論理であるのに対し、漢方医学では「薬を投与される側」の

82

3　三陽病・三陰病の「病的身体反応」（証）

論理をも充分汲み取る方法論であるからである。「証」とは病者にあって
は生体に現れた症状・兆候であり、治療する側にあってはこれを治療の
「手がかり」とみなす証拠の意味である。漢方的な文脈で表現した適応症
の意味で、診断であり同時に治療の指示となっている。

　　　　　　　　（花輪壽彦『漢方診療のレッスン』金原出版 p.350~351）

　これらから、漢方（漢方医学）の「証」は、薬方の出身である原典（傷寒論、
金匱要略など）の文章や使用経験から得られた事実で構成された適応症といえ
る。したがって、解説書では総論で述べられている「病人の証」が、各論で
は「病の証」に変化する傾向がある。そのために読者は証の概念を把握する
のが困難になるのではなかろうか。漢方（漢方医学）が病人ではなく、病（疾患）
を治療の対象とするならば新たな分類体系を構築し、「病（疾患）の証」の概
念を確立しなければならないと考える。

　　＊参考：小倉説の「潜証」について
　　小倉重成博士は、「潜証と顕証」と題する論文を発表している。（日本東
洋醫學雑誌　第 33 巻　第 2 号　1982）要旨はつぎの過りである。
　　①　顕証（現時点で表面に現れている陽証、太陰証）の陰に隠れている
四逆湯証などを潜証とする。
　　②　顕証と潜証が併存する場合の治法は、潜証を先にして、顕証を後に
する。
　　③　これは鍼灸の「補而後瀉」の原則が湯液面でも当てはまる例である。
治療の実際を通じて導き出される結論として、傷寒論と黄帝内経の陰陽虚
実とその治療法の補瀉には二通りはないことである。
（潜証の発見には、電気温鍼器により温まるまでの所要時間を目安としてい
る）

　　しかし、小倉潜証については、命名や治法についていくつかの疑問点が
ある。
①　顕証、潜証と表現すると二証の併存になる。傷寒論における二証の併
存の治法は、二つの証を分けて治す「分治」ではなく、一つの薬方で治す「専
治」である。ところが小倉潜証は先潜後顕の「分治」であるから、傷寒論
の治法と合わない。

83

総論　Ⅳ 傷寒論発想の原点からみた病的感覚反応と病的身体反応

【例】傷寒論における二証併存の治法
　　・単方（表裏双解）　小青竜湯　葛根黄連黄芩湯　五苓散　桂枝人参湯
　　・合方（二証の薬方を合わせる）　柴胡加桂枝湯
②　顕病、潜病とすると二病の併存になる。そこで、傷寒論の二陽併病に
準ずれば、「分治」は可能となる。しかし、二陽併病は壊病の変態で、太陽
病を発汗した際、太陽病の一部が壊れて陽明病となり、それが壊れなかっ
た太陽病と併存する状況をいう。顕病と潜病の間にはこのような関係はな
い。
　そもそも、小倉潜証は、薬方の投与順と投与回数に関して、潜証の薬方
を朝・午前の２回とし、顕証の薬方は午後１回とする「服用法」を論じた
ものである。したがって、傷寒論の二陽併病のような厳格さはない。
③　潜証の本体は「厥」すなわち「冷え」である。具体的には、手足の先
に触れると冷たい、寒がりなどである。慢性病の場合、この厥が対応する
薬方の陰に隠れて見落とされやすい。そのために潜証・顕証と命名された
のだが、逆に誤解を招くおそれもある。
　その一つは潜・顕が対立概念ではなく、相対的な概念であり、二つは「厥」
がその病人自身によって作られたものだからである。それは体を冷やす飲
食物の多量摂取や冷房が原因である。ある意味で、「厥」は病的身体反応と
病的感覚反応の混合物ともいえる。したがって、この「厥」を「証」とし
て扱ってもよいかということである。

　傷寒論の立場からみると、小倉潜証には以上のような三つの疑問点があ
る。しかし、それは慢性病と急性熱性病という病の性格の相違が原因であ
ると考える。小倉潜証は博士が難病治療に日夜努力をされて得た結晶であ
り、鍼灸の治療原則「補而後瀉」の湯液への応用と結論されたものである。
決して三つの疑問がその価値を下げるものではない。事実、慢性病の治病
に行き詰まったときにはお世話になる、必須のワザである。晩年、博士は
金匱要略の赤丸も料として多用した。
　以上、「証」に関連して小倉潜証について触れてみた。いずれにしても、
慢性病の治療に際しては、病人の手足に触れて冷たさを確認し、また、電
気毛布・湯タンポなどの使用の有無も確認しなければならない。同時に服
薬中は、冷たい飲食物の摂取を禁止する必要がある。慢性病を治療すると
き、小倉説の潜証はこれらの重要性を私たちに教えている。

3　三陽病・三陰病の「病的身体反応」（証）

　　＊比較：「厥」について

・傷寒論の厥　　　厥陰病　四逆湯　　　　　＝　壊病性（手足の冷え）
　　　　　　　　　体を冷やす飲食物の多量摂取・冷房など
・金匱要略の厥　　寒疝　　　赤丸・大烏頭煎　＝　体質性（腹中の冷え）
　　　　　　　　　冷えやすい体質＋体を冷やす飲食物・冷房など

総論　Ｖ　傷寒論の分類体系　1→2→3

Ｖ　傷寒論の分類体系 1→2→3

1　仮説から分類体系へ

　仮説一、仮説二、仮説三から、三陽病・三陰病への分類体系が求められる。
　それは、1→2→3というようにシンプルである。2は原理である二項対立概念による「対比」を表し、3の原則は三つのカテゴリーへの「集約」を示す。

　それらを三陽病と三陰病で検証する。

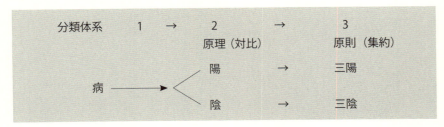

2　三つのカテゴリーへの集約

　原則である集約の「三」は傷寒論構成の根幹である。
　つぎのように、傷寒論は「三」をキーナンバーとしている。

原点	（三）	病人（自己治病力〈薬方〉、病的感覚反応、脈・病的身体反応）
二項対立概念	（三）	陽陰、表裏、寒熱
病（陽陰）	（三）	三陽病（太陽病、少陽病、陽明病）三陰病（太陰病、少陰病、厥陰病）
病理と薬理	（三）	気・血・水の循環不全
体の部位	（三）	表、表裏間、裏
寒熱	（三）	三陽病（悪寒発熱　往来寒熱　熱）
脈	（三）	浮、弦、沈
急性熱性病の種類	（三）	雑病（三陽病、三陰病）、中風、傷寒
六病の病的感覚反応	（三）	太陽病（脈浮　頭項強痛　而悪寒）少陽病（口苦　咽乾　目眩）陽明病（胃家實也＝潮熱　裏熱　瘀熱）太陰病（腹満　食不下　時腹自痛）少陰病（脈（沈）微細　―　但欲寐）厥陰病（消渇　心中疼熱　饑而不欲食）
条文の構成要素	（三）	○○病　脈証　幷治
循環	（三）	陽 → 陰 → 陽
桂枝湯の構成	（三）	（陽）表・表裏間・裏　表・裏　＝　桂枝 ⇔ 芍薬　表裏間　＝　生姜・大棗・甘草

＊参考：数字「三」の性質

では、「三」という数字にはどのような性質があるのだろう。

芳沢光雄著『「3」の発想』（新潮社）には「三」についてつぎのように述べられている。

① つながっていく性質

ある法則を見出した場合、「3の場合」までを理解すれば、その後に続く部分はその法則を応用すればよい。「2の場合」だけ会得しても、その後がどう展開していくかが、普通は想像できない。(p.14)

② 「3」が要となる世界

カメラを支える道具は三脚だが、決して、四脚ではない。さて、四脚はなぜ安定しないのだろうか？答えは、「平面は3点が決定する」からである。

総論　V　傷寒論の分類体系　1 → 2 → 3

「4点」あると、もうひとつ2番目の平面が出現してしまうからなのだ。(p.78)
③　関係を定める時に必要な「3」

　議論を積み重ねていくとき、「三段論法」によって推論は展開していく。三段論法がなければ、ぶっきらぼうな理由なき結論だけの文が並べられることになってしまう。また、四則演算（＋－×÷）の混ざったたくさんの数字がある数式を1ずつ計算していくとき、算数で学習する計算規則に従うが、その規則は3つの文字からなる計算式で定められる。それは、数学で学習する基礎的な公式のほどんとが3つの文字で書き表せることの一例である。

　そのように、相互に関係する作用をひとつずつ整理して話を進める上で、3つの対象における関係の仕組みが礎となる場合が多くある。(p.112)
④　現象の特徴を表すことができる「3」

　たとえば、「3K」のように私たちはものごとの現象（対象）を3つの要因や特徴で表現することが多い。さて、ところでどうして、「2K」でも「4K」もでなく「3K」なのだろう？　2つの要素だけだと、その現象（対象）をうまく表すには「足りず」、かといって4つ以上の要素を使うほどでもない。3つの特徴を挙げれば十分に伝わってしまうからなのだ。「なぜそうなのか」は明確には分からないが、この「3つで十分状態」は、面白いことに数学の世界でも同じである。(p.140)

　このように、「三」は他の数字にはない特徴を持っている。二項対立概念(2)で陽と陰の平面を作成し、それを三つの概念(3)で決定するという傷寒論の原作者たちの考え方は極めて数学的であり興味深い。

　傷寒論のキーナンバー「三」に虚実を加えると四となり、もうひとつの平面ができてしまって傷寒論の原則に合わなくなる。本来、虚実は傷寒論にはなかった概念である。それが持ち込まれたために混乱を生じている。

＊参考：虚実について
傷寒論中の虚実

　23 此陰陽倶「虚」、60 以内外倶「虚」故也、68「虚」故也、70「虚」故也　「實」也、104 潮熱者「實」也　134 胃中空「虚」、135 結胸熱「實」、141 寒「實」結胸、174 脈浮「虚」而濇者、180 胃家「實」也、221 胃中空「虚」、279 大「實」痛者、324 此胸中「實」など。

　虚は「から」で、實は「みちる」の意味である。23、60、68、70、104はいずれも後人たちの注釈であり、傷寒論に直接の関係はない。134、221

の空虚は「から」である。脈浮虚とは脈浮弱よりもさらに弱いということ
だろう。279 大實痛は、大便が腹にいっぱいあって痛むという意味である。
實を「みちる、いっぱい」とすれば、135、141、180、279、324 の内容
は理解できる。

　これらをみればわかるように、傷寒論は虚実を基本概念として採用して
いない。後から書き加えられただけである。

　ところがどういうわけか、解説書は「虚実」を加えて陰陽、虚実、表裏、
寒熱としている。

　・木村傷寒論　「傷寒論大意」の項で、〈傷寒論を研修せんと欲せば、陰陽、
表裏、虚実、寒熱を辨知せざるべからず。〉と述べ、〈虚とは正陽の気の虚
損せるを謂い、實とは邪気の充實せるを謂う〉としている。(p.14)
・奥田傷寒論　「緒論」の項で、〈虚とは、内容無きの意、空虚の義なり。
即ち気力缺乏して外力に抗するを得ざること、恰も内容空虚なるが如きを
謂ふ。實とは内容あるの意、充満の義なり。即ち気力旺盛にして外力に抗
し得ること、恰も内容充実せるが如きを謂ふ〉と述べている。(p.4)

　また、宇津木昆台は〈正證ニシテ、虚実アル者ハ、其人ノ宿ノ強弱ニ因
テナリ〉としている。(古訓醫傳巻三) つまり、生まれつきの体力の強弱だ
という。先哲たちの見解も分かれている。しかし、読者にとって困るのは、
傷寒論に無関係の概念を持ち込まれたために、混乱をきたしたことである。

　例えば、太陽病において、脈浮弱　汗出　悪風を虚として表虚証と、ま
た脈浮緊　無汗を実として表実証と表現する。だから、桂枝湯は表虚証で、
麻黄湯は表実証だという。また、少陽病においては、小柴胡湯を中心にし
て桂枝を含む薬方の証は、汗が出る傾向があるので少陽病虚証といい、大
黄を含有する薬方の証は小柴胡湯よりも実だから少陽病実証という。さら
に、陽明病は、胃家実也だからすべて実証であるという。そうなると、虚
実の基準が三陽病で異なってしまう。

　すなわち、「虚実」は相対概念なので、傷寒論全篇を貫く概念にはなれな
いのである。**その役目は、薬方を運用する上での目標に過ぎない。**

　実際、小倉重成博士は脈の虚実によって、傷寒論と金匱要略の薬方を六
病位の虚実の順に配列し一覧表を作成した。(『傷寒論による漢方と鍼灸の
統合診療』創元社 p.9) これを参考にすると薬方の確定に便利ではあるが、
傷寒論の概念によるものではなく、博士の長年にわたる臨床経験の集積と
認識すべきだろう。

総論　V 傷寒論の分類体系　1 → 2 → 3

　　　＊参考：黄帝内経の虚実
　　　通評虚実論篇第二十八にはつぎのように記載されている。
　　　　黄帝問曰何謂虚実
　　　　岐伯對曰邪気盛則實精気奪則虚
　　つまり、「邪気が盛んになって実すると、精気が奪われて（その分精気が）
　虚（から）となる」という内容である。これは邪気と精気の相対的概念を
　述べたものである。対立概念ではないために、傷寒論は採用しなかった。
　　　したがって、「虚実」に関しても証と同様に、「漢方（医学）」としてどの
　ように対処するべきかという課題がある。その際、黄帝内経の虚実か、小
　倉博士のいう「薬方の虚実」とするのか、あるいは昆台説のように「病人
　の虚実」とするのかは意見の分かれるところであろう。

3　傷寒論と素問の関係

　では、傷寒論の分類体系　1　→　2　→　3　は、どのようにして生まれ
たのだろうか。傷寒論原作者たちのオリジナルだろう。黄帝内経を源として
いないのは明白である。なぜならば、黄帝内経は五行説を基本としているの
で、キーナンバーは当然「五」だからである。一方、傷寒論は前述したよう
に「三」である。それなのに、なぜ傷寒論が黄帝内経と関係があるとされる
のか。その理由は傷寒論の序文にあると考える。
　序文の内容を記載されている順に分類すると以下のようになる。
① 　越人（扁鵲）の賞賛
② 　當今居世之士への批判（栄華や権勢を求めるのに夢中になり、身体を粗末にす
　　ること）
③ 　傷寒論執筆の動機と参考とした書物名（ここに、「傷寒」という病名が登場
　　する）
④ 　五行説の強調
⑤ 　上古、中世の名医への賞賛と現在の医師への批判

　著者はこの序文といわれるものが、後世の人たちによって付け加えられた
と考えるので削除している。しかし、傷寒論の原作者が書いたと信じる人た
ちは、③を根拠として、傷寒論と素問の関係を強調する。その上で、『素問』

の「熱論篇　第三十一」が、傷寒論の源だという。確かに三陽三陰の順序は
同じである。
　では、改めて傷寒論と黄帝内経との関係を考える。
『素問』熱論篇　第三十一
　　　傷寒一日巨陽受之故頭項痛腰背強
　　　　　二日陽明受之陽明主肉其脉挟鼻絡於目故身熱目疼而鼻乾不得臥也
　　　　　三日少陽受之少陽主胆其脉循脇絡於耳故胸脇痛而耳聾　三陽経絡
　　　　　　皆受其病而未入於臓者故可汗而已
　　　　　四日太陰受之太陰脉布胃中絡於嗌故腹満而咽乾
　　　　　五日少陰受之少陰脉貫腎絡於肺繋舌本故口燥舌乾而渇
　　　　　六日厥陰受之厥陰脉循陰器而絡於肝故煩満而嚢縮　三陰三陽五臓
　　　　　　六府皆受病栄衛不行五臓不通則死矣
（『素問・霊枢・難経』たにぐち書店 p.59）

『傷寒論』の構成
　　辨太陽病脈證幷治
　　辨陽明病脈證幷治
　　辨少陽病脈證幷治
　　辨太陰病脈證幷治
　　辨少陰病脈證幷治
　　辨厥陰病脈證幷治

　『素問』熱論篇の書き出しは「今夫熱病者皆傷寒之類也」である。すなわち、
熱病はみな傷寒のたぐいなりという認識である。しかし、『傷寒論』の傷寒は、
急性熱性病を三分類した中の一つという位置づけである。そして、両者の大
きな違いは三陽三陰に関して、『素問』が「経絡」につけた名称であるのに対
して、『傷寒論』は「病」につけた名称だという点である。もちろん、そこに
は前述したように「病」を治すのか「病人」を治すのか、発想の違いがある。
加えて、詳細にみれば三陽三陰の配列が同じでも、内容は大きく異なってい
る。それは『傷寒論』が実際の臨床では、太陽病 → 少陽病 → 陽明病として
いることと、厥陰病が「死」とは直接関係ないことの二つである。

総論　Ⅴ　傷寒論の分類体系　1 → 2 → 3

太陽病篇　上　　中　・　中 → 下　　陽明病篇　　少陽病篇
少陽病

　すなわち、太陽病篇を上・中・下の三つに分け、中の後半（71 条）から以降（184 条）を実質的に少陽病篇としている。これは、『傷寒論』が『素問』の形式をまねたのではなく、『傷寒論』独自の分類体系によるものである。また、『素問』の厥陰経には「死」が含まれているが、『傷寒論』の厥陰病篇には、後人の補入文を除けば「死」に関する条文は見当たらない。

　したがって、『傷寒論』の源が『素問』（黄帝内経）であるとの説には根拠がなく、無関係とした方が適切だろう。しかし、中国では三陽三陰病を「六経」と称して「六経弁証」が傷寒論の基本であるとしている。

　『傷寒論』の中には「六経」という名詞はない。「六経」という名詞は後世の人が『傷寒論』を検討したときにできあがったもので、『傷寒論』の中の「太陽」「陽明」「少陽」「太陰」「少陰」「厥陰」（三陽三陰）を略した呼び方である。そこで正確にいえば、私たちが習慣上「六経」「六経弁証」と呼んでいるのは、実際には「三陰三陽」「三陰三陽弁証」と呼ぶべきものである。そうしなければ初心者は「六経」が六本の経脈であると誤解してしまう可能性がある。したがって正しくは、六経とは三陰三陽のことである。

（裴永清『臨床力を磨く傷寒論の読み方 50』東洋学術出版社 p.34）

　このように傷寒論の三陽三陰病を六経とした理由は、傷寒論の源を『素問』に求め、その理論で傷寒論を解釈しようとしたことによる。もちろん、両者の成立がいつの時代か不明であり、長い年月の間に、それぞれに多くの人々の書き込みが加えられた中で、二つの書物に交流があったことは否定できない。同時に、両書にみられる根本思想——病をヒトと病の相互反応の現れと認識し、それを全身で捉えることなど——には、共通点のあるのも事実である。しかしながら、『傷寒論』の発想、原理・原則、分類体系は独自のものであり、『素問』（黄帝内経）のそれとは大きく異なっている。

　序文②と⑤の内容は、至極当然であり、正しいものである。しかし、傷寒論の序文としては、整合性がみられない。誰かが数人の文章を集めて傷寒論

の序文としたのだろう。いずれにしても、傷寒論とは無関係である。

4 傷寒論の分類体系1→2→3の起源

4・1 傷寒論の分類体系と『老子』

『老子』第四十二章にはつぎのように述べられている。
　道生一。一生二。二生三。三生萬物。萬物負陰而抱陽。冲気以爲和。

(老子　第四十二章)

(道は一を生じ、一は二を生じ、二は三を生じ、三は万物を生ず。万物は陰を負うて陽を抱き、冲気、以て和することを爲す。)

　趣旨　道から万物に至る生成の過程と生成された万物の道との同根性の説明。
　意味　道が一気を生じ、一気が分かれて陰陽の二気を生じ、陰陽の二気が交合してさらに冲和の気が生じ、この冲和の気が生成の核となって万物がうみだされる。(冲気を「三」といったのは、冲気が陰陽の二気を成分として含むから、それを加えて「三」としたのだろう。ただし、「三」を第三の新しい気とする説もある)。(福永光司『老子』朝日新聞社 p.290)

『老子』本来の哲学的な解釈はさておいて、著者が注目したのはここに示されているものの考え方である。「道から万物に至る生成の過程」が、病人と傷寒論を結ぶ一本の太い線にみえる。1→2→3という分類体系は傷寒論と同一である。
「道」を「病」に置き換えて三陽三陰病に当てはめる。

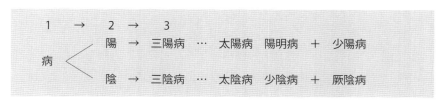

三陽病を太陽、陽明、少陽に三分類したのは、人体の分類に二項対立概念の表裏を利用したことによる。

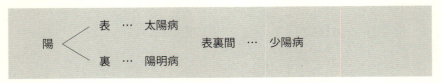

陰では、太陰病と少陰病の順序が逆になる。これは、表、表裏間、裏において、三病が陽と陰の関係にあることを示している。

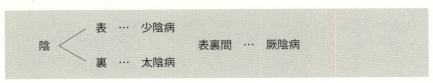

このように考えると、傷寒論の原作者たちは『老子』の思考回路を巧みに応用したのではないのだろうか。『老子』と『傷寒論』を結び付ける直接の証拠はない。しかし、いくつかの断片を集めると、おぼろげながらも状況証拠が生れる。

4・2　傷寒論と『老子』の比較

老子　道生一、一生二、二生三、三生萬物。萬物負陰而抱陽。冲気以爲和。

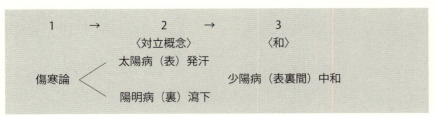

ただし、三陰病については、三陽病のような明確な対立概念がない。理由は、陽の陰であり闇の状態なので、病の変化をはっきりと確認できないからである。

なお、両者には陰陽の認識に関して相違がみられる。老子は「萬物負陰而

抱陽」であるが、傷寒論は「病人負陽而抱陰」である。老子は、陰陽という語順と重い物を運ぶときは、抱くよりも背負うという人間の習性を組み合わせた表現である。一方、傷寒論は病人を対象としたので、人体（表裏）との整合性を図ったために陽を背負って陰を抱くと考えたのだろう。

　　＊参考：『老子』について
　『老子』とは書物の名称である。著者の姓は李、名は耳、字は伯陽という。楚の苦県厲郷曲仁里の人である。孔子と時を同じうし、少し先輩である。周の守蔵室の史であった。孔子が行いて礼を問うたのはすなわちその時のことである。伯陽は天下土崩瓦解の有様を見て、とうてい道の行われないことを知り、官を辞して函谷関を出でて、西方へ行き、その終わるところを知るものがない。もとより名利の念なく、著書を後世に伝うることは思いもよらなかったが、関の令尹喜の懇請により、よんどころなく『老子』五千余言を著わした。
　　老子の学問はどこから起こったか。その基づくところについて、種々の説があるが、第一に地勢の影響によるという説、第二にインド婆羅門の影響を受けたという説、第三に老子以前の学問を大成したという説、この三説がある。
・第一の説　（前略）支那の学問は、鄒魯の学と荊楚の学との二つに分かれている。鄒魯の学は黄河の流域に出たので、孔子の学問がこれを代表し、荊楚の学は揚子江の流域に出たので，老荘学派がこれを代表している。北方は往々洪水があり、気候は激しく地味は瘦せているという不利益な境遇に支配されて、その思想は自然に現世的となる。これを代表したのが孔子である。これに反して揚子江流域は、気候は暖かで地味は肥えて、生活上のことが楽である。それで自然に哲学的となる。これを代表したのが老荘である。
・第二の説　フランスのラフィットの説によると、老子の学説を委しく見ると、支那国民特有の思想とは、大変相違している。第一に老子の説には、過去を尊ぶ思想がない。次に支那特有の思想は実際的、具体的であるが、老子の説は理論的、抽象的である。それでこれは証拠を挙げるのは困難であるが、どうも支那以外に、インド婆羅門教の影響を受けたのであろうというのである。
・第三の説　古来の教えを大成したという説。この説が宜しい。老子の学派を、今では老荘学というが、漢以前は黄老学といった。黄帝は果たして歴史上の人物であるか。それは確かでないが、支那文明はすべて端を黄帝

に発したように、後世から信ぜられている。それで老子の流れを汲んだ者どもが、黄帝を担ぎ出して、黄帝の説に託したのである。『老子』という書物は、文章が簡古で韻をふんでいる。これは非常に古いという一つの証拠である。（中略）

いったい支那人は、何か基づくところがあると言わなければ、信用を博せぬから、儒教では堯舜を祖述し、儒教と拮抗した墨子は禹を祖述し、老子の一派はモット飛び離れて古い黄帝に基づくといったに違いないと思う。

（宇野哲人『中国思想』講談社学術文庫 p.118～120）

4・3　傷寒論と『老子』との関連性

伯陽の諡（おくりな＝死後に贈る称号）は老耼という。老耼の生涯も、彼の学説同様謎に包まれている。彼が函谷関を出て西方へ行きその後の消息は不明という。あるいは江南地域で活躍し多数の弟子を育てたのではないかと想像する。

そうすると大塚傷寒論にある、「傷寒論成立の地理的背景」（p.26）と重なり合う。

傷寒論は、黄帝内経が黄河の流域、即ち今日の北シナ地方を中心として発達した醫學であるに反し、江南の地を背景に発生した発生した醫學であろう。これは全く筆者の独断であるかの如くに見えるが、多少の根拠がないわけではない。即ち黄帝内経素問の異法方宜論に、砭石は東方より来たり、毒薬は西方より来たり、灸炳は北方より来たり、九鍼は南方より来たる云々とあって、シナ醫學における各種の治療法が、その土地の宜しきに従って発生したことに先ず留意し、次に傷寒論では、呉茱萸、蜀椒の如く、呉、蜀のような江南の地名を冠した薬物を用いていること、傷寒論の作者が江南の要衝地であった長沙の太守であったと言い伝えられていること、また唐の初期の作である千金要方に「江南の諸師は仲景の方を秘して伝えず」とあること、及び傷寒論で最も重要視せられている桂枝が、南シナでは戦国時代より蜀漿とともに桂酒として神に供えられ、また説文にも、桂は江南の木、百薬の長とあることなどを綜

合して考える時、江南の地方を背景として発生した醫學を、漢末より三国時代にかけて集大成したものが傷寒論であると、筆者は考えている。

　思うに、黄帝内経は北シナを背景とした醫學で、鍼灸の治療法を主として述べたが故に、後代の山東省にあたる齊の国の名医である扁鵲や淳于意が黄帝内経の系統を代表する醫家として、傷寒論に説くところとは別個の診断治療を行ったものと考えられる。(後略)

『中国思想』の第一の説と大塚説は、地理的背景からみて共通点がある。ただし、第一の説は、明治30年ごろに藤田剣峯・田岡嶺雲たちが唱えたものだが、老耼の生地が北方の黄河流域のために否定されてしまったという。(前出『中国思想』) しかし、故郷を離れているのを考慮するとあながち空想ともいえない。傷寒論を彼の弟子たちの作品とするならば納得できるのではなかろうか。

　また、第二の説は、『老子』の特異性に着目したものである。老耼は道家の開祖といわれ、孔子の儒家とは思想界を二分した。儒教は孔子に始まり、孟子、荀子を経てやがて国教となる。一方、道家は庶民生活の精神的支えとなり、やがては神仙術の道教へと変化する。『老子』の哲学は無為自然といわれるが、他の中国思想にはみられない特徴があり、政治、長寿・養生、宗教 (仏教) などの分野にも影響を及ぼしている。

宮澤正順著『素問・霊枢』にはつぎのような記述がある。

　黄帝の名は、『国語』にも、『左伝』に見出される。そのことは、黄帝の名が唱え出された時期が戦国時代より更に古い頃であることを示唆している。人によっては、早くは春秋中期、遅くて戦国時代としている。秦の時代から漢にかけて、黄帝と老子が道家において、その派祖として並称され尊敬されている。(p.42)
　『素問』上古天真論の要旨は、「上古の素朴無欲な人の養生の道にかなった生活態度と、後世の人の我欲のおもむくままの無規律な生活態度とが、百歳以上になっても元気でいる人生と五十歳前後で衰え老いさらばえる人生の差を示す結果をまねいていること」を説いている。(p.89)

(宮澤正順『素問・霊枢 中国古典新書続編』明徳出版社)

総論　Ⅴ 傷寒論の分類体系　1 → 2 → 3

　一方、傷寒論と老子との直接の関連性を述べた書物は現在のところ見当たらない。傷寒論の源を黄帝内経とすれば、間接的な関係はあるといえる。だがそれでは、傷寒論独自の分類体系と老子を結ぶ線が切れてしまう。そこで筆者の独断でつぎのような推論をしてみた。

第一の推論　老耼は故郷を出て江南の地に行ったのではないか
第二の推論　江南の地ではすでに数種類の生薬を組み合わせた薬方が使われていたのではないか
第三の推論　『素問』の熱論篇第三十一は、傷寒論の三陽三陰病体系を経絡で説明したもので、傷寒論から導入されたのではないか

　第一の推論を裏づける証拠はない。しかし、道家の勢力拡大をみると彼が中国各地を歩いたのは確実である。もし江南地方へ行ったとするならば、その地に彼の弟子たちが生れる。彼らの中には、不老長生や神仙思想には満足できず、目の前の病人を治そうとする者がいても不思議ではない。その者たちが医師として病人の治療を数々の薬方で行ううちに、『老子』の第四十二章を応用して傷寒論の治病体系を作り出したのではないかと考える。
　ところでその当時の医師は、どのような状況だったのだろう。

4・4　傷寒論の時代背景（諸子百家と医師）

　春秋から戦国にかけて、解体してゆく周代封建制のなかから、士と呼ばれる新しい階層が発生し、形成されつつある官僚制国家の担い手として成長していった。その知的指導者・教師として登場してきたのが、諸子百家と呼ばれる思想家たちである。かれらは多くの弟子を教育し、諸国を遍歴して諸侯に政治を説き、弟子たちを官僚として送り込んだ。諸子百家とは、要するに、遍歴する思想家・知識人・技術者集団であった。（中略）士の末端には医師もいた。その患者は諸侯と士の階級に属する、君子と称せられた人びとである。（中略）
　いうまでもなく、医師にも階層に大きな隔たりがあった。後世の中国でいえば、最上層には儒医といわれる知識人がおり、最下層には鈴医と呼ばれる、鈴のついた杖をもち薬箱を背負って、村や町を巡回する医師

がいた。歴史は上層の医師しか記録にとどめていないが、春秋戦国時代
においても、医師に階層の違いが存在する事態に変わりのあろうはずは
なかった。
　そのころ上層の医師には、社会的に異なる二つの存在形態があった、
とわたしは考えている。いっぽうには、諸子百家とおなじように集団で
諸国を遍歴し、諸侯や有力な士に客として庇護を受ける遍歴医がいた。
他方には、都市に住んで開業し、しばしば宏壮な家をかまえる定住医が
いた。(山田慶兒『中国医学はいかにつくられたか』岩波新書 p.60 ～ 61)

　以上の記述を参考にすれば、彼らは道家の遍歴医だったのかもしれない。
ある侯に集団で雇われ、傷寒治療の命令を受けたのだろう。当時、江南地方
ではすでにかなりの数の薬方が使われ、その中心にいたのが張仲景である。
彼が遍歴医、定住医あるいは鈴医のいずれかはわからない。しかし、数々の
薬方を使用していたのであるから、原料の生薬の入手や資金の調達などの問
題もあったはずである。そのように考えると有力な諸侯のもとで、諸侯一族
や領民の治療に従事していたのではないか。いずれにしても、臨床経験豊か
な張仲景と道家の優秀な遍歴医たちの力を合わせて完成したのが傷寒論だと
考える。その製作者が漢長沙守南陽張機か。
　前述したように、傷寒論のキーナンバーは「三」である。黄帝内経 (素問)
は五行説の影響を受けているから「五」である。「五」を「三」に集約するに
は五行説以上の強力な分類体系によらなければ不可能である。それが老子の
第四十二章だと考える。老子の無為自然は、ある意味で五行説の否定ではな
かろうか。
　傷寒論が日本人に抵抗なく受け入れられたのは、人為的な装飾がなく、そ
のままの状態で解釈できたからである。逆に、中国人にとってはあまりにも
純粋過ぎて、手がかりがつかめず、黄帝内経の力を借りなければ理解できな
かったのだろう。そのようなことから、素問「熱論篇第三十一」は、後人が
傷寒論の三陽病・三陰病に、経絡上の解釈を施したものであると考える。
　理由は、三陽病の順序が太陽・陽明・少陽であり、これが発病三日以内で
あるから発汗すれば治るといっていることと、具体的な治病法がないことで
ある。また、素問には第三十二に刺熱論篇、第三十三に評熱病論篇があるが、
熱論篇とは何の関連性もない。つまり、黄帝内経は傷寒論のように体系化さ

総論　Ⅴ　傷寒論の分類体系　1→2→3

れていないので、後人が自説を自由に付け加えることができた。したがって、中国の定説とは反対に、素問「熱論篇第三十一」の方が傷寒論から移入されたと考える。結論として、傷寒論が老子と密接な関係にあることを示唆している。

　ちなみに、『金匱要略』臓腑経絡先後病脉證第一には、「問曰、上工治未病、何也。(中略) 中工不曉相傳　以下略」とある。それに似た文章が『老子』第四十一章にみられる。

「上士聞道。勤而行之。中士聞道。若存若亡。下士聞道。大笑之。」

　似ているからといって、ただちに、両書間に関係があるとは断定できない。しかし、『老子』において、前後の章（第四十一章、第四十二章）が、それぞれに『金匱要略』と『傷寒論』とに関連性があると仮定するならば、『老子』の哲学・思想が医学に大きな影響を与えた証拠となる。

　以上、傷寒論の分類体系1→2→3の原点が『老子』第四十二章にあることを推論した。

100

VI 傷寒論における循環理論

1 傷寒論の編集にみられる理論と
    実際の臨床の相違についての諸説

　傷寒論における三陽病の**進行順序**は、太陽病 → 少陽病 → 陽明病である。ところが、『傷寒論』の編集は、太陽病篇 → 陽明病篇 → 少陽病篇の順になっている。つまり、実際の臨床と理論が異なっているわけである。

　その理由について、古来、様々な説がある。それを詳細に論じたのが、〈『傷寒論』で少陽病篇が陽明病篇のあとに位置する理由〉である。(藤平健『漢方臨床ノート論考篇』創元社 p.110)

　藤平博士は論文の中で、先人たちの説をつぎのようにまとめている。

① 疾病進行の順序は、太陽 → 少陽 → 陽明が当然である。
　　　　　　　　　　—— 同書に取り上げられた先人全員が了解している
② 『内経』熱論の通りにした
　　　　　　　　　　—— 多紀元堅、喜多村直寛、山田正珍
③ 少陽から三陰に直行する場合が多いため
　　　　　　　　　　—— 川越衝山、浅田宗伯
④ 表裏を述べるために太陽、陽明を、次いでその間を述べるという順序をとったため
　　　　　　　　　　—— 宇津木昆台、奥田謙蔵

101

総論　Ⅵ 傷寒論における循環理論

⑤　太陽から陽明へと直行する場合が多いため
——原元麟、木村博昭

そして藤平博士自身は〈急性感染症が治癒するに際しては、陽明病の状態から少陽病近似の状態を経過して健康へと戻るのだということを知らしめたいという作者の意図が最も重きをなしているものと考えたい〉としている。

②は既述の理由で除外するとして、③と⑤そして藤平説は少陽病の位置関係を重視したものである。しかし、具体的にどの条文がそれを示しているのかは明らかにされていない。また④は、なぜ表裏を優先して述べなければならないのか、その理由を述べていない。

2　傷寒論の編集において 少陽病を陽明病の後ろに置いた三つの目的

①　傷寒論の原理である「二項対立概念の対比」を表すため

太陽病は悪寒発熱、陽明病は熱実なので、自己治病力は発汗と瀉下を指示する。

これらは、相反する治病法である。そこで、二病を対比して読者にわからせようと編集した。

例えば、麻黄湯と大承気湯の病態は、どちらも陽に属し〈気・—・水〉である。しかし、病の存在する場所は表と裏で大きく異なる。そのため、自己治病力は発汗と瀉下を指示するわけである。

②　傷寒論の二層構造を表すため

傷寒論はすでに述べたように、陽と陰の二層構造である。然るに平面は三点が決定する。そのため、陽において、太陽病と陽明病を対比させ、少陽病をその間に置いた。太陽病 → 少陽病 → 陽明病とすると直線になり、陽の平面を決定できないからある。

また、陰においては、少陰病を表的少陰病（麻黄附子細辛湯証）と裏的少陰病（真武湯証）と二分することにより三点を確保している。

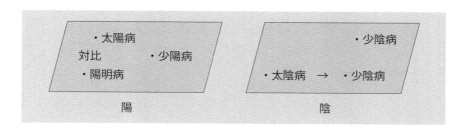

③　病の循環を表すため

傷寒論は、厥陰病が最終となる。

厥陰病に関する先哲たちの解説はつぎの通りである。

- ・中西傷寒論　是故於二陰乎多論死候見其可畏也（この故に二陰においてや、多くは死候を論じその畏るべきをあらわすなり）
- ・浅田傷寒論　厥陰とは三陰の終うる所、治方の極まる所なり。
- ・木村傷寒論　厥陰は寒の極、病の終にして、危篤此より甚しきはなし。
- ・奥田傷寒論　本病は、通常少陰より一轉したる陰證の極なるを以て、之を少陰病に比ぶれば一層急激にして、既に危篤の證に近しとす。

　　　　　　　本篇は、陰證三篇の終末なると共に、又實に陰陽全篇の結尾なりと謂う可きなり。

　彼らは、異口同音に厥陰病を三陰の終わりといっている。同時に死もしくは危篤の状態であるとしている。「病人」ではなく、"病"という視点に立てば自ずからそうなる。しかし、本当にそうだろうか。原作者たちは別の考えを持っていたのではないだろうか。それは陽→陰→陽の**循環**である。

3　体系における病の循環

　病の発生（発病）は陽であるので（太陽病）、三陰病が治れば当然陽に戻らなければならないはずである。その場合、初発の太陽病ではなく少陽病に戻ると考えた。というのは、ヒトの正常な状態が表裏間の陽すなわち少陽病に類似することが多いからである。そうすると、厥陰病から少陽病になるとする

総論　VI 傷寒論における循環理論

のが自然である。

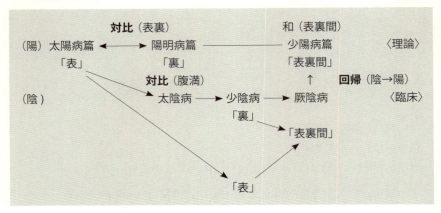

三陽病の編集

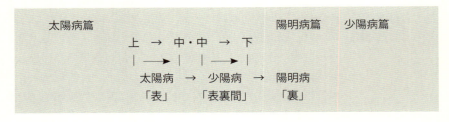

　臨床的には、病が陽では表 → 表裏間 → 裏と進行し、陰では裏 →（表）・裏 → 表裏間のように進む。なぜ、陰では表裏間が表（少陰病）の後ろになるかといえば、一つには"直中の少陰"（少陰病で発病すること）があるためで、二つには腹痛が裏から表裏間に移行するからである。すなわち、陰では裏 →（表）・裏 → 表裏間が臨床的流れである。
　これは、少陰病が前述のように、表的少陰病と裏的少陰病の二ルート構成になっているためで、それらが進行して厥陰病（表裏間の陰）になる。(p.69 参照)
　ところが、陽では病の臨床的進行順序に従うと、裏が最後となって陰の表裏間とは合わなくなる。そこで、1 → 2 → 3 の分類体系により、「表」と「裏」の二項対立概念を応用して太陽病篇の後ろに陽明病篇を置いた。そうすれば、陽と陰の「表裏間」の位置が一致する。
　なお、すでに述べたように陽明病と太陰病間には直接の関係はなく、腹満

を陽と陰の対比で関連づけている。また、厥陰病と少陽病は陰・陽の対立概念で陰 → 陽の回帰を示している。

循環は、傷寒論が直線的な体系ではなく円であることを示している。それはまた、厥陰病が決して三陽病・三陰病の終末ではなく、まして死とか危篤に必ずしも直結するものではない内容を物語っている。(もちろん、下痢がひどくて脱水症状となり死に至ることはある。) このように、傷寒論は二項対立概念の陰陽を「対比」として利用すると同時に、陽 → 陰 → 陽と「三つの集約」へも応用している。

そもそも、傷寒論は急性熱性病による気血水の循環不全を根底にしている。その結果、治病体系も循環するように構築しなければならなかった。

それはまた、傷寒論発想の原点が「病人を治す」ことにあるからである。病人の持つ自己治病力によって、発病 → 回復 の循環が生れる。病人からヒトを去って、病だけの視点からみれば、循環ではなく直線とならざるを得ない。

したがって、傷寒論の分類体系は 1 → 2 → 3 であり、それはまた循環を目的とする傷寒論の構築にも寄与している。

これらのことは、先に述べた老子の考え方にも通じる。すなわち、1 → 2 → 3 において、2 の二項対立概念で、陽では太陽病と陽明病を対立とし、少陽病を和 (表裏間) に、陰では太陰病 → 少陰病・少陰病 → 厥陰病を示して、厥陰病から少陽病への回復 (陰から陽への回帰) を表している。

以上のように、傷寒論の原作者たちは老子の考えを巧みに応用して、それを循環という体系の基本としたと考える。

総論　Ⅶ 結果

Ⅶ　結果

　以上の前提 → 仮説 → 検証から、傷寒論の原典は 30 の条文と 18 の薬方から成立していたと考える。そのため、治病体系として暗記して活用できた。しかし、時間の経過とともに、様々な考え方、原典の足りない部分や関連した薬方が追加されて現在の姿になったと結論する。

　その結果、つぎの点が明らかになった。

1　書名について

　傷寒論という書名は後世につけられたもので、最初は雑病論であった。

2　病人と薬方の関係について

　傷寒論の原点は、急性熱性病に罹病した病人を治すことである。それ故、病人の表す症状を気血水の循環不全（機能障害）と考えた。また、薬方は生薬の薬理をその性質から気血水の循環不全を改善するものとして、病人の症状（気血水の循環不全）に対応させた。

　すなわち、気血水の循環不全を仲立ちとして、症状と薬方を結び付けた。その際、気・血・水の循環不全を対象とするので、薬方の構成生薬は単一で

106

はなく数種類に及ぶ。

　また、そこに自己治病力による治病の指示（発汗、中和、瀉下など）が加わり、特に、薬方では核となる二味あるいは三味の生薬の組み合わせが重要となる。生薬の組み合わせと分量は、数多くの臨床経験により決定されたと考える。

3　体系化について

　傷寒論の特徴は、病人・病、治病（薬方）を体系化したことである。体系化の原理・原則が、対比と三点への集約である。そして、この体系は一直線ではなく円で、循環するものである。それは、傷寒論が治病の対象を病人としていることの証拠でもある。

　しかしながら、原作者たちはつぎの二点でこの体系化に苦労したと想像する。

3・1　傷寒と治病体系

　傷寒論の原点は「病人を治すこと」なので、病人の「自己治病力」を重視した。
　そのため、自己治病力を基本とする傷寒論の治病体系に直接傷寒を加えることができなかった。原因は、治病体系が自己治病力による「汗出」を出発点にして、それが「無汗」になることを基本としたためである（汗出・悪風 → 　無汗・悪寒）。しかるに傷寒は最初から「無汗」である。
　解決策として原理の「対比」を応用することにより傷寒を治病体系に加えることができた。
　以下、その思考過程について述べる。

　傷寒論は悪寒・発熱と自己治病力による汗出の関係から、急性熱性病の初期を太陽病、中風、傷寒の三種類に分類している。

107

総論　VII 結果

	悪寒・発熱	自己治病力	表裏
太陽病	悪寒・発熱	汗出 → 無汗	表
中風	悪寒・発熱	汗出 ⇔ 無汗	表 → 表・表裏間
傷寒	悪寒（已発熱/未発熱）無汗		表・表裏間

　このように、傷寒論は自己治病力の発汗作用による「汗出 → 無汗」を基本として、薬方は桂枝湯を頂点とする治病体系を構築している。

　太陽病では、桂枝湯 → 麻黄湯と桂枝加葛根湯 → 葛根湯の２ルートである。

　中風は、汗出と無汗を揺れ動く病態なので、半分の汗出に対しては自己治病力が作用して桂枝湯が対応する。それが4-12太陽中風で、中風が太陽病と最初の接点を持つ条文である。それが進行して無汗になると 10-38 大青龍湯証になり太陽中風が終了する（〈汗出 ⇔ 無汗〉 → 無汗）。

　ところが、傷寒は汗出がなく無汗である。すなわち、自己治病力による発汗作用がないために自己治病力と傷寒との関係を築けない。太陽傷寒がないので傷寒論の治病体系に傷寒を加えられないことになる。そのため、太陽病篇では 3-3 で「必悪寒」と悪寒を強調することにより太陽病の病的感覚反応の「悪寒」と**対比**して、条文の冒頭に「太陽病」を冠することが可能になる。

　つぎに、原作者たちは太陽病の無汗が四日〜六日継続して少陽病に転入する小柴胡湯証に目をつけた。そして、太陽病の無汗（葛根湯証と麻黄湯証）と傷寒の無汗を**対比**する方法で、傷寒を小柴胡湯証に結び付けて治病体系に加えた（p.338 参照）。

　すなわち、「悪寒」の対比で太陽病の病的**感覚**反応と太陽病の病的**身体**反応の「無汗」の対比で少陽病・小柴胡湯証との関係を築いた。

○　太陽病の病的**感覚**反応と傷寒の関係
　　太陽病・病的感覚反応の「而悪寒」：傷寒・病的身体反応の「必悪寒」
　　——➤　**太陽病**　或已発熱　或未発熱　必悪寒　體痛　嘔逆
　　　　　名曰傷寒。

○　太陽病の病的**身体**反応と傷寒の関係

　　太陽病・病的身体反応の四日〜六日「無汗」(＝少陽病・小柴胡湯証)

　　　　　　　　　　　　　　：傷寒・病的身体反応の「無汗」

　　――→　　太陽病　五六日　／　太陽病　四五日

　　　　　　：**傷寒**五六日　／　　：**傷寒**四五日

　したがって、11-96 と 12-99 において小柴胡湯が傷寒を主治するのだが、傷寒五六日あるいは傷寒四五日と冒頭にあっても傷寒 3-3 が四〜六日経過してから小柴胡湯が傷寒を治病するという意味ではない。

　そのように考えないと、傷寒に罹病した病人を四日〜六日間治病せずに放置してから小柴胡湯が主治することになる。

3・2　陽明病と太陰病の関係

　太陽病は悪寒・発熱、少陽病は往来寒熱で、それぞれの陰には少陰病と厥陰病が存在し陽と陰の関係にある。ところが、陽明病は熱実のため寒がなく、陰が存在しないので太陰病と陽・陰の関係を持てない。

　傷寒論は陽と陰の二層構造であるから、陽明病と太陰病とが断絶してしまう。

　そこで、原作者たちは桂枝湯証を誤下して生じた桂枝加芍薬湯の「腹満」と陽明病の病的身体反応の「腹満」を**対比**することにより、陽明病と太陰病の陽・陰を関係づけて二層構造を維持した（p.69　傷寒論のふかん図参照）。

4　傷寒論の原文

　では、傷寒論の原典はどのような姿だったのだろう。傷寒論の原理・原則により、テキストにある 381 の条文を分析すると、原文と考えられる文章はつぎのように 30 に絞り込まれる。

　　〔註 1〕　**左の数字**は原文の通し番号で、右の数字はテキストの番号である。

　　〔註 2〕　〈　　〉は、著者による追加の文言である。

　　　　　　（　　　）は、後人たちの註釈を示す。なお、その中で参考になるもの

総論　Ⅶ 結果

は (　　　) と大きく表示した。

傷寒論　巻第二　辨太陽病脈證幷治　上　第五

1-1　太陽之爲病　脈浮　頭項強痛而惡寒。

2-2　太陽病　發熱　汗出　惡風　脈緩者　名爲中風。

3-3　太陽病　或已發熱　或未發熱　必惡寒　體痛　嘔逆　脈（陰陽）俱緊者　名曰傷寒。

4-12　太陽中風　〈脈〉（陽）浮（而陰）弱（陽浮者　熱自發　陰弱者汗自出）嗇嗇惡寒　淅淅惡風　翕翕發熱　鼻鳴　乾嘔者　桂枝湯主之。

5-13　太陽病　頭痛　發熱　汗出　惡風者　桂枝湯主之。

6-14　太陽病　項背強几几　〈發熱〉反汗出　惡風者　桂枝加葛根湯主之。

傷寒論　巻第三　辨太陽病脈證幷治　中　第六

7-31　太陽病　項背強几几　〈發熱〉無汗　惡風　〈項背痛者〉葛根湯主之。

8-23　太陽病　得之（八九日）如瘧狀發熱惡寒（熱多寒少）（其人不嘔　清便欲自可）一日二三度發（脈微緩者　爲欲愈也　脈微而惡寒者　此陰陽俱虛　不可更發汗　更下　更吐也）面色反有熱色者（未欲解也）（以其不能得小汗出　身必痒）（宜）桂枝麻黃各半湯〈主之〉。

9-35　太陽病　頭痛　發熱　身疼　腰痛　骨節疼痛　惡風　無汗而喘者　麻黃湯主之。

10-38　太陽中風　脈浮緊　發熱　惡寒　身疼痛　不汗出而煩躁者　大青龍湯主之。（若脈微弱　汗出惡風者　不可服之。服之則厥逆　筋惕肉瞤　此爲逆也）

11-96　傷寒五六日（中風）往来寒熱　胸脇苦滿　黙黙不欲飲食　心煩喜嘔（或胸中煩而不嘔　或渴　或腹中痛　或脇下痞鞕　或心下悸　小便不利　或不渴　身有微熱）或欬者　小柴胡湯主之。

12-99　傷寒四五日　身熱　惡風　頸項強　脇下滿　手足温而渴者　小柴胡湯主之。

13-71　太陽病　發汗後　大汗出　胃中乾　煩躁　不得眠（欲得飲水者　少少與飲之　令胃氣和則愈）

　　　（若）脈浮　小便不利　微熱　消渴者　五苓散主之。

14-77　〈太陽病〉發汗（若下之）而煩熱　胸中窒者　梔子豉湯主之。

4 傷寒論の原文

傷寒論　巻第四　辨太陽病脈證幷治　下　第七

　　この篇は、主として、11－96　小柴胡湯証の「胸脇苦満」から派生した「心下」に関連した症状と薬方が集められている。(例外として、二陽併病の桂枝人参湯、合病の葛根湯、葛根湯加半夏湯、黄芩湯、黄芩加半夏生姜湯がある。)

　　そのため、傷寒論の原文と考えられる条文は一つもない。

傷寒論　巻第五　辨陽明病脈證幷治　　第八

15-180　陽明之爲病　胃家實 (是) 也。

16-208　陽明病　脈遲　雖汗出不惡寒者　其身必重　短気　腹満而喘 (有潮熱者　此外欲解　可攻裏也) 手足濈然而汗出者 (此大便已鞕也) 大承氣湯主之。

　　　　(若汗多　微発熱　悪寒者　外未解也。　其熱不潮　未可與承氣湯。若腹大満不通者　可與小承氣湯。微和胃氣　勿令至大泄下)

17-219　(三陽合病)〈陽明病〉　腹満　身重　難以轉側　口不仁　面垢　讝語　遺尿 (発汗則讝語　下之則額上生汗　手足逆冷) (若) 自汗出者　白虎湯主之。

18-236　陽明病　発熱 (汗出者　此爲熱越　不能発黄也) 但頭汗出　身無汗　劑頸而還　小便不利　渇引水漿者 (此爲瘀熱在裏) (身必発黄) 茵蔯蒿湯主之。

辨少陽病脈證幷治　　第九

19-263　少陽之爲病　口苦　咽乾　目眩也。

傷寒論　巻第六　辨太陰病脈證幷治　第十

20-273　太陰之爲病　腹満 (而吐) 食不下 (自利益甚) 時腹自痛 (若下之　必胸下結鞕)。

21-279　本太陽病　醫反下之　因爾腹満時痛者 (属太陰也) 桂枝加芍薬湯主之。(大實痛者　桂枝加大黄湯主之。)

辨少陰病脈證幷治　　第十一

22-281　少陰之爲病　脈微細　但欲寐也。

23-301　少陰病　始得之　反発熱　脈沈者　麻黄附子細辛湯主之。

総論　VII 結果

24-304　少陰病　得之一二日　口中和　其背惡寒〈者〉（當灸之）**身體痛**
　　　　　手足寒　骨節痛　脈沈者　附子湯主之。

25-316　少陰病（二三日不已　至四五日）腹痛　小便不利　四肢沈重（疼痛）自
　　　　　下利者（此爲有水氣）（其人或欬　或小便利　或下利　或嘔者）真武湯
　　　　　主之。

26-353　大汗出　熱不去（内拘急　四肢疼）〈咽乾者〉又　下利　厥逆而惡
　　　　　寒者　四逆湯主之。

27-317　（少陰病）下利清穀（裏寒外熱）手足厥逆　脈微欲絶　身反不惡寒
　　　　　（其人面赤色　或腹痛）乾嘔（或咽痛）或利止　脈不出者　通脈四逆
　　　　　湯主之。

辨厥陰病脈證幷治　第十二

28-326　厥陰之爲病　消渴（氣上撞心）心中疼熱　饑而不欲食（食則吐蚘　下
　　　　　之利不止）。

29-377　嘔而脈弱　小便復利　身有微熱〈者〉（見厥者　難治）四逆湯主之。

30-379　嘔而發熱者　小柴胡湯主之。

5　原文に追加された薬方（附方）一覧

　30 の傷寒論の原文と原方に、後人たちがどのような薬方を書き加えたかを
まとめたのが、以下の一覧である。これをみると、傷寒論の臨床的成長がわ
かる。

　　〔註〕　原文の薬方は**太字**で表示した。

　　　　　　追加された薬方の数字はテキスト本文の番号である。

辨太陽病脈證幷治　上

　1-1 太陽病（脈浮　頭項強痛而惡寒）

　　　　　　（下之後）21 桂枝去芍藥湯（脈促　胸満）

　　　　　　（下之）　43 桂枝加厚朴杏仁湯（微喘）

　4-12 太陽中風　**桂枝湯**（脈浮弱　嗇嗇惡寒　淅淅惡風　翕翕發熱　鼻鳴

5 原文に追加された薬方（附方）一覧

乾嘔）

（服桂枝湯）28 桂枝去桂加茯苓白朮湯（仍頭項強痛 翕翕発熱

無汗 心下満微痛 小

便不利）

（服桂枝湯）26 白虎加人参湯（大汗出後 大煩渇不解 脈洪大）

5-13 太陽病 **桂枝湯**

6-14 太陽病 **桂枝加葛根湯**

辨太陽病脈證并治 中

7-31 太陽病 **葛根湯**

8-23 太陽病 得之（八九日） **桂枝麻黄各半湯**（如瘧状発熱悪寒 熱多寒少）

― 比較（熱多寒少）27 桂枝二越婢一湯（発熱悪寒 熱多寒少）

（25 桂枝二麻黄一湯は削除）

9-35 太陽病 **麻黄湯**（身疼 腰痛 骨節疼痛 無汗而喘）

― 比較（身疼）62 桂枝加芍薬生姜各一両人参三両新加湯

（発汗後 身疼痛 脈沈遅）

― 比較（身疼痛）66 厚朴生姜半夏甘草人参湯

（発汗後 腹脹満）

― 比較（無汗而喘）63 麻黄杏仁甘草石膏湯

（発汗後 汗出而喘 無大熱）

16 壊病 1-248（太陽病三日 発汗不解）調胃承氣湯（蒸蒸発熱）

― 補入（太陽病三日 発汗不解）106 桃核承氣湯（太陽病不

解 其人如狂 但少腹

急結）

― 比較（其人如狂）124 抵當湯（其人発狂 少腹當鞕満 小

便自利）

総論　VII 結果

2-82　真武湯（太陽病　発汗　汗出不解　其人仍発熱　心下悸
　　　　　　頭眩　身瞤動　振振欲擗地）
　　— 比較（汗出不解）20 桂枝加附子湯（発汗　遂漏不止　悪
　　　　　　　　　　　　　風　小便難　四肢微急　難以屈伸）
　　— 比較（遂漏不止）64 桂枝甘草湯（発汗過多　心下悸欲得
　　　　　　　　　　　　按）
　　— 比較（心下悸）65 茯苓桂枝甘草大棗湯（発汗後　臍下悸）
　　— 比較（頭眩）67 茯苓桂枝白朮甘草湯（心下逆満　起則頭
　　　　　　　　　　眩　身爲振振揺）

　　— 補入（其人仍発熱）68 芍薬甘草附子湯（発汗　病不解
　　　　　　　　　　　　　反悪寒）
　　— 補入（其人仍発熱）3-69 茯苓四逆湯（発汗　病仍不解
　　　　　　　　　　　　　煩躁）

28 二陽併病
　　　　（外証不除而数下之）163 桂枝人参湯（遂協熱而利　利下不
　　　　　　　　　　　　　　　止　心下痞鞕　表裏不解）

合病　1-32（33）太陽與陽明合病　葛根湯・葛根加半夏湯（自下利　但嘔）
　　　　　— 補入 34（醫反下之）葛根黄連黄芩湯（利遂不止　喘而汗出）
　　　2-172　　太陽與少陽合病　黄芩湯・黄芩加半夏生姜湯（自下利
　　　　　　　若嘔）
　　　3-221　　三陽合病　白虎湯（脈浮緊　咽燥　口苦　腹満而喘）
　　　　　— 補入（咽燥）白虎加人参湯（渇欲飲水　口乾舌燥）
　　　　　— 比較（渇欲飲水）223 猪苓湯（脈浮　発熱　渇欲飲水
　　　　　　　　　　　　小便不利）

10-38 太陽中風　**大青龍湯**（脈浮緊　発熱　悪寒）
　　（服大青龍湯）40 小青龍湯　（表不解　心下有水氣）
　　（反與桂枝湯）29 甘草乾姜湯（厥　咽中乾　煩躁　吐逆）
　　　　芍薬甘草湯（其脚即伸）

114

5 原文に追加された薬方（附方）一覧

調胃承氣湯（胃氣不和、讝語）
四逆湯　　（重発汗）

11-96 小柴胡湯（往来寒熱、胸脇苦満）
　　　― 補入（往来寒熱）144 小柴胡湯（続得寒熱　発作有時
　　　　　　　　　　　　　　経水適断）
　　　― 比較（往来寒熱　胸脇苦満）146 柴胡桂枝湯（発熱　微
　　　　　　　　　　　　　　　　　悪寒　心下支結　外証
　　　　　　　　　　　　　　　　　未去者）
　　　― 比較（往来寒熱　胸脇苦満）147 柴胡桂枝乾姜湯（胸脇
　　　　　　　　　　　　　　　　　満微結　小便不利　渇
　　　　　　　　　　　　　　　　　而不嘔　但頭汗出　往
　　　　　　　　　　　　　　　　　来寒熱　心煩）
　　　― 比較（胸脇苦満）　　　107 柴胡加龍骨牡蛎湯（胸満　煩
　　　　　　　　　　　　　　　　　驚　小便不利）

　　　107 柴胡加龍骨牡蛎湯（煩驚）
　　　― 比較（煩驚）112 桂枝去芍薬加蜀漆龍骨牡蠣救逆湯
　　　　　　　　　　　　（醫以火迫劫之　必驚狂　臥起不安）
　　　― 比較（必驚狂）117 桂枝加桂湯（焼鍼令其汗　必発
　　　　　　　　　　　　　　奔豚　氣従少腹上衝心）
　　　― 比較（焼鍼令其汗）118 桂枝甘草龍骨牡蠣湯（火逆
　　　　　　　　　　　　　　下之　因焼鍼煩躁）
　　　107 柴胡加龍骨牡蠣湯（一身盡重　不可轉側）
　　　― 比較（一身盡重　不可轉側）174 桂枝附子湯（身體疼
　　　　　　　　　　　　　　　　　煩　不能自轉側
　　　　　　　　　　　　　　　　　脈浮虚而濇）
　　　― 比較（脈浮虚而濇）176 白虎湯（脈浮滑）
　　　― 比較（脈浮滑）177 炙甘草湯（脈結代）
　　　― 比較（身体疼煩　不能自轉側）175 甘草附子湯（風
　　　　　　　　　　　　　　　　　湿相搏　骨節疼
　　　　　　　　　　　　　　　　　煩　掣痛不得屈

総論　Ⅶ 結果

　　　　　　　　　　　　　　　　　　　　　　　　伸　小便不利
　　　　　　　　　　　　　　　　　　　　　　　　身微腫）

　11-96 **小柴胡湯**（胸脇苦満、心煩、喜嘔、或腹中痛）
　　　　　　　　　　― 比較（心煩）102 小建中湯（心中悸而煩）
　　　　　　　　　　― 比較（心煩）79 梔子厚朴湯（腹満　臥起不安）
　　　　　　　　　　― 比較（喜嘔）103 大柴胡湯（嘔不止　心下急　鬱鬱
　　　　　　　　　　　　　微煩）
　　　　　　　　　　― 比較（腹中痛）100 小建中湯（腹中急痛　先與小建
　　　　　　　　　　　　　中湯）
　　　　　　　　　　― 比較（腹中痛）173 黄連湯（腹中痛　欲嘔吐）

　12-99 **小柴胡湯**（身熱）
　　　　　　　　　　― 比較（身熱）78 梔子豉湯（身熱不去　心中結痛）
　　　　　　　　　　― 比較（身熱）80 梔子乾姜湯（身熱不去　微煩）

辨太陽病脈證幷治　下
　11-96 **小柴胡湯**　149 柴胡湯証具　而以他薬下之
　（派生・心下）149 半夏瀉心湯（但満而不痛　此爲痞）
　　　　　　　　　　― 比較（此爲痞）154 大黄黄連瀉心湯（心下痞　按之濡）
　　　　　　　　　　― 比較（心下痞）155 附子瀉心湯（心下痞　惡寒　汗出）
　　　　　　　　　　― 比較（心下痞）156 五苓散（痞不解　渴而口燥煩
　　　　　　　　　　　　　小便不利）

　（派生・心下）149 大陥胸湯（心下満而鞕痛）
　　　　　　　　　135 大陥胸湯（心下痛　按之石鞕）
　　　　　　　　　　― 比較（心下痛　按之石鞕）138 小陥胸湯（病正在心
　　　　　　　　　　　　　下　按之則痛）

　（派生・心下痞鞕）157 生姜瀉心湯（心下痞鞕　乾噫食臭　腹中雷鳴下痢）
　　　　　　　　　　― 比較（心下痞鞕）161 旋復代赭石湯（心下痞鞕　噯
　　　　　　　　　　　　　氣不除）

116

5 原文に追加された薬方（附方）一覧

　　　　　　― 比較（心下痞鞕）165 大柴胡湯（心下痞鞕　嘔吐而
　　　　　　　　　下利）

（派生・心下痞鞕而満）158 甘草瀉心湯（下利日数十行穀不化腹中雷鳴）
　　　　　　― 比較（下利日数十行）159 赤石脂禹餘糧湯（服湯
　　　　　　　　　利不止）

13-71 太陽病　　**五苓散**（発汗後　大汗出　胃中乾　煩躁不得眠　消渇）
　　　　　　― 比較（消渇）73 茯苓甘草湯（不渇　356 厥而心下悸）
　　　　　　― 比較（煩躁不得眠）76 梔子豉湯（虚煩不得眠　必反
　　　　　　　　　覆顛倒　心中懊憹）

14-77 （太陽病）　**梔子豉湯**（発汗而煩熱　胸中窒）
　　　　　　― 補入（胸中窒）76 梔子甘草豉湯（少氣）
　　　　　　― 補入（胸中窒）76 梔子生姜豉湯（嘔）

辨陽明病脈證幷治
16-208　陽明病　**大承氣湯**（脈遅　腹満而喘　有潮熱）
　　　　　　― 派生（腹満而喘）208 小承氣湯（腹大満不通）
　　　　　　― 比較（脈遅）214 小承氣湯（讝語　発潮熱　脈滑而疾）
　　　　　　― 比較（脈遅）225 四逆湯（脈浮而遅　下利清穀）

17-219　陽明病　**白虎湯**

18-236　陽明病　**茵蔯蒿湯**（小便不利　渇引水漿　瘀熱在裏　身必発黄）
　　　　　　― 比較（渇引水漿）168 白虎加人参湯（熱結在裏　表
　　　　　　　　　熱倶熱　大渇　欲飲水数升）
　　　　　　― 比較（必発黄）261 梔子蘗皮湯（身黄　発熱）
　　　　　　― 比較（瘀熱在裏）262 麻黄連軺赤小豆湯（瘀熱在
　　　　　　　　　裏　身必黄）

総論 Ⅶ 結果

辨太陰病脈證并治
21-279　本太陽病　醫反下之　**桂枝加芍藥湯**（腹滿時痛）

辨少陰病脈證并治
22-281　少陰之爲病（但欲寐也）
　　　　　　　　　　— 比較（但欲寐也）303 黄連阿膠湯（心中煩　不得臥）

23-301　少陰病　始得之　**麻黄附子細辛湯**（反発熱　脈沈）（咽痛）
　　　　　　　　　　— 比較（反発熱）302 麻黄附子甘草湯（得之二三日
　　　　　　　　　　　　　　微発汗）
　　　　　　　　　　— 補入（咽痛）311 甘草湯（咽痛　不差者桔梗湯）
　　　　　　　　　　— 比較（咽痛）312 苦酒湯（咽中傷　生瘡不能語言
　　　　　　　　　　　　　　聲不出）
　　　　　　　　　　— 比較（咽痛）313 半夏散及湯（咽中痛）

24-304、305 少陰病（得之一二日）**附子湯**（身體痛　骨節痛）

25-316　少陰病　**真武湯**（腹痛　小便不利　四肢沈重（疼痛）自下利）
　　　　　　　　　　— 比較（腹痛）307 桃花湯（腹痛　小便不利　下利不
　　　　　　　　　　　　　　止　便膿血）
　　　　　　　　　　— 比較（腹痛）318 四逆散（腹中痛　小便不利　泄利
　　　　　　　　　　　　　　下重）
　　　　　　　　　　— 比較（泄利下重）371 白頭翁湯（熱利下重）

　　　　　　　　　　— 比較（自下利）314 白通湯（下利）
　　　　　　　　　　— 派生（下痢）315 白通加猪胆汁湯（與白通湯　利不
　　　　　　　　　　　　　　止　厥逆　無脈　乾嘔　煩）
　　　　　　　　　　— 比較（自下利）319 猪苓湯（下痢　欬而嘔　渇　心
　　　　　　　　　　　　　　煩　不得眠）

25 —進行（自下利）**26-353 四逆湯**（下痢　厥逆而悪寒）

26 ―進行（下利）　**27-317 通脈四逆湯**（下利清穀　手足厥逆　脈微欲絶）

　　　　　　　　　― 比較（手足厥逆）**351 當帰四逆湯**（手足厥寒　脈細
　　　　　　　　　　　　欲絶）

　　　　　　　　　― 派生（手足厥寒）**352 當帰四逆加呉茱萸生姜湯**（内
　　　　　　　　　　　　有久寒）

　　　　　　　　　― 比較（手足厥逆）**309 呉茱萸湯**（吐利　手足逆冷
　　　　　　　　　　　　煩躁欲死）

　　　　　　　　　― 比較（吐利）**359 乾姜黄連黄芩人参湯**（吐下　食入
　　　　　　　　　　　　口即吐）

辨厥陰病脈證弁治

29-377　四逆湯（嘔而脈弱　小便復利　身有微熱）

　　　　　　　　　― 比較（嘔而脈弱）**378 呉茱萸湯**（乾嘔　吐涎沫　頭痛）

30-379　小柴胡湯（嘔而発熱）

　以上から原典には多くの臨床例や薬方が文章として書き込まれたのがわかる。

　そこで、後人たちがどのような考えあるいは目的で書き込みをしたのか、また、追加された薬方数、そして最後に傷寒論全体の条文について考察する。

6　原典に書き込まれた文章と薬方の分析

　それらは四つに分類できる。

1　服用後の変化を述べた文章　　（計）5

①下之後、下後　②服桂枝湯　　③（服大青龍湯）

（例）21 太陽病　下之後　脈促　胸満者　桂枝去芍薬湯主之。

　　　26 服桂枝湯　大汗出後　大煩渇不解　脈洪大者　白虎加人参湯主之。

　　　40（服大青龍湯）表不解　心下有水氣　〜　小青龍湯主之。

119

総論　Ⅶ 結果

　これらは、太陽病の病的感覚反応を瀉下あるいは太陽中風に桂枝湯服用後
の変化を述べている。

　40には（服大青龍湯）は記載されていないが、この文章は10-38大青龍
湯の傍らに書き込まれた文章である。

2　原方の証と比較した証を述べた文章　　（計）32

（例）11-96「胸脇苦満　心煩」　小柴胡湯主之。
　　　　　　〈比較〉107胸満　煩驚　柴胡加龍骨牡蠣湯主之。
107に追加
・柴胡加龍骨牡蠣湯証の煩驚と比較のための追加文章　　（計）7
　　　112 必驚狂　桂枝去芍薬加蜀漆龍骨牡蠣救逆湯主之。
　　　　117 焼鍼令其汗　必奔豚　桂枝加桂湯主之。
　　　　　118 因焼鍼　煩躁　桂枝甘草龍骨牡蠣湯主之。
・柴胡加龍骨牡蠣湯証の「一身盡重　不可轉側」と比較のための追加文章
　　　174 身體疼煩　不能自轉側　脈浮虚而濇　桂枝附子湯主之。
　　　　175 骨節疼煩　掣痛不得伸　甘草附子湯主之。
・桂枝附子湯証の「脈浮虚而濇」と比較のための追加文章
　　　176 脈浮滑　白虎湯主之。
　　　　177 脈結代　炙甘草主之。

（例）のように、小柴胡湯証の「胸脇苦満　心煩」と比較するために「胸満
　煩驚」の107柴胡加龍骨牡蠣湯が書き込まれた。
　また、柴胡加龍骨牡蠣湯証の「煩驚」については、112「必驚狂」→117「必
奔豚」→118「煩躁」が書き込まれた。
　さらに、柴胡加龍骨牡蠣湯証の「一身盡重　不可轉側」には、174「身體
疼煩　不能自轉側」が比較のために書き込まれ、174「身體疼煩」には175「骨
節疼煩」が追加された。
　引き続き、174「脈浮虚而濇」について176「脈浮滑」、それについて177

脈結代が「脈浮滑」と比較のために書き込まれた。

このように類似の証に対して次々と他の薬方が書き込まれた。しかし、それらは「比較」を目的とした書き込みであり、証の変化を述べた文章ではない。

3　追加された病を述べた文章　　（計）18

（例）16 壊病

　　　　248 太陽病三日　発汗不解　蒸蒸発熱者 (属胃也) 調胃承氣湯主之。
　　　　82 太陽病　発汗　汗出不解　其人仍発熱　心下悸　頭眩　身瞤
　　　　動　振振欲擗地者　真武湯主之。

・248 壊病と比較のための追加文章
　　　　106 其人如狂　但少腹急結者　桃核承氣湯主之。
　　　　　（比較）124 其人発狂　少腹當鞭満　抵當湯主之。
・82 壊病と比較のための追加文章
　　　　63 発汗　不解　反悪寒者 (虚故也) 芍薬甘草附子湯主之。
　　　　69 発汗　病仍不解　煩躁者　茯苓四逆湯主之。

・82 真武湯証と比較のための追加文章
　　　　20 発汗　遂漏不止　悪風　小便難　四肢微急　難以屈伸者　桂枝
　　　　加附子湯主之。
　　　　（比較）64 発汗過多 (其人叉手自冒心) 心下悸　欲得按者　桂枝甘
　　　　　草湯主之。
　　　　65 発汗後　其人臍下悸者 (欲作奔豚) 茯苓桂枝甘草大棗湯主之。
　　　　67 (傷寒　若吐　若下後　心下逆満) 氣上衝胸　起則頭眩　身為振振揺
　　　　者　茯苓桂枝白朮甘草湯主之。

（例）11-96　傷寒五六日　往来寒熱　〜　小柴胡湯主之。
　　　　144　婦人 (中風　七八日) 續得寒熱　発作有時　経水適断者　小柴胡
　　　　湯主之。

壊病、合病は原典にはなかった「病」である。後人たちが傷寒論を運用し

総論　VII 結果

て発見し、その治病法を書き入れた。二陽の併病は不完全な壊病を想定した一種の理屈に過ぎない。

　壊病の場合、最初は 248 と 82 の二つだったが、106 が追加され、また、82 には 65 と 69 が追加された。さらに、比較を目的として、124、20、64、65、67 などが書き込まれた。

　144 は小柴胡湯の活用として補入された。（中風　七八日）は校正の際に付け加えられた文言に過ぎず、余計なものであり削除した方がよい。

4　原方より派生した薬方を含む文章　　（計）11

（例）12-96 小柴胡湯証「胸脇」から派生した「心下」関連の文章
　　　　　そこでは、4 の薬方が生れ、その比較のために 7 の薬方が書き込まれて合計 11 の文章が原典に追加されている。

　　　　　心下　149 半夏瀉心湯
　　　　　　　　　　　　（比較）154 大黄黄連瀉心湯
　　　　　　　　　　　　　　　　155 附子瀉心湯
　　　　　　　　　　　　　　　　156 五苓散
　　　　　　　149 大陥胸湯
　　　　　　　　　　　　（比較）138 小陥胸湯
　　　　　　　157 生姜瀉心湯
　　　　　　　　　　　　（比較）161 旋覆代赭石湯
　　　　　　　　　　　　　　　　165 大柴胡湯
　　　　　　　158 甘草瀉心湯
　　　　　　　　　　　　（比較）159 赤石脂禹餘糧湯

　　　　それらとの比較のために追加された文章数　　（計）7

　これらの分析からつぎのことがわかる。
　1 服用後の変化と 3 補入の文章を除いた 2、4 の冒頭にある文章（小文字）は校正（再編集）されたときに付け加えられたもので臨床上価値はないので削除した方がよい。

122

（例）　67（傷寒　若吐　若下後心下逆満）氣上衝胸　〜　茯苓桂枝白朮甘草湯
　　　　主之。

　　　107（傷寒八九日　下之　〜）柴胡加龍骨牡蠣湯主之。

　　　174（傷寒八九日　風濕相搏）身體疼煩　〜　桂枝附子湯主之　など。

　ところが、奥田傷寒論は、〈107 傷寒八九日　下之　〜　柴胡加龍骨牡蠣湯主
之　を 11-96 傷寒　五六日　往来寒熱　胸脇苦満　〜　小柴胡湯主之を承
け、云々〉と解説している（p.128）。

「承」には、"継続する"、"うけつぐ"という意味がある（『漢辞海』三省堂）。

　すると、107 柴胡加龍骨牡蠣湯証が 12-96 小柴胡湯証を"うけつぐ"こと
になり、小柴胡湯証から柴胡加龍骨牡蠣湯証に変化した意味になる。

　このことは、傷寒論において「証の流れ」を表示することに等しい。しかし、
それは読者に誤解を与える恐れがある。

　なぜならば、それらは、本来、類似の症状や脈状などを比較するために後
人たちが独自に書き込んだものなので「証の流れ」ではないからである。

　したがって、それらはあくまでも書き込みの文章であり原典の条文ではな
い。

7　書き込まれた薬方数について

太陽病・太陽中風の原方６方に追加された薬方　　11 方

　　　壊病の原方２方に追加された薬方　　　　　　8 方

　　　二陽併病の薬方　　　　　　　　　　　　　　1 方

　　　合病の原方５方に追加された薬方　　　　　　3 方

少陽病の原方３方に追加された薬方　　　　　　　30 方

　　　小柴胡湯関連　　　　　　　　　　　　　　　9 方

　　　柴胡加竜骨牡蠣湯関連　　　　　　　　　　　7 方

　　　小柴胡湯証の胸脇から派生した薬方　10 方

　　　五苓散関連　　　　　　　　　　　　　　　　2 方

　　　梔子豉湯関連　　　　　　　　　　　　　　　2 方

陽明病の原方３方に追加された薬方　　　　　　　4 方

太陰病の原方１方に追加された薬方　　　　　　　0 方

少陰病の原方２方に追加された薬方　　　　　　　11 方

総論　Ⅶ 結果

厥陰病の原方2方に追加された薬方　　　　　　4方
（なお、薬方数は重複している。例えば、呉茱萸湯や白虎人参湯などは数カ所で追加され
ているが、それらをすべて算入した。）

　追加された薬方数が最も多いのは少陽病（30方）、次いで、太陽病・太陽中
風（11方）、少陰病（11方）である。陽明病と厥陰病はどちらも（4方）であり、
太陰病にはない（0方）。
　とりわけ、小柴胡湯関連とそれから派生した薬方（16方）が多いのは、傷
寒論を運用した人たちの関心が胸脇・心下部に集中していたことを物語って
いる。

8　傷寒論の文章（条文）について

　テキストにある条文の総数381について、病位別に多い順に分類すると
　　少陽病　118、陽明病　84、太陽病　70、厥陰病　56、少陰病　45
　　太陰病　8
となる。
　陽明病の条文数は二番目に多いが薬方数は7方である。それは大多数が臨
床的価値のないもののためである。陽明病が雑然としているのは、「胃家実」
の証を確実に捉えることが困難だったからだろう。

9　傷寒論の総括

　テキストには、傷寒論巻第一につぎのような記載がある。
　　漢　張仲景述　　　　晋　王叔和　撰次
　　　　　　　　　　　　宋　林　億　校正
　　　　　　　　　　　　明　趙開美　校刻
　　　　　　　　　　　　沈　　琳　全校

これに従えば、竹簡に書かれてばらばらになった傷寒論が、晋の時代に王

叔和により再編集された。しかし、錯簡が多く原典の姿には戻れなかったと想像する。竹簡時代は書き込む量も少なかったが、紙が蔡倫よって後漢（105年）に発明される（『漢辞海』三省堂 p.1712）とその量は飛躍的に増大したと考えられる。すなわち、有用な文章や薬方ばかりでなく、間違った内容や役に立たない文章も増加した。

〈中国政治・文化史年表〉（『漢辞海』三省堂）によると晋と宋の間には約700年の歳月が流れている。

　宋の時代に林億が校正をしたという。しかし、どのように校正されたのかは定かでない。不適切な書き込みや錯簡などを校正したのではなく、それらの書き込み文の冒頭に"傷寒"や"傷寒　十三日"あるいは"太陽中風"などを付け加えたのだろう。

　さらに、"傷寒　若吐　若下後"なども追加され、原文（条文）と同様の条文にされた。結果として傷寒論の原形が一層わからなくなってしまった。これが、今日の傷寒論の姿である。

10　リアル傷寒論の特徴

　そこで、本書ではテキスト忠実主義ではなく、傷寒論の原理・原則による体系に従って原文（条文）と書き込み文とに分類した。

　その上で、原文と書き込み文との関係を精査し、なおかつ、書き込み文同士の関係を書き込み者の立場から追及した。

　また、書き込み文と同時に、追加された薬方も原典の不備を補うという観点から削除せずに積極的に採用した。

　したがって『リアル傷寒論』の特徴は原典の再生と臨床的価値の附加にあるといえる。

　なお、以下の薬方は臨床上使用する機会が少ないと考えて本書からは除外した。

　　桂枝去芍薬加附子湯、桂枝二麻黄一湯、乾姜附子湯、十棗湯、柴胡加芒消湯、
　　麻黄升麻湯、猪膚湯、大陥胸丸、抵當丸、烏梅丸、麻子仁丸、文蛤散、
　　瓜蒂散、牡蠣澤瀉散、白散、蜜煎導、桂枝加大黄湯、甘草湯、苦酒湯、

半夏散及湯、白朮附子湯など（計21方）

各　論

各論　辨太陽病脈證并治　上　第五

辨太陽病脈證并治　上　第五

原文 1-1　太陽之爲病　脈浮　頭項強痛而悪寒。

［読み方］太陽の病たる　脈浮に　頭項こわばり痛み　しかして悪寒す。
［内　容］太陽はこれ（之）を病とする。すなわちこれとは脈が浮いて、頭が
　　　　　痛み、項<ruby>項<rt>うなじ</rt></ruby>がこわばり、そのうえ、悪寒がするという病的感覚反応で
　　　　　ある。

　これは傷寒論の最初の条文で、従来、太陽病の大綱とされてきたものであ
る。しかし、大綱（物事のもとになる大切な点の意味）という漠然とした表現では
傷寒論の原作者たちの真意を理解できないのではなかろうか。なぜなら、彼
らは単に急性熱性病の病人を観察し、症状を集めて分類し傷寒論としたので
はないからである。
　原文 1-1 では、ヒトが急性熱性病に罹病した際の症状から四つを選択した。
ここには、私たちが知っているくしゃみ、鼻水そして発熱は含まれていない。
なぜそうしたのか。それは、発病する前にヒトの感覚（センサー）が生体（気
血水の循環）の異常を捉えると考えたからである。そして、その後の発病を身
体の病的反応とした。すなわち、**病的感覚反応**と**病的身体反応**とに症状を二
分類した。
　これは二項対立概念により対比をするためである。くしゃみ、鼻水と発熱
は病的身体反応なので、原文 1-1 には登場しないのである。反応は自己治病

128

力が生体（気血水の循環）の異常を感知して起こすことによって生じる。

　さて、病の初発にヒトの感覚反応を取り上げたのは、傷寒論の原作者たち
の発想が病人を治すことにあったからである。脈は病的感覚反応と病的身体
反応のいずれの性質も持っている。そこで、全身の反応を診ることを目的と
して「脈浮」を最初に挙げた。

〈脈を診るには、患者の橈骨結節内側部において行う。すなわち、医師の中
指をそこに置き、その左右に示指および薬指をおろし、重くまたは軽く按圧
して、脈状を知る。ふつう、中指端の部を関上、示指端の部を寸口、薬指端
の部を尺中と言う。〉（藤平健・小倉重成『漢方概論』創元社 p.155）

　しかし、傷寒論には単に"脈"とだけあり、『難経』などの鍼灸の脈診とは
明らかに異なる。著者は"関上の脈"でよいと考えるが、いかがなものだろ
う。その部位に中指を置き、軽く按圧して脈拍が感じられる脈を"脈が浮い
ている"とし、「脈浮」と表現したのではないだろうか。いずれにしても脈浮
はヒトの病的感覚反応であり、それが"脈浮**弱**あるいは脈浮**緊**"になると病
的身体反応に変化したことを表す。

　なお、この簡略な文章もよく読むと三つの疑問が生じる。

　太陽病の病的感覚反応の構成に関する疑問
　　①　なぜ、「脈浮」と脈を最初に置いたのか
　　②　なぜ、頭痛と項強を「頭項強痛」としたのか
　　③　なぜ、「而悪寒」と悪寒にだけ而の文字を付けたのか

　その答えは、傷寒論原作者たちの考えた**仕掛け**にある。まず、彼らは病的
感覚反応を対比によって、全身と局所に二分類した。

全身：局所 ＝ ［脈浮而悪寒：頭項強痛］

　①　脈は病の存在する体の部位（表・表裏間・裏）を示す。脈浮は病が表に
あることを表現している。それ故、脈を最初に置いた理由は、全身の病的感
覚反応を優先したからである。また、③では、悪寒も全身の病的感覚反応な
ので「而」を付けて最後にした。而を付けた理由は、悪寒の後に病的身体反
応の「発熱」があることを示したいためである。

各論　辨太陽病脈證幷治　上　第五

```
　　　脈浮而悪寒　　→　　脈浮而発熱
　　（病的感覚反応）　　　（病的身体反応）
```

　すなわち、発熱は悪寒だけではなく脈浮が併存し、脈浮而悪寒に引き続いて発生すると考えた。だから而を無くして
　　太陽之爲病　脈浮　頭項強痛　悪寒
とすると　悪寒　→　発熱　となり、脈浮を条文の冒頭に置いた理由がなくなるからである。さらに、悪寒が病的感覚反応と病的身体反応のどちらにも属すことを示すためである。したがって、脈浮而悪寒と表現してこの悪寒が脈浮と結び付いた太陽病の病的感覚反応であること強調している。
　②の、なぜ、頭痛と項強とを頭項強痛としたのかにも、三つの理由がある。
　一つは、頭項強痛とすることにより、太陽病の病的感覚反応を傷寒論の原則である三つのカテゴリーに集約すること「脈浮　頭項強痛　而悪寒」である。
　二つは、頭痛と項強が臨床的に不可分であること。
　三つは、頭痛と項強を　頭項強痛　と「入れ子構造」にして、太陽病全体の構造を示すことである（下図参照）。
　総論で述べたように、傷寒論の原理は対比であり、原則は三つのカテゴリーに集約することである。これは傷寒論における法則である。いま、脈浮　頭痛　項強　而悪寒　とすると四つになり、三つの原則に反する。また、頭痛と項強が臨床的に不可分であっても、傷寒論はまず頭痛を重視した。そのため、頭痛を蓋の役目にして、項強にかぶせる表現にした。
　同時に、脈浮而悪寒（全身）を蓋にして　頭項強痛（局所）をおおう文となっている。
　太陽病篇も同様の構成である。薬方記載の順序が、桂枝湯　桂枝加葛根湯　葛根湯　麻黄湯　となっている。つまり、項強の桂枝加葛根湯と葛根湯を頭痛の桂枝湯と麻黄湯がおおう**入れ子構造**である。

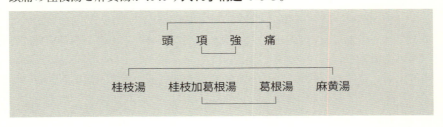

原文 1-1　太陽之爲病〜

したがって、条文（病的身体反応）の順序が太陽病の病的感覚反応（頭項強痛）と一致する。このように、1-1 は、単に太陽病の病的感覚反応を述べるだけでなく、対比の関係にある病的身体反応の記載順序をも示している。同時に、その中には、傷寒論の発想の原点（病人を治すこと）と法則（原理である対比そして原則の三つのカテゴリーへの集約）が含まれている。

太陽病の病的感覚反応を瀉下した際の変化

この太陽病の病的感覚反応を瀉下すると、二つの証に変化する。

〈補入 1〉21　太陽病　下之後　脈促　胸満者　桂枝去芍薬湯主之。
　　　　　　　（若微悪寒者　桂枝去芍薬加附子湯主之。）

［読み方］太陽病　これを下して後　脈促　胸満の者は桂枝去芍薬湯これをつかさどる。（もし微悪寒する者は去芍薬方中附子湯これをつかさどる。）

［内　容］太陽病の病的感覚反応を瀉下して、大便が出たあと、脈が通常より早くなり、胸が煩悶状態になる者には桂枝去芍薬湯が主治する。（もし、かすかに悪寒する者には、桂枝去芍薬加附子湯が主治する。）

〈補入 2〉43　太陽病　下之　微喘者（表未解故也）桂枝加厚朴杏仁湯主之。

［読み方］太陽病　これを下し　微喘する者は桂枝加厚朴杏仁湯これをつかさどる。

［内　容］太陽病の病的感覚反応を瀉下して、かすかに喘（あえぐ）者には、桂枝加厚朴杏仁湯が主治する。
　　　　　（表未解故也）は、微喘に対する註釈。

これら二つの補入文は、1-1 太陽之爲病　脈浮　頭項強痛　而悪寒　を下した際の変化について論じたものである。つまり、太陽病の病的感覚反応を下したわけである。すると二種類の変化がみられる。

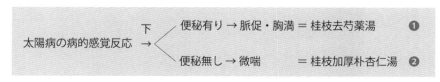

各論　辨太陽病脈證幷治　上　第五

　病的**身体**反応を下すのは誤治だが、病的**感覚**反応を下すことは誤治ではない。

❶は便秘があるときで、下した後とあるようにそれが解消し、脈が促となり、胸が煩悶する症状である。脈促とは"せわしない"あるいは"はやく短い"脈のことで、せまってくるようなさまを表現している。

　薬方は桂枝湯から芍薬を去った桂枝去芍薬湯である。

　なお、後述するように、太陽病の病的身体反応を瀉下することは誤治である。

　279 本太陽病　醫反下之　因爾腹満時痛者　桂枝加芍薬湯主之　がその証拠である。この条文は太陽病の病的身体反応である桂枝湯証を誤下したと考えられる。すると、❶とは反対に芍薬を6両に増量して対応する。

❷は、便秘がない場合（下之）で微喘するようになる。これには、桂枝加厚朴杏仁湯が主治する。両者とも、太陽病の病的感覚反応を瀉下したときには、桂枝湯の去加方になることを示している。

太陽病・病的感覚反応を瀉下したときの病理的変化

(1) 太陽病の病的感覚反応

脈浮　　頭項強痛　　而悪寒

　太陽病の病的感覚反応は、脈浮而悪寒が蓋で頭項強痛が容器になっている。すなわち、蓋が全身で容器が体の部位を表している。

脈浮　：　悪寒　＝　気　：　水

頭痛　：　項強　＝　気　：　血

〈**気・血・水**〉

　蓋が気・水で容器が気・血である。

　よって、〈**気・血・水**〉となる。

原文 1-1　太陽之爲病～

(2)　(1)を瀉下したときの気血水の変化

〈気・血・水〉　＋　便秘　———　瀉下　———▶　〈気・—・水〉
〈気・血・水〉　＋　便秘なし　———　瀉下　———▶　〈気・血・水〉

(3)　症状と薬方

脈促　胸満　〈気・—・水〉　———————▶　桂枝去芍薬湯
微喘　　　　〈気・血・水〉　———————▶　桂枝加厚朴杏仁湯

いずれも桂枝湯の去加方である。

附方：桂枝去芍薬湯（脈促　胸満）

太陽病の病的感覚反応（脈浮、頭項強痛而悪寒＋便秘）を瀉下
桂枝去芍薬湯方
　於桂枝湯方内去芍薬　餘依前法
　(桂枝 3両　甘草 2両　生姜 3両　大棗 12枚)

■ 機能的構造式

病位　表の陽（太陽病）　　〈気・—・水〉

	表	表裏間	裏
陽	桂枝 3	甘草 2・大棗 12・生姜 3	
陰			

　芍薬を去ったので表裏のバランスが崩れ、生薬の比重は表裏間が大きくな
る。その目的は胸満に対処するためである。つまり、便秘のある太陽病の病
的感覚反応を瀉下すると、便秘の解消とともに病が表（頭）から表裏間（胸）
に移動して、胸に違和感を覚えるようになるからである。すなわち、気血水
のバランスのとれた状態（桂枝湯）から血（芍薬）がなくなり、気・水の循環

133

各論　辨太陽病脈證并治　上　第五

不全に変化する。

　気に対しては桂枝・甘草が、水には生姜・大棗が対応するが、この場合、気の循環不全が原因で水に影響を及ぼしている。

　（若微悪寒者　桂枝去芍薬加附子湯）は別人による書き込みであるが、参考にはならない。なぜならば、機能的構造式から明らかなように、本方は表裏間の陽に比重があるので、微悪寒はないと考えるからである。もし、悪寒するなら、脈促は浮虚而濇に、胸満は身體疼煩　不能自轉側となり、174 桂枝附子湯証になるだろう。

　なお、テキスト 15「太陽病　下之後　其氣上衝者　可與桂枝湯」があるが、これは別の後人が、補入 22 に対して書き込んだ文章で、臨床的価値はないので削除する。

【臨床応用】
〈証〉　発熱頭痛などの急証があって胸満（胸部の違和感・煩悶）または呼吸困
　　　　難があり、脈促のもの。
呼吸器関係：胸中鬱満感を伴う呼吸器疾患で脈浮、呼吸困難のあるもの。
　　　　　　　　　　　　　　　　　（藤平健・小倉重成『漢方概論』創元社 p.474）

▷参考　桂枝去芍薬加麻黄細辛附子湯（別名・桂姜草棗黄辛附湯）
　　　　　　　　　　　　　　　　　　　　〈気・―・**水**〉
本方は金匱要略・水氣病脈證并治第十四にある。
　　氣分　心下堅　大如盤　邊如旋杯　水飲所作　桂枝去芍薬加麻黄細辛附
　　子湯主之。

　本方は表の陽にある桂枝去芍薬湯と、表の陰に位置する麻黄附子細辛湯を合方している。「加」としたのは、薬方において桂枝去芍薬湯が主で、麻黄附子細辛湯は従であることを示すためである。

　なぜ、このようなことができるかというと、前述したように、桂枝麻黄各半湯と麻黄附子細辛湯は同じ表において陽と陰の関係にあるからである。つまり、両方を合方して、去芍薬・杏仁　加細辛・附子とすると本方になる。

　本方では、芍薬の収斂、鎮痛作用（血）と杏仁の駆水作用（水）は必要ないので去とし、替わりに、温性の駆水作用のある細辛と、大熱薬で利尿、強心

134

作用の附子を加えた。要するに、胸満（気の異常）と陰の水（細辛・附子）が絡んだ証である。

条文にある"気が分かれる"という意味は、陽と陰の気が和して0の状態（＋－＝0）から、陽気と陰気に分裂することである。本方は桂枝去芍薬湯（陽）と麻黄附子細辛湯（陰）の合方なので、証の説明として、気が表において、陽と陰に分かれたと表現したのだろう。これを臨床的にいえば、自律神経のバランスの崩れと考えられる。

傷寒論には気分という概念はない。浅田宗伯翁は、本方の作用を「陰陽相隔リテ氣ノ統成制ナキユヘ」と述べている（『勿誤薬室方函口訣』燎原書店 p.164）。

また、相見三郎博士は「気分」について次のように述べている。

「腰痛にもいろいろあるが、桂姜草棗黄辛附湯で即効を奏するものを"気分"と判断する。この場合、陰陽は自律神経の緊張状態を言うと考えてよいと思う。交感神経が緊張すれば、末梢血管が攣縮して手足逆冷するであろうし、自律神経のアンバランスによって腰痛も起こすであろう。大気一転して自律神経の調和のとれた状態を回復すれば腰痛もなおると理解される。」

（『漢方の心身医学』創元社 p.65）

このように、傷寒論に書き込まれた桂枝去芍薬湯に麻黄・細辛・附子を加味して、精神的ストレスやショックあるいは過剰な気づかいによる腰痛に即効することはしばしば経験する。この場合、水飲が原因なので、芍薬を含まなくても腰痛に効果がある。本方は金匱要略に記載されているが、桂枝去芍薬湯と関連性があるので論じた。

【臨床応用】

腰痛（ぎっくり腰、気遣い腰）、老人（虚弱者）のカゼ、アレルギー性鼻炎、気管支炎、帯状ヘルペス後の痛み、肺がん末期のQOL改善など。

なお、桂枝去芍薬加麻黄細辛附子湯における桂枝と麻黄の比率は3：2である。葛根湯や麻黄湯は2：3なので、発汗剤の比率の反対である。つまり、発汗作用ではない独特の作用を期待していることがわかる。それが**精神的な作用**ではなかろうか。

本方は前出のように、金匱要略の水氣病篇にあり、腹証として「心下堅」

135

各論　辨太陽病脈證幷治　上　第五

と記載され、それが「水飲」によるものだとされている。

　病因である水飲（陰の水）を去るのが細辛と附子であり、それによって生じる「気分」を正常にする役目が桂枝3両と麻黄2両である。生姜・大棗は陽の水に作用して桂枝・甘草の働き（気）を助ける。水気とは、水飲（水の循環不全）による気の異常（循環不全）を意味すると考えられる。

　この点は、傷寒論にある「水気」すなわち気のエネルギー不足による水の循環不全あるいは水の気配とは意味する内容が異なる。

附方：桂枝加厚朴杏仁湯（微喘）

桂枝加厚朴杏仁湯方

　於桂枝湯方内　加厚朴 2両 杏仁 50個　餘依前法

　（桂枝 3両　芍薬 3両　甘草 2両　生姜 3両　大棗 12枚　厚朴 2両　杏仁 50個）

■ 機能的構造式

病位　表の陽（太陽病）	〈気・血・水〉	
表	**表裏間**	**裏**
㊜　桂枝 3	甘草 2・大棗 12・生姜 3・厚朴 2・杏仁 50	
㊛		芍薬 3

　前方とは異なり、桂枝湯証に微喘が加わった形で表証が残存する。病理的にみれば、瀉下により、気と水に循環不全が生じた。そこで表裏間に厚朴（気）と杏仁（水）を加えることにより、胸部の喘に有効となる。すなわち、厚朴により桂枝湯の気（桂枝・甘草）への作用と、杏仁の駆水による水（大棗・生姜）への作用が増強される。したがって、桂枝湯証のある微喘によい。

厚朴　　日本産：山地に自生するモクレン科の高木ホウノキ *Magnolia obovata* の枝皮（和厚朴）

　　　　中国産：モクレン科の高木、シナホウノキ *Magnolia officinalis* の枝皮（唐厚朴）

健胃・整腸剤で、胸腹部、筋肉の緊張、膨満、腹痛、喘、嘔吐、下痢に用いる。(『薬局の漢方』p.60)

杏仁　バラ科の小高木アンズ *Prunus armeniaca* の子仁。
　　　なるべく大きい形で肥えて敗油臭のないのがよい。
　　　駆水、鎮咳、去痰、利尿剤で、胸間の水毒を尿利によって駆逐し、喘、咳、呼吸困難、心下満痛、浮腫に用いる。(『薬局の漢方』p.52)

【臨床応用】
〈証〉　桂枝湯証で喘欬がある。
急性熱性病：カゼがこじれて、体が温まるとせき込む。汗ばむことが多い。
呼吸器関係：気管支喘息で咳の止まぬもの。老人の軽症気管支炎や肺気腫
　　　　　　など。　　　　　　　　(藤平健・小倉重成『漢方概論』創元社 p.464)

〔桂枝加厚朴杏仁湯についてのコメント〕
　カゼがこじれて咳がひどくなり、特に夜、床に入ると、ひどくせき込んで胸中痛み、汗が出るという場合に用いてよい。
　また、二便に異常なく、また喉にも違和感がなく、食欲もあり、特に、気温の変化時に出る咳によい。脈は浮弱で肌がしっとりとしている。
　補入文に微喘とあるが、かなりひどい咳にも効果がある。

原文 2-2　**太陽病　発熱　汗出　悪風　脈緩者　名爲中風。**

［読み方］太陽病　発熱　汗出て　悪風し　脈緩なる者は名づけて中風となす。
［内　容］太陽病で発熱し、(薬を服用しなくても)自然に汗が出てさむけがし、
　　　　　脈がゆっくりの者を中風と命名する。

　傷寒論は病人の自己治病力を重視している。つまり、太陽病の病的感覚反応の悪寒から進行した病的身体反応の発熱に対し、自己治病力が作用して「汗出・悪風」となる。そして、脈が緩の者を中風と命名した。

各論　辨太陽病脈證幷治　上　第五

　中風は傷寒論の原作者たちが創造した病名である。金匱要略にある中風歴節病證幷治第五の"中風"と何の関係もない。悪風は汗出のときのさむけで、無汗のときのさむけが悪寒である。

　ここでは、脈緩が主役である。緩の形容詞としての意味には二つある（『漢辞海』三省堂）。一つは、"ゆるい"であり、もう一つは"緊張がなく穏やかなさま"である。

　先哲たちは、この"緊張がなく穏やかなさま"を緩として、次条にある傷寒の脈緊と比較して解説している。

- ・浅田傷寒論　　　「緩」は緊の対称にして、脈勢の舒散（ゆったりとしてまとまっていない）なるを言うなり。
- ・大塚傷寒論　　　緩は緩舒の意味で、その病勢が緩慢であって、病状が平易であることを意味している。傷寒の脈が緊急で、その証が駿劇であることと対称的である。

　しかし、著者の見解は異なる。
　①　緩は「緩急」の緩であり、「緊張」の緊の対立語ではない。

　前述したように、緩には「緊張がなく穏やかなさま」という意味がある。この点からみれば、緊は緊張を表し緩と対立することになる。しかしながら、傷寒論は、緊の反対を「弱」としている。

　例を挙げると、桂枝湯（汗出　悪風）の脈は「浮弱」であり、麻黄湯（無汗）の脈は「浮緊」である。これらから、中風の脈緩が傷寒の脈緊に対するものとの見方は当たらないと考える。そもそも脈は、総論で述べたように**病の存在する体の部位**を示すものである。浮 ⇒ 表　弦 ⇒ 表裏間　沈 ⇒ 裏　であり、病的感覚反応である。

　一方、脈緩は病的**身体**反応であるから浮、弱、緊が省略されている。省略しなければ、脈浮（弱・緊）緩となる。つまり、緩は緊の対立語ではなく、別の意味のために使われている。それが緩急の「急」に対する「緩」ということになる。

　原作者たちは、発熱すると脈が速くなることを経験していた。したがって、「急」とは脈が速いことを表す。しかし、傷寒論の中には脈急という記述はない（4 傷寒一日　太陽受之　脈若解者　為不得。頗欲吐　若躁煩「脈数急」者　為傳也に脈数急者とあるが後人の書き込みである）。理由は、急が数、促、疾という別の用語に置き換えられたためである。例えば、脈数は発熱、脈促は胸満、そして

138

脈疾は潮熱を意味する。
　発熱の際の脈状で、中風、傷寒、太陽病を分類する。

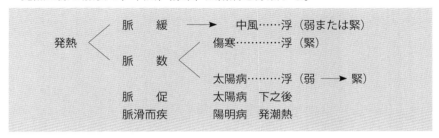

　通常、発熱すると病的身体反応の脈は浮で、汗の有無により弱あるいは緊になりそして数になる。原作者たちは、桂枝湯（汗出　悪風）の脈を浮にして「緊張が弱い」とし、麻黄湯（無汗）の脈を浮にして「緊張が強い」として、それぞれ「浮弱」、「浮緊」と表現した。要するに、病的身体反応の脈診は、按圧して脈の緊張度が弱いか強いかを決定することである。詳細にいうならば、桂枝湯の脈は「浮緊弱数」、麻黄湯の脈は「浮緊強数」となる。
　したがって、中風の脈緩は脈数に対する表現で、傷寒の脈緊と相対するものではない。もしそうであるなら、「10-38 太陽中風　脈浮緊」の緊と傷寒の脈緊との区別がつかなくなる。さらに、脈の緩と緊により、中風は良性で、傷寒は悪性だとする従来の説明も間違いといえる。
　②　脈緩は中風の特異な病態を示している。
　前述したように、中風は太陽病と傷寒の中間に原作者たちが創造した病態像である。「2-2 太陽病　発熱　汗出　悪風」は、「5-13 太陽病　頭痛　発熱　汗出　悪風者　桂枝湯主之」と極めて似ている。しかし、脈については大きく異なる。中風は、この場合「脈浮緊弱緩」であり、桂枝湯証は「脈浮緊弱数」である。つまり、中風の脈は発熱しているにもかかわらず、数にならず"ゆっくり"している。この"ゆっくり"は、数と比較しての表現で、正常の状態との比較ではない。
　2-2はあまりにも簡素な条文のために何をいおうとしているのかはっきりしないが、後述の3-3と10-38とを併せて読むと明らかになる。これら三つの条文から浮かび上がってくる中風は、発熱が「**汗出　悪風**」と「**無汗　悪寒**」との間を**揺れ動く病態**であるということである。すなわち発熱が「汗出」と「無汗」の間を揺れ動いている状態のために、脈は数とならずに緩（ゆっ

各論　辨太陽病脈證幷治　上　第五

くり）なのである。

　その原因は前述したように、起動した自己治病力と病との力関係に左右される。汗出・悪風は自己治病力が発熱を発汗した状態だが、無汗・悪寒は自己治病力が発汗できない状態である。すなわち、自己治病力が不安定なために発汗を継続できないので汗出と無汗の往復が生じる。要するに、中風は病人の自己治病力が不安定な病態であるといえる。

　なお、彼らは脈の表現を簡約化したため、浮緊弱数 → 浮弱、浮緊強数 →浮緊　のように「緊数」と「強数」を省略した。理由として、弱には脈の緊張が弱いことの意味、緊には脈の緊張が強いことの意味をそれぞれに持たせたからである。また、発熱すれば脈が速くなるのは、周知のことなので「数（サク）」を省略したと想像する。

　以上、①と②から中風は、発熱の状態が「汗出　悪風」と「無汗　悪寒」の間を揺れ動く病的身体反応だといえる。そして、中風が進行して傷寒となる。1-1、2-2、3-3はその流れを示している。

原文3-3　**太陽病　或已発熱　或未発熱　必悪寒　體痛　嘔逆　脈**
（陰陽）**倶緊者　名曰傷寒。**

［読み方］　太陽病　或はすでに発熱し　或は未だ発熱せず　必ず悪寒　體痛
　　　　　　嘔逆し　脈がともに緊の者を名づけて傷寒という。
［内　容］　太陽病で、すでに発熱しているかあるいはいまだに発熱しない状態
　　　　　　だが、必ず悪寒、体痛そして激しい悪心があって、脈は発熱の有無
　　　　　　にかかわらず、どちらも緊（弓や弦楽器などの弦をきつくピンと張ったさ
　　　　　　ま）の者を傷寒という。

　傷寒論は、脈浮而悪寒後の「発熱」に三つの病を配置した。太陽病、中風そして傷寒である。その傷寒には、二つの発生ルートがある。一つは、中風を経過して生じるもので、もう一つは太陽病の病的感覚反応の悪寒のまま発病するものである。ただし、いずれのルートでも、傷寒になると、必ず悪寒、体痛、嘔逆があり、脈は已発熱、未発熱のいずれでも緊である。

140

原文3-3 太陽病 或已発熱～

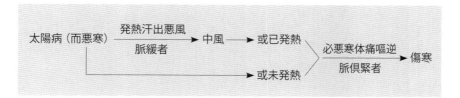

　この条文のキーワードは、「必」と「倶」である。
「必」について
「必」は悪寒を修飾する。3-3条文の構造はつぎの通りである。

　　　　　或已発熱　或未発熱　必悪寒　體痛　嘔逆

　必悪寒は条文の中央に置かれて重要性が強調されている。
　その目的は、傷寒と太陽病の関係を作るためである。悪寒がないと
　　1-1　太陽之爲病　脈浮　頭項強痛　而「悪寒」
の「悪寒」と共通する症状が存在しないので関係の構築をできないからである。
　そもそも、傷寒の病態は太陽病（體痛）と少陽病（嘔逆）にまたがっている。そのため、純粋な太陽病ではないので自己治病力による発汗が出来ず最初から無汗である。
　すると、傷寒が桂枝湯証（汗出・悪風）→　麻黄湯証（無汗・悪寒）のように、桂枝湯証を頂点とする傷寒論の治病体系には参加できないことになる。
　そこで、太陽病の病的感覚反応の「悪寒」と傷寒の病的身体反応の「悪寒」を対比することにより両者の関係を打ち立てた。
　したがって、悪寒は発熱の有無にかかわらず必須なので「必悪寒」と記載されている。
「倶」について
　倶は副詞で"ともに（いっしょに、そろって）"という意味である。したがって、脈倶緊者とは、脈が或已発熱と或未発熱のどちらもそろって緊である者となる。ところが、後人が倶の前に陰陽の二文字を加えたために混乱が生じた。
　彼は、おそらく、テキストの7にある「病　有発熱悪寒者　発於陽也　無熱悪寒者　発於陰也」という注釈をみて、"陰陽"を3-3に挿入したのだろう。

141

各論　辨太陽病脈證并治　上　第五

つまり、「或已発熱」を陽とし、「或未発熱」を陰として、脈と倶緊者との間に書き加えた。しかし、陰陽がなくても意味は十分通じる。むしろ、陰陽を削除した方が条文は簡潔になる。そもそも、原作者たちは**陰陽を病の分類**に使用しているので、条文の中に用いるはずがない。

　ちなみに、解説書にはつぎのように書かれている。

- ・奥田傷寒論　　此の陰陽は、陰證陽證の義。故に陽證にありては脈浮緊に、陰證にありては脈沈緊との謂なり。蓋し原則として陽證は浮、陰證は沈なればなり。
- ・大塚傷寒論　　脈を診るときに指を軽くあてて陽をうかがい、指を深く沈めて陰をうかがう。そこで傷寒では、指を軽くあてた場合も、深く沈めた場合も、ともに緊の脈を呈する。これが陰陽倶に緊である。

　以上からわかるように、従来の解説では中風と傷寒の病態像がいま一つはっきりしなかったように感じる。なお、条文における脈の位置に関して、1-1 では冒頭だが、2-2 と 3-3 では最後になっている。
　理由として、次の三つが考えられる。

①　而悪寒 → 発熱の進行に従って脈よりも発熱を優先した
②　その発熱によって、「汗出　悪風」と「無汗　悪寒」の二つの病態が発生する。脈はこの病的身体反応を表現するものなので、必然的に最後となる
③　つまり、脈浮而悪寒 → 発熱（汗出・悪風　無汗・悪寒）⇒ 脈　として、発熱と脈を対比の形にした

　　＊参考：傷寒論における脈の分類
　　傷寒論は、原典に多数の人たちが書き込みをしているので脈に関する表現も様々である。しかし、大きく分けると、脈の深さ（体の部位）、緊張度の強弱、速さ、状態の四つに分類でき、書き込みによる例外もあるがこの順序で表示されている。

深さ（体の部位）	緊張度（強弱）	速さ	状態
浮（表）	緊（強）	疾	洪大
弦（表裏間）	弱	促	滑
沈（裏）	虚	緩	結代
		遅	濇
			細
			微
			微細
			細而欲絶
			微欲絶
			無脈

（例）　浮緊 ＝ 麻黄湯、大青龍湯　　　　浮滑 ＝ 小陥胸湯
　　　　浮虚而濇 ＝ 桂枝附子湯　　　　　沈緊 ＝ 苓桂朮甘湯
　　　　浮弱 ＝ 桂枝湯　　　　　　　　　沈結 ＝ 抵当湯
　　　　洪大 ＝ 白虎加人参湯　　　　　　脈促 ＝ 桂枝去芍薬湯　など
（例外）滑而疾 ＝ 小承気湯

　傷寒論は、「辨○○病　脈證幷治」を、三陽三陰病篇の最初に記載している。これは前述したように、傷寒論の原則である「三」への集約であり、その中で脈を証の前に置いたことは、いかに脈を重視したかを表している。
　それは、脈が病（陽陰）と症状（寒熱）を結ぶ重要な因子だからである。しかしながら、脈は術者が判断することであり、主観に陥りやすく、正しく確定することには困難を伴う。それ故、原典では脈証と一緒にして、**脈と証との整合性**を求めている。

各論　辨太陽病脈證幷治　上　第五

太陽病篇の全体像
　太陽病篇の全体像は**図6**の通りである。これは、前述の太陽病篇の原文で構成したものである。

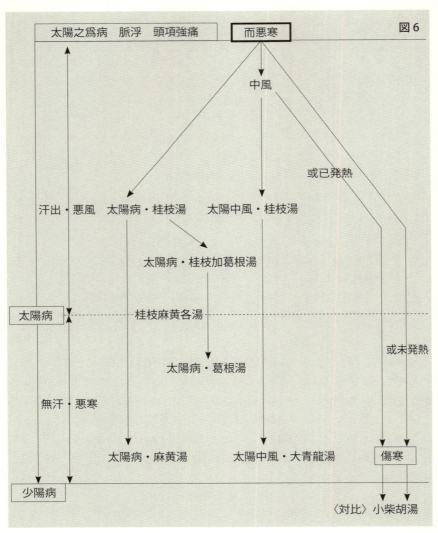

原文 4-12　太陽中風〜

> 原文 4-12　**太陽中風**〈**脈**〉（陽）**浮**（而陰）**弱**（陽浮者　熱自発　陰弱
> 者汗自出）**嗇嗇悪寒　淅淅悪風　翕翕発熱　鼻鳴　乾嘔**
> **者　桂枝湯主之。**

［読み方］太陽の中風　脈浮弱に　嗇嗇（しょくしょく）と悪寒し　淅淅（せきせき）と悪風し　翕翕（きゅうきゅう）と発
　　　　熱し　鼻鳴　乾嘔する者は桂枝湯これをつかさどる。
［内　容］太陽の中風は、脈が浮いて緊張が弱い。そして、体温をケチるよう
　　　　に悪寒し、風がサワサワとするように悪風し、体内の熱を集め合わ
　　　　せたように発熱する。そのうえ、鼻がグシュグシュし、からえずき
　　　　をする者には、桂枝湯が主治する。

「主之」とは、確定記述である。ここでは、桂枝湯に決定するという意味で
ある。傷寒論には「主之」の他に、宜、與、可與、與之などがあるが、それ
らはいずれも後人たちによる書き込みであり、原文では使用されていない。
　2-2の中風が実際に太陽病で発病したときの症状と対応する薬方を述べて
いる。ここでも、3-3と同様に、後人が陽陰の二語を加えた結果、先哲たち
の見解が別れている。

・浅田傷寒論　　　　「陽」とは太陽を主として二陽に通じ、「陰」とは三陰
　　　　　　　　　を通称し脈を以て證の機変を概論するものなり。故に
　　　　　　　　　「而」の字はその機変あるをあらわす。乃ち「陽」を
　　　　　　　　　以て之を言わば、即ち脈「浮」なるものは、その「熱」
　　　　　　　　　自然に揚発するの勢いあり。然りと雖も之れを発する
　　　　　　　　　に非ざれば、則ち邪気いずくんぞ解するを得んや。「陰」
　　　　　　　　　を以て之を言わば、則ち脈「弱」なるものは、遂に将
　　　　　　　　　に三陰に陥らんとするの機あり。是を以てその「汗」
　　　　　　　　　自然に泄出するの勢いあり。然りと雖も之れを発する
　　　　　　　　　に非ざれば、則ち邪気いずくんぞ解するを得んや。け
　　　　　　　　　だしこの二道は、みな発汗の規あるを示すなり。二つ
　　　　　　　　　の「自」の字にはすなわち微意あり。是れ乃ち「太陽
　　　　　　　　　の中風」の脈例を標して、あらかじめ陰陽転変の機兆
　　　　　　　　　ここに察するを論ずるものなり。

145

各論　辨太陽病脈證幷治　上　第五

・大塚傷寒論　　　　　脈陽浮而陰弱とは、軽按して陽の脈を診し、重按して
　　　　　　　　　　　陰の脈をみる。陽の脈が浮いていることは、体表に病
　　　　　　　　　　　邪のあることを示し、陰の脈が弱いことは裏すなわち
　　　　　　　　　　　内臓の弱いことを意味している。陽浮者熱自発　陰弱
　　　　　　　　　　　者汗自出　は、康平本では傍註になっているとして除
　　　　　　　　　　　外している。

　浅田は、太陽中風の脈例で陰陽転変の機兆であるとしている。一方、大塚
は3-3の陰陽と同様に、脈診法を示すものと解説している。ところで浅田
説は、中西深齋（『傷寒論辨正』）の記述と趣旨が類似している。また、大塚説は、
劉渡舟（『中国傷寒論解説』）の解説〈脈陽浮にして陰弱とは、軽安すると余力が
あり、重按すると力がないような浮で緩弱な脈象のことである〉に、脈診法
の点で一致する。

　以上から「脈陽浮而陰弱」に関しては、脈例による陰陽転変と脈診法の二
つの説があることがわかる。しかし、著者にはどちらの説にも賛成できない。
それは、これまで述べてきたように、傷寒論の分類体系、原理・原則からみ
て、原作者たちが条文中に「陰陽」の二文字を記入することはないと確信す
るからである。

　したがって、3-3の脈（陰陽）倶緊者の陰陽と同様に、4-12の脈（陽）浮
（而陰）弱からも陽而陰を除外すべきであると考える。

　では、注釈者はどのような考えで陰陽を書き加えたのだろうか。3-3での
陰陽は、或已発熱を陽とし、或未発熱を陰としたものである。どちらの脈も
緊であるため、脈の後に陰陽を書き入れ、脈陰陽倶緊者とした。緊脈は、無
汗を意味する。

　ところが、中風は2-2に発熱　汗出悪風とあり、4-12には太陽中風　脈
浮弱と書かれている。そこで後人は、3-3の脈緊が無汗であることに着目し、
中風の発熱汗出が4-12の脈浮弱と関係あるものと考え、発熱を陽とし、汗
出を陰として、脈浮弱を脈陽浮而陰弱とした。而を陽と陰の間に置いた理由
は、発熱と汗出を結び付けるためである。つまり、発熱而汗出を目的とした
ので、脈は陽浮而陰弱となる。

　さらに、別人が脈陽浮而陰弱の註釈として、陽浮者　熱自発　陰弱者　汗

自出　と書き込んだ。このように、原文にはない"陰陽"が書き加えられたために、先哲たちも頭を痛めたわけである。

　そもそも、眼前の病人を一刻も早く治そうとして体系化された傷寒論に、読者を惑わすような語句はないはずである。先に述べたように、条文は数式で表されるくらいに簡素である。（y＝α：ms　！）

4-12 太陽中風の特異性

　4-12 太陽中風で注目すべきは、悪寒、悪風、発熱が顔をそろえていることである。通常、悪寒と悪風が併存することはない。ではなぜ三者が併存しているのだろう。その原因は中風の病型にある。前述したように、中風は自己治病力が不安定なため、汗出と無汗が往来する。すなわち、悪風と悪寒を併せ持つ型である。

　いま、1-1 太陽之爲病からの進行をみると以下のようになる。

　　脈浮而悪寒 → 発熱　汗出　悪風　脈緩者　名爲中風

この中風が太陽病で発病すると、つぎの二つになる。

　4-12　太陽中風　脈浮弱〈緩〉　悪寒　悪風　発熱　鼻鳴　乾嘔者
10-38　太陽中風　脈浮緊〈緩〉　発熱　悪寒　身疼痛　不汗出而煩躁者

　これらは互いに対比の関係にある。つまり、「汗出　悪風」と「無汗　悪寒」である。中風は、発熱　汗出悪風　なので、4-12 太陽中風はその中風が太陽病・**桂枝湯証の位置**にあるときの症状を示している。ところが発熱が太陽病・**麻黄湯証の位置**に移動すると 10-38 の太陽中風になり、本来出るべき汗が出られなくなって無汗となる（図6参照）。そのために、発熱し、悪寒がして、身疼痛があり、そのうえ、発熱しているにもかかわらず汗が出ないので煩躁する。

　ところで、4-12 において、悪寒には嗇嗇、悪風には淅淅、そして発熱には翕翕という修飾語が付けられている。『漢辞海』（三省堂）によれば、それらはすべて動詞であり、形容詞ではない。嗇は〈おしむ、節約する、ケチる〉で、淅は〈米をとぐ〉であり、翕は〈おさめる、あわせる、集め合わせる〉という意味である。また、悪寒、悪風、発熱は名詞だが、「する」を付けて、悪寒する、悪風する、発熱すると読んでいる。すると、動詞が二語続くことになり、

147

従来いわれているような形容詞的な使用法ではないと考える。

　嗇、翕は他動詞なので、対象となるものを省略していると想像できる。それは"熱"である。悪寒の原因を熱（体温）が少ない状態と考えれば、嗇悪寒とは、嗇熱（体温）すなわち体温をケチッて悪寒するという意味である。それを嗇嗇と連綿語（ふつう漢字はそれ自体一音節の語として固有の意味をもつが、二音節〈二つの漢字〉を連ねてはじめて一語〈一つの意味〉となる語のこと）（『漢辞海』〈三省堂〉）にしている。したがって、嗇嗇悪寒とは「熱（体温）をケチッて、ケチッて悪寒する」、翕翕発熱は反対に「熱（体温）をあわせて、あわせて発熱する」となる。

　悪風は悪寒、発熱とは異なる。悪風は単独では存在せず、汗出悪風のように汗と併存する。また、淅には淅淅という連綿語があり、その意味は風の音である。それゆえ、淅淅悪風は、淅淅　汗出　悪風であり、「自己治病力により汗が出て、風の音のようにサワサワとさむけがする」ことを表現したものといえる。

　傷寒論の中で、このように悪寒、悪風、発熱を修飾した条文があるのは4-12だけである。ではなぜ、そのようにしたのだろうか。

悪寒、悪風、発熱を修飾した目的について

　悪寒は太陽病の病的感覚反応と病的身体反応の両方にある。ただし、それらには違いがある。

- 病的感覚反応の悪寒　＝　脈浮と併存する（脈浮而悪寒）
- 病的身体反応の悪寒　＝　発熱と併存する（発熱而悪寒）

そして、つぎのように、太陽病の病的感覚反応は病的身体反応へと進行する。

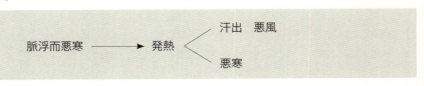

つまり、発熱後は、悪寒ばかりでなく汗出悪風となる可能性がある。通常はそのいずれかであり、悪風と悪寒が併存することはない。ところが、4-12

太陽中風だけは、発熱、悪風、悪寒の三者が併存する。そこで、原作者たちは、太陽病における発熱、悪風、悪寒の状態を具体的に表現しながら、同時に、三者の併存を強調するために修飾したと考える。

原作者たちは、悪寒と発熱は相反するものと考えた。つまり、悪寒は病人が熱をおしんであるいはケチって体外に出さないことであり、発熱は病人が自ら体中の熱を集めて体外に出すことである。

また、悪風は、発熱そのものには直接の関係はなく、発熱に対する自己治病力の発汗で発生する。悪風も“さむけ”なので、悪寒との違いを示さなければならない。そこで、悪風を淅淅と修飾して、悪寒とは異なる独特の“さむけ”（風の音のようなサワサワとした感じ）を表現した。なお、それらは、病の初発時（太陽病期）だけの修飾である。それ故、壊病になった際の発熱は、「蒸蒸」と表現し（調胃承気湯証）、少陽病期の悪風は汗出ではなく、身熱によるものなので「身熱　悪風」（小柴胡湯証）と記載されている。

つぎの疑問は、なぜ、悪寒、悪風、発熱という順序にしたかということである。

悪寒、悪風、発熱の記載順序について

それには、二つの目的がある。

一つは中風の特徴である揺れ動く悪寒・悪風を示すためである。

1-1 脈浮而悪寒　→　2-2 発熱　汗出悪風　→　4-12 嗇嗇悪寒　淅淅悪風
翕翕発熱　→　10-38 発熱　悪寒

このように、悪寒と悪風を交互に記載することにより、中風には悪寒と悪風が併存することを表している。また、そのために、発熱にもかかわらず、脈が数ではなく「緩」であることは先に述べた通りである。

なお、想像をたくましくすれば、悪風は悪寒と悪寒の間に存在するので、それによって　悪寒の**中間**に位置する悪風 ＝ **中風**と命名したのではないだろうか。

もう一つは、1-1 太陽病の病的感覚反応と同じく、条文を「入れ子構造」にするためである。

各論　辨太陽病脈證幷治　上　第五

> 4-12　太陽中風　脈浮弱　悪寒　悪風　発熱　鼻鳴　乾嘔者　桂枝湯主之
>
> 10-38 太陽中風　脈浮緊　発熱　悪寒　身疼痛　不汗出而煩躁者　大青龍湯主之

　上図から明らかなように入れ子構造により、4-12は発熱を中心として、悪寒—乾嘔、悪風—鼻鳴を示そうとした。すなわち、悪寒しているときは乾嘔（からえずき＝吐き気がありながら、何も吐けない）があり、悪風がするときは鼻鳴（鼻水が出てグシュグシュする）がある。

　ではなぜ、悪寒するときに乾嘔を生じるのだろうか。

　傷寒論中の「乾嘔」をまとめると以下のようになる。（後人たちの書き込み）

・三陽病の場合

　　心下有水気（小青竜湯証）

　　心下痞鞕而満（甘草瀉心湯証）

　　胸下鞕満（小柴胡湯証）

　　吐涎沫（呉茱萸湯証）

・三陰病の場合

　　利不止（白通加猪胆汁湯証）　下利清穀（通脈四逆湯証）

　以上から、太陽病に関係ある乾嘔を選出すると「心下有水気」になる。中風は、本来、発熱汗出　なのだが、悪寒のときは無汗となる。すると、出るべき汗が出られなくなり心下に集まる。それに刺激されて「乾嘔」が生じるというように原作者たちは考えたのだろう。ただし、桂枝湯の場合、甘草・乾姜を含まないので、小青竜湯証のような症状ではない。

　また、汗出悪風のときは、汗と一緒に鼻水も出る。だから、鼻がグシュグシュするわけである。それを「鼻鳴」と表現した。

　さて、このように述べると、4-12 太陽中風は悪寒と悪風が交互に起こり、乾嘔と鼻鳴も交替で出現する病と誤解されそうである。というのも、傷寒論の条文は、複雑な病人の症状を簡潔に表現していると信じられているからである。

　ところが実際は、悪寒と悪風そして乾嘔と鼻鳴が入り混じっている状態で

150

ある。同時に、悪寒と悪風、乾嘔と鼻鳴の割合も様々であり、半々というように一定ではない。もし一定であるならば、3-3のように、「必」あるいは「倶」の文字があるはずである。原作者たちは、そのような、複雑な症状の病人を4-12の条文に集約して表現したわけである。

　したがって、現代の私たちが傷寒論を理解して応用するときに求められるのは、条文から実際の病人をイメージすることではなかろうか。それは、傷寒論の原作者たちの作業とは真逆の方向である。この作業が困難なのは、条文が病人の症状をそのまま記載したものではなく、彼らの分類体系や原理原則に基づいて加工されているからである。そのうえ、説明は一切なく、条文は簡略で、おまけにところどころには仕掛けが施されている。結局、彼らの思考法を理解しないと条文を具体的な病人像と結び付けられない。傷寒論の難しさは、これらの点にもあると考える。

　また、4-12と10-38は対比になっている。つまり、太陽中風の往来悪風悪寒が完全に悪寒だけとなった状態である。

4-12		10-38
「発熱（汗出）悪風　鼻鳴」	→	「発熱　不汗出而煩躁」
「悪寒　乾嘔」	→	「悪寒　身疼痛」

　太陽病で桂枝湯証がやがては麻黄湯証となるように、太陽中風も桂枝湯証・麻黄湯証の混合する状態から麻黄湯証へと移行する。それに伴って、脈は浮弱緩から浮緊緩に変化し病状は重くなる。このことからも、従来の説のように中風は脈緩だから良性であるとはいえないことがわかる。
　要するに、4-12は**中風と太陽病との接点**を示した条文である。

太陽病上篇における自己治病力の重視
　太陽病の病的感覚反応の背景と太陽病上篇における桂枝湯の役割から、原作者たちが病人の持つ自己治病力をどのように重視したかについて考察する。

（1）太陽之爲病　脈浮　頭項強痛　而悪寒　の語順について
　この条文は、脈浮而悪寒　と　頭項強痛　とが入れ子構造になっていて、

151

各論　辨太陽病脈證幷治　上　第五

全身と局所の対比そして三つのカテゴリーへの集約を示している。先に、脈浮而悪寒について、脈浮が全身の病的感覚反応であることとつぎの発熱との関係で悪寒を後ろにしたと述べた。しかし、実際には、悪寒がするので脈を診たら浮だったというのが普通だろう。まず、最初に悪寒を感じるのであって、脈浮はそれに伴って確認するものである。そこから、原作者たちは敢えて脈浮を先頭にして悪寒を後ろにしたことがわかる。したがって、実際は、脈浮而悪寒は悪寒而脈浮だと読み替える必要がある。

　では、どうして脈浮を悪寒より先に置いたのだろうか。答えの一つは「脈浮」の重視である。脈浮は病が表にあることを示す。太陽病の病的感覚反応において、病が表にあるということは、太陽病の病的身体反応も同じく表に位置する陽の病となる。

　総論で述べたように、傷寒論の脈は病の存在する体の部位（表、表裏間、裏）を示す役目を持つ（脈浮 ⇒ 表　脈弦 ⇒ 表裏間　脈沈 ⇒ 裏）。原作者たちはまず、太陽病の病的感覚反応である脈浮で「表」を示し、傷寒論の原理である二項対立概念の「表裏」を読者に理解させようとした。

　また、病については、すでに、"太陽之為病"の中で「陽」を示し、同様に「陽陰」の理解を求めている。さらに、寒熱については、後述するように1-1と1-2で悪寒 ⇒ 発熱のかたちによって論じている。彼らは、これら最初の二つの条文で傷寒論の重要な原理・原則を読者に明示し、体系全体の理解に結び付けようとした。

　答えのもう一つは前述のように、悪寒 → 発熱の病的変化を示すためである。以上の考察をまとめると、敢えて「脈浮而悪寒」とした理由は

① 太陽病は、病が陽で、表に存在することを最初に示すため ⇒ 悪寒而脈浮では真意が伝えられない
② 脈浮は他覚症状だが、悪寒は病人の自覚症状であるため ⇒ 診察上、他覚症状を優先した
③ 太陽病の病的感覚反応の悪寒から、病的身体反応の発熱への変化を示すため ⇒ 悪寒 → 発熱の病的変化

の三点になる。

(2) 脈浮而悪寒と頭項強痛との関係

傷寒論の発想は病人を治すことであり、病人とは病と反応しているヒトである。それ故、太陽病の病的感覚反応は、ヒトが病の侵入を感知する反応といえる。それに引き続いて生じる反応が病的身体反応である。悪寒、頭痛、項強はどちらの反応にも属するが、その違いは発熱の有無である。要するに、急性熱性病の病的身体反応の始まりは発熱である。ただし、傷寒論は発熱の前に病的感覚反応の「脈浮　頭項強痛　而悪寒」を置いている。これは、前述の傷寒論の発想によって、病人の感覚を重視したことによる。

では、どうして太陽病の病的感覚反応に脈浮、頭痛、項強、悪寒の四つの症状を取り上げたのだろう。まず、本来ならば、最初に位置すべき悪寒について考える。ヒトは悪寒を体のどの部位で感じるだろうか。

原作者たちはそれを「皮膚」であるとした。また、脈に関しては「皮膚」に直接触れて得られる全身の病的感覚反応情報であり、それらのことから、「皮膚」は病人の感覚器官として病のセンサーの役目をすると考えた。したがって、太陽病の病的感覚反応の冒頭に脈浮而悪寒を置いた理由は、病の存在部位が「表」であり、具体的には、「皮膚」であるのを示すためである。

そうすると、頭痛と項強も表となるから、それらは「皮膚」に含まれることになる。皮膚は外部環境と接しているので、病的感覚反応をキャッチする最初の部位としたのだろう。

つぎに疑問に感じるのは、なぜ、原作者たちは頭や項を皮膚の一部と考えたのかということである。もちろん、病人が訴える症状から、悪寒、頭痛、項強を選択して組み合わせたに過ぎないとの見方もあるだろう。しかし、それでは、傷寒論の原則である三への集約に結び付かない。そもそも、どうして、人体を表、表裏間、裏の三部に分類したのだろうか。

(3)「人体発生学」から導かれる表・表裏間・裏の発想

ここに、一つのヒントがある。それは、「人体発生学」からの発想である。

　〈発生は受精により始まる〉(p.17)
　〈発生第三週（三層性胚盤）で、胚盤葉上層から胚子のすべての胚葉、すなわち、外胚葉、中胚葉、内胚葉が発生する。これらの胚葉が5章以降

各論　辨太陽病脈證幷治　上　第五

に詳しく述べるように、このあと胚の中に形成されるすべての組織・器官の中で使用される原材料ともいうべきものとなる。〉(p.59)

〈外胚葉から由来する組織、器官は、中枢神経系および末梢神経系、眼、耳、鼻の感覚上皮、表皮とその付属器（毛、爪、汗腺など）〉(p.76)

〈中胚葉に起源する組織、器官としては、結合組織、骨および軟骨の支持組織、骨格筋および平滑筋、血球およびリンパ球をはじめ心臓、血管、リンパ管の脈管系、腎臓および精巣または卵巣など〉(p.77)

〈内胚葉由来のものはすべてが原始腸管の上皮に起源し、消化管系および呼吸器系の上皮、肝臓および膵臓の実質細胞、甲状腺など〉(p.78)

（遠山正彌・大槻勝紀・中島裕司『人体発生学』南山堂）

　人体発生学によれば、人体は外胚葉、中胚葉、内胚葉から発生する。傷寒論の原作者たちが、すでにそれを知っていたかどうかは不明である。しかし、病的反応別に、人体を表、表裏間、裏の三部位に分類した発想とは、まったく無縁ではないように感じる。特に、中枢神経系及び末梢神経系と皮膚が同じ外胚葉から発生する事実は、外胚葉を「表」としたといってもよいほどである。

　だからといって、内胚葉と外胚葉がそれぞれ表裏間や裏とすべて適合するかというと必ずしもそうではない。その原因は、発生学が正常なヒトを対象とするのに対して、傷寒論は病人の病的反応を対象にしているからである。したがって、病的反応による表、表裏間、裏の三分類は、何らかの形で人体発生の影響を受けていると推測する。

　このことについて、藤平健博士はつぎのように論じている。

　［ｃ］表裏について　（前略）表はおおむね体表のあたりに該当し、裏はおおむね消化管のあたりに当たり、その中間の縦隔洞や気管支、肺、胸膜、横隔膜のあたりが表と裏との中間すなわち半表半裏に相当するわけである。これが、生体の発生学上から見るときは、表に当たる部分は主として外胚葉性の組織や器官が多く、裏に当たる部分は主として内胚葉性のそれらが多く、半表半裏に当たる部分は主として中胚葉性のそれらが多いということは、そこに何らかの特種の関係が存在することを思わせるものである。将来の研究に俟つところが多いと思われる問題である。

原文 4-12 太陽中風～

（藤平健『漢方臨床ノート・論考篇』創元社 p.45 ～ 46）

　藤平博士の問題提起の答えとしては不十分かもしれないが、人体発生の過程を病的変化の分類に応用したと考えてもよいのではなかろうか。当然、原作者たちは病人が訴える症状を臨床的に分類して、分類体系の「三」により、表、表裏間、裏を創造したとの見方もできる。しかしながら、陽陰、寒熱そして表裏の二項対立概念から、原則である「三」への集約には、ヒトの体を三分類するための根拠がなければならないと考える。

　解説書をみると、表・裏と表裏間についての説明は極めて簡単である。

　　〈身體に表と裏を區別す。表とは肌膚を謂ひ、裏とは胃府（消化管）謂ふ。
　　而して表と裏との中間を半表半裏と謂ふ。〉（木村傷寒論 p.14）

　原作者たちがどのような考えで人体を三つに分類したのか。『老子』の思想とともに、人体発生からの視点も、一つの可能性を示しているのではなかろうか。

　いずれにしても、脈浮と頭項強痛は体の表に存在し、それらは全身と局所の関係にある。

（4）自己治病力による「発熱　汗出・悪風」の重視と治病体系

　傷寒論は、2-2 中風で発熱を示し、太陽病の病的感覚反応の悪寒が、病的身体反応に変化したことを明らかにして、発熱のあとに汗出悪風を記載している。

　つぎの傷寒では、発熱は不定だが悪寒は必須で、脈緊により無汗である。さらに、太陽中風になると、発熱があって、汗出になったり、無汗になったりして、悪風と悪寒がある。そして、太陽病になると発熱と汗出悪風があり、それがやがては、発熱　無汗・悪寒になる。

①　太陽病、太陽中風における自己治病力

「発熱　汗出　悪風」とは、発熱に際して、病人が自己治病力を発動・発汗し、自分で病を治そうと試みた。しかし、力及ばず、病を 100％治癒できずに、頭痛、発熱が残り、汗出悪風となった状態を表現している。

　条文からみた、自己治病力と病力の関係すなわち汗出から無汗への変化はつぎの通りである。

各論　辨太陽病脈證并治　上　第五

太陽病
　汗出　悪風（自己治病力 ≫ 病力）頭痛　発熱「汗出悪風者」桂枝湯主之
　　↓　　　　一方通行（不可逆反応）
　無汗（自己治病力 ≪ 病力）頭痛　発熱　身疼　腰痛　骨節疼痛「悪風」
　　　　　　　無汗而喘者　麻黄湯主之

太陽中風
　汗出　淅淅悪風（自己治病力 〉病力）
　　↓↑　　　揺れ動く（可逆反応）翕翕発熱　鼻鳴　乾嘔者　桂枝湯主之
　無汗　嗇嗇悪寒（自己治病力 〈 病力）

太陽中風
　汗出　淅淅悪風（自己治病力 〉病力）翕翕発熱　鼻鳴　乾嘔者　桂枝湯主之
　　↓　　　　一方通行（不可逆反応）
　無汗　悪寒（自己治病力 ≪ 病力）脈浮緊　発熱　悪寒　身疼痛　不汗出而煩
　　　　　　　躁者　大青龍湯主之

　太陽病の初発は、自己治病力が病力よりも優勢なので、発熱を発汗し汗が
出るものの解さない。それを桂枝湯が主治する。ところが、病が進行すると
自己治病力は病力よりも劣勢になり、発熱を発汗できなくなり無汗となる。
それが麻黄湯証である。8-35 条文中の「悪風」は、麻黄湯証が自己治病力
による発汗（汗出悪風）を経過して無汗而喘になったことを表している。
　そもそも、高温の環境や運動後でなければ正常時は無汗なので、病的な無
汗とは区別できない。そのため、原作者たちは、葛根湯や麻黄湯の条文に「悪
風」を記載して、「無汗　悪風」あるいは「悪風　無汗」とした。
　つまり、葛根湯と麻黄湯の無汗は、桂枝湯証の汗出悪風を経過したもので
ある。そして、太陽病においては、汗出悪風が一方通行で無汗となる。すな
わち、桂枝湯証から麻黄湯証になるが、麻黄湯証から桂枝湯証に戻ることは
ない。
　一方、太陽中風では、自己治病力が不安定なために汗出　淅淅悪風と無汗
　嗇嗇悪寒が交互に生じる。しかし、原作者たちは、原則として、自己治病
力を重視しているので、汗出　淅淅悪風の状態を優先した。それ故、桂枝湯
が主治するわけである。

しかしながら、自己治病力と病力の勢力関係により可逆反応が停止すると、自己治病力による発汗が強制的に妨害される。そのため、**不汗出而煩躁**の状態になる。その上、無汗なので、脈浮緊　発熱　悪寒　身疼痛という麻黄湯証類似の症状が出現する。

　太陽中風は、太陽病における桂枝湯証　→　麻黄湯証の変化と対比の形で示されている（図6参照）。このことは、太陽病と太陽中風において、原作者たちが病人の自己治病力を基本に条文を作成した証拠といえる。同時に、辨太陽病脈證幷治　上　が、「発熱　汗出悪風」により、自己治病力を助ける桂枝湯を中心にしていることも頷ける。

　さらに、傷寒については、発熱の不定と必悪寒　體痛　嘔逆　そして、脈緊により無汗を提示して、自己治病力の活動がないことを表している。つまり、原作者たちは、病の初発である太陽病と太陽中風に対して、自己治病力を最大限に活用したのだが、傷寒にはそれを適用できなかった。

　このようにみると、脈浮　頭項強痛而悪寒　→　発熱は勿論のこと、太陽病、中風、傷寒において、自己治病力と病力の関係が根底にあることがわかる。

②　三陽病における自己治病力による治病法と薬方

三陽病	脈	治病法	薬方
太陽病（悪寒・発熱）	浮	発汗	桂枝湯、葛根湯、麻黄湯
少陽病（往来寒熱）	弦	中和・利尿	小柴胡湯（五苓散、梔子豉湯）
陽明病（熱実）	沈	瀉下・清熱	大承気湯（白虎湯、茵蔯蒿湯）

　このように、三陽病においては、治病法が発汗、中和、瀉下となっている。その治病法を指示するのが自己治病力である。それ故、法に反する治病は誤治となり、病を治すどころか逆に病人を苦しめることになる。条文中にみられる"醫反下之"は後人の註釈だが、誤治を表している。

　特に、太陽病の発汗と陽明病の瀉下に関する註釈が多い。このことは、陽において、表と裏にある病に対する自己治病力の重要性を示している。それは、気血水の循環不全が〈気・一・水〉と同様であり、薬方もそれぞれ桂枝・麻黄と大黄・芒消を主役としていることからもわかる。傷寒論が最初の薬方を桂枝湯としたことは、桂枝湯と自己治病力が密接に関係していることを物

各論　辨太陽病脈證幷治　上　第五

語っている。（桂枝湯には陽旦湯という別名がある。）

病型のイメージ図

(1) 太陽病と中風

傷寒論は、太陽病と太陽中風を入れ子構造としている。このことは、太陽病篇において、汗出悪風と無汗悪寒の可逆反応から、汗出悪風（桂枝湯証）と無汗悪寒（麻黄湯証）に分離進行することを示している。

| 4-12 太陽中風 | 5-13 太陽病 | 9-35 太陽病 | 11-38 太陽中風 |

太陽病篇の病的身体反応は、「発熱　汗出　悪風」からスタートし、やがて「発熱　無汗　悪寒」となるのがわかる。つまり、太陽病はこの二層（汗出・悪風と無汗・悪寒）で構成されている。そこに太陽病（桂枝湯・麻黄湯）と太陽中風（桂枝湯・大青竜湯）を書き込むとつぎのようになる。

■ 太陽病における病型のイメージ（太陽病・中風・太陽中風）

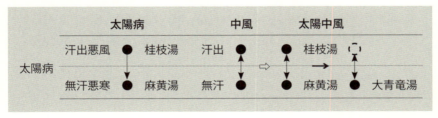

具体的なイメージは、太陽病が ●、太陽中風が ● ↔ ● である。それを表現するために入れ子構造にしたわけである。

ところで、大青龍湯を分解すると麻黄湯と越婢湯になる。

大青龍湯 ＝ 麻黄湯 ＋ 越婢湯

158

大青龍湯方　麻黄 6両　桂枝 2両　甘草 2両　杏仁 40個　生姜 3両　大棗 12枚
　　　　　　石膏 雞子大
・麻黄湯方　　麻黄 3両　桂枝 2両　甘草 1両　杏仁 70個
・越婢湯方　　麻黄 6両　石膏 半斤　生姜 3両　甘草 2両　大棗 15枚

石膏雞子大は約 9.0g、石膏半斤は約 10.4g であるという（大塚敬節『金匱要略講話』創元社 p.645, 648）。すると大青龍湯の石膏の量は約 10g なので、越婢湯と同量とみてよく、大青龍湯は麻黄湯と越婢湯を合方した薬方といえる。

越婢湯は単独では傷寒論に登場しない。金匱要略の水気病脈證併治第十四に記載されている。

「風水　悪風　一身悉腫　脈浮　不渇　続自汗出　無大熱　越婢湯主之。」

越婢湯条文の風水は水の病が表にあることを示している。しかし、同じ表裏という文字でも金匱要略と傷寒論では内容が異なる。水気病篇の表裏は水気病を脈で分類するためのもので、脈浮を表（風水、皮水）、脈沈を裏（正水、石水、黄汗）とした。

一方、傷寒論の表は太陽病を、裏は陽明病を表し、表裏間は少陽病である。金匱要略には表裏間はない。また、条文中の"無大熱"とは、発熱はないが鬱熱があるという意味である。それ故、越婢湯を傷寒論の基準でいえば、表ではなく表裏間の陽で少陽病の薬方である。したがって、大青龍湯の中身は[麻黄湯＋越婢湯]で、作用は太陽病と少陽病にまたがる症状の**双解**である。

以上の考えに従って太陽中風をイメージするとつぎの図のようになる。

■ 太陽中風における変化のイメージ

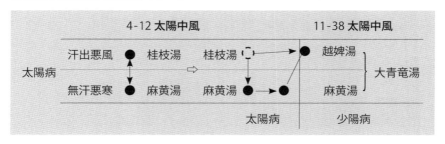

4-12 では桂枝湯 ⇔ 麻黄湯だが、10-38 では桂枝湯 → 越婢湯となり、桂枝湯が消滅する。桂枝湯は自己治病力を助けるので、自己治病力による汗が

各論　辨太陽病脈證并治　上　第五

皮膚上に出られず、皮膚下に溜まる。しかし、越婢湯は病のある場所が麻黄湯のように深くないので無汗ではない。越婢湯証は条文にあるように、その状態を浮腫（一身悉腫）とみなし、傷寒論はそれを桂枝湯から変化した症状と考えた（脈浮　不渇　続自汗出　無大熱）。

　不渇は誤りで渇ではないかという（尾臺榕堂『類聚方廣義』燎原書店 頭注）。著者も渇が正しいと考える。おそらく、後人が五苓散との区別を目的に不渇と註釈したのが紛れ込んだのだろう。続自汗出　無大熱とは、自己治病力によって汗が出て、桂枝湯証の発熱ではない鬱熱（皮膚内にこもって表面には出られない熱）があるという意味である。

　したがって、大青龍湯証の「不汗出而煩躁」は、麻黄湯証の無汗により中風の汗出が妨げられて生じた鬱熱が原因である。それを大青龍湯が発汗するわけである。

　越婢湯証の"風水"とは、太陽中風に水の病（浮腫）が結び付いた症状を表現したものといえる。10-38 太陽中風の　脈浮緊　発熱　悪寒　身疼痛は、8-35 太陽病　麻黄湯の症状である。しかし、発熱　不汗出而煩躁は麻黄湯の適応症ではなく、また、続自汗出　無大熱の越婢湯の適応症でもない。ところが、麻黄湯と越婢湯とを合方した麻黄越婢湯（大青龍湯）にすると両湯の不適応症に奏功するようになる。

　10-38 太陽中風の趣旨は、麻黄湯証と大青龍湯証が併存する病型を強調する点にある。つまり、大青龍湯証は太陽病と少陽病とにまたがるので、太陽中風とあるが、病型からみるとあたかも傷寒のようである。（前頁図参照）

　しかし、傷寒論の原作者たちはこれを傷寒とはしなかった。その理由は身疼痛（体痛）があっても嘔逆がないからである。

　この特殊な病型を大青龍湯が双解する。「青龍」は四神の一つで、東方をつかさどるという。東の空から太陽のように昇ってくる中風を撃退する薬方にふさわしい名称である。

(2)　傷寒

　傷寒の病型は●─●である。それは、太陽病と少陽病とにまたがっている。（次頁図参照）また、傷寒は 3-3 に、必悪寒　体痛　嘔逆と記載されているのだが、体痛と嘔逆が等しくあるのではない。原則として、中風を経過した或已発熱のときは、体痛であり、太陽病の病的感覚反応の悪寒から直接発病し

160

原文 4-12　太陽中風〜

たときは、或未発熱で嘔逆となる。

傷寒における病型のイメージ			3-3 における傷寒のイメージ		
	太陽病	少陽病		太陽病	少陽病
太陽病 汗出悪風					
無汗悪寒	●———————●		或已発熱 ●———————● 体痛 ＞ 嘔逆		
			或未発熱 ●———————● 体痛 ＜ 嘔逆		

4-12 太陽中風と桂枝湯

　4-12 太陽中風に桂枝湯を服用しても不解の際の変化についての書き込みが 28 と 26 とである。

〈補入 1〉（服桂枝湯）桂枝去桂加茯苓白朮湯
　　　　　28（太陽中風）服桂枝湯（或下之）仍頭項強痛　翕翕発熱　無汗　心下満微痛　小便不利者　桂枝去桂加茯苓白朮湯主之。

［読み方］（太陽中風に）桂枝湯を服し　なお頭項強痛し　翕翕として発熱し汗なく　心下満にして微痛し　小便不利の者は桂枝去桂加茯苓白朮湯これをつかさどる。

［内　容］（太陽中風）桂枝湯を服用したところ、依然として、頭痛と項のこわばりがあり、翕翕発熱し、汗はなく、心下が張って少し痛み、小便の出がよくない状態になった。これには、桂枝湯から桂枝を去り、茯苓と朮を加えた本方が主治する。

〈補入 2〉（服桂枝湯）白虎加人参湯
　　　　　26（太陽中風）服桂枝湯　大汗出後　大煩渇不解　脈洪大者　白虎加人参湯主之。

［読み方］（太陽中風に）桂枝湯を服し　大いに汗出でて後　大煩渇して解さず

161

各論　辨太陽病脈證幷治　上　第五

　　　　　脈洪大の者は白虎加人参湯これをつかさどる。
［内　容］28と同様に、太陽中風で桂枝湯を服用後、汗が大量に出て、頭項
　　　　　強痛　翕翕発熱は解したが、ひどくわずらわしい口渇が解さない。
　　　　　そして脈が洪大の者は白虎加人参湯が主治する。

　これら二つの条文は、4-12　太陽中風　脈浮弱　嗇嗇悪寒　淅淅悪風　翕
翕発熱　鼻鳴　乾嘔者　桂枝湯主之　の通りに桂枝湯を服用したときの変化
を述べている。
　（或下之）は"心下満微痛"に対する別の後人の註釈なので削除する。

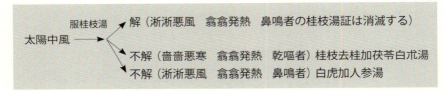

　このようになる理由はすでに述べたように、4-12太陽中風が往来悪風悪
寒で汗出・悪風と無汗・悪寒が交互に存在するからである。すなわち、発熱
が汗出と無汗の間を揺れ動いているために桂枝湯で解す場合と不解となる場
合がある。
　4-12は太陽病と中風の接点を強調した条文である。接点がないと中風が
三陽病・三陰病と無関係な存在となり、傷寒論を体系化できなくなる。
　そのため、桂枝湯主之とあっても桂枝湯を服用しても解さないことがあり、
それを経験した後人たちが桂枝去桂加茯苓白朮湯と白虎加人参湯の二方を書
き加えた。
　なお、10-38大青龍湯は4-12の嗇嗇悪寒が進行した状態を表したもので、
中風と太陽病の接点を示した条文ではない。
　4-12太陽中風は、発熱を中心とした「入れ子構造」になっている。

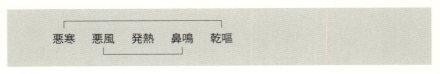

　したがって、悪寒・乾嘔の不解は、仍頭項強痛　翕翕発熱となり、悪風・

162

鼻鳴の不解は大煩渇が生じることを 28 と 26 で示している。いずれも、後人たちが自分の経験を書き入れた文章であり、原典の不備を補っている。

附方：桂枝去桂加茯苓白朮湯（服桂枝湯）

補入 1 は、太陽中風に桂枝湯を服用して解さずに桂枝去桂加茯苓白朮湯になる変化を表したものである。文中の「仍頭項強痛　翕翕発熱」は原文 4-12 の〈頭項強痛〉　翕翕発熱　が継続していることを示している。

桂枝去桂加茯苓白朮湯方

芍薬 3両　　甘草 2両　　生姜 3両　　白朮 3両　　茯苓 3両　　大棗 12枚

六味　以水八升　煮取三升　去滓　温服一升　（小便利則愈）

小便が出れば治る（小便利則愈）は、条文にある「小便不利」に対する註釈であるが、確かにその通りである。

茯苓　　伐採 3 ～ 4 年後の松の根に寄生する不完全菌類マツホド Poriacocos
　　　　（*Pachyma hoelen*）の菌体で、外層を除いたもの。
　　　　淡赤色で硬く、粘りの強いものがよい。
　　　　利尿、鎮静剤で、小便不利（尿利の減少又は頻数）、心悸亢進、胃内停水、筋肉の間代性痙攣、眩暈、口舌乾燥、痰、水腫に用いる。朮と共用する。（『薬局の漢方』p.40）

朮　　　山野に自生するキク科の多年草オケラ *Atractylodes japonica*（日本産）の根。老根を「蒼朮」（焚蒼）と称し、若根の表皮を去ったものを「白朮」と称する。
　　　　ホソバオケラ *A.lancea* の根を「古立蒼朮」又は「茅朮」と称する。
　　　　オオバナオケラ *A.ovata*（中国産）の根を「唐白朮」と称する。
　　　　太くてうるおいのあるもの、古立蒼朮または和白朮を用いる。
　　　　温性利尿剤で、腎機能の減退による尿利の減少又は頻数、身体疼痛、胃内停水、胃腸炎、浮腫に用いる。（『薬局の漢方』p.41）

各論　辨太陽病脈證幷治　上　第五

■ 機能的構造式

病位　表裏間の陽（少陽病）　〈(気)・血・水〉		
表	表裏間	裏
陽	茯苓 3・白朮 3・生姜 3・大棗 12・甘草 2	
陰		芍薬 3

　機能的構造式からわかるように桂枝を去り茯苓と白朮を加えたので、表はなくなり表裏間の作用が増強される。それは「小便不利者」に対応するためである。小便不利のために「仍頭項強痛　翕翕発熱」と「心下満微痛」が生じるからである。茯苓・朮は生姜・大棗と協力してそれらの病因である小便不利を解す。
　要するに、表裏間の「水」が主となる。芍薬は裏の陰に位置して、心下満微痛（血）に対応する。甘草は気剤として、水と気の調整をする。
　ではなぜ、太陽中風に桂枝湯を用いて小便不利となるのだろう。
　太陽中風には悪寒と悪風が併存し鼻鳴と乾嘔がある。つまり、原則として無汗悪寒のときは乾嘔し、汗出悪風のときは鼻鳴する。
　一方、中風は2-2のように「発熱　汗出　悪風」である。ところが、太陽中風において悪寒のときは無汗となる。すると本来出るべき汗が出られなくなり、水気となって心下に集まり乾嘔を生じる。それが、悪寒（無汗）—乾嘔である。このような状態に桂枝湯を与えるとつぎのようになる。

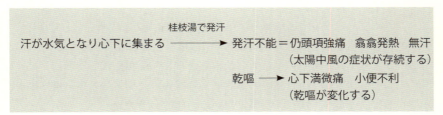

　仍頭項強痛　翕翕発熱は無汗なので、もはや、桂枝湯の勢力外である。無汗ならば、当然、ヒトはその汗を小便として体外に排出しようとする。とこ

ろが、汗が水となり心下に集中しているので小便として出せない（小便不利）。この水が影響して、仍頭項強痛　翕翕発熱となり、乾嘔は心下満微痛に変化する。

　つまり、太陽中風の病態が単純でないため、自己治病力と桂枝湯の発汗作用がスムースに連携できないので、発汗すべき水に異常をきたしたのである。

【臨床応用】
〈証〉　急性熱性病の場合　発熱と無汗、頭痛と項のこわばり、心下（みぞおち）の不快感、小便不利、時に嘔吐、下痢。
　　　　慢性病の場合　項のこわばりと頭痛。
急性熱性病：発汗後、依然として太陽病に似た発熱が残り、無汗で頭痛と項のこわばり、小便不利を伴う症状。
消化器関係：心下が痛み、下痢、嘔吐し、拍水音があって小便不利する胃腸病。
疼痛経関係：心下が張った感じがして、小便の出が悪いときの頭痛。

〔桂枝去芍薬加茯苓白朮湯についてのコメント〕
　急性熱性病では発汗しても解熱せず、頭痛と項のこわばりがあり、小便の出が悪いときに使用する。その際、手足の冷えとめまい感のないことを確認する（真武湯との鑑別）。また、発熱のない頭痛にもよい。使用目標は項のこわばりとみぞおちの違和感（痛みなど）と小便不利である。
　葛根湯証は項と背が凝るので鑑別できる。本方は小便不利でも、五苓散証のような口渇はない。

附方：白虎加人参湯（服桂枝湯）
　太陽中風に桂枝湯を服用して解さない場合、白虎加人参湯証になることがある。これは、悪風・鼻鳴のときに自己治病力が桂枝湯の応援によって、必要以上に発汗した状態である。条文に、大汗出「後」と記載されているように、桂枝去桂加茯苓白朮湯と違って、頭項強痛と翕翕発熱は解している。
　それ故、太陽中風は解したはずなのだが、発汗が大量なために、大煩渇が発生して、脈は洪大である。洪大とは、"大きい、巨大"という意味なので、脈があたかも河川の洪水のような状態（つまり、河川の大きさが通常よりも大きい

各論　辨太陽病脈證幷治　上　第五

状態）で、大きく波打っていることを表現している。

　条文には「大」の字が三つあり、汗、煩渇、脈を修飾している。これは新陳代謝が異常に盛んな状態を示す。つまり、桂枝湯の服用で自己治病力が必要以上に大きくなり、新陳代謝が異常に亢進して、大量の汗が出たために大煩渇が生じ、同時に脈も洪大となる。

　桂枝湯服後の注意として「遍身漐漐　微似有汗者益佳　不可令如水流漓」と述べられている。しかしながら、いくら注意していてもその通りにならないこともある。太陽中風における桂枝湯服後の変化もその一つである。

　補入1は太陽中風から少陽病へ、また、補入2は陽明病へと転入した例である。いずれも後人の補入であるが、このような書き込みのお陰で私たちも病人の急変に対応できるわけである。

　白虎加人参湯方
　　於白虎湯方内　加人参三両　餘依白虎湯
　　　白虎湯（知母6両　石膏1斤　甘草2両　粳米6合）加人参3両
　　　白虎湯　以水一斗　煮米熟　湯成　去滓　温服一升　日三服

人参　　栽培するウコギ科の多年草オタネニンジン（チョウセンニンジン）*Panax schinseng* の根。
　　　　黄白色でなるべく太く、重いお種人参がよい。
　　　　細根を除いてそのまま乾かしたものが「お種人参」（生干人参）
　　　　細根は「ヒゲ人参」
　　　　大形の根を水洗し外皮を剥ぎ、日乾したものは「白参」
　　　　白参を蒸して乾かしたものが「紅参」（紅人参）
　　　　山地に自生するウコギ科の多年草トチバニンジン *Panax schinseng* var. japonicum の根茎を「竹節人参」と称し、人参に代用する。
　　　　胃腸の強壮、興奮剤で、胃腸の衰弱にともなう新陳代謝機能の減衰を振起復興し、食欲不振、消化不良、嘔吐、心痛、煩渇、腹痛、下痢、神経衰弱、一般虚弱者の発育促進に用いる。（『薬局の漢方』p.90〜91）

粳米　　イネ科の1年草イネ（ウルチ米）*Oryza sativa* の種子。精白しないもの。
　　　　滋養強壮、緩和、止渇剤で、口渇、煩躁に用いる。（『薬局の漢方』p.86）

166

知母　　ユリ科の多年草、ハナスゲ *Anemarrhena asphodeloides* の根茎。
　　　　清涼、解熱、止渇、利尿、鎮咳剤。（『薬局の漢方』p.28）

石膏　　天然産の含水硫酸カルシウム、軟石膏 $CaSo_4 \cdot 2H_2O$ センイ石膏
　　　　良品は中国に産する。（別名白虎ともいう）
　　　　白色センイ性で、くだけやすいのがよい。青色の混在物はつとめて
　　　　去り、金ズチでくだいて粗末とす。処方に「擘」又は「砕く」「綿裏」
　　　　とあるのは、くだいて絹布に包んで煎出する。
　　　　清涼、解熱、鎮静剤で、身熱があって舌に白苔があり、口舌乾燥して、
　　　　渇して水を飲むに用いる。胃腸障害などの副作用を除くため、人参、
　　　　甘草、粳米、小麦を共用する。（『薬局の漢方』p.25）

■ 機能的構造式

病位　裏の陽（陽明病）　〈気・血・水〉		
表	表裏間	裏
㊐	粳米⁶・知母⁶・甘草²	石膏¹
㊛		人参³

　大煩渇の原因は、裏熱による気の循環不全である。裏熱とは消化管の外部
の熱である。それを冷ますには、裏の陽にある石膏（気）と裏の陰にある人
参（血）が活躍する。甘草は気剤として、石膏の静熱作用（発汗作用ではない）
と人参の血循環作用を調整する。

　人参は、基本的に、胃腸の強壮、興奮剤で、胃腸の衰弱に伴う新陳代謝機
能の減衰を振起復興するのだが、ここでは、甘草によって石膏とともに神経
の異常興奮状態を抑制する。そのメカニズムはわからないが、人参は相反す
る作用を持っている。

　また、大煩渇は知母と粳米が協力して改善する。知母には解熱、止渇作用
があり、粳米にも止渇作用がある。

　したがって、白虎加人参湯は石膏・甘草（気）、人参（血）＋知母・粳米（水）

の協同作業で成り立っている。

　なお、この場合、人参は裏の陰に位置するので御種人参が適している。

【臨床応用】

〈証〉　大煩渇（冷水を好む）、脈洪大、小便の出はよい。胃部拍水音がある。
　　　　新陳代謝が異常に亢進した状態で体に熱感がある。

急性熱性病：　流感、日射病、熱射病、麻疹などで、高熱、煩渇がある。

新陳代謝関係：糖尿病、バセドー病などで、煩渇し脈洪大のもの。

皮膚関係：　　アトピー性皮膚炎、蕁麻疹などで、掻痒甚だしく、乾燥性
　　　　　　　で患部が赤く充血し、煩渇を伴うもの。

その他：　　　夜尿症、尿崩症、腎炎など。

（矢数道明『臨床応用　漢方處方解説』創元社 p.478）

【治験例】

　口渇がはげしく左手がだるくて置きどころがないという患者　女性 49 歳

　3 〜 4 日前に感冒にかかり、左手が置くところがないほどだるいという。
そのためよくねむれない。脈は浮で力があり、体温は 38 度を越している。
悪寒があり、発汗はみられない。私はこれに麻黄加朮湯を与えたところ、発
汗したけれども、軽快の様子がみえない。かえって、食物の味がなくなり、
ひどくのどが渇くようになった。そこで、白虎加人参湯を与えたところ、たっ
た 1 日分で全快した。本方を用いたのは、食物の味がわからなくなったことと、
はげしい口渇を目標にしたのである。（大塚敬節『漢方診療三十年』創元社 p.285）

【使用経験】

1．桂枝湯服用後の口渇　65 歳　男性

　タクシー会社の社長で、年末に客を新潟市へ運び、帰宅後発病した。体温
38.6℃、頭痛がして肌は汗ばんでいる。脈は発熱にもかかわらず、平常通り
である。さむけはあるが、咳、咽痛、関節痛や体痛はない。早速、桂枝湯を
服用してもらった。翌日、発熱と頭痛はよくなったが、体が熱く、のどが渇
いてたまらないとの電話があった。行ってみると、外は寒いのに半そでシャ
ツ 1 枚でいる。奥さんの話によると、朝から冷蔵庫の氷をいれた水を何杯も
飲んでいるという。脈をみると、前回とは打って変わって力強くまさに洪大

の脈である。白虎加人参湯2服で旧に復した。

2. アトピー性皮膚炎　10歳　男児

1週間前から、両頬に湿疹ができ、特に右側がひどい。皮膚がむけて赤く、滲出液が出ている。皮膚科でアトピー性皮膚炎と診断され、軟膏を二種類処方されて使用しているが症状が改善しない。

12月中旬だが、半ズボンでも寒くないという。母親によると、のどが渇いたといっては冷蔵庫の冷水を頻繁に飲んでいるとのこと。脈は洪大とはいえないが、緊張はよい。そこで、白虎加人参湯をつくり、大人の1/2量を服用させた。

3日目から口渇が減少しはじめ、7日後には皮膚の状態がかなりよくなり、14日間の服用で治癒した。

これはアトピー性皮膚炎が寛解の状態である。体調の変化によって再発する恐れがある。しかし、本方を何回か繰り返す度に症状が改善され、根治に至ることも経験する。

〔白虎加人参湯についてのコメント〕

口渇が甚だしく冷水を多量に飲み、小便がよく出る。脈は幅が広くて力強く熱がる傾向の者に与えるとよい。

原文 5-13　**太陽病　頭痛　発熱　汗出　悪風者　桂枝湯主之。**

[読み方] 太陽病　頭痛　発熱し　汗が出て悪風（おふう）する者は桂枝湯これをつかさどる。

[内　容] 太陽病で、頭痛と発熱があり、自己治病力による発汗作用で汗は出るものの、治らないでさむけ（悪風）がする者には桂枝湯が主治する。

桂枝湯方

桂枝 3両　芍薬 3両　甘草 2両　生姜 3両　大棗 12枚

五味　咬咀　以水七升　微火　煮取三升　去滓　適寒温　服一升

服已　須臾　啜熱稀粥一升餘　以助薬力　温覆令一時許。

各論　辨太陽病脈證幷治　上　第五

桂枝　中国南部（広南）からベトナム、セイロン地方に自生、又は栽培する
　　　クスノキ科の高木 *Cinnamomum cassia* の枝の皮。
　　　辛味が強く甘味があって渋みのないものがよい。
　　　温性発汗、解熱、鎮痛剤で、体表（肌）の毒を去り、これを和解し、
　　　頭痛、発熱、逆上、悪風、体疼痛に用いる。（『薬局の漢方』p.17 ～ 18）

芍薬　各地に栽培するボタン科の多年草シャクヤク *Paeonia lactiflora* の根。
　　　そのまま乾かしたものを赤芍薬（皮付）とし、コルク皮を除いて熱湯
　　　に浸して洗って白くしたものを白芍薬又は真芍薬と称する。
　　　淡褐色の赤芍薬を賞用する。
　　　収斂、緩和、鎮痙、鎮痛剤で直腹筋に凝結充実の感があって攣急す
　　　るもの。腹満、腹痛、身体手足疼痛、下痢、化膿性腫物に用いる。
　　　　　　　　　　　　　　　　　　　　　　　　　（『薬局の漢方』p.69）

甘草　中国北部に自生するマメ科の多年草カンゾウ属 Glycyrrhiza ことに
　　　カンゾウ *G.glabra*, ウラルカンゾウ *G.uralensis* の根及び根茎。
　　　なるべく太く充実して、甘味強く苦味の少ないものがよい。通例、
　　　火にあぶって、中まで熱を通し、炙甘草として用いる。
　　　緩和、緩解、鎮咳、去痰剤で、急迫症状に用いる。ことに筋肉の急
　　　激な緊張、疼痛、急迫を緩解し、裏急、急痛、胃痙攣、胃痛、攣急、
　　　咽喉痛、胃潰瘍、十二指腸潰瘍に用いる。（『薬局の漢方』p.83）
　　　（注意）長期連用により電解質代謝に異常をきたすことがある。

　　＊参考　偽アルドステロン症（低カリウム血症、血圧上昇、ナトリウム・
　　　　　　体液の貯留による浮腫、体重の増加等）

　　　偽アルドステロン症は、外因性に甘草、グリチルリチン（GL）製剤等
　　を服用したことにより、原発性アルドステロン症類似の病態を示す症候群
　　である。
　　　本症は、浮腫、高血圧、低カリウム血症、代謝性アルカローシスを呈す
　　るが、血漿レニン活性（PRA）および血漿アルドステロン濃度（PAC）は
　　低値を示すことを特徴とし、これが確定の指標ともなる。
　　　低カリウム血症の症状は、カリウム濃度が 2.5mEq/ℓ 以下になると発
　　現するが、その症状は個体差が大きい。
　　　症状としては、倦怠感、疲労、神経筋障害（脱力、反射減弱、感覚異常、

原文5-13　太陽病　頭痛　発熱〜

筋痙攣、麻痺、呼吸不全など）、消化器症状（便秘、イレウス、嘔吐など）、横紋筋融解症、肝性脳症の悪化などがある。

　起立性低血圧、不整脈（特にジギタリス投与に伴うもの）、心電図異常（T波平均化、U波出現、QRS電位の低下、ST部低下）といった循環器症状を認めることもある。

　腎障害や電解質異常が認められることもあり、代謝性アルカローシス、尿濃縮能力障害および多尿、糸球体濾過率（GER）低下、耐糖能低下がみられる。

（日本病院薬剤師会編：重大な副作用回避のための服薬指導情報集1　薬業時報社 p.53 〜 54）

生姜　　各地に栽培するショウガ科の多年草ショウガ *Zingiber officinale* の生の根茎。生のフルネ（ヒネショウガ）である。

　　　　肥大で汁が多いものがよい。生の生姜がないときは乾姜（薬局方の生姜）を3分の1量用いる。

　　　　健胃、鎮嘔剤で、水毒の上逆による嘔気、咳、吃逆、悪心、噫気に用いる。「嘔家の聖薬」といわれる。生姜は調味と食欲を増進し、諸薬の香味をよくし、胃に受容しやすくし、オクビをとどめ、胃腸を刺激して諸薬の吸収をうながす効がある。生姜は健胃鎮嘔の効は乾姜にまさる。

　　　　生姜は胃内停水がなくて嘔するもの。半夏は胃内停水があって嘔するものである。（『薬局の漢方』p.50 〜 51）

大棗　　各地に栽培するクロウメモドキ科の高木ナツメ *Zizyphus jujuba* Miller var. inermis Rehder の果実。

　　　　柔軟で、肉多く種子が小さく粘性の強いものがよい。

　　　　緩和、強壮、利尿剤で筋肉の急迫、牽引痛、知覚過敏を緩解する。咳、煩躁、身体疼痛、腹痛を治し、栄養分あり利水の効もある。

（『薬局の漢方』p.83）

　桂枝湯は、表の陽（太陽病）に属す薬方であり作用は発汗である。

　薬方は、桂枝、芍薬、甘草、生姜、大棗の順に記載されている。これは気（桂枝）、血（芍薬）、気（甘草）、水（生姜・大棗）の循環不全に対応するためである。

正常な状態では、気血水の循環が順調なので〈―・―・―〉であるが、〈気・血・水〉となるとセンサーが異常を感じ、発熱すると〈**気・血・水**〉に変化する。

この状態を自己治病力が自力で発汗し、汗は出るものの解さない。それを桂枝湯が主治する。自己治病力は、〈気・血・水〉の循環不全に対処するので、桂枝湯も気血水剤の構成となる。つまり、桂枝湯は自己治病力を支援する最初の薬方である。

桂枝湯は五味の生薬から構成されているが、内容は気血水の「三」であり、決して五行説の「五」によるものではない。

服用後、しばらくしてから、熱くうすいお粥を一升くらいすすって薬力を助けるとあるが、正確には、自己治病力を高めて桂枝湯の発汗力を助けることを意味する。病を治すためには、薬方に頼るだけではなく、自己治病力を補助することも必要である。特に、病の初発には細心の注意をしなければならない。

■ **機能的構造式**

病位　表の陽（太陽病）	〈**気・血・水**〉	
表	表裏間	裏
㊛　桂枝 3	甘草 2・生姜 3・大棗 12	
㊜		芍薬 3

■ **太陽病の病的感覚反応から太陽病の病的身体反応への変化と桂枝湯**

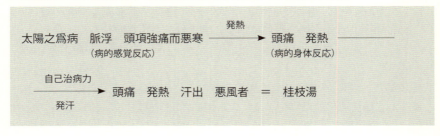

原文5-13　太陽病　頭痛　発熱〜

　太陽病の病的感覚反応は、感覚（センサー）が気血水循環の異常をとらえた段階である。

　つぎの段階で、発熱すると病的身体反応の頭痛・発熱になり、気血水の循環不全が発生する。

　そうすると、自己治病力が発動して発汗する。うまくいけば、ここで急性熱性病は治癒する。

　しかし、自己治病力による発汗が十分でないと頭痛・発熱はそのまま残り、汗が出て悪風（さむけ）がするようになる。

　このときの気血水の循環不全は、病的感覚反応に引き続いて、表の陽、表裏間の陽、裏の陰で起こっている。

	表	表裏間	裏
陽	頭痛・発熱（気）	汗出・悪風（気・水）	——
陰	——	——	汗出・悪風（血）

そこで、つぎのように生薬を配置した。

表の陽	頭痛	発熱＝気のエネルギー増加	➡ 桂枝
表裏間の陽	汗出	悪風＝気（桂枝）の調整と水血剤との調和	➡ 甘草
		水の循環不全	➡ 生姜・大棗
裏の陰	汗出	悪風＝血の循環不全	➡ 芍薬

　すなわち、頭痛・発熱は表の陽において、気の異常なエネルギー増加による症状で、自己治病力は発汗を指示する。それには桂枝・甘草が応じる。

　また、汗出・悪風は自己治病力の発汗力不足により、表裏間の陽において気の動揺と水の循環不全が、さらに、裏の陰において血の循環不全が同時に発生する症状である。それらには、甘草・生姜・大棗と芍薬が対応する。

　機能的構造式には以上の要素が含まれている。

【臨床応用】

〈証〉　頭痛、発熱、脈浮弱、汗ばんでさむけがする。

　　　　急性熱性病の初期に、自己治病力が発動した症状である。

各論　辨太陽病脈證并治　上　第五

　　急性熱性病：体力虚弱者または一時的に体力が落ちている者の急性熱性病
　　　　　　　　の初期に使用する。
　　疼痛関係：　頭痛など。　　　　　　　（藤平健・小倉重成『漢方概論』創元社 p.459）

【治験例】
21 歳　学生
　昨日の昼に食欲がないのでうどんにしたが、間もなく嘔気を催して吐いて
しまった。体温を計ったら 38 度であった。内科では風邪だろうとのことで、
注射を受け、健胃剤とクロマイの内服をもらったが、今日の昼になっても解
熱せず、食欲が出ない。体格は中程度で貧血ぎみ、自汗の傾向がある。他覚
的には、脈は浮弱、舌は湿潤して苔なく、腹力は中等度で、僅微な季肋下抵
抗が右側にあり、臍上悸と左臍傍の抵抗圧痛がある。桂枝湯を服した翌日は
すっかり元気になって、普通に食べられるようになった。龍野一雄氏の新撰
類聚方の桂枝湯の頭注には、妊娠で悪阻頭痛自汗悪心などあるもの、とある。
とすれば、桂枝湯に嘔気や嘔吐を伴っても不思議はないはずである。
　　　　　　　　　　（小倉重成『臨床・漢方問答』（上巻）医道の日本社 p.71，73）

〔桂枝湯についてのコメント〕
　桂枝湯が傷寒論の最初の薬方とされたのは、すでに述べたように自己治病
力を高める作用を持つからである。したがって、条文のように、発熱や頭痛
がなくても、カゼの予防にも応用できる。実際、普段から汗かきで、体の冷
えやすい人が汗をかいたときに温服すると体が温まり、カゼを予防できる＊。
　　　　　＊先に、傷寒論は太陽病の病的感覚反応を治病の対象とはしないと述べた
　　　　　　が、このような桂枝湯の使用法は“未病を治す”ことになるのだろうか。

桂枝湯の発想
　桂枝湯の特色は二つある。
　一つは、構成生薬が芍薬を除いて食物あるいは調味料といえるものである
点。
　二つは、生薬を水で煮つめてカスを去り、煎じた液を服用する点。
　一つ目の特色から連想できるのは、身近な植物で薬方を構成しようとした
ことである。これは、急性熱性病の初期に対応しようとすれば当然である。

とにかく、一刻も早い服用を必要とするからである。生姜や大棗は食物であるし、桂枝と甘草は調味料だったと想像する。芍薬を食したか否かは不明だが、身近な植物であることは同じである。いずれにしても、桂枝湯は日常生活の中で容易に入手可能な植物を中心に構成されている。

二つ目は、湯液にして服用する点である。剤形には、他に、散剤や丸剤などがある。傷寒論の剤形は、ほぼ100%が湯液である。ちなみに、金匱要略では、湯液が71%、散剤が17%、丸剤が10%、その他が2%の構成である。これは、傷寒論の対象が急性熱性病なので、即効性と短期の服用を目標としたこと、一方、金匱要略の対象は慢性病が主なので、長期服用と携帯の利便性に重点を置いたことの違いといえる。

いずれにしても、傷寒論の薬方は、原方の五苓散を除けば、すべて、剤形が湯液である。それは、原作者たちが可能な限り湯液に統一しようとした結果だろう。すなわち、桂枝湯の二つの特色から、用に臨んで直ちに入手可能な原料かつ即効性のある剤形（湯液）が桂枝湯創製の発想と考えられる。

桂枝湯誕生の背景
傷寒論の剤形が湯液であることについて、二つの特徴が挙げられる。

一つは湯液が一種のスープであること

二つは生姜と大棗の使用が多いこと

薬方構成生薬を水で煮つめてカスを捨て、残った液を服用することは生薬のスープを飲むことを意味する。この方法はすでに、殷の伊尹が行っていたという（皇甫謐著甲乙経の序）。しかし、伊尹の湯液経は現存せず、内容は不明である。おそらく、単味の生薬を煎じて服用したのではなかろうか。いずれにしても傷寒論のように体系化されたものではない。

また、孫思邈は、『千金要方』巻九に〈「江南の諸師は仲景の要方を秘して伝えず」と書いて嘆いたという。漸くにしてそれらを手に入れて、『千金翼方』に引用した。しかし、それは『金匱玉函経』で、傷寒論のテキストとしては粗悪であった。〉（大塚敬節『大塚敬節著作集　第八巻』春陽堂 p.21）

仲景の要方が具体的に傷寒論のものか否かは不明だが、当時、江南の医師たちが仲景の薬方といわれるものを使用していたことは事実だろう。

では、なぜ、江南なのだろう。湯液を治病スープと考えると料理との関係を重視せざるを得ない。中国料理は四種類に分類できるという。

各論　辨太陽病脈證幷治　上　第五

〈中国料理の特色も、この中華文明の地域差とは切っても切れない関係にあり、やはり四つの地域で大きなちがいが見られる。北京料理、上海料理、広東料理、四川料理の四つである。広東料理が他の地方の料理ともっとも異なる点は、調味料の多さにあるだろう。調理するときに使う調味料は数百種類にのぼる。

　フカヒレのスープなどスープに有名なものが多い。〉

（譚璐美『中華料理四千年』〈文藝春秋〉p.41，56 より抜粋）

　また、生姜とナツメを含む薬方は、桂枝湯をはじめ、葛根湯、大青龍湯、小柴胡湯、生姜瀉心湯など数多くある。そして、生姜とナツメが一緒の薬方の剤形は、散剤や丸剤よりも湯液の方が最適である。このように、生姜とナツメを構成生薬とする薬方が多くあることも、スープとして服用する条件の一つに挙げられる。

　以上、桂枝湯誕生の背景には、料理の存在が考えられる。同時に、料理と地域との特徴から、傷寒論出生の地が江南地方であることも示唆される。

桂枝湯におけるいくつかの疑問

　原典では、桂皮ではなく、桂枝の使用が指示されて薬方名が桂枝湯となっている。また、生薬には、用量とともに去皮、炙るなどの修治法が併記されているが目的がはっきりしない。そして、用量には重量を表す両の他に枚がある。これらの疑問点ついて検討する。

①　なぜ、桂皮ではなく桂枝なのか。細い桂枝の皮を去る必要があるのか。『中薬炮製学』は、桂についてつぎのように述べている。（意訳）

　　　桂の外層は常に褐灰色のコルク層が多少附生している。使用に際してはこれを削除する。削除したものを去皮肉桂という。その中で、芳香油の含有量が最高の桂を"紫油肉桂"と称する。これは貴重な薬品である。次の等級の肉桂は、外層を削除して、芳香油の含有量が比較的多い中層を用いる。これを"桂心"と称する。作用は比較的強い。皮が薄く辛いものを"桂皮"と称する。多くは香料や調味の用に供する。桂枝とは、桂の枝條（木の枝）をいう。古方の多くは去皮するが、其の皮は非常に薄くこれを去る必要はない。（孫伯玉『中薬炮製学』昭人出版社 p.47）

176

以上の記述から想像すると、傷寒論が桂枝を選んだ理由は、安価で身近に
あることではないだろうか。当時、肉桂は勿論のこと桂心あるいは桂皮も相
当高価であり、そのうえ、太い幹の樹皮であるから容易に入手できなかった。
そこで、手軽に採れる細い枝にした。したがって、去皮の必要はないはずで
ある。

　ところが、桂の皮はコルク層を取り除かなければならないと信じていた後
人が、桂枝にも「去皮」の二文字を加えたのだろう。今日では、もっぱら、
桂皮を使用しているので「去皮」があってもよいが、そうなると、薬方名を
「桂皮湯」と改める必要が生じる。しかし、そのようなことよりも、まずは、
桂枝より上等な桂皮を使用できる幸せに感謝すべきかもしれない。

　②　なぜ、甘草を炙るのか。
　　　・炙甘草ハ微温ニテ能ク中焦ノ元気ヲ補益シ元気不足ノ虚熱ヲ除クニ勝
　　　　タリ。(中略) 惟實熱實火ノ急烈ヲ除クニ於ハ生甘草ヲ用ユ。虚熱虚火ノ
　　　　急烈ヲ除クニ於ハ炙甘草ヲ用ユベシ。
　　　　　　(岡本一抱『近世漢方医学書集成7「和語本草綱目(1)」』名著出版 p.144〜145)
　　　・あぶってきざむと、きざみやすいばかりでなく、ムチンが減じて、胃
　　　　にもたれなくなる。(大塚傷寒論 p.146)
　　などの説があるがはっきりしない。

　前出の『中薬炮製学』には、〈生は味がよくない(生則味不佳)〉とある。著
者はこれが炙る理由ではないかと考える。というのは、マメ科の植物にはあ
る種の"なまぐさい"においと味がある。例えば、生の大豆がそうである。
そのため、きな粉にするときは、大豆を炒ってから粉にする。甘草もマメ科
であり、その根と根茎を使用するのだが、やはり、生ぐさいにおいと味がする。

　そこで、炒るほどではないが、表面を火で炙るわけである。事実、炙った
甘草は香ばしく甘みが増す。傷寒論では、甘草湯や桔梗湯の甘草が"生"で
ある。それは、テキスト321 少陰病　二三日　咽痛者　の条文が後から加え
られたものであり、加えた人がたまたま生甘草を使っていたからである。ま
た、甘草煎(忘憂湯)の甘草が生なのは、外用だからである。要するに、薬効
上の理由で生甘草かあるいは炙甘草かを決定したのではないといえる。なぜ
ならば、表面を炙る程度で甘草の成分が変化するとは考えにくいからである。

各論 辨太陽病脈證并治 上 第五

　桂枝湯は桂枝のスープであるから、当然、味の良し悪しも考慮しなければ
ならない。「良薬は口に苦し」の格言もあるが、急性熱性病に服用する最初の
薬方がまずくてよいわけはない。そのために、「良薬は口に美味し」を目指し
て炙甘草としたのだろう。このように考えると、桂枝湯誕生の裏には料理の
考え方が見え隠れする。

　③　なぜ、大棗は 12 枚なのか。
　桂枝湯構成生薬用量の単位は大棗以外すべて両である。大棗だけが「枚」
である。また、大棗には"擘"という字が付いている。それはツンザクと読み、
『漢辞海』（三省堂）によれば"手の指を用いて割る"ことである。つまり、ナ
ツメの果実を両手の親指で割って種を去り果肉を取る行為といえる。目的は、
ナツメの果肉を使用するためではないだろうか。
　その果肉を数える単位が「枚」である。したがって、一個のナツメは 2 枚
となるから大棗 12 枚はナツメの実 6 個に相当する。通常の用量は 12 枚だが
當帰四逆湯は 25 個である。"個"とあるから果実のままである。もし、擘な
らば必ず偶数となり、単位は個ではなく枚となる（十棗湯は 10 枚）。當帰四逆
湯のある 351 手足厥寒　脈細欲絶者及び 352 若其人　内有久寒者は、後人
が書き込んだ文章である。おそらく、彼はナツメを擘かないでそのまま使っ
ていたのだろう。ということは、當帰四逆湯と當帰四逆加呉茱萸生姜湯が桂
枝湯から派生したものでなく、傷寒論以外の医学書に属すことを示唆するも
のである。

桂枝湯服用後の指示と注意
①　桂枝湯服用後、少し経ってから熱くて薄いお粥をすすり、同時に、布
　　団などにくるまって温かくする。
　　　　⇒　体を温めて自己治病力による発汗力を高め、同時に、桂
　　　　　　枝湯の薬力を強める（以助薬力）。
②　発汗は全身が汗ばむ程度がよい。
　　　　⇒　汗が流れるように発汗すると自己治病力の守備範囲を超える
　　　　　　からである。
③　桂枝湯服用後の注意
　　もし、一服で汗が出て病が治ったらもう服用しなくてよい

178

⇒　自己治病力が消滅するので桂枝湯の必要性がなくなる

　桂枝湯服用中は、生ものや冷たい食事などの摂取を禁ずる

⇒　それらは胃腸を冷やして自己治病力と桂枝湯の発汗力を弱める（気血水の循環不全を増長する）

桂枝湯の発汗作用

　桂枝湯の作用は「発汗」である。では、汗出悪風者を発汗するとはどういうことなのだろう。実際に、桂枝湯を服用して解熱する様子はつぎの通りである。

服用前 ＝ 肌がベトベトと汗ばみ皮膚の表面が冷たくサワサワと不快なさむけがして頭痛がする

服用後 → サラリとした汗に変わり、体全体が温かくなってさむけがなくなる

　　　　 → 解熱して頭痛も消失する

　したがって、桂枝湯の「発汗」は、自己治病力により汗の質（ベトベト → サラサラ）を変えることである。

　古来、桂枝湯は発汗剤ではなく"解肌"の剤とされてきた。根拠は 17 桂枝本爲解肌である。この条文は 16 の壊病の概念を間違えた後人が書き込んだもので誤りであり傷寒論の原文ではない。しかし、17 を正文としたために"解肌"が正当化された。

〈解肌とは、肌表を其の位と爲せる太陽病を和解するとの謂也。此れ「解肌」の二字を以て、本来の発汗剤に非ざるを明らかにす。〉（奥田傷寒論 p.26）

　残念ながら、この二文字が桂枝湯の作用を誤解させたことは否定できない。確かに、発汗とは無汗の者の汗を出すことであり、すでに汗が出ている汗出悪風者を対象とするのは適切でない。

　しかし、桂枝湯の発汗は前述したように汗の質を変えて、サラリとした汗を出すことである。その作用を解肌（和解）とするならば、発汗を太陽病の治病法とする傷寒論の体系は構築できない。なぜならば、「和解」とは少陽病の治病法であり、太陽病の病治法ではないからである。したがって、桂枝湯の作用は「発汗」であり、自己治病力による太陽病の治病法に従う薬方（発汗剤）であるといえる。

179

各論　辨太陽病脈證幷治　上　第五

桂枝湯使用上の注意

桂枝湯など桂枝を含む薬方を使用するときは、最初に、シナモンの好き嫌いを聞いた方がよい。嫌いなときは他の薬方に変える。シナモンの香りを嫌がる人がいるからである。また、桂枝が体質的に合わない場合は"のぼせ"を訴えることがある。

原文6-14　太陽病　項背強几几　〈発熱〉　反汗出　悪風者　桂枝加葛根主之。

［読み方］太陽病　項背強張ること几几〈発熱し〉反って汗出で悪風する者は桂枝加葛根湯これをつかさどる。

［内　容］太陽病で、項と背にこわばりを感じて〈発熱〉し、項背強几几があるにもかかわらず、自然と汗ばんでさむけがする者に対しては、桂枝加葛根湯が主治する。

几几をしゅしゅと読む説がある。奥田傷寒論は〈几の音はしゅである。几几とは顎を引くの貌。此の句、項背強急の状を形容せるなり〉と述べている。

浅田、木村も同様である。大塚は〈ききと読み、机机と同じで重くて動かしにくい意〉であるという。

ところで『常用字解』によると、机、肌、飢は形声で音符は「き」であるという（白川静『常用字解』平凡社 p.90）。また、『漢辞海』（三省堂）によると、几几には「いっしょにするさま」の意味がある。二つの辞書を参考にすると、几几の読み方は「きき」で、意味は「項と背のこわばりが一緒なさま」となる。多分、原作者たちは、項と背が同時にこわばる症状を表現したかったのだろう。

この点が、病的感覚反応の頭項強痛と異なる。すなわち、それは同時に、そして同程度に頭痛と項強がある状態を表現している。しかし、病的身体反応に変化すると、頭痛＞項強あるいは頭痛＜項強となり、桂枝湯と桂枝加葛根湯の違いが明確になる。

180

原文6-14 太陽病 項背強几几～

桂枝加葛根湯方

葛根 4両 （麻黄 3両） 芍薬 2両 甘草 2両 生姜 3両 大棗 12枚 桂枝 2両

テキストの桂枝加葛根湯には麻黄3両が記載されている。

そのため、七味 以水一斗 先煮麻黄 云々となっているがこれは間違いである。

なぜならば、桂枝加葛根湯は桂枝湯に葛根を加えた薬方だからである。

したがって、本書では下記のように改める。

六味 以水一斗 先煮葛根 減二升 去上沫 内諸薬 煮取三升 去滓温服一升

覆取微似汗 不須啜粥 餘如桂法 將息及禁忌

葛根 山野に自生するマメ科の藤本。クズ *Pueraria lobata* の根。

コルク皮を去り、角形（六面体）に細切する（角葛根）。

なるべく白く充実したものがよい。

発汗、解熱、緩解剤で、熱性病、感冒、項背急に用いる。

（『薬局の漢方』p.20 ～ 21）

■ 機能的構造式

病位 表の陽（太陽病） 〈気・血・水〉		
表	表裏間	裏
陽 葛根 4・桂枝 2	甘草 2・生姜 3・大棗 12	
陰		芍薬 2

　表の陽に葛根4両を加味する。そのためか桂枝と芍薬を1両ずつ減じて3両から2両にしている。また、構成生薬の記載順では、葛根が先頭で桂枝は最後である。これは、表において項背強几几とあるように血の循環不全が増加したからである。

　さらに桂枝を3両から2両として最後尾に置いて頭痛 → 項背強の変化を

181

各論　辨太陽病脈證幷治　上　第五

示し、自己治病力が桂枝湯よりも減少したことを表している。

　条文中の「反汗出　悪風者」とは、「項背強几几」なので桂枝湯証が減少しているにもかかわらず、依然として自己治病力が働いているという意味である。ここでは、桂枝湯から派生した薬方として桂枝加葛根湯を論じているのだから、従来の説のように葛根湯証と反対の「反」ではない。

　すなわち、桂枝湯証が減少したので「不須啜粥（粥をすするをもちいず）」とし、その他は桂枝湯の指示の通りにせよとしている。すなわち、頭痛＜項強　の場合、自己治病力が病力より優勢なものの桂枝湯証よりは減少しているので、お粥をすすっても意味がないと考えたのだろう。

　したがって、桂枝湯証の〈**気・血・水**〉ではなく、〈気・**血**・水〉である。

【臨床応用】
〈証〉　桂枝湯証で、頭痛よりも項背筋の凝りが強い。
急性熱性病関係：初期で、頭痛、項背筋の凝りがあり、汗ばむ傾向がある。
疼痛関係：　　　項背、肩が凝り、熱なく、自汗あり、脈浮弱のもの。
　　　　　　　　　　　　　　（藤平健・小倉重成『漢方概論』創元社 p.461）

〔桂枝加葛根湯についてのコメント〕
　本方は麻黄を含まないので、前立腺肥大症や麻黄に敏感な人の葛根湯として活用できる。

182

原文 7-31　太陽病　項背強几几～

辨太陽病脈證并治　　中　　第六

　辨太陽病脈證并治上第五は、「脈浮　頭項強痛而悪寒」という病的感覚反応から自己治病力による病的身体反応である「発熱　汗出・悪風」を中心に太陽病と太陽中風・桂枝湯証を論じた篇である。ここからは、それがさらに進行した「発熱　無汗・悪寒」証の葛根湯と麻黄湯について述べている。

原文 7-31　太陽病　項背強几几　〈発熱〉　無汗　悪風　〈項背痛者〉
葛根湯主之。

［読み方］太陽病　項背強張ること几几　〈発熱し〉　汗無く　悪風を経過し
　　　　　（理由は後述）〈項背痛む者は〉　葛根湯これをつかさどる。
［内　容］太陽病で、項と背のこわばりが一緒になったように感じられ、発熱
　　　　　しているが汗はなく、汗出悪風の桂枝加葛根湯証を経過して項と背
　　　　　が痛む者には、葛根湯が主治する。

　葛根湯は桂枝加葛根湯証が無汗になった者を主治する。それは、太陽病の病的感覚反応の「頭項強痛」からつぎのように進行したものである。

183

各論　辨太陽病脈證幷治　中　第六

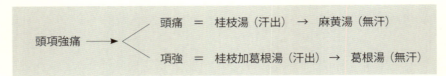

　この条文には疑問点が二つある。一つは「病人」が存在しない点（○○○者がない）、もう一つは　無汗　悪風　と記載されている点である。
　まず、最初に条文が「○○○者　葛根湯主之」となっていない点について考察する。

「○○○者」がない点について

　傷寒論は病ではなく「病人」を治すことを目的にしている。それ故、条文には必ず　○○○「者」　□□□湯主之　と記載されている。ところが、なぜか葛根湯の条文にはそれが見当たらない。当初はあったが何らかの理由で消失したものと考えられる。そこで、原文8-35麻黄湯の条文を参考にしてどのような語句が欠落したのかを推定する。

太陽病　項背強几几　〈発熱〉　無汗　悪風　〈　　　者〉　葛根湯主之。
太陽病　頭痛　発熱　身疼・腰痛・骨節疼痛　悪風　無汗而喘者　麻黄湯主之。

　麻黄湯において、身疼・腰痛・骨節疼痛が無汗により頭痛から派生したと仮定すると、葛根湯では項背強几几であるから〈項背痛〉となる。

麻黄湯　頭痛　発熱　無汗　　　　→　　　　身疼・腰痛・骨節疼痛
葛根湯　項背強几几　〈発熱〉　無汗　→　　　〈項背痛〉

　したがって、〈項背痛者〉を補えばよいことになる。葛根湯の条文では、項背強几几、項背痛と同じような語句が連続するので、筆写の際に省略された可能性がある。

無汗　悪風について

　傷寒論では「汗出・悪風」が原則である。ところが、7-31と8-35には、無汗・悪風あるいは悪風・無汗がある。明らかに原則に反している。なぜな

のだろう。残念ながら先哲たちの解説はこの疑問に答えてくれない。

浅田、奥田、木村傷寒論はいずれも〈悪風は悪寒の互文（二つの表現において、一方で述べたことは他方で省き、双方補って意味を完全にする修辞法）（『漢辞海』三省堂）なり〉という。

木村傷寒論にはつぎのように述べられている。

〈悪風、悪寒に拠りて證の軽重を断ずること能はず。中風、傷寒の別は有汗と無汗とを以てし、必ずしも悪風と悪寒とを以てせず。故に此条及び麻黄湯の条に悪寒を挙げずして悪風を挙げ、以て悪風悪寒に係らざることを示すなり。〉

大塚傷寒論は、〈汗出で悪風は表虚であり、汗なく悪風は表実である〉といっている。どうもよくわからない。

そこで、著者はつぎのように考える。

悪風を悪寒の誤りとする場合

①　原文にはなかったが、後人が悪寒と間違えて"悪風"と書き込んだ
　　→　おそらく、桂枝湯、桂枝加葛根湯の悪風をみて葛根湯と麻黄湯
　　　　の条文に付け加えたのだろう。
②　原文では、悪寒だったが、筆写の間違いで"悪風"になった
　　→　原文10-38の大青龍湯の条文を参考にすると「脈浮緊　発熱
　　　　悪寒　身疼痛（項背痛）不汗出（無汗）」は同じであるから、葛根
　　　　湯と麻黄湯の条文に悪寒があってもよい。後人が筆写の際に"悪
　　　　風"と間違えたか、あるいは①と同様に、桂枝湯や桂枝加葛根
　　　　湯の悪風にならって悪寒を"悪風"に変えてしまった可能性が
　　　　ある。

悪風は誤りではないとする場合

　　　　原作者たちがある目的のために敢えて「悪風」を条文に記載した
　　　　→　その目的とは、桂枝湯を頂点とする傷寒論の体系を読者に知ら
　　　　　　せることである。すなわち、葛根湯と麻黄湯の「無汗」は、自
　　　　　　己治病力による桂枝湯証、桂枝加葛根湯証の「汗出・悪風」を
　　　　　　経過したものであり、正常な状態の「無汗」から直接、葛根湯
　　　　　　証や麻黄湯証になったものでないことを強調するためである。

いずれにしても、両条文には「無汗」とはっきり記載されているので、この「悪風」は汗とは無関係である。したがって、「悪風」を悪寒の誤りとするかあるいは原作者たちの「仕掛け」とみるかに意見が分かれるが、後者のように解釈するのが妥当と考える。そのために、［読み方］では「（自己治病力による汗出の）悪風（桂枝加葛根湯証）を経過して」と読んだ。

葛根湯方
　　葛根 4両　麻黄 3両　桂枝 2両　芍薬 2両　甘草 2両　生姜 3両　大棗 12枚
　　七味　咬咀　以水一斗　先煮麻黄葛根　減二升　去上沫　内諸薬　煮
　　取三升　去滓　温服一升
　　覆取微似汗　不須啜粥　餘如桂枝法。将則息及禁忌。

麻黄　中国北部、蒙古地方に野生するマオウ科の小低木マオウ属 Ephedra
　　　ことに *Ephedra sinica*；*E.intermedia*；*E.equisetina* の地上茎で、根を
　　　去ったもの。
　　　なるべく太く、渋みと辛味があって舌を麻痺するものがよい。
　　　発汗、鎮咳、去痰剤で、皮膚の排泄機能障害による呼吸困難、喘、
　　　咳に用いる。麻黄根は止汗剤とする。（『薬局の漢方』p.19）

　　　（注意）不眠（夜間に頭が冴えて眠気がない）、頻尿あるいは尿が出なく
　　　なるなどの症状が発現することがある。特に、高齢者には慎重に投
　　　与しなければならない。

■ **機能的構造式**

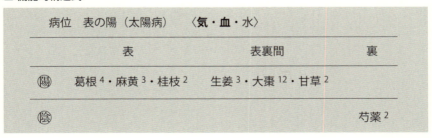

原文 7-31　太陽病　項背強几几〜

　葛根湯は桂枝加葛根湯に麻黄３両が追加された薬方である。葛根湯の項背強几几や項背痛は太陽病の「無汗」が原因で生じる。無汗は自己治病力が病力よりも弱い状態を示す。無汗を発汗する役目は麻黄³・桂枝²にある。この麻黄：桂枝＝３：２の比率が強力な発汗作用を持つ。つまり、薬力が弱い自己治病力を増強するわけである。病を治すのは、どこまでも自己治病力なので、それに葛根が加わって解熱と同時に項背強・痛を解することになる。

　原作者たちは、項背強・痛を血の循環不全と考えた。その原因は発汗できないことにあるので、気と水も関係している。したがって、葛根湯証は、〈気・血・水〉が循環不全を起こしているといえる。

■ 葛根湯の病理と薬理作用

　　　　表の陽　　　　　血（葛根）／水（麻黄）＋気（桂枝）＝　発汗
　　　　表裏間の陽　　　水（生姜・大棗）／気（甘草）
　　　　裏の陰　　　　　血（芍薬）

　表の陽において、麻黄・桂枝 ＝ 水３・気２の組み合わせが発汗作用を持ち、それが血に働いて葛根による項背強・痛の改善を支援する。水は表と表裏間にあり、水の循環不全の大きいことがわかる。

　また、生薬の重量をみると、表が９両であるのに対して、表裏間・裏は10両である（大棗12枚を３両に換算）。つまり、表と表裏間・裏合計の比率が９：10である。これは、葛根湯が表証だけでなく、自下利や嘔などの表裏間の証（水）にも有効なことを示している。

【臨床応用】
〈証〉　頭痛、発熱、悪寒、項（うなじ）と背がこわばり、無汗である。
　　　　脈は浮で、麻黄湯ほどではないが緊張がよい。
急性熱性病：悪寒・発熱、脈浮緊数、無汗で項部と肩背部に凝りがある。
　　　　　　扁桃炎、咽頭炎など喉に痛みを伴うときは「加桔梗石膏」とする。
慢性病：　　葛根湯を用いる共通の目標は脈浮緊、無汗、項背の凝りなどである。
　　　　　　ただし、胃腸虚弱の人、食欲不振、嘔吐、悪心などのある人、

187

各論　辨太陽病脈證并治　中　第六

　　　　　　　　脈が微弱な人、筋肉の緊張の弱い人には使用しない。
　　　　　　　　やむを得ず使用する場合は、加半夏 6g とする。

疼痛関係：　三叉神経痛など顔面の疼痛　→　初期は葛根湯でよいが、長
　　　　　　　引いたものには「加朮附子」とする
　　　　　　　　　　（大塚敬節・矢数道明・清水藤太郎『漢方診療の実際』南山堂 p.171）
　　　　　　　口が開かない　→　葛根湯単独で効果がある
　　　　　　　　　　　（大塚敬節『症候による漢方治療の実際』南山堂 p.649）

筋骨・結合組織関係：
　　　　　　　肩凝り　→　項から肩甲間部にかけて凝るものと項部から肩
　　　　　　　　　　甲関節に向かって凝るもの
　　　　　　　　　　　（大塚敬節『症候による漢方治療の実際』南山堂 p.168）
　　　　　　　五十肩　→　激しいもの　茯苓 3.0 朮 3.0 附子 0.5 〜 1.0 を
　　　　　　　　　　加える
　　　　　　　　　　　　（矢数道明『臨床応用　漢方處方解説』創元社 p.68）
　　　　　　　腰痛　　→　脈浮で緊張のよいもの
　　　　　　　　　　後頭部より肩胛間部にかけて強ばり、時には脊
　　　　　　　　　　柱を挟んで、腰のあたりまで強ばり疼痛を訴え
　　　　　　　　　　る（大塚傷寒論 p.195）

耳・鼻関係：耳の痛み　→　外耳炎、中耳炎などには「加桔梗石膏」とする
　　　　　　　　　　　（大塚敬節『症候による漢方治療の実際』南山堂 p.51）
　　　　　　　難聴　　　→　感冒で鼻づまりによるもの
　　　　　　　　　　　（大塚敬節『症候による漢方治療の実際』南山堂 p.57）
　　　　　　　副鼻腔炎　→　脈は浮でなくてもよいが緊張は必要である
　　　　　　　　　　「加桔梗石膏」、「加桔梗薏苡仁」、「加桔梗薏苡
　　　　　　　　　　仁石膏」とする
　　　　　　　　　　　（大塚敬節『症候による漢方治療の実際』南山堂 p.62）
　　　　　　　慢性鼻炎　→　便秘のものには「加川芎大黄」とする
　　　　　　　　　　（大塚敬節・矢数道明・清水藤太郎『漢方診療の実際』南山堂 p.237）
　　　　　　　アレルギー性鼻炎　→　主として鼻がつまるもの
　　　　　　　　　　　（大塚敬節『症候による漢方治療の実際』南山堂 p.62）

眼関係：　　ただれ目　　→　「加朮附子」「加川芎大黄黄芩石膏」
　　　　　　　　　　（大塚敬節・矢数道明・清水藤太郎『漢方診療の実際』南山堂 p.217）

さかさまつ毛　→　「加當帰附子」

　　　　　　　　（大塚敬節『症候による漢方治療の実際』南山堂 p.126）

はやり目　　　→　「加川芎大黄」症状の激しいものにはさ
　　　　　　　　　らに黄芩・石膏を加える

　　　（大塚敬節・矢数道明・清水藤太郎『漢方診療の実際』南山堂 p.219）

歯関係：　歯痛　　→　肩こりからくる歯痛によい。歯が浮いたりまた
　　　　　　　　　　　は歯齦が腫れたりして、首から肩にこるもの

　　　　　　　　（大塚敬節『症候による漢方治療の実際』南山堂 p.158）

虫歯　　→　初期に使用すると緩解するものが多い

　　　（大塚敬節・矢数道明・清水藤太郎『漢方診療の実際』南山堂 p.290）

皮膚関係：　蕁麻疹　→　発熱があり、発赤・腫脹が広く硬く、瘙痒の激
　　　　　　　　　　　　しいものによい
　　　　　　　　　　　　症状により、「加大黄」あるいは「加石膏」とする

　　　（大塚敬節・矢数道明・清水藤太郎『漢方診療の実際』南山堂 p.273）

産科関係：　乳汁欠乏症　→　乳腺の発達もよく、乳汁が十分出るべき状
　　　　　　　　　　　　　　態にありながら鬱滞して出ず肩が凝るもの

乳腺炎：　　→　初期で悪寒発熱し、乳腺の腫脹・疼痛、肩
　　　　　　　　　　凝り等を訴えるもの「加石膏」とする

　　（大塚敬節・矢数道明・清水藤太郎『漢方診療の実際』南山堂 p.254 ～ 255）

　以上からわかるように、葛根湯の病位は太陽病で、その守備範囲は頭部（顔面）、背部（腰を含む）、皮膚である。具体的には、三叉神経痛などの顔面疼痛、耳鼻や眼の病、歯痛そして肩凝り、五十肩、腰痛、蕁麻疹などである。

　ここで注意しなければならない点は、それらに葛根湯が効くということではない。すなわち、副鼻腔炎に葛根湯が効くのではなく、**葛根湯は葛根湯証**（項背強几几　無汗、脈浮緊）**のある副鼻腔炎に効果を発揮するという意味**である。それ故、必ずしも病名と薬方が対応する関係にない。

　ところで、葛根湯には加味方が多い。「加朮附子」、「加石膏」、「加桔梗石膏」、「加桔梗薏苡仁」、「加川芎大黄」、「加川芎辛夷」などである。どうしてこのように多いのだろう。考えられる理由の一つに、顔面や肩の病の病的身体反応に「項背強几几」を訴える病人が多いことが挙げられる。そのために葛根湯の出番となるのだが、それらには疼痛や炎症性の強いものがある。

各論　辨太陽病脈證幷治　中　第六

　葛根湯には項背強几几（項背痛）を改善する働きはあるものの、眼、鼻、歯
などの局所的な炎症性の病に対しては、その作用範囲が広過ぎるために所期
の効果が得られにくい。そこで、石膏や大黄、桔梗や川芎を加味して、それ
らの協力作用により、葛根湯の薬力を集中させ、ピンポイント的に局所の疼
痛や炎症の軽減、治癒を図ろうとした。
　もう一つの理由は、「項背強几几」の場合に、裏において裏熱や潮熱が発生
する可能性があるということである。したがって、熱性の炎症や便秘を伴う
炎症では石膏や大黄を加味する方が効果的である。
　このような葛根湯の加味方は、傷寒論の原作者たちにとって、おそらく、
予想しなかったものだろう。後人たちが開発した葛根湯の活用である。それ
は、葛根湯証の「項背強几几」を呈する病の多いことと、葛根湯の薬方構成
が加味を受け入れやすいことに関係している。

葛根湯の加味方と臨床

加石膏　　　　局所が熱を持ち、痛みや痒みなどが強い　→　歯痛　蕁麻疹
　　　　　　　　　　　　　　　　　　　　　　　　　　　　　　　など
加桔梗石膏　　熱を伴い痛みが激しい　→　扁桃炎、咽喉炎、外耳・中耳炎、
　　　　　　　　　　　　　　　　　　　　副鼻腔炎（鼻づまり）など
加大黄　　　　分泌物なく、痒みが強く便秘のあるもの　→　蕁麻疹など
加川芎大黄　　便秘があり、頭痛や頭重感がある　→　副鼻腔炎、結膜炎
加桔梗薏苡仁石膏　桔梗石膏の抗炎症作用に排膿と浮腫に対する駆水作用
　　　　　　　　を付加　→　副鼻腔炎など
加朮附子　　　神経や筋骨・結合組織関係の疼痛　→　三叉神経痛、腰痛など

　桔梗は、去痰、排膿剤で、粘痰、膿腫のあるものに用いる。
　薏苡仁は、利尿、排膿、鎮痛、滋養剤で、浮腫、肌膚甲錯、身体疼痛、イ
ボに用いる。
　川芎大黄は、吉益東洞翁が粉末（大黄2両・川芎6両）にし、應鐘散として用
いた。目標は「治諸上衝轉変不治者」である。（『東洞全集』思文閣出版 p.431）
　粉末の場合は便秘が主で、そのために頭痛や頭重感、項のこわばりがある
者を対象とする。料とすると緩下作用はあるが、便秘よりも消炎作用に重点
が移ると考えられる。したがって、加川芎大黄は鼻や眼の炎症性症状に伴う

190

頭痛・頭重感、首筋の違和感などの緩和に働く。

　また、葛根湯加川芎辛夷という加味方があり、鼻づまり、蓄膿症、慢性鼻炎に用いられる。辛夷はモクレン科コブシの花のつぼみである。その辛味成分が鼻の炎症に効くといわれている。川芎は前述したように鼻炎に伴う頭痛などの不快な症状の緩和に働く。川芎辛夷が協力して葛根湯を支援する。

　川芎は傷寒論の薬方にはない生薬であるが、金匱要略や和剤局方などでは散剤あるいは煎剤としてよく使われている。散剤の代表は當帰芍薬散（金）である。煎剤では温経湯、芎帰膠艾湯、酸棗仁湯、続命湯、奔豚湯（以上、金匱要略）、四物湯、十全大補湯（以上、和剤局方）などがある。

　〈川芎は通称で本来は芎藭（きゅうきゅう）という。蜀川中産を川芎といっていたのが一般に広がった。當帰と一緒の薬方が多い。帰は味甘平にして和柔を主とし、藭は辛温にして排散を主とす。李時珍以て血中の気薬と爲す〉とある。（浅田宗伯『古方薬議』日本漢方醫學會出版部 p.166 ～ 167）。

　この説明では川芎の作用がはっきりしないが、おそらく、頭部の血流を改善する働きがあるのだろう。それが結果として、鎮痛あるいは鎮静効果を現すのではないだろうか。

川芎　　　各地に栽培するセリ科の多年草センキュウ *Cnidium officinale* の根茎
　　　　　肥大で香味ともに強いものがよい
　　　　　温性駆瘀血剤、鎮静、鎮痛剤で、貧血症、月経困難に用いる
　　　　　　　　　　　　　　　　　　　　　　　　　　　（『薬局の漢方』p.104）

當帰　　　山地に自生し、または栽培するセリ科の多年草トウキ *Angelica*
　　　　　acutiloba の根。中国産は *Angelica sinensis* の根。
　　　　　湯通しまたは加熱して乾かしたもの。
　　　　　日本産は短い主根から多数の根がカモジ状に分岐したもので、ほぼ
　　　　　紡錘状。
　　　　　肥大で軟かで、香気が強く、辛味と甘みのあるものがよい。
　　　　　温性駆瘀血剤、強壮、鎮静剤で貧血症、腹痛、身体冷感、疼痛、月
　　　　　経困難に用いる。（『薬局の漢方』p.103）

桔梗　　　山野に自生し、または栽培するキキョウ科の多年草キキョウ

各論　辨太陽病脉證并治　中　第六

　　　　Platycodon grandiflorum の根。そのまま乾かしたものを生干といい、
　　　　コルクを去って乾かしたものを晒し桔梗という。
　　　　コルク皮がついている、エゴ味の強いものがよい。
　　　　去痰、排膿剤で、粘痰、膿腫あるものに用いる。(『薬局の漢方』p.33)

薏苡仁　畑地に栽培するイネ科の１年草ハトムギ *Coix lachrymal-jobi* var.
　　　　ma-yuen の種子。脱穀種皮を去って精白する。
　　　　かめば歯によく粘着するものがよい。
　　　　利尿、排膿、鎮痛、滋養剤で、浮腫、肌膚甲錯、身体疼痛、イボに
　　　　用いる。(『薬局の漢方』p.54)

【急性熱性病の類証鑑別】
悪寒・発熱、項背の凝り・痛み、無汗 ＝ 葛根湯
　　項背強几几　　→　　太陽病　反汗出　悪風者 ＝ 桂枝加葛根湯
　　項背強　　　　→　　医反下之　利遂不止　喘而汗出者 ＝ 葛根黄連黄芩湯
　　仍頭項強痛　　→　　服桂枝湯　翕翕発熱　無汗　心下満微痛　小便不利者
　　　　　　　　　　　　＝ 桂枝去桂加茯苓白朮湯
　　頸項強　　　　→　　身熱　悪風　脇下満手足温而渇者 ＝ 小柴胡湯
　　　　　　　　　　　　(項背強几几は項部から脊柱に沿って縦に強張るが、頸項強は耳
　　　　　　　　　　　　朶の後を下に下って鎖骨上窩または肩峰突起に向かって筋肉が
　　　　　　　　　　　　強張る)（大塚敬節『症候による漢方治療の実際』南山堂 p.170)

【慢性病の類証鑑別】
項背の凝り・痛み、無汗 ＝ 葛根湯
　　項背強几几　　→　　反汗出　悪風者 ＝ 桂枝加葛根湯
　　頸項強　　　　→　　胸脇苦満、吐き気、食欲不振 ＝ 小柴胡湯
　　　　　　　　　　　　胸脇苦満、心下急、嘔吐、便秘傾向 ＝ 大柴胡湯
　　　　　　　　　　　　胸満煩驚、小便不利、臍上動悸、神経症状、便秘傾向
　　　　　　　　　　　　　　　　　　　　　＝ 柴胡加龍骨加牡蠣湯
　　　　　　　　　　　　胸脇満微結、小便不利、渇而不嘔、心煩
　　　　　　　　　　　　　　　　　　　　　　　＝ 柴胡桂枝乾姜湯
　　　　　　　　　　　　胸脇苦満と腹直筋の異常緊張、小便不利、腹痛

　　　　　　　　　　　　　　　　　　　　　　　＝ 四逆散

肩凝り　　　→　心下痞、悪心、嘔吐、腹中雷鳴 ＝ 半夏瀉心湯
　　　　　　　　　少腹急結、便秘、のぼせ ＝ 桃核承気湯
　　　　　　　　　乾嘔、吐涎沫、頭痛 ＝ 呉茱萸湯

【治験例】

1．腰痛
患者は身体頑強な 38 歳の男子

　数か月前より腰痛を訴え、注射その他の処置を受けたが、なかなか軽快しないという。脈を診するに浮にして力があり、肌肉は張り切っている。腰痛は圧によって増劇することはないが、屈伸時には、突っ張るように痛む。脊椎には異常がない。腰部は背の一部なれば、これまた項背強張るの一症なりとして、葛根湯を投ずる。数日を出でずして疼痛全く去る。

（『大塚敬節著作集』（第四巻）春陽堂書店 p.112)

2　肥厚性鼻炎
16 歳の女子

　主訴は鼻のつまりで、耳鼻科で肥厚性鼻炎と診断されている。食欲不振があり、時々耳管炎を起こすことがある。葛根湯服用 1 ヵ月で鼻のつまることを忘れ、食欲が出てきて、血色もよくなった。

（『大塚敬節著作集』（第四巻）春陽堂書店 p.223)

3．上顎洞蓄膿症
38 歳の女性

　数日前より右顔面がひどく痛んで食事もできず、夜も眠れないという。診察してみると、右上顎の中央が、拇指頭大に腫れ、少し発赤し、この部を撫でても強く痛む。右鼻腔は閉塞し右肩が特にこる。時々悪寒があり、37 度 8 分の体温上昇がある。脈は浮でやや数である。そこで葛根湯に薏苡仁 10.0g を加えて与えたところ、翌日の明け方から急に顔が軽くなって、ぐっすりねむり、起床と同時に、多量の膿がのどの方に出た。続いて 5 日間これをのむと、患部の新しい炎症が消失して全く疼痛を忘れた。薏苡仁には、排膿と鎮痛の作用があるので、これを加えたのである。前顎洞や上顎洞の蓄膿症で、

各論　辨太陽病脈證幷治　中　第六

前額や頬部が痛み、便秘、のぼせなどの症状があると葛根湯に川芎3.0と大黄1.0を加える。

(大塚敬節『症候による漢方治療の実際』南山堂 p.21)

4. 蕁麻疹
42歳男性

毎年夏になると全身の皮膚がかゆい。汗をかくと特にひどい。体格中等大肉付きは良い方である。皮膚に変化は見られないが、前腕内側を擦過すると敏感に発赤する。脈はやや浮にして緊、舌正常、腹は肉付きよく、上腹部一帯が膨満しているが胸脇苦満はない。十味敗毒湯を与えたが無効。脈を参考にして、葛根湯加石膏を与えたら著効した。

(大塚敬節『症候による漢方治療の実際』南山堂 p.551)

5. 口が開かない
36歳の女性

中肉中背。五カ月ほど前から口が開かなくなる。無理にあけようとしても、左のあごの関節がこわばっていて痛くて動かない。指が一本はいるくらいがやっとである。そこで『金匱要略』の痙湿喝病篇に、「口噤して語るを得ず、剛痙をなさんと欲す葛根湯主之」とあるのにヒントを得て葛根湯を用いた。十日分で八分通り口は開くようになり、一カ月あまりで全快した。

(大塚敬節『漢方診療三十年』創元社 p.119)

6. 顔面神経麻痺
56歳の女性

十日前突然顔面神経麻痺にかかり、左眼をとじることができなくなり、口がゆがみ、気分が重いという。脈は浮大でくびがこる。葛根湯を与える。五日分の服用で九分通り治り、あと五日分で全治した。

(大塚敬節『漢方診療三十年』創元社 p.119)

葛根湯の使用上の注意

桂枝加葛根湯のところでも述べたが、葛根湯には麻黄があるので確実な証の把握とともに、その使用には十分に注意しなければならない。前述したように、胃腸虚弱、貧血、冷え症の人や特に最近は持病があり、併用薬のある

人には用心する必要がある。

　また、前立腺肥大の男性には慎重に投与すべきである。その場合、桂枝加葛根湯も考慮しなければならない。

　副作用の経験例

　数年前のこと。80歳の男性がカゼ気味のため、近所のドラックストアで葛根湯エキスの顆粒剤を購入し午前11時頃に服用した。普段は頻尿だが、午後3時になっても小便が全然出ないと来局。ただちに、泌尿器科を紹介した。1日の入院で治癒したが、前立腺肥大を指摘されたという。

　〔葛根湯についてのコメント〕

　葛根湯は有名な薬方であり、応用範囲も広い。しかし、すでに述べたように、麻黄を含むので使用には注意しなければならない。また、脈浮弱で汗出があるときは桂枝加葛根湯とした方がよい。

原文 8-23　太陽病　得之（八九日）**如瘧状発熱悪寒　一日二三度発**（熱多寒少）**面色反有熱色者**　（宣）**桂枝麻黄各半湯主之。**

（其人不嘔　清便欲自可）（脈微緩者　爲欲愈也）

（脈微而悪寒者　此陰陽倶虚　不可更発汗　更下　更吐也）

（未欲解也）

（以其不能得小汗出　身必痒）は、いずれも後人の註釈文である。
但し、「身必痒」は、蕁麻疹や皮膚瘙痒症で発汗傾向少なく顔紅潮の者に応用される。　　（藤平健・小倉重成『漢方概論』創元社 p.480）

[読み方]　太陽病　これを得て（八九日）瘧状の如く発熱悪寒し　一日二三度発す　面色かえって熱色有る者は桂枝麻黄各半湯これをつかさどる。（瘧とはマラリアのことで、発作的に悪寒を伴う急激な発熱を現す症状をいう）

[内　容]　知らぬ間に太陽病に罹患してしばらく経過した（これを得て八九日）。瘧のように発熱と悪寒が一日二三度起こる。顔色（面色）は悪寒が

あるにもかかわらず、反対に（反って）赤い（有熱色）者は桂枝麻黄各半湯が主治する。

条文中の瘧状は、あくまでも、発熱悪寒が発作性に起こることを比喩的に表現しただけで、必ずしもマラリアを対象としたものではない。

条文の冒頭に、太陽病　得之（八九日）　とあるが、八九日は後世に付けられたもので特別な意味はない。八九日は、46 と 107 にもある。しかし、傷寒論における日数は、16 の太陽病三日、96 傷寒五六日、99 傷寒四五日と 304 少陰病　得之一二日を除いて、何の根拠もなく無意味である。

それ故、原文は太陽病　得之　云々　である。「得之」とは、太陽病の初発の桂枝湯証でないことを表現している。すなわち、桂枝湯証をいつの間にか通り過ぎてから、発病を自覚したという意味である。これは、太陽病の病的感覚反応と桂枝湯証の病的身体反応を病人のセンサーが捉えられなかったことによる。

傷寒論の体系からみると、桂枝湯証はやがて麻黄湯証へと変化する。それを自己治病力と病力の視点からつぎのように表記できる。

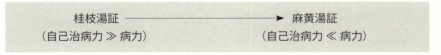

すると、桂枝麻黄各半湯証は桂枝湯証を経過して、未だ麻黄湯証にはなっていない途中にあるといえる。それは、自己治病力 ＝ 病力　の状態である。

通常は、このような状態を瞬時に通り過ぎて麻黄湯証となるが、自己治病力が意外にも強いときには途中で病の進行が停止して桂枝麻黄各半湯証になる可能性がある。

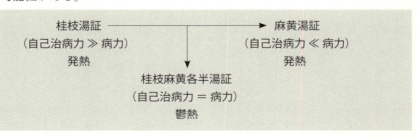

自己治病力と病力の平衡状態は、そのときの病人の体力や環境によって決定される。本方証は大人にもあるが、よくみられるのが乳幼児である。例えば、突然、元気がなくなり、顔は赤く、触れてみると熱く、体温を計ると39℃もあって親が驚くという症例である。

　原因として、乳幼児は免疫系が不完全なために、桂枝湯証の段階で自己治病力を十分に発動できず、時間の経過とともに突然大きくなることが考えられる。それを、太陽病　得之　と表現したのだろう。

　熱型は如瘧状発熱悪寒である。ただし、註釈にあるように、発熱＞悪寒である。これは、自己治病力と病力との関係が平衡状態（自己治病力 ＝ 病力）のために、桂枝湯証と麻黄湯証とが衝突するので瘧状になるわけである。

　いい換えれば、中風のように、桂枝湯証（自汗・悪風）と麻黄湯証（無汗・悪寒）が揺れ動くように併存するのではなく、両者の勢力が伯仲し、平衡が固定的である。その結果、発熱は鬱熱となり、一日二三度、瘧状に発熱悪寒するが、悪寒より熱感の方が強いことになる。

　また、上の図から桂枝麻黄各半湯の成り立ちもわかる。

　つまり、「自己治病力と病力」の状態を1/3ずつに分割したのである。

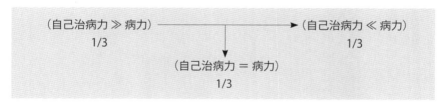

　それに基づいて、後述するように、桂枝湯1/3、麻黄湯1/3を合方して桂枝麻黄各半湯とした。各半とは二方を合わせたことを意味する。桂枝麻黄各半湯を1/3にすることにより、三方合わせて　桂枝湯 → 麻黄湯　の過程が「1」となるようにしたと考えられる。(1/3 + 1/3 + 1/3 = 1)

　なぜ、そうしたのか。

　その理由としてつぎのような考え方がある。

① 傷寒論の二層構造である陽の面において、太陽病、少陽病、陽明病の三陽がある。
② そのため陽の面を1とすると、三陽病が1/3ずつ支配することになる。
③ さらに、それを太陽病に当てはめて、太陽病全体を「1」とすると、

各論　辨太陽病脈證并治　中　第六

桂枝湯、桂枝麻黄各半湯、麻黄湯を各 1/3 としなければならない。
仮に桂枝湯 1/2、桂枝麻黄各半湯 1/2、麻黄湯 1/2 とすると全体は
3/2 となる。三湯を 1 ずつにすると 1 + 1 + 1 = 3 となり、「1」の原
則に反する。

④ また、これを病理面からみると桂枝麻黄各半湯証は気と水が激しく抗
争している状況である。そのために瘧状のように発熱悪寒するのだが、
発熱（気）が勝るので面色が有熱色となる。"反"とは、悪寒が少ない
という意味である。これは、鬱熱なので桂枝湯と麻黄湯を各 1/3 ずつ
にして、桂枝：麻黄の比率を 1.6：1 とし、発熱を発汗する比率 2：3
（1：1.5）の反対にしたとも考えられる。

このように、条文は発熱の状態の記述に重点が置かれ、咽痛などの付随
するする症状は省略されたと想像する。なぜならば、桂枝麻黄各半湯と表にお
いて、陽・陰の関係にある麻黄附子細辛湯にも発熱（反発熱）のみが記載され、
咽痛には言及されていないからである。

書き込みの註釈文について

（熱多寒少）は「如瘧発熱悪寒」に対する註釈である。つまり、瘧のように
発熱悪寒するのだが、悪寒よりも熱感の方が強いことを「熱が多く寒が少な
い」と表現した。しかし、この註釈は本方の特徴を的確に捉えているので、
臨床的に役立つ。

（其人不嘔　清便欲自可）は太陽病　得之（八九日）について、太陽病の日数がか
なり経過しているが、未だに少陽病や陽明病にはなってはいないという註釈
である。

（脈微緩者　爲欲愈也。）（脈微而悪寒者　此陰陽倶虚　不可更発汗　更下　更吐也）は、
桂枝麻黄各半湯を服用後の脈の変化を述べたものである。本方の脈は条文に
は記載されていないが、実際はかなり緊張度が高く数である。服後、脈の緊
張が微となり、ゆっくりとなった者は病が治癒する。また、脈の緊張が微と
なり悪寒するものをさらに発汗、瀉下、吐かせてはならないという忠告であ
る。

（此陰陽倶虚）は別人の註釈で、脈微而悪寒の者をさらに発汗、瀉下、吐かせ
ると陰と陽が同時に虚すという主旨である。陰陽が具体的に何を意味するの

か不明である。

（未欲解也）は、脈微而悪寒者に対する註釈である。

（以其不能得小汗出　身必痒）は、如瘧状発熱悪寒するとき、本来は多少の発汗を伴うが、汗が少しも出ないと体が必ず痒くなるという書き込みである。後人が自分の経験を書き加えたのだろう。臨床に応用できる。

桂枝麻黄各半湯方
　　桂枝 ^{1両16銖}　芍薬　生姜　甘草　麻黄 ^{各1両}　大棗 ^{4枚}　杏仁 ^{24個}
　　七味、以水五升　先煮麻黄　一二沸　去上沫　内諸薬　煮取一升八合
　　去滓　温服六合

■ 機能的構造式

病位　表の陽（太陽病）　〈気×水・血〉		
	表	表裏間	裏
陽	桂枝 $^{1.16}$・麻黄 ^{1}	杏仁 ^{24}・生姜 ^{1}・大棗 ^{4}・甘草 ^{1}	
陰			芍薬 ^{1}

　表、表裏間の陽、裏の陰の生薬で構成されているが、表裏間の比重が大きい。つまり、太陽病と少陽病との二病併存状態だが、桂枝・麻黄によって太陽病位の薬方となる。その上、桂枝と麻黄の重量比が 1.6：1 である。

　これらのことから、本方が、通常の発熱ではない鬱熱に対応する能力を有するといえる。

　したがって、本方は気と水が抗争している状態で血の関与は少ない（〈気×水・血〉）。

各論　辨太陽病脈證幷治　中　第六

　＊参考：太陽病篇薬方の桂枝と麻黄の比率
　太陽病篇にある薬方の桂枝と麻黄の比率は以下の通りである。

	桂枝（両）	麻黄（両）	桂枝：麻黄
桂枝湯	3	0	3 : 0
桂枝加葛根湯	3	0	3 : 0
葛根湯	2	3	1 : 1.5
麻黄湯	2	3	1 : 1.5
大青龍湯	2	6	1 : 3
小青龍湯	3	3	1 : 1
桂枝麻黄各半湯	1両16銖	1両	1.6 : 1 ＊
（桂二麻一湯	1両17銖	16銖	2.7 : 1 ＊）
（桂二越一湯	18銖	18銖	1 : 1 ＊）

（＊桂枝と麻黄の比率は大塚傷寒論の「薬物の権量」p.108 を基にして算出
した）

　上の表から、つぎのことがいえる。
　　桂枝：麻黄 ＝　3：0　　　自己治病力による発汗の援助（汗出悪風）
　　桂枝：麻黄 ＝　1：1.5　　発熱を発汗する（無汗・悪寒）
　　桂枝：麻黄 ＝　1：3　　　より強力に発汗する（不汗出而煩躁）
　　桂枝：麻黄 ＝　1：1　　　表と表裏間の熱を同時に解する（双解）
　　桂枝：麻黄 ＝ 1.6：1　　　鬱熱を発汗する（如瘧状発熱悪寒）

　桂枝二麻黄一湯は、理論上は鬱熱に対応するが、書き込まれた薬方なの
で証が明確でない。桂枝麻黄各半湯で十分であり、敢えて2：1にする必要
はない。
　桂枝二越婢一湯も同様に追加された薬方のために証が示されていない。
桂枝と麻黄の比率が1：1なのは、鬱熱よりも陽の表証と表裏間証の二証併
存を解すことを目的としているからである。
　したがって、厳密にいえば、熱型は桂枝麻黄各半湯とは異なるが、如瘧
状発熱悪寒証となることがあるので書き加えられたのだろう。

　＊参考：金匱要略・桂枝去芍薬加麻黄附子細辛湯における桂枝、麻黄の比率
　金匱要略・水氣病脈證幷治第十四にある桂枝去芍薬加麻黄附子細辛湯の
桂枝：麻黄の比率は3：2である。これは、発汗には関係なく、すでに述べ

200

たように、気分（陽陰の分裂）を調和する働きを示す。

つぎに、各半湯中の生薬の分量、煎じ方そして服用量について考察する。
本方は桂枝湯と麻黄湯の生薬をすべて足して、それを1/3とした薬方である。

p.200の表から、無汗の葛根湯や麻黄湯では桂枝：麻黄の比が1：1.5である。

そして、不汗出而煩躁者の大青龍湯では1：3となる。つまり、発汗作用は桂枝：麻黄の比が1：1.5あるいは1：3であることが原則である。

ところが、桂枝麻黄各半湯ではその比が1.6：1と逆転している。このことは、本方が本来の発汗剤ではないことを示唆している。すなわち、太陽病　得之（八九日）の状態は純粋な発熱ではなく鬱熱であり、それを解熱しようとして自己治病力による発汗がときどき発生するので、瘧状のように発熱悪寒するわけである。

その鬱熱を解すため、無汗を発汗する桂枝：麻黄 ＝ 1：1.5ではなく、反対の1.6：1の比にして、鬱熱に対する自己治病力の増強を目的としたと考えられる。

桂枝麻黄各半湯の煎じ方と服用量

桂枝湯	水7升 →	煮取3升	→	適寒温　服1升
麻黄湯	水9升 →	先煮麻黄減2升	→	7升 →煮取2升半
			→	温服8合
桂枝麻黄各半湯	水5升 →	先煮麻黄一二沸	→	煮取1升8合
			→	温服6合

以上からわかるように、桂枝麻黄各半湯は水量も5升で桂枝湯合麻黄湯の1/3（（7＋9）÷3）、また服用量も6合で1/3（（1升＋8合）÷3）である。
このように、生薬の分量だけでなく煎じる水量や服用量も1/3である。
したがって、本方は桂枝湯と麻黄湯を合わせてすべて1/3としたことがわかる。

＊参考：合方について
漢方において、二つの薬方を合わせて一つにした薬方を二方の合方という。その場合、それぞれの薬方の分量比を1：1にするか1/2：1/2にするか、特に決まりはない。

201

各論　辨太陽病脈證幷治　中　第六

　　ただし、重複する生薬がある場合は分量の多い方を採用して、少ない方
は切り捨てる。つまり、同じ生薬があるときには多い生薬と少ない生薬を
合計しない。
　　しかし、急性熱性病を対象とする傷寒論では、桂枝麻黄各半湯にみられ
るように合方に関して厳格な原則がある。
　　柴朴湯（小柴胡湯合半夏厚朴湯）や柴苓湯（小柴胡湯合五苓散料）のよ
うな合方は後世に臨床上の必要からなされたものである。
　　したがって、傷寒論の考え方とは異なっていることに注意すべきである。

【臨床応用】
〈証〉　頭痛、発熱しても悪寒が少なく熱がるので顔色は赤く手足は熱い。
　　　　咽痛あるいは咳を伴うことが多い。食欲不振や大・小二便に異常が
　　　　ない。汗はないことが多いが、汗ばむこともある。脈は浮で緊張し
　　　　ている。
急性熱性疾患：感冒、流感、風疹などで軽咳、微熱、頭痛、悪寒、咽痛が
　　　　　　　あり脈の緊張がよい。
皮膚関係：　　蕁麻疹、皮膚瘙痒症で発汗傾向少なく顔面紅潮のもの。
　　　　　　　　　　　（藤平健・小倉重成『漢方概論』創元社 p.481）

【治験例】
1.　風邪　51歳　婦人
　　昨日から風邪気味で頭痛、咳嗽、多少の発汗傾向があり、さむけよりはほ
てることの方が多い。背は低く、小太りである。脈の緊張は比較的よく、舌
には苔がない。桂枝麻黄各半湯の一服で急に緩解し、床につくことなく、一
日の服薬で解決した。　（小倉重成『臨床・漢方問答』（上巻）医道の日本社 p.61, 62）

2.　風邪　40歳　主婦
　　今朝から強力な頭痛があり、発熱38度台で、汗が出やすく、熱苦しい。
やや肥満、貧血ぎみ。脈は比較的緊張よく、舌は乾燥して無苔、腹力は中
等度で、季肋下抵抗は右側の方が強い。桂枝麻黄各半湯一服で軽快し始め、
二日分で解決した。　（小倉重成『臨床・漢方問答』（上巻）医道の日本社 p.94, 98）

202

3. 風疹　9歳　女児
　昨日から風疹。発熱37.8度、自汗、咳、水涎、寝ていて胸を広げている。
体格中等度で赤ら顔、手先に触れると暖かい。桂枝麻黄各半湯二日分で廃薬。
赤ら顔で、手足暖かく、寝ていて胸を広げるのは熱がっている証拠である。
小児の熱がるか否かを知るには「布団を剥ぐか」を親に尋ねるのが近道である。
　水涎は表虚に共通してみられる自汗と同じ症候ととれる。

（小倉重成『臨床・漢方問答』（上巻）医道の日本社 p.109，112）

【使用経験】
咽痛・桂枝麻黄各半湯証と紛らわしい麻黄附子細辛湯証の例
　75歳の女性が起床時からの激しい咽痛を訴えて来局した。顔色は幾分赤く、
体は熱いという。鼻水は少々で咳はない。昨夜は福島県の実家に泊まり、夜
半に寒い思いをした。それでカゼをひいたらしい。最初は、桂枝麻黄各半湯
証かと考えたが、当日は気温33℃の暑さなので、あるいはそのために体が熱
いのかもしれないと考え直した。そこで念のため、つま先に触れると冷たい。
脈は沈弱で、倦怠感が強く、帰宅後何もやる気が起きないという。やはり、
麻黄附子細辛湯であった。翌日に三服で全症状が軽快したと電話があった。

　咽喉は表の陽の太陽病、表の陰の少陰病、それに表裏間の陽である少陽病
が関係する部位なので、咽が痛むカゼは厄介である。それに一時も早く治さ
ないとこじれた咳になることが多い。
　桂枝麻黄各半湯と麻黄附子細辛湯の鑑別はかなり難しい。

〔桂枝麻黄各半湯についてのコメント〕
　桂枝麻黄各半湯はカゼの初期、とりわけ、幼児に使うことが多い。その際、
咽の痛みを訴える。顔色は赤く、いかにも熱が高そうな様子である。事実、
頬や手足に触れると熱く、体が汗ばんでいる。鼻水や咳嗽を伴うこともある。
しかし、条文の「瘧状に発熱悪寒が一日二三度発す」に遭遇した経験はない。
幼児なのでそれをうまくいえないのかもしれないが、大人でもときどき悪寒
を感じるという程度で、瘧状のないのが普通である。
　本方は使用経験にあるように麻黄附子細辛湯との鑑別が難しい。

各論　辨太陽病脈證幷治　中　第六

附方：桂枝二越婢一湯（桂枝麻黄各半湯への補入）

　本方は古方家には比較的人気のある薬方の一つである。ところが意外にも、本方は傷寒論原典の薬方ではない。前述したように、桂枝麻黄各半湯の「発熱悪寒　熱多寒少」には桂枝二越婢一湯も宜しいですよと書き込まれた薬方である。だから、条文は桂枝麻黄各半湯のそれと同じであり、本方の証は記載されていない。

27　太陽病　発熱　悪寒　熱多寒少（脈微弱者　此無陽也　不可発汗）宜桂枝
　　二越婢一湯。

　　（脈微弱者　此無陽也　不可発汗）は、別人が書き入れた註釈文である。熱
　　多寒少でも脈が微弱な者は陰証だから、本方で発汗してはならないと
　　主張している。

桂枝二越婢一湯方

　　桂枝　芍薬　麻黄　甘草_{各18銖}　大棗^{4枚}　生姜^{1両2銖}　石膏^{24銖}
　　七味　以水五升　煮麻黄一二沸　去上沫　内諸薬　煮取二升　去滓
　　温服一升

　　（本傳、當裁爲越婢湯、桂枝湯合之飲一升。今合爲一方、桂枝湯二分、越
　　婢湯一分）は後人の書き込みである。

■ 機能的構造式

病位　（表と表裏間）　〈気・血・水〉		
表	表裏間	裏
㊛　桂枝 ¹⁸・麻黄 ¹⁸	生姜 ^{1.2}・大棗 ⁴・甘草 ¹⁸	石膏 ²⁴
㊝		芍薬 ¹⁸

　式から、桂枝麻黄各半湯の杏仁が石膏に置き換わっていることがわかる。杏仁には駆水作用があり、石膏には裏熱を清熱する作用がある。したがって、本方証には口渇の傾向がある。

原文 8-23　太陽病　得之〜

　本方は〈気・血・水〉だが、使用経験にあるように〈気×水・血〉となることがある。

桂枝二越婢一湯が傷寒論の原方でない根拠

1. 条文から

⑴　本方は薬方名の桂枝二越婢一湯から桂枝湯と越婢湯の合方であることがわかる。病位は桂枝湯が太陽病で、越婢湯は少陽病である。したがって、本方は太陽病と少陽病の二病位にまたがるので、太陽病を冒頭に置くことはできない。

⑵　太陽病でないとすると傷寒あるいは中風である。傷寒ならば　必悪寒がなければならない。しかし、本方は、熱多く寒少なしである。そのため、傷寒ではないことになる。では中風だろうか。ところが、太陽中風に関する条文にも熱多寒少の証は存在しない。それ故、本方は傷寒論の範疇にはない薬方といえる。

⑶　本方の条文には「得之八九日　瘧状発熱悪寒」がない。要するに、桂枝麻黄各半湯の熱多寒少のわきに書き込まれた薬方なのである。それなのに、傷寒論を再構成したときに太陽病を冠して、あたかも、傷寒論の薬方であるかのようにされてしまった。したがって、本方は傷寒論の太陽病、太陽中風、傷寒のいずれにも属さない薬方である。

2. 薬方から

桂枝二越婢一湯の生薬構成

　　桂枝・芍薬・甘草各 18 銖　生姜 1 両 2 銖　大棗 4 枚　麻黄 18 銖
　　石膏 24 銖

　　　　（桂枝湯　桂枝 3 両　芍薬 3 両　甘草 2 両　生姜 3 両　大棗 12 枚）

　　　　（越婢湯　麻黄 6 両　石膏半斤　生姜 3 両　甘草 2 両　大棗 15 枚）

桂枝湯を二、越婢湯を一として合方すると

　　桂枝湯二（桂枝 6　芍薬 6　甘草 4　生姜 6　大棗 24）

　　越婢湯一（麻黄 6　石膏半斤　生姜 3　甘草 2　大棗 15）

であるから

桂枝 6　芍薬 6　甘草 6　生姜 9　大棗 39 枚　麻黄 6　石膏半斤　となる。

ところが実際の分量は 6 両 → 18 銖　9 両 → 1 両 2 銖　39 枚 → 4 枚

205

各論　辨太陽病脈證幷治　中　第六

半斤 → 24 銖である。いま、大塚傷寒論にある「薬物の権量」(p.109) によっ
てグラム数に換算すると

　　6 両＝ 7.8g　18 銖＝ 0.9g　9 両＝ 11.7g　1 両 2 銖＝ 1.4g　半斤＝ 10.4g
　　24 銖＝ 1.2g
　　であるから
　　桂枝・芍薬・甘草・麻黄は約 1/9、生姜は 1/9、大棗は 1/9、石膏は 1/9
となる。つまり、桂枝湯を 2、越婢湯を 1 の割合で合方して、構成生薬の分
量を 1/9 にしたのが桂枝二越婢一湯といえる。

　　また、傷寒論では、鬱熱を解すときの桂枝と麻黄に比率は、1.6：1 であり、
発汗のときは 1：1.5 である。ところが本方の比率は 1：1 である。これは、
小青龍湯と同じである。小青龍湯証は「傷寒　表不解　心下有水気　乾嘔
発熱而欬　云々」で発汗作用がある。そのため、小青龍湯は発熱と心下の水
気を双解する薬方といえる。

　　一方、桂枝二越婢一湯内の越婢湯は『金匱要略』にあって、「風水病」である。
　　同書には「寸口脈沈滑者、中有水気、面目腫大、有熱、名曰風水」とある。
また、防已茯苓湯の条には、「皮水爲病、四肢腫、水気在皮膚中、四肢聶聶動
者」と記載されている。これらから類推すると、風水の「中有水気」は「皮
膚中有水気」のことだと考えられる。つまり、皮膚中に水気があって、「面目
腫大　有熱」が風水病で、「四肢腫」が皮水病ということになる。

　　すると、桂枝二越婢一湯は発熱と皮膚中有水気の二証併存を解するので双
解の薬方となる。表裏双解のために桂枝：麻黄の比率を 1：1 としたのだろう。
桂枝：麻黄の比率が 1：1.5 でなく、1：1 は傷寒論の規格外である。

　　いずれにしても、本方をなぜ 1/9 の生薬量にしたのか、理由がわからない。
　　以上のように、傷寒論の条文と薬方の両面から考察すると、本方は傷寒論の
薬方には該当しないことになる。だからといって、本方が無用の薬方かという
とそんなことはない。「漢方」という別の範疇では立派に活躍する薬方である。

【臨床応用】
〈証〉　瘧状のように発熱、悪寒して熱がり悪寒は少ないとあるが、発熱と
　　　　悪寒が交互に生じることもある。渇、尿不利、筋肉または関節痛が
　　　　ある。脈の緊張がよい。汗は発熱して熱がるときに出る。

原文 8-23　太陽病　得之〜

　　急性熱性病：熱性疾患の太陽病期で咳嗽口渇あるもの。
　　疼痛性疾患：リウマチ性疾患やベーチェット病（日を経て癒えにくければ朮附
　　　　　　　　子を加える）。　　　　　（藤平健・小倉重成『漢方概論』創元社 p.477）
　　その他：　　　腎盂腎炎の発作軽減。（使用経験）

【治験例】
1．風邪　28歳　婦人
　一昨日風邪をひき、よく咳が出、悪寒、自汗があり、渇して1日1升ぐら
い水を飲み、夜間尿が1回ある。体格はよい方で、脈は浮数でかなり力があり、
舌は乾燥して苔がない。桂枝二越婢一湯で早急に緩解がみられた。

　　　　　　　　　　　　　（小倉重成『臨床・漢方問答』（上巻）医道の日本社 p.57）

2．風邪　26歳　主婦
　三日前から発熱し、翌日は解熱したので入浴したところ、今日午後から
39.4度、頭痛、悪寒、咳嗽、水涎、のぼせびえ、渇、自汗、残尿感がある。
体格は中等度で赤ら顔、脈は浮数でかなり力があり、舌は乾燥して苔なく、
項背強がある。桂枝二越婢一湯で速やかに快癒した。

　　　　　　　　　　　　　（小倉重成『臨床・漢方問答』（上巻）医道の日本社 p.88）

3．風邪　8歳　女児
　昨日から38度台の発熱があり、赤い顔して熱あり、水を欲しがる。丸ぽちゃ
で自汗がある。脈の緊張は比較的よく、舌は乾燥して無苔である。桂枝二越
婢一湯で1服目から苦訴を減じ、2日分で解決した。

　　　　　　　　　　　　　（小倉重成『臨床・漢方問答』（上巻）医道の日本社 p.97）

【使用経験】
　今から35年前の7月に異様な経験をした。午前9時に、隣町に住む叔母
の連れ合いから、叔母の様子が変なので見に来てほしいと電話があった。早
速駆けつけると暑い日なのに冬用の厚いかけ布団を三枚も掛けて寒い寒いと
震えている。その悪寒も強いらしく、三枚重ねのかけ布団が大きく上下動す
る。約30分間悪寒が続くと、今度は突然、熱い熱いとかけ布団を撥ね退けた。
顔色は赤く、汗が流れている。しばらくすると、口渇を訴えて冷水をがぶ飲

みする。

　やっと話ができるようになり、問診すると、発病は明け方からで、何度も
トイレに行きたくなるのだが、小便の出が悪く排尿痛があり悪心もあるとい
う。目撃したしたのは２回目の発作だった。医師の受診を勧めたのだが、こ
の状態ではどうしようもないので何とかしてほしいと懇願された。

　そこで薬局に戻り、桂枝二越婢一湯を２日分煎じて１時間後に再度駆けつ
けた。その間ずっと熱い状態が続いていたという。早速、１日半の分量を服
用させた。すると、30分後にトイレに立ち、気持よく排尿できた。約２時
間してから、また、悪寒が襲ってきた。しかし、今回は以前より幾分だが、
ひどさが減少した。そして、やがて熱感に変わったが、同様に、症状は軽減
してきた。一時帰宅して、夕方に同方を２日分届けたときは熟睡していた。
連れ合いによると、小便も出るようになり、排尿痛が減少し、食欲も回復し
てきて、発作の回数は少なくなっているという。３日分─実質的には4.5日
分を服用し症状が緩解したので、かかりつけの総合病院を受診したら腎盂腎
炎と診断され、抗生剤を５日分処方された。

　改めて、症状を確かめた。発作は突然、体が熱くなり約４時間続く。する
と、今度は急激に悪寒が襲ってきて震えが止まらなくなる。この間は約30
〜40分であり、まさに「熱多寒少」である。発作の回数は３回であった。

　最終的には、抗生剤のお世話になったが、本方が戦慄を伴う発熱悪寒の発
作の軽減に一定の効果があることがわかった。

　以下は同様の使用経験である。

女子大生	…	夏休みに父親の故郷の広島へ遊びに行き、帰宅後に発病した。
		帰りの新幹線の冷房が強く寒かったという。
農家の主婦	…	田植えが終わったその夜に発病した。
		水が冷たく足が冷えたという。
家庭の主婦	…	美容院から帰宅後に発病した。
		女子大生と同じく冷房が強くて下半身が冷えたという。

　いずれの症例でも、病因として下半身の冷えと排尿を我慢していたことが
挙げられる。したがって、膀胱炎が急速に悪化して腎盂腎炎になったと想像
されるが、「如瘧状発熱悪寒　熱多寒少」を目の当たりできたのは貴重な経験

原文 8-23　太陽病　得之〜

だった。そして、叔母同様、三者とも最後は腎盂腎炎と診断され、抗生剤を服用して治癒したが、本方が瘧状の発作の軽減に寄与できたのは明白である。

　桂枝二越婢一湯の作者は以上のような発熱悪寒の発作に使用していたのだろう。そのため、桂枝麻黄各半湯の証「如瘧状発熱悪寒　熱多寒少」の傍らに類方として本方名を書き入れたのである。だから、本方の証についての記載は一つもない。当然、桂枝麻黄各半湯のように発作の回数にも触れていない。そのことが、「此れ昼夜を通じて屢々発するの意を言外に含む」（奥田傷寒論 p.38）というように誤解されている。

　なお、使用した桂枝二越婢一湯の生薬量は奥田謙蔵『漢方古方要方解説』（医道の日本社 p.57）を参考にした。

　桂枝　芍薬　甘草　麻黄　各3.6　生姜5.6　大棗　石膏　各4.8（1日量）を水600ml 中に入れ、とろ火で50〜60分煮て300mlとし、カスを捨て1回100mlを1日3回温服する。

〔桂枝二越婢一湯についてのコメント〕

　すでに述べたように、本方は傷寒論の原方ではなく、桂枝麻黄各半湯の傍らに追加された薬方である。そのため、桂枝麻黄各半湯と同じ文言しか記載されていないので正証がわからない。しかし、使用経験のように活用する機会がある。リウマチなどの疼痛には加苓朮附子湯とする。

24　太陽病　初服桂枝湯　反煩不解者　先刺風池風府　郤與桂枝湯則愈
25　（服桂枝湯　大汗出　脈洪大者　與桂枝湯　如前法）若形如瘧　日再発者（汗出必解）　宜桂枝二麻黄一湯

24は、太陽病に対して桂枝湯を初めに服用したところ、解すどころか反対に、もだえいらだつようになった者には、まず、刺法を施してからもう一度、桂枝湯を与えれば治るという内容である。後人が自分の経験を書き込んだ文章だろう。

　25は、前半の文章が26と重なっている。おそらく、ばらばらになっていたものを、冒頭に置いてしまったのだろう。大汗出　脈洪大者は24の反煩不解者の註釈に過ぎない。また、與桂枝湯　如前法は24の郤與桂枝湯則愈の註釈である。

　そして、文章の後半の「若形如瘧　云々」は、原文9-23にある「一日二

三度発」に対する書き込みで、一日二度（再発）ならば、桂枝二麻黄一湯の方が宜しいですよとの忠告である。しかし、桂枝麻黄各半湯で十分対処できるので削除した方がよい。汗出必解は本方を服用すれば汗が出て必ず解すということで、あとから挿入された文章である。

原文 9-35　太陽病　頭痛　発熱　身疼　腰痛　骨節疼痛　悪風
　　　　　　無汗而喘者　麻黄湯主之。

［読み方］太陽病　頭痛　発熱して身疼　腰痛し　骨節疼痛し　悪風を経過し
　　　　　無汗にして喘する者は麻黄湯これをつかさどる。
［内　容］太陽病で頭痛し発熱している。身がうずき、腰が痛み、関節がずき
　　　　　ずき痛む。「汗出悪風」（桂枝湯証）を経過して今は無汗のために呼
　　　　　吸困難でぜいぜいする者には麻黄湯が主治する。

麻黄湯の「悪風」は葛根湯と同様に、原作者たちの「仕掛け」である。すなわち、それは自己治病力による体系の構築のためである。

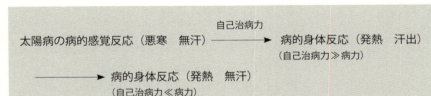

麻黄湯の無汗も、正常な状態の無汗ではなく、自己治病力による「汗出悪風」を経過した無汗である。そのことを示すため、条文に「悪風」がある。

麻黄湯方
　麻黄 3両　桂枝 2両　甘草 1両　杏仁 70個
　四味　以水九升　先煮麻黄　減二升　去上沫　内諸薬　煮取二升半
　去滓　温服八合
　覆取微似汗　不須啜粥　餘如桂枝法消息。

原文9-35　太陽病　頭痛　発熱〜

■ 機能的構造式

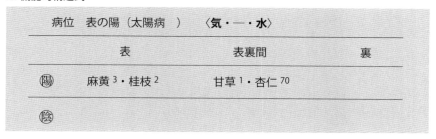

　表の麻黄3両と桂枝2両が主役である。桂枝湯証の汗出悪風が無汗悪寒と変化したことにより、頭痛の他に身体の痛みと喘が発症したのが麻黄湯証である。
　麻黄：桂枝＝3：2　はすでに述べたように強力な発汗作用を持つ。葛根湯と比較すると表裏間の生薬量は少なく表に集中している。発汗することにより、表証の頭痛、発熱、身体の痛みばかりでなく、同時に、無汗によって生じた喘を杏仁とともに解すことができる。

頭痛	→	気（桂枝・甘草）
発熱　身頭　腰痛　骨節疼痛（無汗）	→	水・気（麻黄・桂枝）
無汗而喘	→	水（麻黄・杏仁）

　このことから、太陽病の薬方は、主として桂枝湯が気、葛根湯が血、そして麻黄湯が水といわれる。

【臨床応用】
〈証〉　頭痛、発熱、脈浮緊、無汗、身体疼痛、喘咳。
急性熱性病：喘咳を発し、脈浮緊、無汗の証の感冒、流感、気管支炎。
呼吸器関係：気管支喘息、肺炎。
腎臓関係：　急性腎炎。
小児関係：　乳児の鼻づまり、蚋血、夜尿症など。

（藤平健・小倉重成『漢方概論』創元社 p.592）

各論　辨太陽病脈證并治　中　第六

【治験例】
1．水涜　30歳　女性
　今朝から発熱、頭痛し、汗は出ないで水涜が出る。脈は浮緊数で、項背筋
の凝りを触知する。脈浮緊数により、麻黄湯一服で、水涜は減じ出し、二服
でほとんど治癒した。実際の臨床に当たっては、麻黄湯と葛根湯との区別は
困難なことが多い。喘と筋肉痛、関節痛は麻黄湯の方が強いことが多いが、
非定型の時はいずれとも区別し難いことがある。

(小倉重成『臨床・漢方問答』(上巻) 医道の日本社 p.39, 41)

2．乳児の鼻閉
　乳児の鼻炎で、ひどい鼻づまりのため哺乳困難をきたし、睡眠も障害され
ることがある。このような時に、麻黄湯エキスの少量を乳首につけて含ませ
ると著効がある。赤ん坊は味覚が発達していないので、たとえ苦くても大丈
夫である。ただ虚弱な乳児に麻黄湯の量が多いと、発汗しすぎたり、疲れたり、
まれに虚脱状態になることがある点を注意する。

(松田邦夫『症例による漢方治療の実際』創元社 p.284)

〔麻黄湯についてのコメント〕
　麻黄湯証は、肉体労働などで、普段から筋肉を使用している人に多い。こ
のような人が流感などに罹患すると、がたがたと震えを伴う猛烈な悪寒と
39℃以上の発熱、関節痛・体痛と喘咳を訴える。肌に触れるとさらさらして
体のどこにも汗がなく、完全に無汗である。証が合えば、効果の出現は早く
本方を服用後、大量の汗が出て、一服で解熱する。ただし、咳が残ることが
ある。

　附方として、麻黄湯証の「無汗而喘」者と比較の意味で書き込まれたのが、
「汗出而喘」の麻黄杏仁甘草石膏湯で、「身疼」の補入が、新加湯である。そ
の身疼に「腹脹満」として書き込まれたのが厚朴生姜半夏甘草人参湯である。

附方：麻黄杏仁甘草石膏湯（麻黄湯証・無汗而喘との比較）
　63　発汗後(不可更行桂枝湯)汗出而喘　無大熱者　麻黄杏仁甘草石膏湯主之。

［読み方］発汗後　汗出でて喘し大熱なき者は麻黄杏仁甘草石膏湯これをつか

212

原文9-35　太陽病　頭痛　発熱～

　　　　さどる。

［内　容］麻黄湯を服用して発汗したところ、麻黄湯証はなくなったが、汗が
　　　　　出て喘し、大熱がない者には、麻黄杏仁甘草石膏湯が主治する。

　大熱とは、熱感はあるが発熱していない状態のことで金匱要略・越婢湯の
移入である。
　奥田傷寒論は伏熱だと述べている。本方の「汗出而喘」は麻黄湯の「無汗
而喘」と正反対である。後人は麻黄湯証の「喘」について、発汗後の変化を
麻黄湯と対比するために書き込んだのだろう。
　（不可更行桂枝湯）（更に桂枝湯を行うべからず）は、汗出に対する別人の註釈。この
汗出は桂枝湯証の汗出とは異なるので、桂枝湯を与えるなという忠告である。

　麻黄杏仁甘草石膏湯方
　　　　麻黄 4両　杏仁 50個　甘草 2両　石膏半斤
　　　　四味　以水七升　先煮麻黄　減二升　去上沫　内諸薬　煮取二升
　　　　去滓　温服一升

■ 機能的構造式

病位　表裏間の陽（少陽病）　　〈気・―・**水**〉		
表	表裏間	裏
㊜　麻黄 4	甘草 2・杏仁 50	石膏半斤
㊁		

　本方は、麻黄湯の桂枝を去って石膏を加えた薬方である。麻黄・石膏は、
伏熱（表と表裏間にまたがる熱）に対する解熱作用によって汗出を解す。甘草は
気剤として、麻黄（表の水）と石膏（陽の裏の気）の作用を調整する。
　また、麻黄・杏仁は喘を解す。麻黄湯と異なり、表裏間の比重が大きく、
少陽病位（胸部）の喘を主治することがわかる。
　越婢湯（金）は、麻黄 6両・石膏半斤＋生姜・甘草・大棗であり、証は　風水

213

各論　辨太陽病脈證并治　中　第六

　悪風、一身悉腫　脈浮　不渇　續自汗出　無大熱　である。よって、麻黄
杏仁甘草石膏湯は越婢湯去生姜・大棗加杏仁で、消化管の水から、胸部の水
に焦点を合わせた薬方であるといえる。血は関与していない。本方は後人が
越婢湯をアレンジして麻黄湯のわきに書き込んだ薬方だろう。

【臨床応用】

〈証〉　喘咳、自汗（じっとりとした汗）、渇、顔面浮腫。

　　　　　呼吸器関係：感冒後の気管支炎、肺炎、百日咳、気管支喘息、気管
　　　　　　　　　　　支拡張症。

　　　　　その他：　　痔核、睾丸炎、夜尿症など。

　　　　　　　　　　　　　　　　　　　（藤平健・小倉重成『漢方概論』創元社 p.594）

【類証鑑別】

汗出而喘　→（太陽病　桂枝證）醫反下之　利遂不止　喘而汗出者
　　　　　　　　　　　　　　　　　　　　　　　　　　= 葛根黄連黄芩湯

喘　　　　→　太陽病　頭痛　発熱　無汗而喘者 = 麻黄湯
　　　　　　　太陽病　下之　微喘者 = 桂枝加厚朴杏仁湯
　　　　　　　三陽合病　脈浮緊　咽燥　口苦　腹満而喘　発熱　汗出
　　　　　　　不悪寒　反悪熱　身重 = 白虎湯
　　　　　　　傷寒表不解　心下有水気　或喘者 = 小青龍湯

附方：桂枝加芍薬生姜各一両人参三両新加湯（麻黄湯証・身疼痛との比較）

62　発汗後　身疼痛　脈沈遅者　桂枝加芍薬生姜各一両人参三両新加湯主之。

［読み方］発汗後　身疼痛し脈沈遅の者は　桂枝加芍薬生姜各一両人参三両新
　　　　　加湯これをつかさどる。

［内　容］（麻黄湯を服用して発汗し、頭痛や発熱などの表証はなくなったが）、体が痛み、
　　　　　脈が沈んで遅い者には新加湯が主治する。

　桂枝加芍薬生姜各一両人参三両新加湯方
　　　　桂枝 3両　芍薬 4両　甘草 2両　生姜 4両　大棗 12枚　人参 3両
　　　　六味　以水一斗二升　煮取三升　去滓　温服一升

原文 9-35　太陽病　頭痛　発熱〜

■ 機能的構造式

病位　裏の陰（太陰病）　〈気・**血**・水〉		
表	表裏間	裏
㉧　桂枝 3	甘草 2・大棗 12・生姜 4	
㉟		芍薬 4・人参 3

　これは、後人が麻黄湯で発汗して他の表証はなくなったが、身疼痛が依然としてある者には新加湯がよいと書き入れた文章である。しかし、この“身疼痛”には疑問がある。機能的構造式から明らかなように、本方は桂枝加芍薬湯に人参を加味した薬方である。したがって、身疼痛ではなく腹満、腹痛が適証と考える。

『類聚方廣義』の頭注には、〈治疝家寒熱交作、心下痞鞕、脇腹攣痛而嘔者〉と記載されている。人参3両と生姜4両があるので、榕堂翁は心下痞鞕と嘔を付け加えたのだが、主治は脇腹攣痛である。それを後人は身疼痛と表現したのだろう。薬方名が長いのは、最初の桂枝加芍薬人参湯に別人が傍註として一両、三両の数字と新加という文字を加えたためである。

　本方は〈気・**血**・水〉で、血が主である。書き込み者は麻黄湯の〈**気**・―・**水**〉からの変化を示したかったのだろう。

【臨床応用】

〈証〉　身疼痛とあるが、腹満、腹痛して脈が沈遅である。

消化器関係：発汗後、脈が沈遅で、腹満、腹痛、乾嘔のいずれかがあるもの。

（藤平健・小倉重成『漢方概論』創元社 p.465）

〔桂枝加芍薬生姜人参新加湯についてのコメント〕

　薬方をみると、小建中湯の膠飴の代わりに生姜と人参を加えたものである。腹痛と嘔に効果があると考える。

215

各論　辨太陽病脈證幷治　中　第六

附方：厚朴生姜半夏甘草人参湯
　　　　（桂枝加芍薬生姜人参新加湯証・身疼痛との比較）
66 発汗後　腹脹満者　厚朴生姜半夏甘草人参湯主之。

厚朴生姜半夏甘草人参湯方　（太陰病）〈**気・血・水**〉
　　　厚朴^{半斤}　生姜^{半斤}　半夏^{半斤}　甘草^{2両}　人参^{1両}

　　　五味　以水一斗　煮取三升　去滓　温服一升　日三服

　　新加湯の「身（腹）疼痛」と比較するために腹脹満を付け加えたのが本方である。長い薬方名からみて、おそらく、62 と同じ人物による書き込みだろう。気（厚朴・甘草）と水（生姜・半夏）がほぼ同量なので、気による腹脹満、水による嘔気がある症状に適応する。
　　人参の分量が少ないので、血の循環不全は少ないと考える。

【臨床応用】
〈証〉　腹脹満、嘔気あるいは嘔吐がある。
消化器関係：胃下垂、胃拡張症、鼓腸、急性吐瀉病、胃切除後の通過傷害
　　　　　　などで、腹部にガスがたまり、苦しいと訴えるもの。
　　　　　　嘔吐して、心下部痞満があるもの。（腹満は桂枝加芍薬湯証にもあ
　　　　　　るが、本方証は主として心下部の痞満である。）

　　　　　　　　　　　　　　　　（藤平健・小倉重成『漢方概論』創元社 p.484）

　　つぎに述べる壊病、壊病から派生した二陽の併病そして合病はいずれも後世に、傷寒論の運用から発見されたものである。実際の臨床では、原典の理論通りにならない症例があり、その対策を講じる上で有効である。
　　これらの書き込みが傷寒論の足りないところを補っている。

壊病

〈補入〉16　太陽病　三日　已発汗（若吐　若下　若温鍼）　仍不解者　此爲壊病。
［読み方］太陽病三日　すでに発汗してなお解せざる者を壊病^{えびょう}となす。

216

原文 9-35　太陽病　頭痛　発熱〜

［内　容］太陽病を三日間、発汗したが依然として病が解さない者は太陽病が
　　　　こわれて別の病すなわち壊病になったとする。（若吐　若下　若温鍼は
　　　　後人が書き入れた文なので削除する。傷寒論における太陽病の治法は発汗のみ
　　　　である。）

　これは、原作者たちに比較的近い後人が傷寒論を運用中に発見して書き込
んだものと想像する。なぜならば、太陽病を発汗する治法は誤りでなく、病
が依然として解さないことは、想定外のことだからである。すなわち、何ら
かの原因で、実際の臨床では原則通りに行かない場合がある。
　なお、壊病に関して以下の書き込みがあるが、不必要な文章なので削除す
る。
　　16 桂枝不中與也　観其脈證　知犯何逆　随證治之。
　　　桂枝本爲解肌　若其人脈浮緊　発熱　汗不出者　不可與也　常須識此
　　　勿令誤也。
　　58 凡病　若発汗　若吐　若下　若温鍼　若亾津液　陰陽自和者　必自愈。
　　267 若已吐下、発汗、温鍼　讝語　柴胡湯證罷　此爲壊病　知犯何逆　以
　　　法治之。

　削除の理由
　16 は壊病についての別人による註釈である。壊病はすでに太陽病ではない
ので、桂枝湯を与えないのは当然であり、敢えて註釈を加える必要はない。
また、壊病は治法の誤りに因るものではないので、“知犯何逆”（いずれの治法
を間違えたのかを知る）は、壊病を知らない者のいうことである。この文章は“隨
證治之”という美辞のために原文と誤解されている。そもそも、命令調の文
は、原作者たちのものではなく後人たちの書き込みである。
　また、随證治之があたかも、傷寒論の原則であるかのように勘違いされて
いる。しかし、それは誤りである。前述したように、原則は**脈証幷治**である。
　桂枝本爲解肌は、もともとは、原文 8-35 のつぎにあったのだが、校正の
際に誤って現在の位置（17）にされてしまったと考えられる。本文は、別人
が麻黄湯と桂枝湯との区別を述べたものである。彼は桂枝湯の作用を“解肌”
と称して、麻黄湯の発汗との違いを主張したかった。
　解肌とは、肌が汗でしっとりとしている状態を解す意味である。このため、

217

各論　辨太陽病脈證幷治　中　第六

　後世、桂枝湯を解肌の剤と称するようになり、桂枝湯は発汗剤ではないとの誤解を生む原因となった。桂枝湯は自己治病力を助けて、発汗によって太陽病を治癒に導くので発汗剤である。

　58 はヒトの正常な状態は陰陽の調和にあると考える後人の註釈である。すべての病は、発汗、吐下、温鍼によって津液を失っても、陰陽が自然と和せば、病は自然に治癒するという。臨床的には何の価値もない説である。

　267 は 266 の尚未吐下に対する註釈であり、16 をまねて此爲壊病と書き込んだ文章である。

　後人たちの註釈等の書き込みがすべて間違いではないが、中には以上のように後学者を惑わすものもあるので、その見極めをする必要がある。

壊病の定義

(1)　太陽病を発汗して汗が出たにもかかわらず病が解さない。

　　　⇒　太陽病が発汗によって解さずに「壊れ」て、陽明病あるいは少陰病になる。したがって、壊病は太陽病にしか発生せず、治法に誤りがないので誤治ではない。

(2)　熱の面からみれば、太陽病の「発熱」が陽明病の「蒸蒸発熱」あるいは少陰病の「仍発熱（陰熱）」に変化する。

　　　⇒　表の陽の「悪寒・発熱」が裏の陽の「蒸蒸（悪寒がない）発熱」にあるいは表の陰の「仍発熱（陰熱）」になる。すなわち、「熱のすりかわり現象」（藤平健『漢方臨床ノート・論考篇』創元社 p.311）である。

(3)　ただし、発熱しない場合がある。

　　　⇒　裏の陽では桃核承気湯証と表の陰の芍薬甘草附子湯証がある。

　　　　　・桃核承気湯証の但少腹急結者の“但”は、調胃承気湯証の「蒸蒸発熱」がないことを意味している。

　　　　　・芍薬甘草附子湯証の反悪寒者の“反”は、真武湯証の「仍発熱」がなく悪寒だけであることを表している。すなわち、これら二方証は「熱の消滅現象」である。

　　　　　さらに、真武湯証の「発汗　汗出不解」に対して、その汗が「遂漏不止」になったときは、桂枝加附子湯が主治する。

　　　　　・そして、最終段階の「病仍不解　煩躁者」には茯苓四逆湯が主治する。

218

(4) 以上から、壊病とは太陽病の病的身体反応の発熱が発汗によって解さずに変化する「熱のすりかわり現象」あるいは「熱の消滅現象」と定義できる。

■ 壊病の体系図

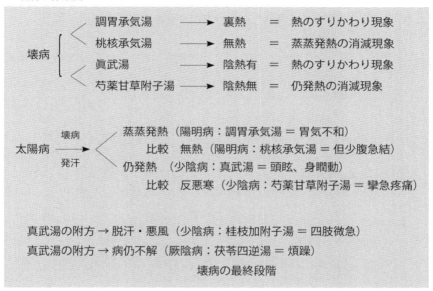

　太陽病が発汗によってこわれて壊病になると、病位は太陽病から陽明病あるいは少陰病になる。少陽病や太陰病そして直接には厥陰病にはならない。その理由は太陽病との位置関係にある。つまり、太陽病は陽明病と陽において表裏の関係に、そして少陰病とは表において陰陽の関係にあるからである。
　体系上、厥陰病は少陰病がなお解さないことにより（病仍不解）、茯苓四逆湯証となるので太陽病との直接の関係はない。そのため、「太陽病のこわれ」を壊病とすると厥陰病・茯苓四逆湯を除外しなければならなくなる。しかし、茯苓四逆湯は壊病の最終段階の薬方として不可欠なので敢えて壊病の薬方とした。
　壊病は原典にはなく、後世に書き加えられた概念だろう。治法通りに、太陽病を発汗し汗が出ても、解さずに、症状が変化することを経験した後人たちが書き込んだ。
　それらは、発熱の有無によって、蒸蒸発熱・仍発熱と但少腹急結・反悪寒

各論　辨太陽病脈證并治　中　第六

に分類できる。

壊病各論
壊病1　太陽病の壊病による悪寒・発熱から蒸蒸発熱への変化

〈壊病〉1-248　太陽病　三日　発汗　不解　蒸蒸発熱者（属胃也）調胃承氣
　　　　　　　湯主之。

[読み方]　太陽病三日　発汗して解さず　蒸蒸として発熱する者は調胃承気湯
　　　　　これをつかさどる。
[内　容]　太陽病になって三日間、発汗したが病が解さずに、蒸蒸として発熱
　　　　　する者は調胃承気湯が主治する。
　　　　　「蒸蒸として発熱」とはゆげが立ちのぼるように盛んに発熱するさ
　　　　　まを表現している。すなわち、発汗したのに逆に体温が上昇した者
　　　　　は調胃承気湯が主治する。（胃に属す也）は後人の註釈で不要である。
　　　　　発熱の状態が太陽中風の翕翕発熱とは異なることを強調している。

　　調胃承氣湯方
　　　　　大黄 4両　甘草 2両　芒消半升
　　　　　三味　以水三升　煮取一升　去滓　内芒消　更上火　微煮令沸　少少
　　　　温服。

大黄　　中国産タデ科の多年草 *Rheum palmatum*；*R.tanguticum*；
　　　　R.officinale の根茎。上品を「錦紋大黄」と称し、下品を「唐大黄」
　　　　と称する。
　　　　錦紋大黄は卵形。外面は淡黄褐色で、細かいヒシ形の網紋があり、
　　　　多くのツムジ形の星点がある。黄切面は褐色で、特異の香気があり、
　　　　味は苦くしぶい。かめば唾液を黄色に染める。
　　　　唐大黄は馬蹄形、不斉形の根塊で、暗褐色を呈し、質もろく、海綿
　　　　状で破切しやすい。
　　　　消炎性健胃、通利、下剤で、結毒を排除し、胸腹満、腹痛、便秘、
　　　　尿利異常、黄疸、瘀血、腫膿に用いる。（『薬局の漢方』p.96）

（注意）大黄は使用量の加減が難しい。証に合わせても、少量で下痢や腹痛を訴えることがあるし、逆に、2～3g/日使用してやっと症状が改善することもある。特に、妊婦と高齢者には大黄を含む薬方の投与を慎重にした方がよい。

芒消　硫酸マグネシウム $MgSO_4 \cdot 7H_2O$。無色の小柱状結晶で、清涼な塩味とやや苦みがある。

塩類下剤、利尿剤で、便秘、宿食膨満、胸腹部に堅塊抵抗があるものに用いる。大黄との併用は硬便を軟らげて宿食燥屎を下す。

（『薬局の漢方』p.97）

■ 機能的構造式

病位　裏の陽（陽明病）　〈**気・一・水**〉		
表	表裏間	裏
㉺	甘草 2	大黄 4・芒消半升
㉟		

　承気湯の中では芒消の分量が最も多いのだが、一回の服用量は「少少温服」で最も少ない。

　参考として、『金匱要略』の大黄甘草湯証をみると「食已即吐」なので、本方は潮熱に因って堅くなった大便を軟らかくして瀉下し、胃部の不快感を去り、併せて蒸蒸発熱を解すといえる。機能的構造式から、裏の陽（陽明病）の大黄・芒消が主薬であることがわかる。

　便秘すると気分がよくないので、原作者たちは、それを改善する大黄の機能を気剤と考えた。芒消は硬い大便を軟らかくするので機能は水である。甘草は、大黄の消炎清熱作用を調整して、「蒸蒸発熱」を解す。本方は〈**気・一・水**〉であり、薬方名が調胃承気湯と命名された理由である。

【臨床応用】
〈証〉　蒸蒸発熱、譫語、便秘。

各論　辨太陽病脈證幷治　中　第六

急性熱性病：

感冒と流感　発熱し、太陽病の薬方で発汗しても高熱が続いて便秘のある者。

さむけはなく熱がる。本方は頓服（少少温服）である。

今日では、このような症状にはグリセリン浣腸剤を使用するので、本方の出番は少ない。

痘瘡（天然痘）、麻疹（はしか）、癰疽（悪性のおでき）、疔毒（面疔）

大便せずあるいは下痢あるいは大便緑色の者(類聚方廣義 頭註)。

慢性病：

消化器関係　便秘や習慣性便秘に頓服で用いるが、1日3回服用することもある。

口腔関係　牙歯疼痛（歯の痛み）、歯齦腫痛（歯ぐきの腫れと痛み）などで便秘とのぼせの強い者。　（尾臺榕堂『類聚方廣義』燎原書店 頭注）

【使用経験】

58歳の女性　銀行に勤務

若いときから便秘で悩んでいる。7日間通じがないと来局。昨日はあまりにも苦しいので、肛門にある大便をご主人にかき出してもらったという。幾分楽になったが、今日は朝から吐き気がある。体格は大柄で太っている。脈は沈緊。

他に症状がないので本方を3日分与えた（大黄2g、甘草1g、芒消4g）。一服して軟便が大量に出て、その後、1日2回の便通があり、3日分の服用で腹がすっきりしたと喜ばれた。

〔調胃承気湯についてのコメント〕

便が硬い、常習性の便秘に適応する。また、カゼの発熱を発汗したが解熱せず、脈は沈で便秘し腹痛がある者によい。しかし、この場合、現在は浣腸を使うことが多い。

附方：桃核承氣湯（調胃承氣湯との比較）

106　太陽病〈三日　発汗〉不解（熱結膀胱）其人如狂（血自下　下者愈）(其外不解者　尚未可攻　當先解外　外解已)但少腹急結者（乃可攻之）(宜)桃核

承氣湯〈主之〉。

[読み方] 太陽病〈三日 発汗して〉解さず そのひと狂のごとし ただ少腹急結する者は桃核承気湯これをつかさどる。
（テキストでは、宜桃核承気湯であるが、桃核承気湯主之とした方がよい。書き込み者が宜としたに過ぎない。）

[内　容] 太陽病を〈三日間発汗〉したが、太陽病が解さずにその人は気が狂ったようになった。調胃承気湯のような蒸蒸発熱はなく、ただ下腹部（少腹）が痛んで（急）、ひもの結び目のようなしこり（結）がある者には桃核承気湯が主治する。

桃核承氣湯方
　　桃仁 50個　桂枝 2両　大黄 4両　芒消 2両　甘草 2両
　　五味　以水七升　煮取二升半　去滓　内芒消　更上火微沸　下火
　　先食温服五合　日三服　當微利。

桃仁　各地に産するバラ科の高木モモ Prunus persica の子仁。
　　　肥大で脂肪の多いのがよい。
　　　消炎性駆瘀血剤で、下腹部満痛、腸癰、月経不順に用いる。
　　　駆瘀血剤とは、瘀血即ち代謝の老廃物の多い血液を浄化するもの。
（『薬局の漢方』p.101）

■ 機能的構造式

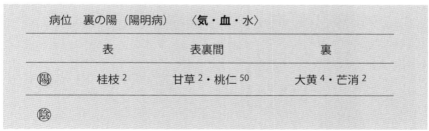

構造式から、桃核承気湯は調胃承気湯に桂枝と桃仁を加えた薬方である。桃仁は消炎性駆瘀血作用があるので、大黄、芒消の緩下作用と協力して少腹

各論　辨太陽病脈證幷治　中　第六

急結に対応する。其人狂の如しは精神不安を表現したもので、例えば、ヒス
テリーなどである。64 には桂枝甘草湯証として「心下悸欲得按」とある。桂
枝・甘草が精神不安を軽減するのだろう。

　本方は桃仁を加えた承気湯の意味で桃核承気湯と命名された。条文によれ
ば、発汗しても解さない気の循環不全（桂枝・甘草・大黄）が血（桃仁）の循環
不全に強い影響を与えて、いわゆる“瘀血”の原因となる。

　少腹急結とは、〈下腹部緊満し、左臍傍に抵抗圧痛があり、多くは腹直筋の
異常緊張と圧痛を伴う腹候である。〉（藤平健・小倉重成『漢方概論』創元社 p.548）
　一方、中国では少腹拘急と表現している。

　太陽病が解さず、表のうつ熱が経脈に随って裏に入って血と結びつくと、
太陽畜血初血の症候が形成される。熱と血が下焦で結ばれ、その証は実証な
ので少腹拘急があり、はなはだしい場合には硬痛拒按となる。

（劉渡舟『中国傷寒論解説』東洋学術出版社 p.63）

桃核承気湯と急性熱性病

　本方は、もともと、主として女性の生理の異常などに使用されていたのだ
が、後人が壊病に応用したと考える。すなわち、月経不順の女性が感冒に罹
患して、太陽病の薬方で発汗したにもかかわらず、解せずに精神異常を呈す
る症状である。文中の（血自下　下者愈）は別人の註釈だが、本方と月経の関
係を示唆している。しかし、男性にも活用できるので女性専用の薬方ではな
い。

　急性熱性病では、発汗しても解さずに精神状態に異常をきたし、尾臺榕堂
翁の自験にあるように〈夢中ノ如クナリタリ〉となり、便秘し小便不利の者
に使用する。

【治験例】
尾臺榕堂翁の自験

　余三十八ノ春、大疫ニ罹リ発汗適宜ニセシカドモ、邪熱追追進ミ、夢中ノ
如クナリタリ。大承気湯ヲ用ヒタレドモ、邪熱尚滅セズ遂ニ人事ヲ知ザルニ
至レリ。土井東民、岸田元碩会議シテ治療シ萬死ニ一生ヲ得タリ。十二三日

ヲ過ギ、神気イマダタシカナラズ。時ニ適見矢養山来リ。虚羸ノ體ヲ見、診察シテ真武湯コソ佳ナラント云ヘリ。(中略) 余精神イマダ酔人ノ如クニシテ佳非ノ辨別モナク用ヒタリ。四貼服スルホドニ、卒ニ小便不通トナリタリ。種種服薬スレドモ其験ナシ。導尿管ヲ両度マデ用ヒタレドモ小便一滴モ出デズ。四日目ノ夜ニハ苦悩甚シク、之ガ為ニ精神ハタシカニナリタリ。大便モ燥結セル故、大黄牡丹皮湯四貼服シケレドモ両便トモ通セズ。明方ニ大黄甘遂湯ヲ二貼服シケレバ、即座ニ吐シタリ。此時蛔一條ヲ吐出ス。翌朝ニ至リ、脇腹心下トモ益益脹満シ、苦痛煩悶謂フベカラズ。已ニ死スベクナリ。又、自ラ思ヘラク。タトヒ死ストモ薬用スベシ。薬ノ用ヒ方、無精シテ死シテハ、不孝不死ノ罪、父母天地ニ対シテスマズト決心シ、夫ヨリ桃核承氣湯ニ轉ジ、朝ヨリ未牌マデニ勉強シテ十貼服シケレバ、大便快利シ、小便モ利セリ。始メハ痛ミキビシク、僅ニ蜆穀ニ一ツ程通ジタリ。其後ハ次第ニ多ク、八九度目ヨリ常ノ如ク通ジ苦患脱然トシテ快復セリ。

(尾臺榕堂『方伎雑誌』(巻三) 昭文堂 p.27)

　要約すると、桃核承気湯証は調胃承気湯証の蒸蒸発熱が少腹に急結して、精神状態に異常をきたし、大・小二便の出が悪くなることである。

【臨床応用】
〈証〉　少腹急結と精神異常。
　　　　　のぼせと便秘、小便不利。
急性熱性病：　太陽病が壊病となり、発熱はないが少腹急結するもの
慢性病：

婦人関係	月経不順、月経困難、無月経、更年期障害、子宮内膜炎など
外科関係	打撲 (会陰打撲)、痔疾など
神経関係	のぼせ冷えを伴う頭痛、耳鳴り、めまい、肩凝り、不眠、ヒステリー、ノイローゼなど
循環器関係	高血圧症、動脈硬化症、狭心症など
泌尿器関係	膀胱炎、膀胱結石、腎臓結石、尿道炎、前立腺肥大など
眼関係	眼の打撲、出血、結膜炎、角膜炎、眼瞼外翻など
皮膚関係	湿疹、蕁麻疹など

各論　辨太陽病脈證幷治　中　第六

その他　　症状が激しく狂状のもの

(矢数道明『臨床応用　漢方處方解説』創元社 p.399)

【類証鑑別】

其人如狂　其人発狂者　少腹當鞕満　小便自利者 ＝ 抵當湯

　　　　　胸満煩驚　小便不利　讝語　一身盡重　不可轉側者
　　　　　　　　　　　　　　　　　　　　　　　＝ 柴胡加龍骨牡蠣湯

　　　　　必驚狂　起臥不安者 ＝ 桂枝去芍薬加蜀漆龍骨牡蠣救逆湯

少腹急結　少腹當鞕満　小便自利者 ＝ 抵當湯

　　　　　・以下金匱要略より（参考）

　　　　　失精家　少腹弦急　陰頭寒 ＝ 桂枝加龍骨牡蠣湯

　　　　　脚気上入　少腹不仁 ＝ 八味丸

　　　　　腸癰者　少腹腫痞　按之即痛　如淋小便自調　時時発熱

　　　　　　　　　　　自汗出復悪寒　其脉遅緊者 ＝ 大黄牡丹皮湯

　　　　　病下利　数十日不止　暮即発熱　少腹裏急　腹満　手掌煩熱

　　　　　　　　　　　　　　　　　　　唇口乾燥 ＝ 温経湯

【治験例】

1．くも膜下出血　77歳　男性

{現病歴} 第2病日に往診。患者は意識がかなり混濁し、応答がはっきりせず、顔をしかめ、しきりに吐いていた。時々意識が戻ると、強い頭痛を訴え、水をほしがる。家人に聞くと、長年の高血圧を放置していたが、昨夜から突然激しい頭痛を訴え、嘔吐がやまないという。項部の緊張を診るために、頭をそおっと持ち上げようとすると、ひどく顔をしかめる。頭から背中まで板のように硬く、足も突っ張って持ち上げられない。くも膜下出血は明らかだった。

{現症} 患者はみるからにがっちりした体格で、肥満し、腹部は右胸脇苦満が著明である。そして、左下腹部に、典型的な少腹急結があった。すなわち、左臍傍から斜めに左腸骨上窩に向けて、軽く押さえた指でさっとこすると、意識が不明瞭なのにもかかわらず、患者は顔をしかめて、伸ばした足をまげようとする。また、私の手を払いのけようともする。

{経過} 患者は発病以来、一度も排便がない。血圧は180-96であった。以上

原文 9-35　太陽病　頭痛　発熱～

により、薬方は桃核承気湯加石膏（大黄3.0　芒消2.0　石膏15.0）を用いた。翌日、大量の黒便を排出し、急速に諸症状が消失し、意識が回復した。12日後には頭痛と項部のこわばりはまったくなくなり、血圧は142-60に下降した。（中略）その後、私の指示に従わず、2週間ほどで服薬を中止してしまった。

　1年後に同様の発作起こしてなくなった。

{考案}　本例の腹証は典型的な少腹急結であった。しかし、実際の桃核承気湯証でこの腹証を呈することは少なく、むしろ下腹の圧痛の形が多いようである。　　　　　　　　　　　（松田邦夫『症例による漢方治療の実際』創元社 p.138 ～ 139）

　2　会陰打撲　23歳　女性

{現病歴}　彼女は、青い顔をして、がに股でやってきた。登山で滑り落ち、木の太い枝にたたきつけ、会陰部に裂傷を負ったとのこと。現地の病院で応急手当を受け、局所を縫ってもらって帰京した。ところが翌日から大小便が出にくくなった。今日は朝から両便とも出ないという。

{経過}　桃核承気湯を3日分与えた。（中略）5日後に来院して、あれからすぐに二便快通して治ったという。（松田邦夫『症例による漢方治療の実際』創元社 p.247）

　3　月経困難症　24歳　女性

{現病歴}　某商社診療所でのある日、看護婦が呼びに来た。休養室で休んでいる一女性が、ひどい生痛であるという。行ってみると、その女性は気が狂ったように泣き叫び暴れており、二人の看護婦が押さえつけているが、押さえきれない。目は血走り、頭を振り、問診しようにもできない。脈も腹もみることができない。聞けば、生理のたびにこのようになるという。やむを得ないので、その時は何か鎮痛剤を投与し、数日後、彼女に面接した。

{現症・経過}　見ると、おとなしそうなふつうの女の子である。月経の初日、2日目くらいは、痛みが激しく、自分では意識がはっきりしない。それ以外、何も覚えていないという。腹診しても、特別な所見はない。やせ型で、當帰芍薬散タイプに見える。しかし、月経時の精神異常が特徴的なので、桃核承気湯を服用させた。それきり、月経時の気が狂ったような発作は見られなくなった。　　　　　　　　　　（松田邦夫『症例による漢方治療の実際』創元社 p.300）

各論　辨太陽病脈證幷治　中　第六

4　全身のふきでもの　年齢不詳　女性

　全身にふき出ものができた。大きな者は銭のようで、小さなものは豆ようだった。色はみな紫黒色で、夕方になると必ず痛みと痒みがあり、歯ぐきからいつも出血していた。先生が診察するに、臍の下の方に、何かでつかまれたような痛みがあり、腰に響いた。そこで、桃核承気湯を与え座薬を兼用した。すると、数日の間、前陰部から濃い血を出してたちまち治った。

（中神琴渓著、山本巌監修『生生堂治験』（上巻）燎原書店 p.190）

　桃核承気湯は、壊病1 調胃承気湯との対比のために書き加えられた。それ故、三日発汗が省略されている。調胃承気湯との違いは蒸蒸発熱がなく、精神異常と下腹部痛があり、触ってみると結び目のような「しこり」を感じることである。本文には後人たちの註釈が多い。しかし、それらは臨床的な価値はなく誤解を生むので削除した方がよい。

　　註釈の内容

　（熱結膀胱）
　→　太陽病不解　其人如狂についての経絡説による註釈。成無己の説明には、「太陽は膀胱経である。太陽経の邪熱が解せずして、経に随って府に入り、熱膀胱に結び云々」とある。
　　　もう一つは、抵當湯の少腹鞕満は小便自利だが、本方は小便不利である。その原因は熱が膀胱に集結したためであるとの註釈でもある。それは抵當湯との相違を目的にしている。

　（血自下　下者愈）
　→　其人如狂についての傍註である。抵當湯の下血乃愈を参考にしたのだろう。つまり、其人如狂を血証と註釈したかっただけである。それ故、月経があると自然に治るという。

　（其外不解者　尚未可攻　當先解外　外解已　乃可攻之）
　→　太陽病〈三日発汗〉不解 に対する傍註。太陽病が未だ不解の者に桃核承気湯を与えてはいけないという趣旨である。しかし、この註釈者は思い違いをしている。壊病1 は太陽病を発汗して壊病となり、すでに陽明病となっているのだから、証が合えば直ちに桃核承気湯を与えて何の問題もないはずである。この"外"は太陽病を指している。

原文 9-35　太陽病　頭痛　発熱〜

　さらに、桃核承気湯の「其人如狂」や「但少腹急結者」についての類証鑑別として書き込まれたのが 124 と 125 の抵當湯である。したがって、124 の最初の書き込み文は「其人発狂者　少腹當鞕満　小便自利者　抵當湯主之」と短いものだったと想像する。

附方：抵當湯（桃核承氣湯証・其人如狂との比較）

124 （太陽病　六七日　表證仍在　脈微而沈　反不結胸）其人発狂者　（以熱在下焦）少腹當鞕満　小便自利者　（下血乃愈）（所以然者　以太陽随経　瘀熱在裏也）抵當湯主之。

［読み方］その人狂を発する者は　少腹まさに鞕満すべし　小便自利の者は抵當湯これをつかさどる。

［内　容］桃核承気湯証の「其人如狂」と比較するために、「其人発狂」と書き込まれた文章である。違いは、「少腹鞕満　小便自利」である。この書き込みについて、様々な註釈が加えられた。

125 （太陽病　身黄　脈沈結）　少腹鞕　（小便不利者　爲無血也）小便自利　其人如狂者（血證諦也）　抵當湯主之。

［読み方］少腹かたく　小便自利して　その人狂のごとき者は抵當湯これをつかさどる。

［内　容］125 は、260 身黄如橘子色　小便不利　腹微満者　蕡茵蒿湯主之の小便不利　腹微満者　と比較するために書き込まれた文章が 124 の抵當湯と一緒にされたものである。したがって 125 との関係はない。

註釈の内容

124（太陽病　六七日　表証仍在）

→　桃核承気湯の「太陽病　不解」を参考にして六七日と日数を記入し、太陽随経により表証仍在を付け加えた。

（脈微而沈　反不結胸）

→　135 の「傷寒六七日　結胸熱實　脈沈而微」を参考にして、太陽病六七日の後に書き込んだ。そして、少腹當鞕満とあるので反不結胸とし

229

各論　辨太陽病脈證幷治　中　第六

　　た。しかし、表証仍在ならば、脈は浮なので脈微而沈は誤りである。
　　要するに、様々な人たちが個々に書き込んでいるために整合性がない。
（以熱在下焦）
→　少腹當鞕満に対する傍註。下焦という概念は傷寒論にはない。
　　傷寒論における人体の区分は、表、表裏間、裏であり、上焦、中焦、
　　下焦とは関係ない。少腹が鞕満するのは、下焦に熱があるからだとの
　　註釈である。熱結膀胱をいい換えたに過ぎない。
（下血乃愈）
→　小便自利に対する傍註。124 の小便自利は血証なのだから血を下せば
　　病が治るという意味である。
（所以然者　以太陽随経　瘀熱在裏也）
→　次條 125 の身黄　脈沈結　少腹鞕についての傍註。再編集のとき間
　　違って 124 に入れられた。身黄（黄疸）の病因を経絡説で説明しよう
　　とした。
125（太陽病　身黄　脈沈結　少腹鞕　小便不利者　爲無血也）
→　124 の（瘀熱在裏也）について、260 蒝茵蒿湯と比較するために書き加
　　えられた文章である。つまり、発黄は小便不利　腹微満し、瘀熱が原
　　因で瘀血ではない（爲無血也）。
　　一方、小便自利　少腹鞕　其人如狂は瘀血によるものである。124 の（以
　　熱在下焦）に関連して、瘀血と瘀熱との違いを述べている。
（血證諦也）
→　小便自利　其人如狂者についての傍註。
　　小便自利で其人如狂者は瘀熱ではなく瘀血によることが明らかである
　　との意味。

　　124 は、桃核承気湯証の「其人如狂」についての補入である。すなわち、
より重症の「発狂」には、抵當湯がよいとの内容である。その区別は「但少
腹急結」に対して少腹鞕満と小便自利であるという。
　　125 は、すでに述べたように 260 蒝茵蒿湯との比較である。それに註釈が
付け加えられたに過ぎないので臨床的価値はない。
　　このように、桃核承気湯の条文自体にも多数の傍註があることに加えて、
抵當湯証が付け加えられ、それに対してもさらに註釈が付けられたので、ま

230

原文9-35　太陽病　頭痛　発熱〜

すます真意がわからなくなってしまった。病のある個所も少腹、膀胱、下焦などと注釈者によって表現が異なっている。したがって、条文すべてを原文とせずに本文と註釈文とに分けて読まないと傷寒論の実像がみえないのではないだろうか。

抵當湯方

　　　　水蛭 30個　　蝱蟲 30個　　桃仁 20個　　大黄 3両

　　　　四味　　以水五升　　煮取三升　　去滓　　温服一升　　不下再服

水蛭
（すいしつ）
　　　環形動物ヒルド科のヒル *Hirudo nipponica* の全虫を焼灰に入れ乾かしたもの。駆瘀血剤、凝血溶剤で旧瘀血、月経不順、月経困難、子宮筋腫に用いる。（『薬局の漢方』p.105）

蝱蟲
（ぼうちゅう）
　　　昆虫類アブ科のキイロアブ *Tabanus fulvus* の全体。
　　　駆瘀血剤で、旧瘀血、月経困難、下腹満痛に用いる。

（『薬局の漢方』p.106）

■ 機能的構造式

病位　裏の陽（陽明病）　〈気・血・一〉		
表	表裏間	裏
陽	桃仁 20	水蛭 30・蝱蟲 30・大黄 3
陰		

　本方は、桃核承気湯から桂枝、甘草、芒消を去り、芒消の代わりに水蛭と蝱蟲を加味した薬方である。芒消が硬い大便を軟化させるように、水蛭と蝱蟲が日数を経過して固まった血液を溶解する。それを桃仁の駆瘀血作用と大黄の瀉下によって体外に排出する。本方を服用しても下らないときは「再度服用せよ」との指示がある。これは、下すことが目的であり、用法は頓用であることを示している。

231

各論　辨太陽病脈證幷治　中　第六

　本方は典型的な駆瘀血剤であり、血が主で、気（大黄）は従で水はない。病理的には桃核承気湯証〈**気・血・水**〉とは異なる。

【臨床応用】
〈証〉　少腹鞕満。（下腹部に膨満感があり、これを圧迫すれば抵抗・塊状を触れ、圧
　　　　痛があり、胸満・腹満・下腹硬満を訴える。）
　　　　顔面・口唇・歯齦・舌・四肢・爪等の鬱血斑。
　　　　婦人は月経血に凝結塊を混じ、小便快利し、大便の色が黒くなる。
婦人病：月経閉止、月経不順、子宮筋腫、卵巣嚢腫
精神病：発狂、健忘症
その他：糖尿病、食道狭窄、運動麻痺、肝硬変症、打撲症、眼疾患など
　　　　　　　　　　　　　　　（矢数道明『臨床応用　漢方處方解説』創元社 p.395）

　これまでは、太陽病が壊病になって、蒸蒸発熱の調胃承気湯証と無熱の桃核承気湯証（附方・抵當湯証）になる病態をみてきた。
　これからは、太陽病が同様に壊病となり、陽熱から陰熱に変化した真武湯証（附方・桂枝加附子湯証）と無熱の芍薬甘草附子湯証、それらがさらに進行した茯苓四逆湯証になる過程を述べる。

壊病2　太陽病の発熱（陽熱）から陰熱への変化

〈壊病〉2-82　太陽病　発汗　汗出不解　其人仍発熱　心下悸　頭眩　身瞤
　　　　　　　動　振振欲擗地者　真武湯主之。

［読み方］太陽病　発汗　汗出て解さず　その人なお発熱し　心下悸し　頭眩
　　　　　し　身瞤動し　振振として地にたおれんと欲する者は真武湯これを
　　　　　つかさどる。

［内　容］太陽病を発汗し、汗が出たにもかかわらず、その人が依然として発
　　　　　熱し、みぞおち（心下）が動悸する。それだけでなく、めまい（頭眩）
　　　　　と体のふるえ（瞤動）がひどくて、立っていられずに地面に倒れそ
　　　　　うになる者（振振欲擗地者）には真武湯が主治する。振振とは盛んな
　　　　　さまをいう。つまり、頭眩と身瞤動がひどいことを強調している。

原文 9-35　太陽病　頭痛　発熱〜

冒頭の太陽病とは具体的には、麻黄湯証を指す。
壊病による麻黄湯証から真武湯証への変化

麻黄湯証　　　　　　　　　　　　　　　真武湯証
① 頭痛　　　　　　　　　──────→　③ 頭眩
② 発熱　　　　　　　　　──────→　① 其人仍発熱
③ 身疼　腰痛　骨節疼痛　──────→　④ 身瞤動
④ 無汗而喘　　　　　　　──────→　② 心下悸

　仍発熱は少陰病における発熱で、麻黄湯証の発熱と同じではない。それは
陰熱であり、麻黄湯証の発熱は**陽熱**である。発熱の性質が正反対となったこ
とが重要なので、真武湯証では　其人仍発熱　と最初に記載されている。
　その陰熱により、麻黄湯証の頭痛は頭眩に、身疼、腰痛、骨節疼痛は身瞤
動に、無汗而喘は心下悸に変化する。奥田傷寒論は、陰熱を真寒仮熱の虚熱
と表現している（p.103）。しかし、麻黄附子細辛湯証に反発熱とあるように、
少陰病にも発熱がある。また、壊病の真武湯証で、体温が38℃以上になるこ
ともある。傷寒論にはない考え方で、それを真寒仮熱の虚熱ということには
抵抗感がある。熱に虚実はないので、陽熱あるいは陰熱というべきと考える。

真武湯方
　　茯苓 ³両　芍薬 ³両　生姜 ³両　白朮 ²両　附子 炮1枚
　　五味　以水八升　煮取三升　去滓　温服七合　日三服

附子　　日本産は山野に自生するキンポウゲ科の多年草トリカブト属 Aconitum。
　　　　ハナトリカブト *A.carmichaeli* オクトリカブト *A.japonicum* 等の塊根。
　　　　トリカブトの母根を烏頭、母根の脇にある子根を附子という。
　　　　子根の上下両端を切り、塩水につけた後、生石灰をまぶして乾かし
　　　　たものが「白河附子」。
　　　　厚い和紙のぬれ紙に包んで、火鉢の熱灰の中に入れて 20 分位加熱し
　　　　たものは「炮附子」。
　　　　タテに 2 つ割にし、塩水につけて、蒸して乾かしたものが「塩附子」。
　　　　本来、親根は烏頭、子根は附子であるが、わが国では根が小さいので、
　　　　親根も附子として用いている。

233

各論　辨太陽病脈證幷治　中　第六

肥大充実して、なるべく大形のものがよい。通例、白河附子又は炮
附子を用いる。

陰虚証の大熱薬で、新陳代謝機能の極度に沈衰したものを振起復興
し、利尿、強心の作用がある。熱がなくて悪寒するもの、身体手足
関節疼痛し又は沈重又は麻痺又は厥冷するもの。

陰虚証の腹痛、下痢、失精に用いる。

共用する甘草、芍薬、茯苓、白通は附子の緩和剤となる。

附子を含む薬方は、通常よりも長時間煎じたほうよい。

治療反応　心気爽快となり、酒に酔ったように温まる。

中毒反応　軽い中毒　口舌ヒリツキ、山椒をかむようで、頭痛、メ
　　　　　　　　　　マイがあり、又は身体麻痺し又は発熱し、の
　　　　　　　　　　ぼせて嘔吐を催す。

　　　　　　強い中毒　身体冷え、汗が流れるように出て或は水を吐
　　　　　　　　　　き、身体麻痺し、死んだようになって動かな
　　　　　　　　　　い。口がゆがんで卒倒する。動悸し鼻血が出
　　　　　　　　　　る。

中毒したときは、そのまま安静にしておいて自然にさめるのを待つ。
多くは1～2時間でさめる。冷えても身体を温めてはならない。
さめて冷水を欲せば与えて静臥させる。さめて後嘔吐することがある。

〈解毒剤〉

　1. ミソ汁

　2. 黒豆甘草湯（黒大豆15、甘草7.5　水200で煎剤100とし頓服）

　3. 甘草乾姜湯（甘草8、乾姜4　水200で煎剤100とし頓服）

（『薬局の漢方』p.87～88）

＊参考：附子について

　附子は、キンポウゲ科に属する宿根草で、北半球の各地に産し、とくに
北方山岳地帯に多い。その種類はわが国では、68種、中国では76種、東
亜地域を含めて119種の分類がなされている。1833年ドイツのGeigerお
よびHesseによって初めて毒成分が分離され、アコニチンの名が生まれた。
（中略）以来、洋の東西にわたり研究が開始された。その毒成分は基原植物
によって異なるが、アコニチン、メサコニチンなどを初め、40種に及ぶア
ルカロイドが純粋に分離されるに至った。

原文9-35 太陽病 頭痛 発熱〜

　これらのアルカロイドは、その毒性の激しさ、アルカロイド中の王座を占め、呼吸・心臓を停止させ、神経系統の麻痺等、生物の重要器官を一時に侵害するものである。

　しかるに、東洋医学にあっては、その母根を烏頭、子根を附子と称して根の全部を用い、特有の操作を施して、虚脱症状・心臓衰弱状態のとき、また鎮痛・利尿・興奮・保温等の目的をもって利用している。その使用法を見ると、炮炙・煮煎等の理化学的操作を施し、その毒性を著しく減弱させ、アコニチン類以外の有効成分を巧みに利用していることが知られる。

（矢数道明『臨床応用　漢方處方解説』創元社 p.214 〜 215）

*参考：生附子と炮附子

　傷寒論には生附子と炮附子との二種が記載されている。

生附子　　（原方）四逆湯、通脈四逆湯
　　　　　　（附方）四逆加人参湯、茯苓四逆湯、通脈四逆加猪胆汁湯、
　　　　　　　　　　白通湯、白通加猪胆汁湯

■ 生附子の機能的構造式

	表	表裏間	裏
陽		甘草	
陰	生附子	乾姜	

炮附子　　（原方）麻黄附子細辛湯、附子湯、真武湯
　　　　　　（附方）桂枝加附子湯、桂枝附子湯、甘草附子湯、芍薬甘草附子湯、
　　　　　　　　　　附子瀉心湯、麻黄附子甘草湯

■ 炮附子の機能的構造式

	表	表裏間	裏
陽	麻黄 / 桂枝	細辛 / 茯苓・白朮 / 生姜・大棗 / 甘草 / 黄連・黄芩	大黄
陰	炮附子		芍薬

235

各論　辨太陽病脈證幷治　中　第六

　　以上からわかるように、生附子は乾姜と関係があり、どの薬方も1枚である。
　　生附子は、気のエネルギー増加（甘草・乾姜）によって循環するようになった水を強心・利尿作用により体外に排出する。主として、下痢や煩躁などに対応する。
　　一方、炮附子は構造式からも明らかなように、表の陽に麻黄、桂枝、表裏間の陽に細辛、茯苓・白朮、生姜・大棗、黄連・黄芩などの駆水剤、利尿剤、清熱剤とともに表の陰に配置されている。そして、分量は1～3枚である。主として、発熱や身体痛に対応する。
　　このように、本来ならば、附子は生と炮を使い分けなければならないのだが、今日では専ら炮附子が使用されている。

■ 真武湯の機能的構造式

病位　表の陰（少陰病）		
表	表裏間	裏
㊙陽	茯苓³・朮²・生姜³	
㊙陰　附子炮１		芍薬³

　　真武湯は本来、少陰病の薬方であるが壊病にも奏功する。
　　壊病の真武湯は動的であり、少陰病の真武湯は静的である。
　　麻黄湯証を麻黄湯で発汗した際に発生する壊病の真武湯証と太陰病・桂枝加芍薬湯証から進行した真武湯証の病理を比較するとつぎにようになる。

○壊病 2-82　　動的真武湯（表的少陰病）

麻黄湯証 〈気・―・水〉 ⟶ 壊病 〈 発熱有 〈(気)×血・水×水〉
　　　　　　　　　　　　　　　　　発熱無 〈―・血×水〉

○少陰病 25-316　　静的真武湯（裏的少陰病）

桂枝加芍薬湯証 〈気・血・水〉 ⟶ 進行　発熱無 〈―・血・水〉

真武湯証にはこのように三つの病態がある。

1 動的真武湯（表的少陰病）
1-1 壊病（急性熱性病）発熱有　〈（気）×血・水×水〉
　　　　　　　　　局所症状　　心下悸　頭眩
　　　　　　　　　全身症状　　仍発熱　身瞤動

麻黄湯服用後の経過

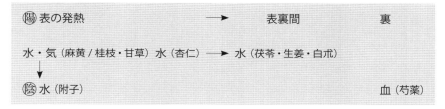

(1)　発熱と発汗はつぎのような関係にある。

悪寒 → 発熱（産熱＝筋肉の緊張・皮膚の血管収縮）→ 発汗（熱放散＝筋肉の緊張緩和・皮膚の血管拡張）

　これからわかるように、発汗しても病が解さずに依然として発熱があるのは、気の循環不全（陰熱）のために病人が産熱の状態から完全に解放されないからである。
　つまり、皮膚の血管は拡張して発汗し、腰痛と骨節疼痛は解したが、熱の放散が不十分なために一部の筋肉の緊張が依然として持続している状態である。そのことを述べているのが、「太陽病　発汗　汗出不解　其人仍発熱」である。
　しかし、表の陰ではすでに、壊病による「冷え」が生れている。そのため、「仍発熱」は最早、表熱（陽熱）ではなく陰熱である。そこで、未だに収縮している一部の筋肉を弛緩して、陰熱を解熱するのが［芍薬］の役目である。

(2)　壊病においては、発汗できない汗が水となり、表から表裏間の陽に移動し、陰熱によって温められ動揺する。同時に、表の陰にある冷水と衝突して、

各論　辨太陽病脈證并治　中　第六

「心下悸　頭眩　身瞤動」を引き起こす。動揺する温水に対しては［茯苓・生姜］が、冷水に対しては［附子］が対応する。

(3)　［白朮］は、温水を茯苓と協力し、冷水を［附子］と協力して利尿作用により体外に排出する。

$$
\begin{array}{c}
\hspace{7em}[白朮] \\
[芍薬] \;=\; 解熱 \;/\; [茯苓・生姜] \times [附子] \longrightarrow 利尿 \\
(陰熱) \hspace{6em} (温) \;\times\; (冷) \\
血の循環不全 \hspace{4em} 水の循環不全
\end{array}
$$

1-2　壊病の変態（慢性病）　　発熱無　〈―・血 × **水**〉
　　　　　　　　　　　　　　　　局所症状　　頭眩
　　　　　　　　　　　　　　　　全身症状　　身瞤動

(1)　「仍発熱」がない場合は「冷え」に支配される。それは手足の冷えとして確認できる。冷えによって、血と水の循環不全が生じ、それらが衝突し頭眩と身瞤動が発生する。傷寒論の立場からみると、「冷え」によって急性熱性病である壊病の仍発熱が消失して慢性化したと考えられる。

(2)　血の循環不全は浮腫を伴う。その結果、表裏間の陽にある水を中心とした全体的な水の循環不全と血の循環不全が併存することになる。
　それを解すのが［芍薬・茯苓］×［茯苓・生姜］である。

金匱要略・婦人妊娠病脈證并治第二十に桂枝茯苓丸がある。

桂枝茯苓丸方
　　　桂枝　茯苓　牡丹　桃仁　芍薬　各等分

桂枝 → 附子　牡丹 → 白朮　桃仁 → 生姜　のように、気剤と血剤をすべて水剤に変えると真武湯になる。桂枝茯苓丸の作用は"當下其癥"である。癥は瘀血であるといわれ、血液の停滞である。方中の［茯苓・芍薬］には、それを改善して血流をよくする作用がある。

238

原文 9-35　太陽病　頭痛　発熱〜

　これらを参考にすると、真武湯中の［芍薬・茯苓］にも血流改善作用があるといえる。したがって、［芍薬・茯苓］が血流を改善し、併せて［茯苓・生姜］が表裏間の陽の水を駆水し、［白朮・附子］が利水することで頭眩と身瞤動の治癒につながる。

　⑶　また、［白朮・附子］は、附子湯と甘草附子湯にも含まれている。それは、附子湯証の身体痛、骨節痛あるいは甘草附子湯証の骨節疼煩に対応する。附子湯証は〈―・**血**・**水**〉で、甘草附子湯証は〈**気**・―・**水**〉である。
　それらにより、慢性病に対応する真武湯証は〈―・血×**水**〉なので、このような病理のときは、壊病（麻黄湯 → 真武湯）と同様に身体痛や骨節痛が「身瞤動」に変化する可能性も考えられる。

　以上から、真武湯は発熱（陰熱）がなくても、表的少陰病の薬方として「めまい」などの身体の動揺感にも奏効する。

　　　　　　　　　　　　　　　　　　　　［白朮・附子］
∴　　［芍薬・茯苓］　×　［茯苓・生姜］────────▶ 利尿
　　血と水の循環不全　　水の循環不全

2　静的真武湯（裏的少陰病）
25-316　少陰病の真武湯　　　発熱無　〈―・血・**水**〉
　　　　　　　　　　　　　　局所症状　　腹痛　自下利
　　　　　　　　　　　　　　全身症状　　小便不利　四肢沈重

　一方、裏的少陰病の真武湯は太陰病の桂枝加芍薬湯から進行したもので、腹満時痛が腹痛となり、血と水の循環不全も静的な状態である。そのため、頭眩と身瞤動はなく、腹痛し、小便不利、四肢沈重、自下利がある。いずれの症状も静的である。

桂枝加芍薬湯（腹満時痛）〈気・**血**・水〉
　───▶ 真武湯（腹痛　小便不利　四肢沈重　自下利）〈―・血・**水**〉

　すなわち、局所症状は腹痛と自下利で全身症状は小便不利と四肢沈重であ

各論　辨太陽病脈證并治　中　第六

る。

　この場合も、表裏間の陽にある水が動揺するのだが、それが上部の頭ではなく、下部の腹に影響する。そのために、頭眩はなく腹痛と自下利が生じる。

　また、冷えが強いので、水の循環不全が全身に及び、小便不利と四肢沈重になる。

　腹痛と自下利には［芍薬］＋［茯苓・白朮・生姜］が対応し、小便不利と四肢沈重には［茯苓・白朮］＋［附子］が対応する。

　なお、静的真武湯については 25-316（p.493）を参照のこと。

　真武湯証には、このように三つの病態があり、活用範囲の広い薬方である。

　壊病の「仍発熱」について

　壊病・真武湯条文の最初の症状は其人「仍発熱」である。其人とは麻黄湯を服用した人を意味する。それ故、壊病 3-82 は、病人が麻黄湯を服用して汗が出たにもかかわらず、依然として発熱が続いていることを述べている。

　すなわち、「仍発熱」とは壊病の熱で、太陽病の発熱ではないことを強調している。これは、少陰病の発熱である。301 に少陰病　始得之　「反発熱」脈沈者と記載されている。少陰病に「発熱」があってもよい。このような現象が生じる理由は、太陽病と少陰病が表において陽と陰の関係にあるからである。したがって、両者を区別するには、太陽病の発熱を**陽熱**とし、少陰病の発熱を**陰熱**とすればよい。

　藤平健博士は「仍発熱」を、“熱のすりかわり現象”として、つぎのように述べている。

　　　太陽病から始まった急性熱性疾患に対して、太陽病の薬方を用いて治療を続けているうちに、服薬によって発汗はするが、それでも一向に熱が下がらない。それどころか、かえってますます上昇していき、気がついたときには、実熱はいつの間にか虚熱にすりかわっていて、あわてて真武湯や四逆湯に転方し～。（藤平健『漢方臨床ノート・論考篇』創元社 p.311）

　また、“虚熱”について、〈虚熱とは、またの名を仮熱ともいうが、いずれにせよこの用語は『傷寒論』の条文には出ていない。厥陰病期の「裏寒外熱」を後世このように呼びならわすに至ったものである。〉（同「除中と虚熱」p.308）と解説している。

240

原文 9-35　太陽病　頭痛　発熱〜

壊病の「心下悸」について

傷寒論において、「心下悸」のある薬方は、真武湯と茯苓甘草湯、桂枝甘草湯である。その中で前の二方は発汗によって生じた心下における水の逆流・停水によるものである。

壊病の真武湯証の心下悸は、麻黄湯証の無汗而喘から発生する。喘は、本来、少陽病の証であり、太陽病の証ではない。無汗によって、体外に発散できない汗が胸部で停水となり喘を引き起こす。

それを発汗して壊病になると、胸部の停水が「汗出不解　仍発熱」によって心下に移動して喘から動悸に変化する。

太陽病・麻黄湯証の無汗 ＝ 胸部の停水 ──発汗──▶ 心下の停水
　　　　　　　　　　　　（喘）　汗出不解　仍発熱　　（悸）

壊病の「頭眩」について

眩とは、「めまい」意味する。傷寒論では眩を「頭眩」と「目眩」に分けている。頭眩は病的身体反応で臨床上の「めまい」を指すが、目眩は心中窒などを病的感覚反応として表現したもので、「めまいそのもの」ではない。したがって、壊病・真武湯証の頭眩は、文字通りの「めまい」である。頭眩は少陽病に位置する。麻黄湯証の頭痛が、壊病によって変化して頭眩となる。

壊病の「身瞤動　振振欲擗地」について

これは、壊病により麻黄湯証の身疼　腰痛　骨節疼痛　が変化して生じたものである。心下悸と頭眩を、太陽病から少陽病への水平変化とすれば、仍発熱、身瞤動、振振欲擗地は、太陽病から少陰病への垂直変化といえる。

瞤とは、部首が目へんであることから、もともとは「目のふちがぴりぴりと動く」ことであり、そこから「肉がひきつる」という意味になった。

（諸橋轍次『大漢和辞典』大修館書店）

頭眩、身瞤動のために、全身が揺れ動いて立っていられないようなひどい症状である。本来、少陰病の真武湯証は静的なのだが、壊病の場合は仍発熱により動的となる。

ここで、麻黄湯証から真武湯証への経路を図解する。

241

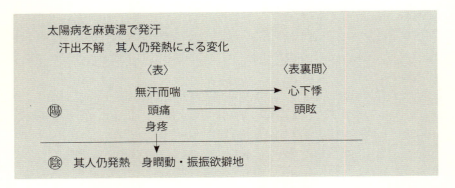

　この図からもわかるように、壊病・真武湯証は少陽病（心下悸・頭眩）と少陰病（其人仍発熱・身瞤動・振振欲擗地）の二証併存である。それなのに、なぜ、少陰病になるのかといえば、少陽病証は局部の症状であり、少陰病証が全身症状だからである。

```
仍発熱・身瞤動・振振欲擗地 ＞ 心下悸・頭眩 ─────→ 真武湯
（全身＝少陰病）　　　　　（局部＝少陽病）
```

　同時に、太陽病と少陰病とが、表において、陽と陰の関係にあることから、水平変化よりも、垂直変化の方が大きいことも少陰病・真武湯証になる理由である。

　壊病・真武湯証生成の原因とメカニズム
　すでに述べたように、初期の段階で病が解さないと病力が自己治病力より大きくなって無汗となる。これが麻黄湯証である。その太陽病・麻黄湯証を麻黄湯で発汗すればよいわけであるが、麻黄湯の発汗だけで治るのではない。麻黄湯の発汗に連動して自己治病力による発汗も継続するので、最後は自己治病力が治病する。それ故、麻黄湯と自己治病力との連携がスムースでないと汗が出ても病が解さない事態となる（発汗　汗出不解）。それが壊病である。
　この場合、自己治病力と麻黄湯との力関係が重要である。すなわち、麻黄湯の発汗力に見合った自己治病力がないと麻黄湯の発汗力が強過ぎて、太陽病が解さずに壊れてしまうことになる。
　すなわち、発汗によって腰痛と骨節疼痛は解すが身疼は身瞤動となり、そ

の上、発熱が陽熱から陰熱へ変化して心下悸、頭眩が生じる。これは、麻黄湯の発汗と自己治病力の発汗がうまくかみ合わないために、発汗　汗出不解　其人　仍発熱になる。

　その自己治病力は普段の体力とは関係なく発病時の状態による。すなわち、普段は体力があり、丈夫であっても、疲労や寒冷などによって自己治病力が低下すると、発汗はしたものの、壊病となり少陰病・真武湯証となる。そのため、服用前の麻黄湯証（脈浮緊数、体痛、無汗）の確認と服用後の指示（覆取微似汗　不須啜粥）に従うことも、壊病を防止するのに大切である。

【臨床応用】　1　壊病に対する真武湯（仍発熱）

〈証〉　太陽病を発汗して汗は出たものの、依然として熱があり、みずおちで動悸がし、めまいがしてふらふらする症状を呈する。尿の出はよくない。また、熱があるので体は熱いが、つま先が冷たいことが多い。
　　　　発汗　汗出不解　其人仍発熱　には二つのケースがある。

　　　①　発汗剤を服用して、汗が出たにもかかわらず、依然として、発熱が継続するかあるいは体温が上昇する。

　　　②　発汗剤を服用して汗が出て、一時的に解熱はするものの、短時間後に再び、発熱して体温が上昇する。

　　　　なお、壊病を生じる発汗剤は麻黄湯に限らない。葛根湯や西洋薬でも発生する。後人は、最も発汗力の強い麻黄湯を代表として述べたのだろう。太陽病の発汗には、細心の注意が必要である。

　　　　また、老人の肺炎などで高熱にもかかわらず、自覚症状が少なく平気でいるような時にも応用できる。

【治験例】

老人の無力性肺炎　男性　87歳

　私の伯父である。近医に肺炎といわれた。行ってみると、ふだんは赤みがかって、つやのある顔が、一見して青く、つやがないのは別人のようであった。声の大きい人なのに、ささやくような声しか出ない。布団をそっとまくってみると胸に鳥肌が立っている。何か意識がぼうっとしているようで、こちらが診察しているのに、自分で布団を引き寄せようとする。体温は38℃を少し

各論　辨太陽病脈證并治　中　第六

越えている。呼吸は早い。胸苦しいらしく、寝返りを打つ（煩躁）。手が布団から外へ出る。するとすっと引っ込める。悪寒があることは明らかである。

　脈をみると浮であるが、熱のある割には少ない。すなわち浮遅で緊張が悪く力がない。手足が冷たい。すなわち、この病状こそ真寒仮熱（後述）と判断した。（中略）とにかく体表に熱はあっても、漢方的には内に寒があるのだから冷やすべきではないと思い、水枕はすぐにやめさせた。点滴も冷えるからやめてもらった。そして真武湯（附子1.0）を温服させた。

　その翌日、熱はだんだん高くなり、一時は40℃にまでなって、まわりは心配した。しかし、意識がはっきりして顔色はよくなり、まったくなかった食欲がでてきた。夕方私が行ってみると、声が出てきたし、脈はしっかりしてきている。

　そのまま真武湯を続け、次第によくなり、10日ほどして床上げし、ついに危機を脱することができた。

［考案］陽証が陰証に変わるときは、内に寒があって、外に仮熱が現れ、この仮熱を表熱と誤る場合が多い。これが真寒仮熱である。真寒仮熱では、熱があっても脈は遅であり、大でも力がなく、尿は清白である。

（松田邦夫『症例による漢方治療の実際』創元社 p.35 〜 36）

【使用経験】
1．52歳の男性

　いまから7年前のことだが、年末の30日に、4日前から38.6℃の熱が下がらないと男性の家族から電話があった。本人に詳しくきくと、4日前に、ひどいさむけと頭痛、体痛そして発熱があり、近医を受診して服薬しているのだが、汗は出るものの、38.3〜38.8℃の熱がいっこうに下がらない。さむけ、頭痛、体痛は消失したが、歩くとふらふらする。口渇はないが、小便の回数は少なく、出もよくない。そこで、真武湯を与えた。2回目の服用で発汗し、同時に、小便が勢いよく出て、36.8℃になった。真武湯を2日間服用し、柴胡桂枝湯2日分で回復した。それから7カ月後の健康診断で、肺炎の痕跡があるとの指摘をされた。

2．5歳の男児

　ある年の3月10日、夜の10時30分に電話がかかってきた。今朝、発熱し、

244

原文9-35　太陽病　頭痛　発熱〜

小児科を受診したという。発熱39.0℃、頭痛、さむけがあった。診察の結果、のどに炎症はなく、カゼとの診断だった。処方薬を服用すると汗が出て、37.5℃になるのだが、1〜2時間後には再び、38.5〜38.8℃に戻ってしまう。すでに、二回、この現象を繰り返している。近所なので、母親が毛布で包んでおぶって来た。見ると顔は赤く熱がっているが、つま先は冷たい。食欲はないが、ときどき、水分を欲しがるので与えている。本人に尋ねると、胸がドキドキするという。また、トイレに行くとき、足がもつれてころんだとのこと。太陽病の壊病と考えて真武湯を与えた。翌朝7時に電話があり、夜間と早朝二回の服用で解熱したとの報告があった。

【臨床応用】　2　慢性病に対する真武湯（発熱なし）

太陽病の壊病でなくても頭眩や身瞤動に使用できる。発熱が無いのは、冷えの勢力が優勢となったからである。しかし、依然として表的少陰病なので、発熱を除いた壊病の症状に対応する。

〈証〉　めまいと身体動揺感（じっとしていても体が揺れている感じ）、頭眩、身瞤動、振振欲擗地

循環器関係：脳卒中後遺症、高血圧症で冷え性、尿不利、胃部柏水音がある。低血圧に伴うめまい（頭痛はない）（治験例）

神経関係：　「めまい」を伴う疾患

　　　　　　メニエール病、運動失調、内耳疾患、半身不随、錐体外路疾患など（矢数道明『臨床応用　漢方處方解説』創元社 p.295）

その他：　　長時間、冷たい水に入り、強い直射日光を受けたような状況下に生じためまい（使用経験）

【治験例】

めまい　男子　36歳

背が高く、中肉で血色も悪くないが、めまいがして困るという。風に向かって歩くと、めまいがするし、ひどく疲れる。仕事をする気力がない。脈は弱い。腹部には振水音を証明し、臍部で動悸を触れる。夏は足がだるく。冬は手足が冷える。血圧は最高92、最低56。（中略）めまいと疲労感は甚だしいので真武湯にした。これを1カ月ほどのむと、何となく気力が出て疲れが減じ、めまいもめったにしなくなった。それに、いままで熟睡することができなかっ

245

たが、この頃は安眠できて、朝起きるときのだるさがなくなった。

(大塚敬節『症候による漢方治療の実際』南山堂 p.44)

【使用経験】
田植え時と鮎釣り時の「めまい」（真武湯にまつわる経験）
　いまから40年前のことだが、当時、著者の住む地域は半農半漁で水田が
ひろがっていた。5月中旬になると一斉に田植えが行われる。すると、毎年、
7〜8人が「めまい」を訴えて来局した。そのうち、男性一人と女性二人は
水田で倒れて救急車で病院に搬送された経験がある。全員が真武湯で治癒し
た。
　また、鮎釣りが解禁されると「めまい」の病人が増えた。彼らの「めまい」
も真武湯で軽減した。
「めまい」は病人に大きな不安感を与える。そのため、時期になると農家の
人が五人、釣り人二人が、毎年、定期的に来局するようになった。私は密かに、
真武湯七人衆と名づけた。水田と川に入る2〜3日前から真武湯を服用する
と「めまい」を発症しないという。真武湯は彼らの守護神であったが、その
七人衆はすでに鬼籍に入ってしまっている。
　そこで、この「めまい」について考察した。
　これは「壊病」の一種なのではないか。彼らに共通する病因を考えた。
　　　　　上半身は5月と6月の強烈な直射日光をあびる
　　　　　下半身では膝から下が冷たい水の中にある
　特に、長時間、上半身では両肩と背中が熱せられ、下半身では両ふくらは
ぎが冷やされると「めまい」になる率が高くなるようである。頭は帽子など
で遮熱されるし、「くるぶし」までの冷水では異常ないからである。
　このような状況になると、上半身では発汗が始まるが、下半身では膝下の
冷えのためにそれが妨害される。すると、全身に水の循環不全が発生し、「身
瞤動　振振欲擗地」になる。しかし、いずれも「めまい」だけで発熱はなかっ
た。
　太陽中風の大青龍湯証は発汗作用が全身で妨害され（無汗）、中風なのに出
るべき汗が出られなくて「煩躁」するが、真武湯証には上半身に発汗がある。
　したがって、「太陽病　発汗　汗出不解　其人仍発熱」の仍発熱は急性熱性
病の場合で、田植えや鮎釣りでは発熱は関係ない。前述のように、発熱の有

246

原文 9-35　太陽病　頭痛　発熱〜

無で二種類の壊病がある所以である。

　　　　＊参考：眩暈（めまい）に関する薬方

茯苓桂枝白朮甘草湯　〈気・―・水〉　起立性のめまい（立ちくらみ）
　　　　　　　　　67 起則頭眩　身爲振振揺
　　　　　　　　　　　　　　（茯苓 4両　桂枝 3両　白朮 2両　甘草 2両）

沢瀉湯（金匱要略）〈―・―・水〉　回転性のめまい
　　　　　　　心下有支飲　其人苦冒眩（沢瀉 5両　白朮 2両）

當帰芍薬散（金匱要略）〈―・血・水〉　頭重や頭冒とともにするめまい
　　　　　　　　　　　　　　妊娠中や産後のめまい
　　　　　　　婦人懐妊腹中疞痛（當帰 3両　芍薬 1斤　茯苓 4両　白朮 4両
　　　　　　　　　　　　　　沢瀉半斤　芎藭半斤）

半夏厚朴湯（金匱要略）〈気・―・水〉　神経質な人のめまい。めまいは軽
　　　　　　　　　　　　　　いが不安感が強い。喉に何かつまっ
　　　　　　　　　　　　　　ているような感じを訴える
　　　　　　　婦人咽中如有炙臠（半夏 1斤　厚朴 3両　茯苓 4両　生姜 5両
　　　　　　　乾蘇葉 2両）

半夏白朮天麻湯（脾胃論）〈―・血・水〉　胃下垂などの胃腸虚弱な者のめ
　　　　　　　　　　　　　　まい。頭痛と嘔吐を伴う。食後
　　　　　　　　　　　　　　体がだるくなり眠くなる傾向が
　　　　　　　　　　　　　　ある。
　　　　　　　痰厥ノ頭痛、眼黒く頭旋リ、悪心煩悶シ、〜
　　　　　　　（半夏　白朮　茯苓　陳皮　蒼朮各3両　麦芽　天麻
　　　　　　　神曲各2両　黄耆　人参　沢瀉各1.5両　黄柏 1.0両
　　　　　　　乾姜　生姜各0.5両）

釣藤散（本事方）〈気・血・水〉　頭痛、肩凝り、肩背拘急などのあるめまい
　　　　　　　　　　　　　　怒りやすく、朝方に頭痛の傾向がある。
　　　　　　　肝厥頭暈することを治す
　　　　　　　（釣藤　橘皮　半夏　麦門　茯苓各3.0両　人参　防風
　　　　　　　菊花各2.0両　石膏 5.0両　生姜　甘草各1.0両）

瀉心湯（金匱要略）〈気・―・―〉　のぼせて顔面紅潮し脈は浮大が多い。
　　　　　　　心気不定、吐血、衄血（大黄 2両　黄連　黄芩各1両）

柴胡加竜骨牡蛎湯　〈気・血・水〉　胸脇苦満、臍上悸、驚きやすい、安眠
　　　　　　　　　　　　　　できない、便秘の傾向があるめまい

247

各論　辨太陽病脈證并治　中　第六

　　その他、貧血からくる「めまい」には聯珠飲、「のぼせ」からくるめまい
　　には桂枝加竜骨牡蛎湯があり、激しい動悸の「めまい」には炙甘草湯など
　　がある。
　　　このように「めまい」は客証として、多くの薬方が関係している。

　以下の桂枝加附子湯の文章は、壊病・真武湯証「汗出不解」には、「遂漏不
止」もあると書き加えられたものである。壊病・真武湯への補入なので附方
とする。

附方：桂枝加附子湯（壊病2真武湯・汗出不解との比較）
20　太陽病　発汗　遂漏不止　其人悪風　小便難　四肢微急　難以屈伸者
　　桂枝加附子湯主之。

［読み方］太陽病を発汗し　遂に漏れてやまず　その人悪風し　小便難に　四
　　　　　肢微急し　もって屈伸しがたき者は桂枝加附子湯これをつかさど
　　　　　る。
［内　容］発汗したところ汗が止まらなくなって、（真武湯証の仍発熱はなく）悪
　　　　　風（汗が出ているときのさむけ）がして、小便が出にくくなり、四肢が
　　　　　少しつるために屈伸し難い者には、桂枝加附子湯が主治する。

　真武湯証「汗出不解」の別の状態で、発熱はないもののその汗がだらだら
と出て止まらなくなった症状を示し、それには、桂枝湯に附子を加えた桂枝
加附子湯がよいと書き加えられた文章である。
　すなわち、太陽病　発汗　汗出不解　とは異なる症状を示して、真武湯と
比較した書き込みである。

　桂枝加附子湯方
　　　於桂枝湯方内　加附子一枚　餘依前法
　　　（桂枝3両　芍薬3両　甘草2両　生姜3両　大棗12枚　附子炮1枚）

248

原文 9-35　太陽病　頭痛　発熱〜

■ 機能的構造式

病位　表の陰（少陰病）　〈気・血・**水**〉		
	表	表裏間	裏
陽	桂枝 3	甘草 2・生姜 3・大棗 12	
陰	附子炮 1		芍薬 3

　この場合は真武湯証とは違って、自己治病力が必要以上に強くなり、そのため、麻黄湯の発汗力との連携がうまくいかずに脱汗となった症例である。自己治病力とは異なる悪風なので桂枝湯に附子を加えている。症状は、麻黄湯証の身疼、腰痛、骨節疼痛が解さずに「四肢微急　難以屈伸」となった状態といえる。

　気血水の変化をみると、桂枝湯の気に陰の水が加わった。そのため、水の循環が悪化して小便難となり四肢が微急する。故に、〈気・血・**水**〉となるが、四肢微急には血も関与している。

　本方は主として、神経痛や筋肉痛などに使用されることが多い。しかし、もともとは麻黄湯服用後の脱汗に使用することが目的であった。

　つまり、壊病 3-85 真武湯の条文の傍らに書き込まれた文章だったが、桂枝加附子湯という薬方名から、桂枝湯に附属しているとされ、現在の 21 の位置に移動されたのだろう。

【臨床応用】
〈証〉　脱汗、悪風、尿量減少、四肢の軽度の疼痛。
急性熱性病：発汗しすぎた後の脱汗で、小便が快利せず、四肢ぎこちなく、
　　　　　　微熱や悪風のあるもの。
　　　　　　感冒で悪寒、発汗の止まらぬものもの
疼痛関係：　関節リウマチ、各種関節炎、神経痛、こむら返り、筋肉痛、四十肩
　　　　　　運動麻痺を主にする各種の中枢性または末梢性神経疾患たと

249

各論 辨太陽病脈證幷治 中 第六

えば半身不随などもの

その他： 虚証の潰瘍、中耳炎、蓄膿症などもの

（藤平健・小倉重成『漢方概論』創元社 p.468）

　＊参考：桂枝加附子湯の加味方
　本方に蒼朮4.0gを加えて桂枝加朮附湯とするかあるいはさらに茯苓6.0g
を加えて桂枝加苓朮附湯として使用することが多い。

桂枝加朮附湯　　甘草附子湯証や附子湯証にあるように、「朮附」は疼痛を
　　　　　　　　緩和する作用がある。したがって、桂枝加附子湯よりも
　　　　　　　　疼痛に対する効果が強くなる。

桂枝加苓朮附湯　茯苓を加味すると茯苓甘草湯、茯苓桂枝白朮甘草湯、茯
　　　　　　　　苓桂枝甘草大棗湯、それに真武湯の方意が生れる。する
　　　　　　　　と、発汗後の脱汗による四肢寒冷にも有効となる。また、
　　　　　　　　「起てば則頭眩し、身振振として揺を爲す」と「頭眩身瞤
　　　　　　　　動して地にたおれんと欲す」の二証が合わさることになる。
　　　　　　　　すなわち、少陽病と少陰病の「頭眩」に効果を発揮する。
　　　　　　　　さらに、茯苓桂枝甘草大棗湯の方意が加わり、「心下悸」
　　　　　　　　と「臍下悸」の治癒に貢献する。
　　　　　　　　茯苓は、全身の体液の逆流性を改善して循環を正常にする。
　　　　　　　　朮は停滞している体液の流れをよくして小便に出す。両者
　　　　　　　　の協力に附子が加わり上記の症状を解す。
　　　　　　　　附子は、冷えを温める作用があり、新陳代謝機能が極度
　　　　　　　　に沈衰した状態を振起復興し、利尿、強心する。
　　　　　　　　なお、本証には体液の偏在はないので、沢瀉は使用され
　　　　　　　　ない。

　桂枝加朮附湯について、『類聚方廣義』の頭註には〈中風偏枯、痿躄、痛風
にして小便不利或いは頻数なる者を治す。（中略）若し、心悸目眩し、身瞤動
する者は茯苓を加えて、桂枝加茯苓朮附湯と名づく〉とある。
　どちらかというと、真武湯は頭の動揺感に、桂枝加茯苓朮附湯は足元のふ
らつきによい。

250

原文 9-35　太陽病　頭痛　発熱〜

【治験例】

坐骨神経痛　女性　53 歳

{現病歴} 若い時からたびたびぎっくり腰を起こしていたが、数年前から坐骨神経痛を悩むようになった。腰から左大腿背面にかけて痛み、冷えると憎悪する。ひどい時には、足をひきずって歩く。疲れやすい。高度の胃下垂があり、胃腸は弱い。便通は 1 日 1 行で下痢しやすい。夜間尿はない。冬は寒がりである。

{現症} 脈、沈小。舌は湿って苔はない。腹部軟弱で臍上悸あり、心下振水音著明。血圧 98-58。

{経過} 桂枝加苓朮附湯（附子 1.0）加細辛 3.0 を投与。1 カ月後完治。

{考案} 細辛を加味したのは、大塚敬節の坐骨神経痛治験を参考にしたものである。　　　　　　　　　　　（松田邦夫『症例による漢方治療の実際』創元社 p.214）

【使用経験】

脱汗　男性　48 歳

会社で発熱、頭痛がした。帰宅途中、ドラッグストアに寄り、感冒剤を購入し、夕食後に服用してすぐに入浴した。ところが、夜半に異常な発汗で目が覚めた。パジャマと寝具は汗のために濡れてさむけがする。奥さんを起こして、着替えをし、別の布団に寝た。しかし、その後も発汗が止まらず、全身がシットリと濡れた状態が続いた。再度、着替えをしたが、そのうちに、さむけがひどくなり、両脚がつって関節に痛みを感じるようになった。

翌朝の 5 時に本人から電話がかかってきた。聞くと昨夜から一度も小便が出ていないという。早速、桂枝加附子湯を取りに来てもらい、煎じて服用した。1 時間 30 分後に再度電話があった。服用後、体が温まり、さむけがなくなって、汗も止まった。そして、小便が大量に出て気分がよくなったという。

感冒剤の服用直後に入浴したために、いわゆる "脱汗" を起こしたのだろう。

〔桂枝加附子湯についてのコメント〕

治験例にあるように、坐骨神経痛のような疼痛性の疾患に使われることが多い。また、使用経験のようにカゼ薬服用後の脱汗にも使用する機会がある。

各論　辨太陽病脈證幷治　中　第六

附方：桂枝甘草湯（壊病 2 真武湯証・心下悸との比較）

64　発汗過多（其人叉手自冒心）心下悸欲得按者　桂枝甘草湯主之。

［読み方］発汗過多　心下悸して　やすきを得んとほっする者は桂枝甘草湯こ
　　　　　れをつかさどる。
［内　容］発汗が過剰のためにみずおちで動悸がひどく、それを押さえたいと
　　　　　思う者は、桂枝甘草湯が主治する。

　この文章は 20 桂枝加附子湯証の「発汗　遂漏不止」ほどではないが、発
汗が過多となり心下悸になった症状を壊病 2-82 真武湯証の「心下悸」と比
較するために書き込まれたものである。その心下悸がより強いことを示すた
め、（其人叉手自冒心）という註釈が加えられたが、本来の文章は「発汗過多
心下悸欲得按者　桂枝甘草湯主之」である。心下悸なのに、其人叉手自冒心
という表現はおかしいからである。
　本方をそのままで使用する機会は少ないが、多数の薬方の構成成分となり、
主として、精神不安を改善する作用を持つ。

桂枝甘草湯方　（少陽病）〈気・―・―〉
　　　桂枝 4両　甘草 2両
　　　二味　以水三升　煮取一升　去滓　頓服

　本方は表（桂枝）と表裏間（甘草）の二つの気剤からなり、気の循環不全を
改善する。
　桂枝湯から、生姜・大棗と芍薬を去った薬方である。すると、「頭痛　発熱
　汗出　悪風者」という桂枝湯証がなくなり気の循環不全だけになる。この
ことは、桂枝湯証の発熱を発汗するためには、気（桂枝・甘草）、水（生姜・大棗）
と血（芍薬）、すなわち、表の陽の気、裏の陰の血、表裏間の陽の水の循環不
全を改善しなければならないことを示している。

【臨床応用】
〈証〉　発作性心悸亢進。
神経関係：発作性心悸亢進、胸内苦悶感、バセドー病など。
　　　　　　　　　　　　　（藤平健・小倉重成『漢方概論』創元社 p.470）

252

原文 9-35　太陽病　頭痛　発熱〜

附方：茯苓桂枝甘草大棗湯（桂枝甘草湯証・心下悸との比較）

65　発汗後　其人臍下悸者（欲作奔豚）茯苓桂枝甘草大棗湯主之。

［読み方］発汗後　その人せいか悸する者は茯苓桂枝甘草大棗湯これをつかさ
　　　　　どる。

［内　容］発汗後、その人の臍の下が動悸する者は茯苓桂枝甘草大棗湯が主治
　　　　　する。

　これは、発汗過多の桂枝甘草湯証の心下悸に対して、発汗後の臍下悸者に
は茯苓桂枝甘草大棗湯がよいと別人が書き込んだ文章である。（欲作奔豚）は、
臍下悸が奔豚を引き起こすことになるという別人の註釈である。

　奔豚とは、金匱要略・奔豚氣病脈證併治第八に、〈従少腹起、上衝咽喉、発
作欲死、復還止　皆従驚恐得之〉と記載されている。奔豚病は（気が）少腹か
ら起こり上がって咽喉をつき、発作があると死んだようになるのだが、また
生き返り何事もなかったかのように発作が止むので、周囲の者が皆驚き恐れ
るという。

　また、金匱要略・痰飲欬嗽病脈證并治第十二には〈假令瘦人　臍下有悸
吐涎沫而癲眩　此水也　五苓散主之〉の文章がある。したがって、臍下悸が
あれば、必ず奔豚となるのではない。五苓散証もある。

　薬方は桂枝甘草湯に茯苓と大棗を加えたものである。ここから、桂枝甘草
湯との関連性が読み取れる。

　傷寒論には「悸」について、心下悸（桂枝甘草湯、真武湯、茯苓甘草湯）、心動
悸（炙甘草湯）、臍下悸（茯苓桂枝甘草大棗湯）の記載がある。真武湯を除いてい
ずれも後人たちの書き込みの薬方だが、桂枝甘草湯に茯苓、生姜、大棗を加
味している。したがって、悸は気と水の循環に異常があると生じることが推
定される。

茯苓桂枝甘草大棗湯方　（少陽病）〈気・―・水〉
　　茯苓半斤　桂枝 4両　甘草 2両　大棗 12枚
　　四味　以甘爛水一斗　先煮茯苓　減二升　内諸薬　煮取三升　去滓
　　温服一升　日三服（作甘爛水法以下は省略）

桂枝甘草湯の気に、水（茯苓・大棗）が加わった薬方である。水の循環が臍

253

各論　辨太陽病脈證幷治　中　第六

下で悪くなるために動悸が発生して、それが気に及ぶと考えたのだろう。

【臨床応用】
〈証〉　臍下の動悸が発作性に突き上げてきて、激しい心悸亢進が生じる。
精神神経関係：ヒステリー、発作性心悸亢進、心臓神経症など。
消化器関係：　胃痙攣などで嘔吐、疼痛、腹鳴、腹部大動脈搏動亢進など
　　　のあるもの。　　　　　　　（藤平健・小倉重成『漢方概論』創元社 p.580）

附方：茯苓桂枝白朮甘草湯（壊病 2 真武湯証・心下悸　頭眩との比較）

67　（傷寒　若吐　若下後）心下逆満（氣上衝胸）起則頭眩（脈沈緊　発汗則動経）
　　　身爲振振揺者　茯苓桂枝白朮甘草湯主之。

［読み方］心下逆満し　起きればすなわち頭眩し　身振振として揺をなす者は
　　　茯苓桂枝白朮甘草湯これをつかさどる。

［内　容］心下逆満とは心下の満（みぞおちが張った感じ）が激しいことである。
　　　すなわち、嘔逆、手足逆冷、下利厥逆などの逆と同じ意味である。
　　　その心下逆満のために、立つときめまいがして、体が盛んにぐらつ
　　　く者には茯苓桂枝白朮甘草湯が主治する。

　この文章は 82 の「心下悸　頭眩　振振欲擗地者」と比較する目的で、心
下逆満　起則頭眩　身爲振振揺者と書き入れられたものである。（氣上衝胸）は、
心下逆満　起則頭眩についての註釈であり、特別の意味はない。また、（脈沈
緊　発汗則動経）は、（傷寒　若吐　若下後）の脈が浮緊ではなく沈緊なのに、こ
れを発汗したので、経絡を動揺させて起則頭眩　身振振揺となったという理
屈である。
　（傷寒　若吐　若下後）は 168 にもあるが、後世に付けられた文言であり、本
文とは何の関係もない。
　金匱要略・痰飲欬嗽病脈證併治第十二には〈心下有痰飲　胸脇支満　目眩
　苓桂朮甘湯主之〉とあるが、67 では胸脇支満を心下逆満と誇大に表現して
いる。

　茯苓桂枝白朮甘草湯方　（少陽病）〈気・―・**水**〉
　　　茯苓 4両　　桂枝 3両　　白朮　　甘草 各2両

254

原文9-35　太陽病　頭痛　発熱～

　　四味　以水六升　煮取三升　去滓　分温三服

　茯苓桂枝甘草大棗湯の大棗を白朮と置き換えた薬方である。ただし、茯苓
は半量であり、桂枝は1両少なく、煎じる水量も少ない。
　あるいは、桂枝甘草湯に茯苓と白朮を加味したとも考えられる。したがっ
て、気（桂枝・甘草）と水（茯苓・白朮）の循環不全であるが、生薬構成の分量
からみると水が主である。

【臨床応用】
〈証〉　起立性眩暈、心悸亢進し、胃部拍水音がある。
感覚器関係：　　起立性調節障害、眩暈、メニエール症候群。
精神神経関係：神経衰弱、ノイローゼ、ヒステリー。
循環器関係：　　神経性心悸亢進症（動悸、貧血、浮腫）。
消化器関係：　　胃アトニーなど。
腎臓関係：　　　慢性腎炎、ネフローゼ、萎縮腎など。
眼関係：　　　　結膜炎、角膜乾燥症など。
その他：　　　　高血圧症、難聴、貧血症など。
　　　　　　　　　　　　　　　（藤平健・小倉重成『漢方概論』創元社 p.583）

　　＊参考：合方と加味方（兼用）
　　　本方は単独でも効果があるが、以下のような合方、加味方がある。
　　　連珠飲（本間棗軒）　四物湯（當帰・川芎・芍薬・地黄）との合方。
　　　　　　　　　　　　　貧血によるめまい、動悸、耳鳴り、顔面浮腫状などに
　　　　　　　　　　　　　用いる。
　　　　　　　　　　　　　ただし、地黄を含むので、胃腸虚弱者には注意。
　　　應鍾散（吉益東洞）　血圧上昇などによる、のぼせ、肩凝り、めまい、頭痛、
　　　　　　　　　　　　　動悸、便秘などに用いる。
　　　鍼砂湯（原南陽）　　鍼砂（鋼鉄のヤスリ屑、補血、強壮、鎮静剤）・牡蛎・
　　　　　　　　　　　　　人参を加えて、心臓弁膜症、貧血、神経症による動悸、
　　　　　　　　　　　　　めまい、呼吸困難などに用いる。
　　　定悸飲　　　　　　　呉茱萸・牡蛎・李根皮を加え、神経質者の発作性心悸
　　　　　　　　　　　　　亢進症に用いる。
　　　明朗飲　　　　　　　車前子・細辛・黄連を加えて、眼科一般、視力障害、

各論　辨太陽病脈證并治　中　第六

網膜炎などに用いる。

（矢数道明『臨床応用　漢方處方解説』創元社 p.589）

　太陽病の壊病で、仍発熱の真武湯証とは反対に、悪寒する者に対応する薬方が芍薬甘草附子湯である。

附方：芍薬甘草附子湯（壊病 2 真武湯証・其人仍発熱との比較）

〈壊病〉3-68　発汗　病不解　反悪寒者（虚故也）芍薬甘草附子湯主之。

[読み方] 発汗するも病解さず　かえって悪寒する者は芍薬甘草附子湯これをつかさどる。

[内　容]（太陽病を）発汗したが病は解さず（真武湯証の仍発熱とは）反対に悪寒する者には芍薬甘草附子湯が主治する。

　この条文は真武湯と比較するために、書き加えられたものである。それ故、"反"とは真武湯証の仍発熱がないことを意味し、壊病によって悪寒する者がいることを示した文章である。もともとは、85 真武湯の傍らにあったのだが、錯簡（木簡や竹簡の順序がまちがっていること）によって 68 に置かれたと考える。

　芍薬甘草附子湯方
　　　　芍薬 3両　甘草 3両　附子 炮1枚
　　　　三味　以水五升　煮取一升五合　去滓　分温三服

■ 機能的構造式

病位　表の陰（少陰病）　〈気・**血**・水〉		
表	表裏間	裏
陽	甘草 3	
陰　附子 炮1		芍薬 3

256

原文 9-35　太陽病　頭痛　発熱〜

　芍薬甘草附子湯は真武湯（少陰病）の茯苓・朮・生姜を甘草で置き換えた薬方である。つまり、本方は発汗による真武湯のような水の異常ではなく、気（甘草）と血（芍薬）、水（附子）の循環不全により生じた筋肉の病的な緊張を弛緩して悪寒を鎮めようとする。なぜならば、産熱の最も有力な源は骨格筋の働きによるからである。骨格筋の働きを正常にし、産熱を高めて、発汗で引き起こされた悪寒に対処するわけである。

　このように、本方の、本来の使用目的は、壊病の悪寒を解すことであったが、今日では、各種の疼痛に用いられている。

（比較）芍薬甘草湯方
　　　　芍薬 4両　　甘草 4両
　　　　二味　㕮咀　以水 3升　煮取 1升半　去滓　分温再服之

　二つの薬方を比較すると、単純に芍薬甘草湯に附子を加えたものが芍薬甘草附子湯であるとはいえないことがわかる。構成生薬の分量と煎じ方が異なっているからである。それは、出自が異なることによる。

　ではどうして、芍薬甘草湯に附子を加味するとき、芍薬と甘草を 1両ずつ減らしたのだろう。

　附子は冷えを温めて、水を駆逐する能力を持つ。そこで考えられる理由としては、芍薬と甘草が附子の利尿作用を妨げると考えたことが挙げられる。

　甘草は、気剤として芍薬の作用を調整する。

　また、芍薬甘草附子湯では、芍薬と附子の働きを調整して、血と水の循環不全を改善する。

【臨床応用】
〈証〉　冷えの加わった筋肉（骨格筋・平滑筋）の痛み、全身の悪寒。
疼痛関係：冷えがある各種疼痛性疾患で、両腹直筋の異常緊張を伴うもの。
　　　　　神経痛、リウマチ、各種腹痛。
その他：　腎結石、夜啼症、打撲後の悪寒（使用経験2）など。
　　　　　　　　　　　　　　　　　（藤平健・小倉重成『漢方概論』創元社 p.508）

各論　辨太陽病脉證并治　中　第六

【使用経験】
1. 感冒　38歳　女性　（麻黄附子細辛湯 → 芍薬甘草附子湯 → 桂枝加附子湯）
　平成X年9月末日。起床後、喉に痛みを覚え、鼻水と軽い咳が出て、背中に悪寒を感じ倦怠感がある。そこで麻黄附子細辛湯を服用した。2回目の服用で発汗する。治癒するのかと思ったら、逆に悪寒がひどくなり、両脚の筋肉が何かで包み込まれるような圧迫感が発生した。体温38℃。壊病と考えて芍薬甘草附子湯を与えた。初回の服用で大量の汗が出たものの、体温は39.2℃に上昇し、依然として、悪寒が続く。もう一度、本方を服用する。再び発汗して、体温は37.2℃になった。しかし、全身が汗ばみ、トイレに起きるとさむけがする。尿は回数、量ともに少なく、関節が痛むので、桂枝加附子湯を与える。2回の服用で体が温まり尿量も増えて、体温は36.3℃になり、その後、柴胡桂枝湯を3回服用して平常に復した。
　この壊病は、太陽病ではなく、麻黄附子細辛湯による少陰病の壊病といえる。本方が完全に壊病を治癒したわけではないが、発汗解熱して悪寒を終息した。その後を桂枝加附子湯に譲ったとはいえ、壊病に対応できる薬方と考える。

2. 打撲による悪寒　40歳　男性　（芍薬甘草附子湯）
　職業は漁師で、平成X年の3月中旬、漁を終えて港に帰り、漁船から岸壁に飛び移ったとき、足をすべらせ背中を強く打ち、救急車で病院に搬送された。X線検査で骨折は発見されず、2日間入院して退院した。処方された鎮痛剤を服用すると痛みは軽減するのだが、全身が異常に寒いという。打撲は、通常、腫れて熱を持つ。そのために冷湿布で患部を冷やすわけである。しかし、今回のように全身が異常に寒いときには、病人は冷湿布を嫌がる。「反悪寒」は、このような状態をも意味すると考える。
　そこで、芍薬甘草附子湯を与えた。
　本方（芍薬6g、甘草4g、炮附子2g）を服用した翌日から、ひどい悪寒が減少し3日間でほぼ消失した。ただ、疼痛が残ったので、さらに3日継続した。その後、桂枝茯苓丸料を10日服用して旧に復した。
　太陽病・壊病の証が広範囲な打撲の症状にあることを経験し、後人の書き込みとはいえ、芍薬甘草附子湯の効果を再認識した次第である。

〔芍薬甘草附子湯についてのコメント〕

本方はあくまでも、真武湯証の仍発熱に対する書き込みなので正証が記載されていない。そのため前述のように、芍薬甘草湯証よりも攣急疼痛と寒冷が強い症状に使用されている。しかし、発汗後ばかりでなく、使用経験にもあるように、打撲など何らかの外因性の原因による悪寒にも応用できる。

附方：茯苓四逆湯（壊病・真武湯証・汗出不解への補入）

69　発汗（若下之）病仍不解　煩躁者　茯苓四逆湯主之。

[読み方]　発汗（もしくはこれをくだすも）病なお解さずして煩躁する者は茯苓四逆湯これをつかさどる。

[内　容]　発汗（若しくは瀉下）したが依然として病が解さず、煩躁する者は茯苓四逆湯が主治する。この文は、壊病2-82 太陽病　発汗　汗出不解によって煩躁する者には茯苓四逆湯が主治すると書き込まれたものである。「煩躁」とは病人が悶えいらだち焦っているさまを表現している。

（若下之）は、248 太陽病三日　発汗不解　蒸蒸発熱者　に調胃承気湯を与えたことを意味する。しかし、調胃承気湯で瀉下後、本方証になることはあまりないと考える。

実は、本方は二つの作用を持っている。

一つは、条文の通りの作用である。

すなわち、「病仍不解」による煩躁を解すことである。病仍不解なので、この煩躁には、真武湯証の心下悸、頭眩・身瞤動だけでなく、芍薬甘草附子湯証の悪寒・攣急疼痛、桂枝加附子湯証の脱汗なども含まれていると考える。

これらを具体的に表現すれば、壊病により自己治病力が機能不全に陥った状態である。つまり、自己治病力は治病法を指示するので、機能不全に陥るとヒトは病をどのように治病するかがわからなくなり、錯乱状態になる。それが「煩躁」である。（〈**気** × **水・血**〉）

自己治病力の機能不全　──→　治病法を指示できない　───→　錯乱状態
　　　　　　　　　　　　　　　　　　　　　　　　　　　　　　　（精神的・肉体的）

これは、パソコンが、突然、一切の操作を受け付けなくなる「フリーズ」現象に似ている。ただし、パソコンと異なり、ヒトは「煩躁」として機能不全の情報を外部に発信する力を持っている。その「煩躁」に対応するのが、茯苓四逆湯である。

しかし、残念ながら、「煩躁」以外に詳細な証は記載されていない。大青龍湯証の不汗出而煩躁のように、煩躁の原因が明確でなく「病仍不解」と漠然としている。そのため、「煩躁」をいかにうまく把握するかが鍵となる。

では、煩躁している病人に問診すると何と答えるだろうか。著者の経験では、「どう表現したらよいかわからない苦しさ」、「身の置きどころのない倦怠感」、「四肢がだるい」あるいは「強い恐怖感」という答えが多い。

したがって、詳細な問診をすることが重要である。

いずれにしても、煩躁の原因が病仍不解にあるので、発汗だけではなく、中和若しくは瀉下などの治病法を施した後に発生する可能性もある。また、誤治や間違った養生法によるものも含まれる。

二つの目の作用は、「冷えの改善」である。つまり、冷えは新陳代謝を低下させる。そのため、「冷え」が強いと、自己治病力が正常で治病法の指示を与えても、指示された薬方の機能が妨害されて治病できない。小倉重成博士は、この「冷え」を潜証と表現し、また、指示された薬方の証を顕証として、慢性病の治病に活用した。(〈**気・血・水**〉)

これは、本方が薬方名のように、四逆（四肢の厥冷）を改善できるからである。さらに、悪寒や疼痛が激しいときには、「悪寒」の芍薬甘草附子湯との合方（茯苓四逆湯合芍薬甘草附子湯）として効果を高めることができる。

以上のように、茯苓四逆湯は、「病仍不解　煩躁」と「四肢厥冷」の二つの証に対応できる。

　　　　＊参考：自己治病力と小倉説の潜証
　　　潜証においては、慢性的な「冷え」が、病人の現している証（顕証）に対応した薬方の作用を妨害するために病が解さない。つまり、壊病ではないので、自己治病力の機能には異常がない。それ故、小倉説の潜証の中身は「冷え」（潜証）の薬方を先に服用してから顕証の薬方をその後に服用するという服用法である。(p.83 参照)

原文 9-35　太陽病　頭痛　発熱〜

茯苓四逆湯方

　　　茯苓 4両　　人参 1両　　甘草 2両　　乾姜 1両半　　附子生 1枚

　　　五味　以水五升　煮取三升　去滓　温服七合　日三服

乾姜　　各地に栽培するショウガ科の多年草ショウガ Zingiber officinale の根。
　　　　茎のコルク皮を去り、石灰水につけて乾かしたもの。
　　　　新陳代謝機能の減衰を振興する熱薬で、水毒が上迫して、嘔吐、咳嗽、
　　　　眩、厥冷、煩躁、腹痛、胸痛、腰痛に用いる。（『薬局の漢方』p.89）

■ 機能的構造式

病位　表裏間の陰（厥陰病）	〈気×水・血〉／〈気・血・水〉	
表	表裏間	裏
陽	茯苓 4・甘草 2	
陰　　附子生 1	乾姜 1.5	人参 1

　茯苓四逆湯は、表裏間の陽と陰、表の陰、裏の陰の生薬で構成されているが、
主力は表裏間の陽と陰である。これは、厥陰病が表裏間において陰と陽との
関係にあるからである。そして、陰の附子・乾姜によって厥陰病の性質を持
つことになる。なお、人参 1両には疑問がある。3両ではないかと考える。

　また、陰には附子、乾姜、人参の三種の振興剤（冷えによる機能の沈衰を振起
復興する）が配置されている。このことから、病仍不解の原因は気のエネルギー
不足（甘草・乾姜）であり、それが水の循環不全と衝突し（茯苓・附子）、同時に
影響が血（人参）にも及んで煩躁となる。（〈気×水・血〉）

　本方は四逆湯に茯苓と人参を加えた薬方だが、煎じ方や服用方は四逆湯類
とは異なるのでその系列には属さない。興味深いことに、それらは真武湯と
同じである（煮取 3升　温服 7合　日 3服）。

　つまり、形の上では、四逆湯 → 四逆加人参湯 →（加茯苓）茯苓四逆湯なの
だが、実質は真武湯の系列といえる。このことは、茯苓四逆湯が壊病の真武
湯から派生したことを示唆している。

261

各論　辨太陽病脈證幷治　中　第六

　つまり、真武湯の白朮・生姜（水）を甘草（気）と置換し、さらに、裏の陰の
芍薬（血）を人参（血）に替え、その上、表裏間の陰に乾姜（気）を加えた。こ
れは、本方が気のエネルギー不足の改善を目的としているためである。特に、
その影響が水に及ぶので茯苓を４両としている。茯苓は利尿作用とともに、
精神安定作用を持っているので、茯苓を主薬として薬方名にしたのだろう。
　それは、「煩躁」の病理が、気のエネルギー不足と冷えを伴った水の循環不
全の動的併存によるからである。
　（真武湯〈（気）×血・水×水〉　→　茯苓四逆湯〈気×水・血〉）
　このようになると自己治病力は機能不全となり錯乱状態を呈する。茯苓四
逆湯の作者はそれを「煩躁」と表現した。
　茯苓四逆湯は厥陰病に属すが、壊病の最終段階の薬方として傷寒論に付け
加えられたものである。そのため、傷寒論にある証は「発汗　病仍不解　煩
躁者」とシンプルである。
　本方が他の医学書に記載され、詳しい証が述べられていた可能性もある。
　なお、原典における厥陰病の薬方は四逆湯と通脈四逆湯の二方のみで、壊
病の茯苓四逆湯は含まれていない。（四逆加人参湯は辨霍亂病脈證併治第十三にある）
　いずれにしても、急性熱性病ばかりでなく、慢性病にも広く応用される薬
方である。

【臨床応用】
〈証〉　「病仍不解　煩躁」とは、自己治病力が機能不全となった精神的錯乱
　　　状態をいう。
　　　また、「四肢の冷えあるいはだるさ」がある。（著者）
急性疾患：誤って発汗や瀉下をしたときの救急の薬方。
慢性疾患：小倉説・潜証の主方。寒冷強く、煩躁、尿利減少、無気力、倦怠、
　　　　　易疲労がある以下の疾患。
　　　疼痛関係：　疼痛性疾患（合芍薬甘草附子湯）。
　　　呼吸器関係：感冒、喘息、肺炎、気管支炎。
　　　その他：　　膠原病、肝臓炎、膀胱炎、ネフローゼ、白内障、
　　　　　　　　　緑内障、鼻炎、中耳炎、皮膚炎、夜尿症、眩暈。
　　　　　　　　　　　　　　（小倉重成『傷寒論解釈』医道の日本社 p.110）

原文 9-35　太陽病　頭痛　発熱〜

【治験例】

33 歳　主婦

8 月の真夏の風邪で、悪寒、咳嗽あり。体格は強大で貧血ぎみ、脈は軟弱で、麻黄附子細辛湯で軽快したが、油断して風呂にはいっていた。そのためか少しずつ咳嗽が続いていた。5 〜 6 日後、発熱 39.5℃に達し、呼吸困難を来し、内科に受診して気管支炎とのことで、注射を受け、一応熱が下がり、37℃台となったが、すっかりは解熱せず、遂には肩呼吸と咳嗽頻発で吸気が苦しく、息も絶え絶えである。

直中の少陰から始まる病は、"始得之　得之、二三日、二三日不已"とあり、麻黄附子細辛湯や麻黄附子甘草湯で始まり、四逆湯に進み、さらに陥っては附子湯、白通湯、白通加猪胆汁湯、通脈四逆湯にまで至るものである。(中略)本症では、煩躁、呼吸困難、脈が辛じて触れるほど、などにより「発汗若下之　病仍不解煩躁者」の、茯苓四逆湯がどうであろうか。一服で煩躁、呼吸困難が減じ、三日後にはほとんど正常に復した。

(小倉重成『臨床・漢方問答』(上巻) 医道の日本社 p.99)

【使用経験】

1．40 歳　女性　発汗後の煩躁

平成 X 年 6 月 11 日。朝、洗顔後に頭痛とさむけを覚え、朝食してから市販の総合感冒薬を服用した。マイカーで出勤途中に発汗した。昼食後に再び総合感冒薬をのんで、少し発汗したのだが、体が急にだるくなって仕事を続けられなくなり会社を早退し、帰宅途中に来局した。症状は倦怠感が強いことで、手足が冷たい。本人に尋ねると"身の置きどころのない苦しさ"だという。"煩躁"と考えて茯苓四逆湯を与えた。午後 4 時に電話があった。1 回目の服用で、発汗して解熱し手足の冷えもなくなり倦怠感も減少したという。3 回の服用で旧に復した。

2．5 歳　男児　カゼを発汗中の煩躁

実は著者の長男。著者が最初に茯苓四逆湯を使用した症例である。今から約 40 年前の朝に発熱した。体温は 38.5℃で、喉の痛みを訴える。顔色が赤くさむけはない。そこで、桂枝麻黄各半湯を与えた。30 分後に発汗して 37.5℃まで体温が下がった。それから数十分経過したとき喉の渇きを訴えた

263

各論　辨太陽病脈證幷治　中　第六

ので、妻が冷たい乳酸飲料を飲ませた。すると3分も経たないうちに、長男が苦しみ出した。

「お父さん苦しいよ。誰かが僕のお腹の上に大きな石をのせたよ。重いよ」と叫んで手足をばたつかせる。先刻まで熱かった手足が冷たく、顔色は蒼白である。突然の変化に驚いた。とっさに、煩躁 ＝ 茯苓四逆湯と閃いたので、熱湯の中に本方を入れて約5～6分煮沸し、30mlを冷ましながら服用させた。服用して間も無く、気分が悪く吐きそうだという。洗面器が枕元に届くと同時に大量の水を吐き出した。洗面器一杯の量であった。小児の胃によくもこれほど大量に入っていたものと再度驚いた。15分後には、頬に赤みが戻り、手足も暖かくなってきた。1時間後には、解熱して、腹が空いたというので粥を与えた。夕刻には元気を回復した。

　この壊病は、養生法の誤りによるものである。傷寒論のいう壊病は、本来、発汗による太陽病の崩壊だが、発汗剤服用後の誤った養生法によっても発生することを経験した。桂枝湯服用後の養生法―「服己　須臾　歠熱稀粥1升餘　以助薬力」―は、薬力を助けるだけでなく、壊病の防止にも効果がある。

　これらの経験から、

〈「壊」とは崩壊の義にして、誤治を歴て正証の変壊するを言うなり〉（浅田傷寒論）や〈壊病とは、雑療誤治を経て、其の正証変壊し、即ち陽性陰伏、表裏交錯し、執りて主證となすべき無く、皆誤逆の致す所の者、是なり〉（奥田傷寒論）に代表される「壊病」の定義は不完全だといわざるを得ない。

　壊病の最終段階である証を「煩躁」とまとめた書き込み者の意図を汲んでより広く解釈して活用すべきであると考える。

3. 吃逆（しゃっくり）　男性　60歳

　いまから十数年前の、ある夏の夕方に一人の男性が薬局に飛び込んできた。ヒックヒックとしゃっくりをしている。実は、昨日の昼食に冷たいビールを飲んだ。それから間もなくしゃっくりが始まったという。直ちに、近医を受診して、処方薬を服用したが効果がなかった。昨夜は何とか眠れたが、早朝に目が覚め、それからしゃっくりが続いている。総合病院で検査を受けたが、特に異常は認められないといわれた。その帰りに来局したわけである。

　問診中も盛んにしゃっくりをしている。今夜は眠れないのではないかと恐怖を訴える。体格は頑強にみえる。脈も弦緊である。ただ、気温が高いのに

264

汗ばんでいない。無汗の状態である。

　そこで、しゃっくりの原因は熱い外から、急に冷房の効いた室内に入り、そのうえ、冷たいビールを一気に飲んだためだろうと説明し、恐怖を煩躁と考えて茯苓四逆湯を与えた。

　夜8時に、しゃっくりがピタリと止まったとの電話があった。茯苓四逆湯を服用して約15分で汗が出始め、みぞおちが何かで押さえられていた感じがとれ、体の中があたたかくなり、気分がよくなったという。

　その後、この男性の紹介でしゃっくりの人が数名来局した。

4．パニック症？　　男性　　69歳

　午前8時ころから、突然、不安感に襲われ、居ても立っても居られない状態になった。丁度、その日は糖尿病専門クリニックの予約日だったので、主治医にその旨を話したところ神経内科を紹介された。

　帰宅途中に来局した。血糖値はいつもより高かったが薬は処方されなかったという。面談中も、心がふわふわしているようだといって落ち着きがない。脈は浮で弱だが、締まりがない。つま先は冷たく、眼が虚ろである。

　そこで、茯苓四逆湯を7日分与えた。

　翌日に電話があり、服用後、40分で全身が温まり、気分が落ち着いてきたという。7日間の服用で正常になった。その後、神経内科で受診したが、異常はないとの診断だった。

〔茯苓四逆湯についてのコメント〕

　本方は原典にはなく、後世に書き込まれた薬方なので、「病仍不解　煩躁者」としか記載されていない。そのため、「煩躁」の意味を理解することが鍵となる。

　そうすれば、応用範囲の広い薬方である。

　また、汗や尿量に異常がある場合が多い。

二陽併病

　これから論じる「二陽併病」は、後人が「壊病」の特殊な症例を書き加え

各論　辨太陽病脈證并治　中　第六

たもので、傷寒論の原典にはなかった病態である。奥田傷寒論は二陽併病における先表後裏を法則と述べている（奥田傷寒論 p.70）が、決してそのように価値あるものではないと考える。

48　二陽併病　太陽初得病時　発其汗　汗先出不徹　因轉属陽明　続自微
　　汗出　不悪寒。　若太陽病證不罷者　不可下　下之爲逆　如此可小発
　　汗。（設面色縁縁正赤者以下は註釈なので省略）

[読み方]　二陽の併病　太陽はじめ病を得るの時　その汗を発す。汗まず出で
　　　　て徹せず　よって陽明に轉属し　続いておのずから微汗出で悪寒せ
　　　　ず　もし　太陽の病證やまざる者はくだすべからず　これをくだす
　　　　を逆となす　このごときはすこしく汗を発すべし。
[内　容]　これは、不完全な壊病によって残った太陽病と転属した陽明病との
　　　　併存をどのように治すかを論じた文章である。治法は太陽病を優先
　　　　して少量発汗することである。先に陽明病を下してはいけないと注
　　　　意している。

　しかし、このようなことは理論上起こり得ても実際にはあり得ないのではないかと考える。なぜならば、壊病が途中で停止して太陽病と陽明病が併存する可能性はないからである。そもそも条文の内容も明確でない。「その汗を発す。汗まず出て徹せず、因って陽明に転属し」とあるが、汗が十分に出ないと陽明に転属するのだろうか。
　二陽の併病の作者は、おそらく、太陽病の病的身体反応である発熱と便秘の併存を念頭に置いたと考える。「因轉属陽明」とは、便秘を意味している。前述したように、太陽病の病的「感覚」反応を瀉下することは誤治ではなく、桂枝湯の去加方で対応できる。しかし、発熱が解さない者（若太陽病證不罷者）の便秘には、桂枝湯による発汗を優先して瀉下してはならないと主張したかったと想像する。原文ならば、不罷ではなく不解という用語を使用しただろう。
　傷寒論の治病原則は、太陽病が発汗、少陽病が中和、陽明病が瀉下である。原作者たちはこのことを知っているから、便秘があっても太陽病ならば発汗すべきであり、ことさら、瀉下するなとはいわないだろう。そのうえ、「この如きはすこしく汗を発すべし」のような註釈めいた記載ではなく、はっきり

266

と桂枝湯主之としただろう。

　また、220　二陽併病　太陽證罷　但発潮熱　手足濈濈汗出　大便難而讝語者　下之則愈　宜大承氣湯　は、48の隣に書き込まれた文だが、再編集の際に陽明病篇に移された。内容は「二陽併病を小発汗して太陽証が止み、但潮熱を発し、（中略）大便難而讝語者には大承気湯が宜しい」である。

　すなわち、48の「若太陽病證不罷者」の脇に「太陽證罷　云々」と書き加えられた文章に過ぎない。二陽の併病は、前述したように、後世、先表後裏の法則と称されて重要視されているが傷寒論の治病原則ではない。

　　　＊参考：潮熱について
　　104には「日晡所発潮熱」の文章があり、220には「潮熱」という用語がある。
　　104　傷寒十三日不解　胸脇満而嘔　日晡所発「潮熱」已而微利　此本柴胡證　下之而不得利　今反利者　知醫以丸薬下之　非其治也。潮熱者實也。先宜小柴胡湯以解外　後以柴胡加芒消湯主之。
　　220　二陽併病　太陽證罷　但発「潮熱」。（手足濈濈汗出　大便難而讝語者　下之則愈　宜大承気湯）

　　奥田傷寒論の解説によれば、〈日晡所は午後四時前後を指す。潮熱とは、潮水の進退する如く、時を定めて発し、全身に漲る熱をいう〉で、他の解説書もほぼ同様の内容である。
　　しかし、これは誤りである。根拠は、夕暮れ頃の潮の満ち引きを汐（せき）というからである。白川静『常用字解』（平凡社 p.452）にはつぎのように書かれている。

　　　朝と夕の満潮と干潮を潮汐という。夕べの潮の満ち引きを汐という。

　　これに従えば、日晡所の熱は“汐熱”といわなければならない。そうすると、「潮熱」の「潮」は潮の満ち引きに関係なく、他の意味を考える必要がある。
　　陽明病の病的感覚反応は「陽明之爲病　胃家實也」である。これは、消化管に熱が充満している状態を示している。それによる病的身体反応の一つが潮熱である。それを潮熱と表現した理由は、「潮」の語源にあると考え

267

る。

諸橋轍次『大漢和辞典』（大修館書店）には「潮は會意形聲文字で、水と朝（あつまりそそぐ）とを合わせて、諸川が海にあつまりそそぐ意を表し云々」と記載されている。「朝」には、動詞として「集める」と「流れそそぐ」という意味がある。

これらから、「潮熱」とは、全身から集まって胃家に流れそそいだ熱で、そのために、大便の異常（大便鞭、大便難など）を生じると定義できる。それは、太陽病の悪寒・発熱や少陽病の往来寒熱とは異なり、悪寒がなく熱だけである。

『漢方概論』（創元社）にはつぎのように述べられている。

（陽明病の）熱型は、現代医学でいう持続熱に変わり、昼夜40℃前後の体温を持続し、熱臭のある汗を体中から沸々と吹き出すようになる。

なお、少陽病・往来寒熱の熱型は弛張熱である。したがって、潮熱は潮水の干満とは何ら関係ないことになる。

そもそも104は後人の註釈文で臨床的価値はない。誤解を与える条文なので削除した方がよい。彼は、胸脇満而嘔（外）と日晡所発潮熱（内）をならべて、先外後内の治法を示しそうとした。本来、傷寒論には内外という概念はなく、その上、胸脇満而嘔（往来寒熱）と潮熱が併存するというのも変である。

柴胡加芒消湯は、小柴胡湯1/3量に芒消2両を加えた薬方である。潮熱は大黄・芒消を含む大承気湯がつかさどる証なので、柴胡加芒消湯が主治するとは考えられない。

また、220にあるように、太陽病證不罷者をすこしく発汗して太陽証が完了すると、ただ潮熱を発するようになる。但発潮熱とあることから、最初の文章はここで終わりである。以下の"手足に汗がにじみ出て、大便が出がたく、うわ言をいう者はこれを下せばすなわち治る。それには大承気湯がよろしい"は、潮熱についての、別人による書き込みである。潮熱の症状について参考にすればよい文章である。

なお、二陽の併病に関する書き込みにはつぎの三つの文章がある。

42　太陽病　外證未解　脈浮弱者　當以汗解　宜桂枝湯。

44　太陽病　外證未解者　不可下也　下之爲逆　欲解外者　宜桂枝湯主之。

原文 9-35　太陽病　頭痛　発熱〜

163　太陽病　外證未除　而数下之　遂協熱利　利下不止　心下痞鞭　表裏
　　不解者　桂枝人参湯主之。

　42 と 44 は、48 二陽の併病の「若太陽病證不罷者」を「外證未解」とし
た註釈である。校正のときに太陽病を冒頭に付けられて条文とされたが臨床
的価値はない。

　太陽病證不罷を外證未解と表現して脈浮と註釈し、また、不可下也　下之
爲逆と注意を書き込み、同様に宜桂枝湯とした。この場合の内外の考え方の
根拠は傷寒論の構成にあると推測する。傷寒論は太陽病篇のつぎに陽明病篇
が記載されている。そのために、後人たちは病の進行順序も同様であると考
え、これに二陽の併病を重ねて、転属した陽明病を内とし、相対的に、太陽
病を外としたわけである。傷寒論の原則に従えば、裏・表というべきところ
である。

　163 では、太陽病と陽明病が併存しているのに、太陽病を先に解さないこ
とを外証未除といっている。未除としたのは、外と同時に、内も存在してい
るので、内外の分治としなければならないからである。

　条文の内容は「外証を未だ除かずに、何回も瀉下したので、最後は、太陽
病と陽明病の熱が一緒になって（協熱）下痢となり、下利が止まらず、心下（み
ぞおち）が痞えてかたい。表と裏が解さない者には桂枝人参湯が主治する」で
ある。ここでは協熱を「表」、下利を「裏」とし、両者の併存証とみて、これ
を表裏不解者と表現している。その表裏不解を桂枝人参湯が同時に解すこと
になる。

　では、協熱とはどのような熱だろう。二陽の併病への書き込みなので「太
陽病と陽明病の熱を合わせた熱」と考えたのだろう。しかし、いずれにして
も実際の臨床では、発熱であることには変わりはない。

　また、傷寒論の治病原則は、繰り返しになるが、太陽病は発汗、少陽病は
中和、陽明病は瀉下である。すなわち、**一病一治病法**であり、二陽の併病に
おける分治（先表後裏）は傷寒論の治病原則ではない。要するに、二陽の併病
は、後人が壊病に関連して、理屈を述べたに過ぎないだけである。今日、先
表後裏（先外後内）や先急後緩が、あたかも傷寒論の治病法則のようにいわれ
ているがそれらは間違いである。

269

各論　辨太陽病脈證幷治　中　第六

附方：桂枝人参湯（二陽併病への補入）

　本方は、薬方名から人参湯に桂枝を加えた薬方にみえる。しかし、後述するように、桂枝湯、人参湯、桂枝人参湯の煎じ方と服用は異なっている。このことから、三方は異なる人たちによって別々に創られ、使用されていたと考える。
　ではなぜ二陽の併病に対する誤治の場面に登場したのだろう。
　もともと、発熱、頭痛と利下の併存証は、傷寒論の三陽・三陰病には存在しない。そこで、本方の使用者は二陽の併病を誤治した結果として傷寒論に書き込んだわけである。
　この二証の併存は太陽病と太陰病の併病のようにみえるがそうではない。二陽の併病の原義は太陽病を発汗して発生した壊の陽明病と一部残った太陽病との二陽病の併存である。したがって、太陽病と太陰病では二陽とはならないので二陽の併病とはいえないわけである。
　桂枝人参湯は後人Ａが書き入れた二陽の併病説に対して、後人Ｂが誤下を設定して傷寒論に加えた薬方である。傷寒論では、太陰病は太陽病を誤下したことで生ずる。279　本太陽病　醫反下之　因爾腹滿時痛者（属太陰也）桂枝加芍薬湯主之がそれを示している。

■二陽の併病における誤下

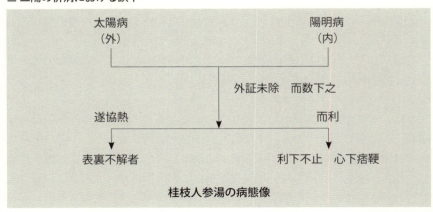

桂枝人参湯の病態像

　そこで、後人Ｂは、二陽の併病を何度も瀉下したために、太陽病の発熱と

陽明病の潮熱が結合（遂協熱）し、その結果、下利が止まらなくなって心下が痞鞕し、陽明病は陰に位置する太陰病となったと考えて、人参湯に桂枝を加えた桂枝人参湯を書き込んだのだろう。

ところで、桂枝人参湯は人参湯に桂枝を加えた薬方なので、本来ならば、人参加桂枝湯とすべきである。それを桂枝人参湯と命名した理由は、"外証未除"と"協熱而利"の語順に従って、熱を優先したからだと考えられる。また、人参湯は傷寒論の原典には記載がなく、理中丸として、付録の辨霍乱病脈證幷治と辨陰陽易差後勞復病脈證幷治に記載されている。

386　霍乱　頭痛　発熱　身疼痛　熱多欲飲水者　五苓散主之。寒多不用
　　　水者　理中丸主之。
396　大病差後　喜唾　久不了了者（胸上有寒　當以丸薬温之）宜理中丸。

理中丸は人参、甘草、白朮、乾姜の四味を末にし、蜂蜜で丸剤にしたもので、熱湯に入れて砕き溶かして服用する。当時は、急性の吐瀉病が多かったので、携帯に便利で、直ちに服用できる丸剤が好まれたのだろう。

人参湯としては金匱要略・胸痺心痛短気病脈證幷治第八にある。

　胸痺　心中痞氣　氣結在胸　脇下逆槍心　枳實薤白桂枝湯主之。人参湯
　亦主之。

ここでは、下痢ではなく、胸痺が対象となっている。後人が、枳実薤白桂枝湯に追加したものである。そして、どういうわけか、嘔吐噦下利病篇にはない。理中丸は霍乱病に対する特効薬のイメージが強く、また人参湯が下痢にはそれほど使用されなかったのだろうか。

しかし、煎剤として下痢に使用していた人たちもいたと想像する。つまり、人参、甘草、白朮、乾姜の四味を丸にするか、それとも煎剤にするかの二つの流派があったのだろう。そして、後述するように、理中丸派は人体を上・中・下と三つに分ける考えを持っていたと想像する。一方、煎剤派は発熱を伴う下痢には人参湯に桂枝を加えれば効果のあることを経験していた。

42、44、163の冒頭はいずれも"太陽病"となっているが、これは、前述したように「若太陽病證不罷者」に対する註釈である。傷寒論は、太陽病を

各論　辨太陽病脈證幷治　中　第六

外証とはいわないからである。したがって、正確にいえば、三つの註釈文は
冒頭を "二陽併病" とすべきだろう。

　いずれにしても、桂枝人参湯は後人による二陽の併病の補入として、書き
加えられた薬方であり、傷寒論の原方ではない。

　桂枝人参湯方
　　　　桂枝 4両　甘草 4両　白朮 3両　人参 3両　乾姜 3両
　　　　五味　以水九升　先煮四味　取五升　内桂　更煮　取三升　温服一升
　　　　日再　夜一服

　本方の煎じ方と服用法は金匱要略の人参湯あるいは傷寒論の桂枝湯とも異
なる。ということは、桂枝人参湯がそれらに関わりのない人たちによって独
自に創製されたことを示唆している。

（比較）
　桂枝湯　　五味　咬咀　以水七升　微火　煮取三升　去滓　適寒温　服一升
　人参湯　　四味　以水八升　煮取三升　温服一升　日三服
　理中丸　　四味　擣篩爲末　蜜和　丸如鶏子黄大　以沸湯数合　和一丸　研
　　　　　　　　　碎　温服之　日三服　夜二服

　桂枝人参湯の服用法がどうして日再服、夜一服なのかはわからない。協熱
を特別視して、夜間も服用にしたのだろうか。それとも、理中丸の夜二服に
ならったのだろうか。いずれにしても、何らかの理由があるはずである。

■ 機能的構造式

病位　裏の陰（太陰病）	〈気・血・水〉	
	表	表裏間	裏
陽	桂枝 4	甘草 4・朮 3	
陰		乾姜 3	人参 3

機能的構造式からわかるように、桂枝人参湯は甘草乾姜湯 → 人参湯 → 桂枝人参湯と発展したことが想像できる。しかし、前述したように、これらは同一人によるものではなく別々になされた。そして人参湯と内容が同一の理中丸は、傷寒論とは異なる原則の上焦、中焦、下焦によって考案された可能性がある。

理には「治療する」という意味がある（『漢辞海』三省堂）。「中」は中焦なので、理中丸は中焦を治す丸剤ということになる。これは薬方の機能的命名であり、人参湯とは異なる命名法である。

また、薬方をみると、気（桂枝）、気（甘草・乾姜）、血（人参）、水（朮）となり、病理的には気が主役である。すなわち、条文では遂協熱而利として、熱が加わったため、外證未除而数下之による水の循環不全が生じたと考えたのだろう。

〈人参湯から桂枝人参湯へ〉
発熱して下痢する証に対応する傷寒論の薬方には

　　太陽病　　　葛根湯（太陽與陽明合病）
　　少陽病　　　葛根黄連黄芩湯　黄芩湯（太陽與少陽合病）　白頭翁湯
　　　　　　　　桂枝去桂加茯苓白朮湯

などがある。この中で、心下痞鞕があるのは黄芩湯だが、単なる少陽病ではなく太陽と少陽の合病である。つまり、黄芩湯の病勢が太陽病位に及んで発熱するために、下痢と併存する症状となる。桂枝去桂加茯苓白朮湯証には発熱と心下満微痛の症状があるが、心下痞鞕はなく、また嘔吐と下痢も必発ではない。要するに、傷寒論には協熱而利　心下痞鞕に対応する薬方がない。

一方、桂枝人参湯は二陽の併病を誤下した結果、協熱して下痢する証である。

ではどのような発想で人参湯に桂枝を加味したのだろう。

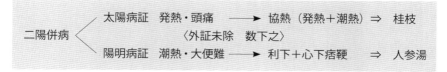

各論　辨太陽病脈證幷治　中　第六

　桂枝人参湯では桂枝が４両と桂枝湯の３両より多い。おそらく、単なる発熱ではない協熱に対処するためだろう。また、協熱によって人参湯の吐瀉は、下痢と心下痞鞕に変化する。変化しても依然として人参湯の適応範囲なので、薬方の構成をそのままにしたと想像する。

　二陽の併病には臨床的価値はないが、そこから生れた桂枝人参湯は役に立つ。本来、本方は42、44条とともに、48条のあとに位置しなければならない。つまり、二陽の併病の註釈とそれに関連して参加した薬方だからである。

　ところが、再編集の際に、「心下痞鞕」を集めた薬方の箇所（157 生姜瀉心湯、158 甘草瀉心湯、161 旋復代赭石湯）に移されてしまった。そのために、本方の由来がわからなくなり 163 の位置で孤立している。

【臨床応用】
〈証〉　発熱悪寒を伴う水瀉性下痢（協熱利）。
急性熱性病：感冒、流感で発熱悪寒を伴う胃腸炎。
消化器関係：慢性下痢で、胃部にやや緊張を伴うもの。
疼痛関係：　片頭痛、慢性の頭痛など。

（藤平健・小倉重成『漢方概論』創元社 p.478）

『類聚方廣義』の頭注には〈頭痛発熱、汗出悪風し、支体倦怠、心下支撑し、水瀉傾ける如き者は、夏秋の間、多くこれあり。此方に宜し。按ずるに、人参湯は吐利を主とす。此方は下利し表症ある者を主る〉とある。

　ここから、発熱を伴う下痢で水瀉性であることが応用の勘どころとなる。

【治験例】
　1．常習頭痛　33 歳　女性
　25 歳の頃から一日として頭痛に悩まされない日はない。頭痛は起床してから就寝するまでつづき、それが激しいときには嘔吐を伴う。
［自覚症状］みずおちがもたれ、痛み、胸やけがして背中が張る。項背の凝ることも多い。口中の乾燥感が常にあって、食欲を感じたことがない。（中略）大便は秘結して三日に一行。小便は近くて一日に十数回、夜はない。月経は順調。
［他覚症状］中背、痩せ気味で、顔も体も皮膚の色が青白い。脈は沈の気味で

原文9-35　太陽病　頭痛　発熱〜

軟。舌は湿潤して苔がない。腹は全般に軟弱で、中脘あたりに軽い抵抗と圧痛とがある。便秘はあるが、おそらくこれは虚秘であろう。ここで私は自信をもって桂枝人参湯を投じた。効験はまことにあらたかで、一週間後には頭痛は半減し、二週間後にはほとんど感じなくなり、食欲も大いに亢進し、一ヵ月後には頭痛はもちろんのこと、胃痛の発作も全く消退した。

（藤平健『漢方臨床ノート・治験篇』創元社 p.357 〜 358）

2. 高熱を伴う下痢　8歳　男児

前夜から体温が39度あり、下痢をするから薬をくれといってきたので、診察をせずに葛根湯一日分を与えた。すると、夕方電話がかかり、体温は39度5分にのぼり、下痢がかえってはげしくなったという。往診してみると、体温は39度を越しているのに、脈が弱く、数も比較的少ない。遅弱の脈である。少し悪寒するという。のどは渇かない。大便は水のように下って裏急後重はない。葛根湯をのんで汗が出たかときくと、出なかったという。最初の一回分はのんで間もなく吐いたという。食欲は全くなく、元気もない。

そこで、悪寒と熱のあることで表熱のあることを知り、脈が遅弱で下痢して口渇がないことによって、裏に寒のあるのを知り、桂枝人参湯の証と診断して、これを与え、二日分で全快した。

（大塚敬節『漢方診療三十年』創元社 p.235）

3. ときどき熱の出る下痢　3歳　男児

かぜを引きやすく、かぜを引くと喘息様のせきの出るくせがある。こんどの病気は、十五日ほど前からで、一日、二〜三行の水瀉様の下痢があり、ときどき熱が出るという。食欲はない。桂枝人参湯を与える。三日分で下痢がやみ、食も進むようになった。（大塚敬節『漢方診療三十年』創元社 p.237）

〔桂枝人参湯についてのコメント〕

本来は、協熱利とあるように、発熱悪寒のある水瀉性下痢に適応する薬方である。慢性の頭痛にもよいが、その目標は心下部に痞えを訴え、触れると硬いことである。

275

各論　辨太陽病脈證幷治　中　第六

合病

　合病も後人たちが傷寒論を運用する中で発見して命名した病である。合病は二陽の併病とは異なり、実際に経験することがある。そのため臨床上重要であり注意を要する病である。

　傷寒論中の合病に関する条文は以下の通りである。

　　32　太陽與陽明合病者　必自下利　葛根湯主之。

　　33　太陽與陽明合病　不下利　但嘔者　葛根加半夏湯主之。

　　36　太陽與陽明合病　喘而胸満者　不可下　宜麻黄湯　主之。

　172　太陽與少陽合病　自下利者　與黄芩湯。若嘔者　黄芩加半夏生姜湯主之。

　221　(陽明病) 脈浮而緊　咽燥　口苦　腹満而喘　発熱　汗出　不悪寒　反悪熱　身重 (若発汗則躁　心憒憒　反讝語　若加焼鍼　必怵惕　煩躁不得眠　若下之　胃中空虚　客気動膈　心中懊憹　舌上胎者　梔子豉湯主之。)

(222　若渇欲飲水　口乾舌燥者　白虎加人参湯主之。)

　219　(三陽合病) 腹満　身重　難以轉側　口不仁而面垢 (讝語　遺尿　発汗則讝語　下之則額上生汗　手足逆冷　若) 自汗者　白虎湯主之。

　256　陽明與少陽合病　必下利　脈浮滑而数者　有宿食也　當下之　宜大承氣湯。

　全部で６個の条文があるが、よくみると間違っているものが含まれている。

間違いのある合病

32 太陽與陽明合病「者」の者は、本来、必自下利についていたものである。また、33 は 32 と同じ条文にあった。したがって、正確にはつぎの通りである。

32 太陽與陽明合病　必自下利者　葛根湯主之。不下利　但嘔者　葛根加半夏湯主之。

36 は、221 の「脈浮而緊」、「腹満而喘」と鑑別する目的で書き込まれた条文である。再編集のときに、太陽與陽明合病を冒頭に付けられただけなので合病ではない。

原文 9-35　太陽病　頭痛　発熱〜

221 については後述する。

256 は 172 の「自下利者」に対して、陽明與少陽合病のときは、必下利と書き込まれた文章に、さらに、別人がその理由として、脈浮滑而数者　有宿食也　當下之　宜大承氣湯と付け加えたものであり、臨床的価値はない。

したがって、合病を整理すると太陽與陽明合病、太陽與少陽合病、三陽合病の 3 個になる。

ところで、合病とはどのような病なのだろう。

合病の定義

〈病の所在一途にして、同時にその勢を二途或は三途に表す者は、之を合病と云ふ〉（奥田傷寒論 p.48）。

これによれば、32 太陽與陽明合病は太陽病位にある病の勢いが陽明病位に及んで自下利をする病である。すなわち、太陽病の影響が陽明病に及ぶと必ず自然と下痢するので、それを葛根湯が主治する。そして、33 下痢しないで但嘔の場合は葛根加半夏湯が主治する。

すると、ここで疑問が生じる。先に示した合病の説明に従えば、太陽病の勢いは離れた陽明病ではなく、隣の少陽病に及ぶのが自然である。事実、下痢、嘔はいずれも少陽病の症状であり、陽明病の症状ではない。

では、なぜ、太陽與少陽合病ではなく、太陽與陽明合病としたのだろう。一つの考えとして、太陽病の勢力が陽明病に及んで、中間の少陽病に症状が出現したとすることもできる。しかし、それでは病勢が及ぶという合病の概念が不正確になる。及ぶのであれば、前述したように隣の病位でなければならない。

このように考えると、太陽與陽明合病の真の姿は**太陽與少陽合病**であるといえる。しかし、合病を発見した後人は、傷寒論の構成が太陽病篇、陽明病篇、少陽病篇の順になっていることから、それに従って太陽與陽明合病にしたと推理する。

また、172 太陽與少陽合病は、少陽病の勢力が太陽病に及んでいるので、**少陽與太陽合病**とするのが当然なのだが、ここでも、傷寒論の構成順に従って太陽病を先にして少陽病をあとにしたのではないだろうか。そのような事情を考慮すれば、32 を太陽與少陽合病と 172 は少陽與太陽合病と"読み替

277

各論　辨太陽病脈證弁治　中　第六

える”必要がある。

　さらに、三陽の合病は錯簡によって、221 と 219 の条文が入れ換わっている。すなわち、219 は陽明病で 221 が三陽合病である。加えて、221 の条文の記載順にも誤りがある。原文はつぎの通りだったと推定する。

219〈陽明病〉　腹満　身重　難以轉側　口不仁　面垢　讝語　遺尿（若発
汗則讝語　下之則額上生汗）　自汗出者〈白虎湯主之。〉

221 三陽合病　脈浮而緊　咽燥　口苦　腹満而喘（発熱汗出　不悪寒反悪熱）
身重（若発汗則燥　心慣慣反讝語　若加温鍼　必忱惕煩躁不得眠
若下之　則胃中空虚　客氣動膈　心中懊憹　舌上胎者　梔子豉湯主之）
〈自汗出者〉　白虎湯主之。
（222 若渇欲飲水　口乾舌燥者　白虎加人参湯主之。）

　このように、221 と 219 は冒頭の陽明病と三陽合病が取り違えられている。その上、もともと 219 にあった白虎湯主之が 219 から欠落した。

　219 の（発汗則讝語）は、自汗出者を発汗すると讝語し、また、（下之　則額上生汗　手足逆冷）は、腹満を瀉下すると額の上に汗を生じて手足が逆冷すると註釈した文言に過ぎず臨床的価値はない。

　221 の（発熱　汗出　不悪寒　反悪熱）は、〈自汗出〉についての註釈である。
　（若発汗則躁云々と若加焼鍼云々）は、「脈浮而緊」に対して発汗あるいは焼鍼を加えた際の変化を述べ、それらが誤治であることを主張した文章である。さらに、（若下之）は「腹満而喘」を瀉下することを意味し、瀉下すると梔子豉湯証になるというものである。いずれも、治療上の価値はない。

　222 は 221 合病の「咽燥」が激しくなって、渇欲飲水　口乾舌燥となったら白虎加人参湯がよいと追加された文章で、三陽合病関連の薬方である。

　「合」には、“結び付く”あるいは“連合する”という意味がある。

　それ故、合病を発見した後人は、病の本体が太陽病にあって、その勢力を隣の少陽病（傷寒論の編集順では陽明病）に及ぼす状態を、あたかも二陽が連合しているようだとして合病と命名したのだろう。

　このような「合」の使用法のために、傷寒論では二つの薬方を合わせても、合方とせずに「加」あるいは「各半」湯としたのではないだろうか。

278

原文 9-35　太陽病　頭痛　発熱〜

合病各論

〈合病〉1-32　太陽與陽明合病（者）必自下利〈者〉　葛根湯主之。
　　　　　　　　　　　　　　不下利　但嘔者　葛根加半夏湯主之。

［読み方］太陽と陽明の合病　必ず自下利する者は葛根湯これをつかさどる。
　　　　　下利せずただ嘔する者は葛根加半夏湯これをつかさどる。

［内　容］太陽病の勢力が陽明病（少陽病）に及ぶと必ず自然と下利する。そ
　　　　　れには葛根湯が主治する。下利せずただ嘔だけの者には葛根加半夏
　　　　　湯が主治する。
　　　　　筆写の際に、「者」の位置を間違がった。その上、一つの文章が二
　　　　　つに分割された。

　葛根湯の発熱・無汗が項背ではなく、消化管に波及したために、自然な下
痢（病と下剤によらない）と嘔を発症する。これを太陽與陽明の合病としたわけ
である。

附方：葛根湯（合病）
【臨床応用】
〈証〉　葛根湯証の「悪寒　発熱　項背強几几」はなく、突然、便意を催し
　　　　て下利する。腹痛はあっても、下痢すると治りすっきりする。
　　　　下痢の回数は1回のことが多い。裏急後重はない。
消化器関係：突然の下痢。

附方：葛根加半夏湯（合病）
葛根加半夏湯方
　　　葛根⁴両　麻黄³両　生姜³両　甘草²両　芍薬²両　桂枝²両　大棗¹²枚
　　　半夏半升
　　　八味　以水一斗　先煮葛根麻黄　減二升　去白沫　内諸薬　煮取三升
　　　去滓　温服一升　覆取微似汗

半夏　　畑地に自生するサトイモ科の多年草カラスビシャク *Pinellia ternata*
　　　　の球状根茎。外皮を去り日乾する。

各論　辨太陽病脈證幷治　中　第六

　　　白色の充実したエゴ味に強い大きいものがよい。薬方に「洗」とあ
　　　るが、長く洗うとエゴ味を減ずる。
　　　鎮嘔、鎮吐、鎮静、去痰剤で、胃内停水があって、その上逆による
　　　悪心、嘔吐、咳、眩、心悸、咽喉腫痛に用いる。生姜、甘草と共用
　　　する。(『薬局の漢方』p.49)

　半夏は駆水剤である。
　駆水とは、水毒（停水、水腫、痰涎、嘔吐）を逐う（排斥する）もの。利尿を兼
ねるが、必ずしも小便不利ではない。(『薬局の漢方』p.49)

　半夏と生姜の相違点
　半夏　　胃内停水があって嘔するもの。嘔と吐を兼発する。
　生姜　　胃内停水はないが、水逆によって嘔するもの。嘔が多く吐は少な
　　　　　い。(『薬局の漢方』p.50〜51)

■ **機能的構造式**

病位　表の陽（太陽病）　　〈気・**血**・**水**〉		
表	表裏間	裏
陽　葛根 4・麻黄 3・桂枝 2	生姜 2・**半夏** 半升・大棗 12・甘草 2	芍薬 2
陰		

　機能的構造式からわかるように、半夏は表裏間の陽において生姜と結合し、
嘔に対応する。葛根湯に半夏が加えられるのは、方内に生姜を含むからであ
る。
　他の太陽病の薬方をみると、桂枝湯と桂枝加葛根湯も生姜を含むが、自己
治病力による汗出があるために合病を生じない。そのため嘔はなく、半夏と
は縁がない。
　また、麻黄湯は無汗だが、方内に生姜を持たないので半夏と組む相手がい
ない。

原文 9-35　太陽病　頭痛　発熱〜

つまり、葛根湯だけが太陽與陽明合病を主治できる。

葛根湯証の項背強几几と無汗の影響が、少陽病位に及んで胃内に停水を生じる。自己治病力はそれを下痢として体内に排出する。つまり、自下利である。もし、自下利できないときは、但嘔となり、半夏と生姜が駆水する。

但嘔とは、悪心のことである。特徴は食欲があり、食事もできて吐くことはないが、ときどき、ムカムカと気分が悪くなる症状である。

機能的には、気（桂枝、甘草）、血（葛根・芍薬）に水（麻黄、半夏・生姜・大棗）の異常が加わったもので水が主役である。

太陽病・葛根湯〈**気・血・水**〉 ━━▶ 合病・葛根湯〈**気・血・水**〉
　項背強几几　無汗　　　　　　　　必自下利或いは但嘔

＊参考：悪心、嘔、嘔吐、乾嘔の区別
悪心　　むかむかして吐きそうな気分をいう
嘔　　　声があって物が出ないもの
吐　　　声がなくて物が出るもの
嘔吐　　声と物とは同時にあるもの
乾嘔　　嘔吐せんとして物の出ないもの（からえずき、ゲーゲーと声ばかりで吐かないもの）
　　　　　　　　　　　　（大塚敬節『症候による漢方治療の実際』南山堂 p.275）

【臨床応用】
〈証〉　嘔ないしは食欲不振を伴う。葛根湯証はあっても軽微である。
　　　　発熱があっても、カゼの症状は少なく気づきにくい証である。
急性熱性病：嘔とあるが、悪心が主である。

【使用経験】
葛根湯
14 歳　男性
中学生で、学校から帰宅したら突然腹痛を覚えて下痢した。近くの医院を受診しようとしたが既に診療を終了していたので来局した。
主訴　下痢、発熱（37.5℃）、悪寒、無汗、頭痛、項背の凝りがある。小便の

出には特に変化はない。

薬方　無汗と項背の凝りと下痢から太陽與陽明合病と判断して葛根湯を与
えた。1回目の服用で発汗し、悪寒、頭痛、項背の凝りが軽減した。
同時に、下痢の回数も減少した。翌日にはほぼ正常に回復したが、大
事をとって1日だけ休学した。

太陽與陽明合病では、腸自体には病因はない。そのため、項背の凝りと無
汗を目標に葛根湯で発熱と下痢を解すことができる。ただし、前述したよう
に項背の凝りは軽微なことが多い。

このように、カゼ症候群の初期に用いる機会がある。

その際、以下の項目を確認する必要がある。

○　いつ発病したか
○　悪寒と発熱の状態
○　項背の凝りの有無、心下の状態、
○　汗の有無、小便の状況、腹痛と裏急後重の有無
○　下痢の状態　など

なお、桂枝人参湯と葛根湯の使用法についてはつぎのように書かれている。

慇熱下痢とは、体表には熱があり、胃腸には寒があって下痢しているもの
をいう。だから人参湯を用いるような患者で、悪寒、発熱があると桂枝人参
湯を用いる。急性大腸炎の発病当初には、この方を用いることがある。発病
が水様性の下痢で始まり、腹痛、裏急後重が軽く、悪寒が強く、脈がしまっ
ているものには、この方を用いる。もし、悪寒・発熱があって、下痢してい
ても、裏急後重が強ければ葛根湯を用いなければならない。

（大塚敬節『症候による漢方治療の実際』南山堂 p.317）

【使用経験】

胃部の不快感　男性　55歳

胃部のムカムカする悪心が約2週間続いている。胃腸外科を受診し、胃カ
メラ検査で異常がなく、処方薬を服用しているが症状に変化がないという。
この男性は血圧が高く、降圧剤を用いている。6ヵ月前に赤い顔色で、項の
凝りと胃部の痞塞寒を訴えて来局したことがある。そのときは瀉心湯で瀉下

原文 9-35 太陽病 頭痛 発熱〜

して解決した。

　主訴　ときどきムカムカとする悪心で吐くことはない

　　　　食欲はあり食べられるが便秘気味で口渇はない

　　　　項背の凝り著明　発熱なし　無汗

　薬方　「但嘔」者の葛根加半夏湯を与えた。

　　　　これを服用して、最初の2日間は変化がみられなかったが、3日目から悪心が減り始めて、7日で完全に消失した。汗が出るようになってから、日に日に症状が改善したという。

〔葛根加半夏湯についてのコメント〕

　食欲もあり、吐くことはない。ただムカムカと悪心のあるものによい。それ故、病人にはカゼの自覚がないので発見するのが困難だが、証が合うとよく効く。

附方：葛根黄連黄芩湯（葛根加半夏湯証・嘔への補入）

34　（太陽病）（桂枝證）醫反下之　利遂不止（脈促者　表未解也）　喘而汗出者

　　葛根黄連黄芩湯主之。

［読み方］（太陽病）（桂枝の證）醫かえってこれをくだす　利遂に止まず（脈促の者は表いまだ解せざるなり）喘して汗が出る者は葛根黄連黄芩湯これをつかさどる。

［内　容］この文章は、合病1-32太陽與陽明合病　必自下利者　葛根湯主之。不下利　但嘔者　葛根加半夏湯主之　における「但嘔」を陽明病と間違えて、瀉下した際の変化を述べている。醫反下之の「之」とは但嘔を指している。おそらく、太陽與陽明合病とあることから、「但嘔」を陽明病の嘔と間違えたのだろう。ただし、「嘔」は陽明病ではなく、少陽病の症状であり、実体は太陽與少陽合病である。

　　　　（桂枝證　脈促者　表未解也）は喘而「汗出者」についての註釈で、註釈者は22太陽病　下之後　胸満者　桂枝去芍薬湯主之を参考にした。つまり、喘については胸満があり、そのため脈は促であるとし、汗出は桂枝湯証なので表未解也という。

　冒頭の（太陽病）は、後から34に付けられたものである。促とは脈が速い

各論　辨太陽病脈證幷治　中　第六

ことだが、22 は太陽病・病的感覚反応の便秘を下した後の胸満者の脈（桂枝
去芍薬湯証）であり、誤治によるものではない。
　したがって、葛根加半夏湯を誤治した利遂不止　喘而汗出者の脈を促とす
るのはおかしい。促は誤りである。
　また、太陽病　醫反下之ならば、279 のように腹満時痛者となる。以上か
ら、34 は、太陽與陽明合病を誤治（瀉下）すると、下痢が止まらなくなり、
呼吸がせわしくなって、汗ばむ者には葛根黄連黄芩湯が主治するという書き
込みである。

　　葛根黄連黄芩湯方
　　　　葛根^{半斤}　甘草 ^{2両}　黄芩 ^{3両}　黄連 ^{3両}
　　　　四味　以水八升　先煮葛根　減二升　内諸薬　煮取二升　去滓　分温
　　　　再服。

黄連　　山地に自生又は栽培するキンポウゲ科の多年草オウレン *Coptis*
　　　　Japonica；*C.chinensis*；*C.deltoidea* の根茎。
　　　　内部鮮黄色で甚だ苦いものがよい。
　　　　消炎性苦味健胃剤で、充血又は炎症があって心中煩し、悸し、精神
　　　　不安感、心下のつかえ、吐、下、腹痛、出血に用いる。
　　　　　　　　　　　　　　　　　　　　　　　　（『薬局の漢方』p.56）

黄芩　　中国原産シソ科の多年草コガネバナ *Scutellaria baicalensis* の根。
　　　　質が重く、帯緑黄色で苦いものがよい。老根は中のアンコを除いて
　　　　用いる。老根を賞用する。
　　　　消炎、解熱剤で、充血又は炎症機転による心下痞、胸脇苦満、心煩、
　　　　煩熱、下痢に用いる。（『薬局の漢方』p.57）

284

原文9-35　太陽病　頭痛　発熱〜

■ 機能的構造式

病位　表裏間の陽（少陽病）　〈気・血・―〉		
表	表裏間	裏
陽　　葛根半斤	甘草2・黄連3・黄芩3	
陰		

　表は葛根1味だが、表裏間には黄連・黄芩・甘草の3味があるので、本方は少陽病の薬方である。黄連と黄芩は、炎症、充血に対して消炎効果がある。

　太陽病與陽明（少陽）合病を誤下したために、表裏間に炎症・充血が生じた。その熱によって、下利と喘を発症し汗が出る。さらに、それが表にも及び、項背のこわばりがあるので葛根が必要となる。

　構成生薬の量をみると、葛根は半斤（8両）で、葛根湯（4両）の2倍である。表裏間は7両なので、表裏間の鬱熱が表に強く及んでいることがわかる。

　したがって、誤治による気と血の循環不全の改善が本方の役目で、水には影響がない。喘は通常水の異常によることが多いが、本方証では気と血の異常にある。

【臨床応用】

〈証〉　下痢して、ぜいぜいとせわしなく呼吸し自然と汗ばむ。項背の凝り
　　　　と胃部の自他覚的痞塞感がある。
急性熱性病：流感、喘息様疾患。
循環器関係：高血圧症。
消化器関係：急性胃腸炎、二日酔い。
眼関係：　　結膜炎、涙嚢炎。
口腔関係：　歯痛、口内炎。
その他：　　肩凝りなど。　　（矢数道明『臨床応用　漢方處方解説』創元社 p.63）

【治験例】

1．56歳　主婦

285

各論　辨太陽病脈證幷治　中　第六

昨日から風邪気味で、頭痛、悪寒のほかに下痢は一日三回あり、下痢時腹痛、自汗、咳嗽などを伴う。体格は中等度で赤ら顔、脈は浮数で緊張よく、舌には著変なく、腹力は中等度で胃部、右季肋下部、左右臍傍に圧痛抵抗あり、右腹直筋は上腹部において異常緊張を示し、項背緊の凝りを触知する。葛根黄連黄芩湯を服薬した晩にわずかな腹痛を伴った下痢が一回あったきりで、翌日咳は三分の一に減じた。都合二剤服し諸症状緩解して普通便一回となって廃薬した。
（小倉重成『臨床漢方問答』p.19,　24）

2.　25 歳　婦人

昨日から風邪気味で、悪寒、自汗、腹痛、吐き気がある。体格は中等度で血色はよい。脈は浮数で、やや力あり、舌は乾燥して苔なく、項背筋の凝りがある。葛根黄連黄芩湯を服用すること一日で軽快し、二剤で廃薬となった。
（小倉重成『臨床漢方問答』p.53,　56〜57）

3.　不眠、肩凝り　62 歳　女性

4 年来舌が荒れてピリピリする。胸やけがして寝つきは悪い。のぼせて、時に顔が赤くなる。肩がこる。便秘がちで 2 日に 1 行、兎糞である。夜間尿はない。血圧 120-70。腹部はとくに異常を認めない。半夏瀉心湯を投与。これで舌の荒れと胃症状はすっかりとれたが、肩こりがとれないという。かまわずに同方を継続。

半年後に、胃腸は大変よいが、相変わらず肩こりが強く、最近は不眠に悩まされているという。そこで葛根黄連黄芩湯を与える。これを飲むと、とてもよく眠れるようになり、肩こりも消失して、1 カ月後にはまったくよくなった。
（松田邦夫『症例による漢方治療の実際』創元社 p.149〜150）

4.　酒皶　女性　35 歳

3 年ほど前から鼻の頭が赤くなった。はじめは脂漏性湿疹といわれていたが治らず、皮膚科で酒皶鼻と診断された。いろいろ治療を受けたが治らず、次第に目立つようになってきた。ほかにはとくに後頭部から項、肩にかけてこる。頭が重い。二便正常。月経はやや不順であるが痛みはない。酒は飲まない。

鼻の頭が赤く、一部にかさぶたを作っているが、酒皶としては軽いほうである。顔色は血色よく、やや赤みがあり、体つきはがっちりしている。舌は

やや乾燥している。

葛根黄連黄芩湯を投与。

1か月後、酒皶はややよいという。肩こり、頭重が減じ、のぼせやすいのがなくなってきた。

3か月後、鼻の赤みがすっかり消え、薬をやめた。

（松田邦夫『症例による漢方治療の実際』創元社 p.382）

附方：黄芩湯及び黄芩加半夏生姜湯（合病）

〈合病〉2-172　太陽與少陽合病　自下利者　與黄芩湯。若嘔者　黄芩加半夏
　　　　　　生姜湯主之。

［読み方］太陽と少陽の合病　自下利する者には黄芩湯を与え　もし　嘔する
　　　　　者は黄芩加半夏生姜湯これをつかさどる。
［内　容］太陽と少陽合病とあるが、実体は少陽と太陽の合病である。自然に
　　　　　下利する者には黄芩湯を与え、もし、自然に下利して、さらに、嘔
　　　　　する者は黄芩加半夏生姜湯が主治する。

この条文は少陽病の鬱熱が太陽病に及んでいる症状を表したものである。すでに述べたように、傷寒論の編集順にしたがって太陽病を先にしているが、病の本体は少陽病である。太陽與陽明合病と同じく"読み替える"必要がある。

黄芩湯及び黄芩加半夏生姜湯方
　　黄芩湯
　　　　黄芩 ³両　甘草 ²両　芍薬 ²両　大棗 ¹²枚
　　　　四味　以水一斗　煮取三升　去滓　温服一升　日再夜一服
　　黄芩加半夏生姜湯
　　　　黄芩湯に半夏半升、生姜3両を加えた薬方
　　　　煎じ方は黄芩湯に同じ。

各論　辨太陽病脈證幷治　中　第六

■ 機能的構造式

病位	表裏間の陽（少陽病）　〈気・**血**・水〉／〈気・血・**水**〉	
	表	表裏間	裏
陽	黄芩 3・大棗 12・半夏半升・生姜 3・甘草 2	
陰		芍薬 2

　表裏間の陽に構成生薬が集中している。黄芩湯は少陽病の薬方である。芍薬は裏の陰に位置して合病の腹痛（血）に対応する。

　少陽病の往来寒熱から寒が消失した状態の鬱熱（黄芩 = 気）が、表裏間の陽にあって、それが太陽病に及んでいる（少陽與太陽合病）。そのために、発熱を伴った下痢をする。そして、下痢に嘔が併発するときは黄芩湯に半夏半升と生姜 3 両を加える。（条文では、発熱が記載されていない。おそらく、太陽與少陽合病の中に発熱のあることを含めたのだろう。）

　表裏間において、気（黄芩）による発熱・自下利と水（半夏・生姜・大棗）による嘔が生ずる。また、裏の陰では、血（芍薬）による腹痛がある。

太陽與少陽（陽明）合病と少陽與太陽合病の比較

自下利	太陽與少陽合病	葛根湯証	発熱、項背強は軽証である。
	少陽與太陽合病	黄芩湯証	発熱、裏急後重や腹痛がある。
嘔	太陽與少陽合病	葛根加半夏湯証	嘔のみで下痢しない。
	少陽與太陽合病	黄芩加半夏生姜湯	発熱、下痢に嘔を伴う。

黄芩湯
【臨床応用】
〈証〉 下痢、裏急後重、腹痛、発熱、胃部抵抗及び停滞感。
急性熱性病：感冒や流感などで発熱、下痢、腹痛、粘液便あるいは血便があり、あるいは悪寒頭痛などし、あるいは裏急後重するもの。
消化器関係：急性胃腸炎、消化不良症など。

（藤平健・小倉重成『漢方概論』創元社 p.428）

原文9-35　太陽病　頭痛　発熱〜

(裏急後重＝下痢後大便が残る気味があり快く通じないで苦痛を伴い何
　　　　　　回も便意を催すもの。頻繁に便意を催し、排便は稀にして
　　　　　　主として肛門部の急迫様疼痛に苦しむ状態)

(西山秀雄『漢方医語辞典』創元社 p.334)

黄芩加半夏生姜湯
【臨床応用】
〈証〉　黄芩湯証に嘔吐、嘔逆、乾嘔が加わったもの。
急性熱性病：黄芩湯証の下利に嘔が加わった症状。

(藤平健・小倉重成『漢方概論』創元社 p.429)

【治験例】
黄芩湯

1．22歳　女性
　寮で夕食に出た鮮度の悪い煮魚のせいであろうか、夜半から腹痛、下痢、
熱感を覚え、立っているのが辛いぐらい腰が痛み、渇、自汗がある。小太りで、
顔色はよい。(中略)脈は少しく数で、比較的力がある。舌は乾燥して白苔を
被り、腹力は中等度で、胃部にわずかな抵抗圧痛がある。
　自汗、腰痛を客証とみなして黄芩湯を投じた。夕方から服薬を始め、翌日
の昼頃までには下痢、腹痛、発熱は治癒した。

(小倉重成『臨床・漢方問答』(上巻) 医道の日本社 p.193 〜 194)

2．35歳　女性
　昨日刺身を食べてから腹痛が始まり、下痢数十回ぐらいに及び、発熱37
度以上に達した。体格は中等度以上である。他覚的には脈はやや浮で力があ
り、舌は乾燥して微白苔を被り、腹力は中等度で、胃部および臍傍下の抵抗
圧痛、下腹部の知覚鈍麻がある。黄芩湯を服薬始めた日から腹痛と下痢の回
数を減じ、翌日には解熱して食欲が出てきた。

(小倉重成『臨床・漢方問答』(上巻) 医道の日本社 p.245, 248)

黄芩加半夏生姜湯

1．30歳　女性

289

各論　辨太陽病脈證幷治　中　第六

　昨日から風邪らしく 38 度台の発熱があり、悪寒、頭痛、咽痛、嘔気、下痢、腹痛がある。長身で痩型、血色はよい。他覚的には、脈の緊張はよく、舌は微白苔を被り、腹力は中等度で、胃部の抵抗圧痛を認める。

　ところで、一概にはいえないが、葛根湯証で下痢のある時は嘔を伴わず、葛根加半夏湯証は下痢がなくて嘔だけのことが多い。舌白苔や心下痞を新病の症状ととるならば葛根黄連黄芩湯。少しく虚してのぼせがあれば黄連湯が考えられる。葛根黄連黄芩湯証では項背強は比較的強く、脈は割合に弱く、自汗を伴いやすく、嘔気のないことの方が多い。

　そこで、発熱、悪寒、頭痛、舌白苔、腹痛、下痢、嘔、心下痞などに一番ありふれた薬方を選ぶならば、太陽と少陽の合病、自下利すもしくは嘔する者の黄芩加半夏生姜湯となる。

　この湯一服で好転し、三剤で廃薬できた。

（小倉重成『臨床・漢方問答』（上巻）医道の日本社 p.58 ～ 59）

2. 43 歳　男性

　昨日の二時ごろの食事から数時間後に腹痛が始まり、次いで嘔吐、発熱、水瀉を来し、夜中の二時ごろから三十分ごとの水瀉が続く。長身で赤ら顔、脈は浮数でやや弱、舌は乾燥して微白苔を被り、腹力は中等度で、胃部に抵抗圧痛があり、按ずるに不快感を覚える。

　顔色、脈候、舌候、腹候ともに陽証ととれる。しかも、極端な陽実証ではない。半夏、生姜、甘草の三瀉心湯には、下痢はあっても発熱はない。下痢、腹痛、発熱となると、太陽証ならば葛根湯、桂枝去桂加茯苓白朮湯。太陽少陽の兼病ならば葛根黄黄芩湯。また五苓散ではほとんど腹痛はない。太陽少陽の合病ならば黄芩湯、少陽では柴胡剤、少陽陽明の間位では橘皮大黄朴消湯、その他陽明の薬方であろう。

　陰証で下痢、腹痛、発熱ならば、桂枝加芍薬湯、桂枝加大黄湯、桂枝人参湯であろう。真武湯の下痢には嘔気はあっても腹痛はあまりない。四逆湯の下痢は全くの不消化便で、食べたものに色もつかず、臭いもない完穀下痢で、嘔はあっても腹痛はないのが普通である。また、陽証の下痢では、排便後に便の残った感じの裏急後重があるが、陰証の下痢は気付かずにもらしてしまう傾向がある。そこで、発熱、下痢、腹痛、嘔吐を満たすものとなると、まず黄芩加半夏生姜湯である。一服で腹痛、嘔吐、下痢を減じ、翌日は下痢 1

290

原文 9-35　太陽病　頭痛　発熱〜

〜2回でほぼ平熱に復した。

（小倉重成『臨床・漢方問答』（上巻）医道の日本社 p.202 〜 205）

〈合病〉3-221　三陽合病　脈浮而緊　咽燥　口苦　腹満而喘（発熱汗出　不悪
　　　　寒反悪熱）　身重〈自汗出者〉　白虎湯主之。
　　　　若渇欲飲水　口乾舌燥者　白虎加人参湯主之。

［読み方］三陽の合病　脈浮にして緊　咽かわき　口苦く　腹満して喘し　身
　　　　重く〈自汗いずる者〉は白虎湯これをつかさどる。
　　　　もし渇して水を飲まんとほっし口かわき舌かわく者は白虎加人参湯これをつか
　　　　さどる。

［内　容］三陽の合病の源は陽明病位の裏熱にある。その裏熱が太陽病位に波
　　　　及し、脈浮にして緊で、同時に、少陽病位に及んで咽燥と口苦を現
　　　　す。病源の陽明病位では、腹満して喘し身重く、自然と汗が出る。
　　　　それを白虎湯が主治する。

　別人が三陽の合病にある咽燥について、もし、のどが渇いて水を飲みたが
り口も舌も乾燥する者には白虎湯に人参を加味した白虎加人参湯がよいと付
け加えた。

　白虎湯は新陳代謝が異常に亢進した証を改善する。しかし、合病の咽燥が
ひどくなり、渇欲飲水　口乾舌燥の者には対応できない。白虎加人参湯は、
そのために書き加えられた薬方である。

　条文中の（発熱　汗出　不悪寒　反悪熱）は自汗出者に対する註釈である。こ
の自汗は発熱し、汗が出て、悪寒しないどころか逆に熱い熱いと熱がる性質
のものだという主旨である。

　合病における病の勢力とは、具体的にいえば「熱」である。太陽與陽明（少
陽）合病は、太陽病の「発熱」が少陽病位に影響して下利あるいは嘔を生じ
る。太陽與少陽合病（少陽與太陽合病）は、少陽病の往来寒熱の変形である「鬱
熱」が太陽病位に及んで発熱（条文には記載されていない）を引き起こす。三陽
合病では「裏熱」である。

　そもそも、陽明病の熱は、潮熱、裏熱、瘀熱の三種類に分類される。この
中で、三陽の合病の原因となるのは裏熱だけである。裏熱は、消化管の外部

291

各論　辨太陽病脈證幷治　中　第六

にあって、新陳代謝機能を異常に亢進させるからである。

　一方、潮熱は消化管内部に充満するので、燥屎を形成し便秘を引き起こす。また、瘀熱は消化管の内外に、まだらに分布するので、裏熱や潮熱のような激しい症状はなく、小便不利、口渇、腹微満がある。したがって、潮熱と瘀熱は三陽の合病の病因にはならない。(p.445)

附方：白虎湯（合病）

白虎湯方

　　　　知母 6両　　石膏 1斤　　甘草 2両　　粳米 6合

　　　　四味　以水一斗　煮米熟　湯成　去滓　温服一升　日三服

　煎じ方に疑問がある。煮て米を熟し、湯成り滓去り、一升温服とあるが、他の薬方のように、取三升がない。脱落したのだろう。

■ 機能的構造式

病位　裏の陽（陽明病）　〈気・―・水〉		
表	表裏間	裏
陽	知母 6・粳米 6・甘草 2	石膏 1斤
陰		

　裏熱による気のエネルギー増加が、陽明病だけでなく太陽病と少陽病に及んでいる。そのため、脈浮而緊（麻黄湯証）、咽燥（五苓散証）、口苦（小柴胡湯証）と腹満而喘、身重（陽明病証）を呈する。

　太陽病ならば脈浮而緊と自汗出は矛盾するが、裏熱のために、新陳代謝が異常亢進している状態なのでこれでよい。つまり、脈浮而緊と自汗出は裏熱によるもので表熱ではないからである。

　病理的には気（裏熱）と水（渇）であり血はない。裏熱を清熱するのが石膏であり、知母・粳米は渇を改善する。両者の作用を調整するのが甘草の役目である。

292

原文9-35　太陽病　頭痛　発熱〜

【臨床応用】

〈証〉　汗が出ても脈は浮にして緊、咽がかわき、腹満してあえぎ、体が重い。
　　　口舌乾燥し時には燥裂し、物の味が分からなくなる。
　　　小便の出はよい。
　　　熱性病が日を経て解熱せず、稽留熱を発し、腹は微満するが便秘は
　　　ない。
　　　口喝が激しいときは、白虎加人参湯にする。

急性熱性病：肺炎、麻疹、流感、日射病、熱射病、（中略）流行性耳下腺炎
　　　　　　など。
代謝関係：　糖尿病など。
皮膚関係：　アトピー性皮膚炎などで、口渇があり、かゆみが強いもの。
その他：　　眼の痛みや歯の痛みなど。

(藤平健・小倉重成『漢方概論』創元社 p.573)

【治験例】

夜尿症　21歳　男性

患者は頑丈な体格で、どこと云ってわるくはないが、時々夜間、睡眠中に
尿がもれるという。脈をみると、大きくて力があり、腹も弾力があって、や
や膨満している。口渇があって、よく水を飲むという。食欲、大便は普通で
ある。そこで、口渇と脈と腹に力のある点を目標にとって、白虎湯を与えた
ところ、3週目より遺尿がとまった。

(大塚敬節『症候による漢方治療の実際』南山堂 p.447)

三陽合病

藤平健博士の自験があるので引用する。

　（著者が）或るときカゼをひきこみ、葛根湯証を呈していると判断したの
　で、これを服んだ。すぐ治ると思っていたのに発汗はしても治癒には至
　らない。そればかりか、次第に熱が上昇してくる。四日目になっても依
　然熱は下がらず、午後になると悪寒がしてきて、首のうしろが強く凝っ
　てくる。腹を診ると胸脇苦満がかなり強い。口がにがく、乾いた厚い白
　苔がべっとりと舌を覆っている。悪寒が去ると、間もなく暑くなって、
　汗がビッショリと出る。咽がひどく渇く。小便の出方は普通。翌日にな

293

各論　辨太陽病脈證幷治　中　第六

ると、背中は水の中につかっているように寒いのに、顔はほてってあつく、胸も腹もとにかく体の前面はあつい、という妙な症状になってきた。首の凝りは依然としてとれない。汗も依然として出るし、咽も渇く。葛根湯証も考えられるし、小柴胡湯証らしくもあり、白虎加人参湯証のようでもある。いっそのこと小柴胡湯と白虎加人参湯を合方して服んでみようか、などと惑い考え始めているときだった。ちょうどそこへ共著者の小倉氏が見舞いに見えたので、相談すると、診察の上、小柴胡湯と白虎加人参湯との合方はどうでしょうかとのこと、いや実は僕もそんなことを考えていたところです。というわけで、早速作って服んでみたが、一向によくならないどころか、夕方遅くなってからなんとなく息も苦しくなってきた。これではどうにもならぬと、恩師奥田先生の御往診をお願い申し上げたのである。翌日おいで下さった先生は、一診して、これはまさに白虎加人参湯の証ですね、といわれた。いや実はこれこれで、と昨日の顛末を申し上げると、合方したからいけなかったのですよ、これは白虎加人参湯の証です、ときっぱり言われた。早速、単方にして服むと、二十分もしないうちに発汗は止み、息の苦しいのもとれて、今まで重苦しかったみずおちのあたりがスカッとして、急に食欲が出て来た。

(藤平健『漢方臨床ノート・論考篇』創元社 p.173)

合病の要約

① 合病は三陽病に発生し三陰病にはない

その理由は、三陽病は悪寒発熱、往来寒熱、胃家実のように熱型が明確で、それらの熱が隣接する病位に影響を及ぼすことがあるからである。

② 種類と症状

太陽與陽明合病		自下利
		但嘔（不下利）
太陽與少陽合病		自下利
		嘔（自下利を伴う）
三陽合病		・脈浮而緊
		・咽燥　口苦
		・腹満而喘　身重
		自汗出

③ 主な症状は自下利と嘔であり、三陽合病は自汗出である。すべて「自」

294

　　　　である。

④　自下利とは、自己治病力が病を治そうとして自発的にする下痢である。
　　黄芩湯には葛根湯のように正証が示されていない。出番は少陽與太陽
　　合病の場面だけである。そこで、葛根湯の発熱による項背の鬱熱では
　　なく胸脇の鬱熱よる下痢なので自下利としたのだろう。
　　したがって、自下利は病因である鬱熱を解す薬方が主治する。
　・太陽與陽明合病では、発熱が項背の鬱熱となるので葛根湯が主治
　・太陽與少陽合病では、胸脇の鬱熱が病因で発熱を伴う者を黄芩湯が
　　主治

　　　　比較：真武湯の自下利は、小便不利による水が病因である。それ
　　　　　　　によって、小便不利、四肢沈重、自下利がある。水の循環
　　　　　　　不全を自力で治そうとする下痢なので自下利と表現したと
　　　　　　　考える。

⑤　嘔は自下利のないときと自下利と併存するときがある。前者は太陽與
　　陽明合病で、後者が太陽與少陽合病である。
　　太陽與陽明合病　自下利しないで嘔だけである（不下利　但嘔者）
　　太陽與少陽合病　自下利と嘔が併存する

⑥　三陽合病は盛んな裏熱が太陽病と少陽病に及んでいる。それによって、
　　病的身体反応が太陽病証、少陽病証そして陽明病証として現れている。
　　特に、咽燥が強くなった“渇欲飲水　口乾舌燥者”を白虎加人参湯が
　　主治する。

各論　辨太陽病脈證并治　中　第六

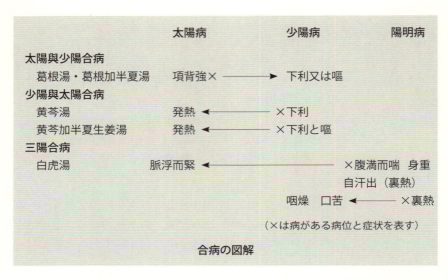

合病の図解

⑦　図解からも、太陽與陽明合病は太陽與少陽合病と、太陽與少陽合病は少陽與太陽合病と読み替えを要求されることがわかる。また、三陽合病は221条であって219条ではないことが確認できる。

以上、壊病、二陽併病、合病について考察した。この中で二陽併病は壊病の特殊な例であり、臨床的な価値はないと結論した。

壊病は太陽病を薬方で発汗した際に自己治病力との連携がうまくいかないために発生すると考えられる。太陽病は壊れて、裏の陽である陽明病もしくは表の陰である少陰病に変化する。急性熱性病を発汗する際は注意を要する現象である。

合病は見極めが難しい病である。特に、治験例にあるように、三陽合病は判断に迷う。合病は壊病と同様に後人たちが傷寒論を運用して発見し、書き加えた病態である。そのため、傷寒論の体系からみると仲間はずれの感があるが、臨床のスキマを補完する役目を果たしている。このように、後人たちの書き込みが傷寒論の不備を補い、存在感を高めている。

附方：白虎加人参湯（白虎湯証・咽燥への補入）
　白虎加人参湯の詳細については p.165 を参照。

原文 9-35　太陽病　頭痛　発熱〜

以下は傷寒論における．白虎加人参湯の条文である。

26 服桂枝湯　大汗出後　大煩渇不解　脈洪大者
12 太陽中風に桂枝湯を服用して、大いに汗が出た後の大煩渇を主治する。
168（傷寒　若吐　若下後　七八日不解）熱結在裏　表裏倶熱　時時悪風　大渇
　　舌上乾燥而煩　欲飲水数升者
　　　　これは 136 傷寒十餘日「熱結在裏　復往来寒熱者」與大柴胡湯　と
　　の比較のために別人が書き込んだ文章である。彼は、同じ「熱結在裏」
　　でも往来寒熱と表裏倶熱　時時悪風とがあることを示して、大柴胡湯
　　と白虎加人参湯の区別を述べようとした。
169（傷寒）無大熱　口燥　渇　心煩　背微悪寒者
　　　　136 但結胸　無大熱者（中略）大陥胸湯主之　の「無大熱」につい
　　ての書き込みである。共通の「無大熱」について、大陥胸湯証と白虎加
　　人参湯証のあることを主張している。168 と 169 は同一人の書き込み
　　だろう。
170 傷寒　脈浮　発熱　無汗　其表不解者　不可與白虎湯。　渇欲飲水
　　無表證者　白虎加人参湯主之。
　　　　この文章は、221 三陽合病　脈浮而緊　との鑑別を示したものであ
　　る。つまり、脈浮而緊を麻黄湯証ととらえた人が、発熱　無汗はその
　　表が解していないので、（三陽合病でも）白虎湯を与えてはいけないと注
　　意を書き込んだ。そこへ、また別の人が白虎加人参湯は渇欲飲水だが、
　　白虎湯と同様に、無表証の者でなければならないと付け加えた。
　　　　註釈者は、太陽病の麻黄湯と陽明病の白虎湯の病理がどちらも〈気・
　　一・水〉なのでこのような書き込みをしたのだろう。しかし、前述の
　　ように、三陽の合病の場合は、裏熱による新陳代謝の異常亢進による
　　ものなので脈浮緊と自汗出は矛盾しない。
　　　　冒頭の傷寒は後から付けられたもので、もとの文章にはなかった。

　以上のように、白虎加人参湯は　①太陽中風に桂枝湯を服用して大量に汗
が出たときの大煩渇への対応（28）　②熱型における大柴胡湯との比較（168）
　③無大熱における大陥胸湯との比較（169）　④表証のない者が使用の対象
（170）　⑤三陽の合病（221）の場面で登場する。
　いずれも後人たちの書き込みなのだが、校正の際、①を除き、②、③、④

各論　辨太陽病脈證幷治　中　第六

は原文 136 と 170 にならって文の冒頭に「傷寒」を付けられ、白虎加人参湯として 168、169、170 の位置にまとめられた。⑤は若渇欲飲水として三陽の合病に付け加えられた。

白虎加人参湯の作用

本方は白虎湯に人参を加えた薬方である。

白虎湯　　　　　陽明病の熱が裏（消化官の外部）に充満して新陳代謝が異常に亢進した状態を解す。裏熱による煩渇がある。

白虎加人参湯　白虎湯証の煩渇が増大した証である。

【渇に対する類証鑑別】

裏熱による新陳代謝亢進の渇。

　　尿と汗はよく出る　　　　　　　　　　→　白虎加人参湯（陽明病）

体液の偏在による渇で尿不利を伴う。

　　脈浮で自汗がある　　　　　　　　　　→　五苓散（少陽病）

泌尿器の鬱熱による渇。

　　尿不利で無汗　　　　　　　　　　　　→　猪苓湯（少陽病）

呼吸器の伏熱による渇。

　　喘咳と自汗がある　　　　　　　　　　→　麻杏甘石湯（少陽病）

附方：猪苓湯（白虎加人参湯証・渇との比較）

223　若脈浮　発熱　渇欲飲水　小便不利者　猪苓湯主之。

これは、221 白虎加人参湯証の「渇欲飲水」について、脈浮　発熱　小便不利者には猪苓湯がよいとの類証鑑別の書き込みである。（白虎人参湯は小便自利）

223 は 13-71　若脈浮　小便不利　微熱　消渇者　五苓散主之　と紛らわしい。

五苓散証には、表熱、汗出、浮腫、嘔吐、頭痛、胃内停水があるが、猪苓湯証ではないかあるいはあっても少ない。五苓散証は〈気・―・水〉であり、猪苓湯証は〈―・血・水〉である。猪苓湯証の発熱は表熱でなく鬱熱である。

原文 9-35　太陽病　頭痛　発熱〜

猪苓湯方
　　猪苓　茯苓　澤瀉　阿膠　滑石^{各1両}
　　五味　以水四升　先煮四味　取二升　去滓　内阿膠烊消　温服七合
　　日三服

猪苓　　ブナ、ミズナラなどの根に寄生する菌類サルノコシカケ科のチョレ
　　　　イマイタケ *Polyporus umbellatus* の菌体。
　　　　肥大、充実し、外面黒く、内面白いものがよい。中国産は外面暗褐
　　　　色でやや球状を呈する。「去皮」とあるが、実行困難である。
　　　　利尿、解熱、止瀉剤で、小便不利、口渇、水腫に用いる。
　　　　　　　　　　　　　　　　　　　　　　　　　　（『薬局の漢方』p.42）

澤瀉　　沼や湿地に野生するオモダカ科の多年生水草、サジオモダカ *Alisma*
　　　　orientale の塊茎。多くは中国からの輸入品である。
　　　　肥大して、外面なるべく白く重いものがよい。
　　　　利尿剤で、小便不利、冒眩、口渇、胃内停水に用いる。
　　　　　　　　　　　　　　　　　　　　　　　　　　（『薬局の漢方』p.43）

阿膠　　牛、馬、羊、豚などの皮、骨から作ったニカワ質。
　　　　中国山東省阿県に産するのを最良とする。その製法により、クシデ、
　　　　スズリデ、三千本、板ニカワ、白阿膠（ゼラチン）、玉阿膠等の品種
　　　　がある。
　　　　夏もあまり軟化しないで異臭のないものがよろしい。煎剤には他薬
　　　　を煎じて布ごしした滬液に加えて溶かす。
　　　　鎮静、止血剤で、出血、吐血、喀血に用いる。血液の浸透性亢進に
　　　　よる出血症に効がある。
　　　　また包摂剤として、疼痛、化膿、小便不利、咳等に用いる。
　　　　　　　　　　　　　　　　　　　　　　　　　　（『薬局の漢方』p.70）

滑石　　鉱石の陶土即ち高陵土 kaolin の一種で、主として含水ケイ酸アルミ
　　　　ニウムから成る。Talcum（含水ケイ酸マグネシウム）ではない。中国
　　　　から輸入している。
　　　　なるべく土臭のないのがよい。唐滑石を粗末として用いる。タルク

各論　辨太陽病脈證并治　中　第六

の細末は十二指腸に沈着して消化を害するから用いてはならない。
消炎性利尿、止渇剤で、膀胱、尿路の病に用いる。(『薬局の漢方』p.46)

■ 機能的構造式

病位　表裏間の陽（少陽病）　〈(気)・**血・水**〉		
表	表裏間	裏
㊐	猪苓・茯苓・澤瀉・阿膠・滑石各1	
㊌		

生薬はすべて表裏間の陽にある。五苓散の白朮、桂枝を阿膠と滑石に置き換えた薬方である。したがって、本方は脈浮、発熱とあっても、表証ではなく、膀胱と尿路の炎症性の鬱熱である。その熱のために水の流れが停滞して小便不利となる。

病理的には、血（阿膠・滑石）と水（猪苓・茯苓・沢瀉）の循環不全である。

224　（陽明病）汗出多而渇者　不可與猪苓湯　以多汗　胃中燥　猪苓湯復利
　　　其小便故也。

223の猪苓湯に対する註釈である。つまり、発熱して汗が多く出て渇する者には猪苓湯を与えてはならない。なぜならば、汗が多いと胃中がかわき、猪苓湯は小便の出をよくするので、さらに胃中を乾燥させるからであるという。理屈を述べたに過ぎない。

【臨床応用】
〈証〉　発熱し、のどが渇いて水を飲みたがり、飲むわりには小便が出ない。
　　　　無汗。
腎臓関係：　腎結石、腎炎および腎盂炎、嚢胞腎。
泌尿器関係：尿管結石、膀胱炎、膀胱結石、尿道炎、残尿感。

（藤平健・小倉重成『漢方概論』創元社　補遺）

【治験例】

尿管結石　76 歳　女性

　約 1 か月前に腹部疝痛発作のため、大阪の H 大学病院入院した。診断の結果、左尿管結石で、尿管屈曲部に結石がひっかかって、左腎は水腎症となっていた。高齢のため、手術を見合わせ退院した。便秘がちで夜間尿 2 回。

　衰弱のため来院できないというので、猪苓湯合四物湯を 2 か月間与えた。

　2 か月後 H 大学病院での検査の結果、尿管屈曲部にあった石は消失し、腎臓の大きさも縮小してすっかりもとに戻っていたので、主治医も驚いたという。

［考案］腎尿管結石の疝痛発作のない期間に、結石を排除する目的で猪苓湯を使用することはよく知られている。通常、疝痛発作を繰り返す者には猪苓湯合芍薬甘草湯が頻用される。

　猪苓湯合四物湯は、腎、膀胱、尿道からの出血で、排尿痛、尿意頻数の者に用いられ、男女とも冷え症、貧血気味で、胃腸に問題ないものによい。
慢性膀胱炎、慢性腎炎にも用いることがある。

(松田邦夫『症例による漢方治療の実際』創元社 p.108 ～ 109)

> **原文 10-38　太陽中風　脈浮緊　発熱　悪寒　身疼痛　不汗出而煩躁者　大青龍湯主之。**
>
> (若脈微弱　汗出　悪風者　不可服之。服之則厥逆　筋惕肉瞤　此爲逆也)

［読み方］太陽の中風　脈浮緊　発熱　悪寒し　身疼痛し　汗出ずして煩躁する者は大青龍湯これをつかさどる。

［内　容］太陽の中風で、脈は浮緊、発熱、悪寒する。身（体だけでなく、頭や眼耳なども含む）が疼痛し、また、中風なので、本来ならば出るべき汗が出られないために煩躁（もだえと手足をしきりに動かして苦しむ状態）する者には、大青龍湯が主治する。

　条文の（　　）は、後人たちの註釈である。後人Ａが条文の「脈浮緊」に

301

各論　辨太陽病脈證幷治　中　第六

ついて、もし、脈が浮緊ではなく微弱で、汗が出て悪風する者は、大青龍湯を服用してはならないと書き込んだ。それについて、後人Ｂがそのような者が大青龍湯を服用すると、ただちに、非常に手足が冷たくなり、筋肉が痙攣する。これは誤治であると付け加えたのである。

　傷寒論は医師を対象に書かれたものである。ところが、この註釈文は“不可服”と病人に呼び掛けている。本来ならば、“不可與”としなければならないはずである。先哲たちがこれらの註釈文を大青龍湯の本文としたため、本方が激しい発汗作用を持つと誤解をされてしまい、証の真意が隠されてしまった。

太陽中風と大青龍湯

　中風は2-2の名爲中風を起点として、4-12で太陽の中風となり、10-38太陽の中風に続く。

　2-2　太陽病　発熱　汗出　悪風　脈緩者　名爲中風。

　4-12　太陽中風　脈浮弱　嗇嗇悪寒　淅淅悪風　翕翕発熱　鼻鳴　乾嘔者
　　　　桂枝湯主之。

　まず、太陽病の病的感覚反応から病的身体反応としての中風への流れをみる。

　1-1　脈浮　頭項強痛而悪寒　→　発熱　汗出　悪風　脈緩者　名爲中風

　ここでは、発熱が病的身体反応の始まりを表し、それに対して自己治病力が発動して発汗する。つぎに悪風（さむけ）がして脈は熱があるにもかかわらず、緩（ゆっくり）である。この病態を中風とする。中風の特徴は脈緩にあり、それを臨床上で示したのが4-12である。

　すなわち、太陽中風は、太陽病における中風という意味である。太陽病は5-13太陽病　頭痛　発熱　汗出　悪風者　桂枝湯主之から、8-35太陽病　頭痛　発熱　身疼　腰痛　骨節疼痛　悪風　無汗而喘者　麻黄湯主之に至る。したがって、4-12太陽中風は**太陽病　桂枝湯証**に位置にあり、また、10-38は8-35**太陽病　麻黄湯証**に位置する。

　ところで、4-12では悪風と悪寒が併存する。条文は発熱を中心にして、「入れ子」状に構成されている。

302

原文 10-38　太陽中風　脈浮緊〜

$$発熱 \begin{cases} 悪寒（無汗　悪寒）———　乾嘔　＝　麻黄湯証 \\ 悪風（汗出　悪風）———　鼻鳴　＝　桂枝湯証 \end{cases}$$

　悪寒（発熱　無汗　悪寒）は麻黄湯証であり、悪風（発熱　汗出　悪風）は桂枝湯証である。したがって、4-12太陽中風は桂枝湯証と麻黄湯証が**動的に併存**している状態である。より詳細にみると、自己治病力が作用して発汗する状況が続かずに無汗となり、汗出と無汗が交互に発生する。このため、発熱しているにもかかわらず、脈は浮数ではなく浮**緩**であり、悪寒と悪風が併存することになる。

　そもそも悪寒と悪風はどちらも「さむけ」を表現している。つまり、無汗・悪寒を悪寒として、汗出・悪風を悪風と分類しているので、悪風は風に当たると生じる「さむけ」の意味ではない。

　このように、太陽の中風は**桂枝湯証と麻黄湯証の間を揺れ動く**ので、桂枝湯証の状態ならば、条文の通りに桂枝湯が主治できるのだが、逆の場合には桂枝湯で解せない。（比較：桂枝麻黄各半湯は桂枝湯と麻黄湯が静的に併存する。）そのことを実際に経験した後人たちが、服桂枝湯として書き加えたのがすでに論じた補入26と28である。(p.161)

　以上の背景から、4-12が10-38になる状況を類推する。

4-12	太陽中風	脈浮弱	嗇嗇悪寒	淅淅悪風	翕翕発熱	鼻鳴	乾嘔者
↓							
桂枝湯証		○		○	○	○	
麻黄湯証			○		○		○

自己治病力の発動　⇔　自己治病力の衰退
発熱　汗出悪風　⇔　発熱　無汗悪寒
〈桂枝湯証〉　⇔　〈麻黄湯証〉
∴　桂枝湯証＞麻黄湯証 ＝ 脈浮弱緩

10-38	太陽中風	脈浮緊	発熱	悪寒	身疼痛	不汗出而煩躁者
↓						
麻黄湯証		○	○	○	○	（麻黄湯＋越婢湯）

各論　辨太陽病脈證幷治　中　第六

　4-12 太陽中風は桂枝湯証と麻黄湯証が動的に併存しているのだが、脈浮弱緩によって桂枝湯が主治する。これは、病の初発で自己治病力が強く、汗出＞無汗　だからである。しかし、服後に白虎加人参湯証あるいは桂枝去桂加茯苓白朮湯証に変化する可能性があることについては前述した通りである。
　一方、10-38 では桂枝湯証より麻黄湯証が強くなる。麻黄湯証は脈浮緊で発熱、悪寒（無汗）である。そのために、桂枝湯証の淅淅悪風（汗出）が麻黄湯証に妨害されて、「不汗出」となる。しかし、この状態は純粋な太陽病のように汗出の桂枝湯証が無汗の麻黄湯証に変化したものではないので、自己治病力による汗が出なければならない。要するに**出るべき汗が出られない**。結果として**自己治病力が妨害されて煩躁する**ようになる。
　この「不汗出」は単なる無汗ではないので、それを解す能力は麻黄湯にはない。そこで『金匱要略』水気病篇にある越婢湯の力を借りることになる。（麻黄湯と越婢湯の合方については、p.158〜159を参照。）

　以上を要約すると、太陽中風は 4-12 の桂枝湯で三陽病との接点を持つが、傷寒論の治病体系と一体化することなく大青龍湯で終結する。後述するように、傷寒が少陽病・小柴胡湯の対比で治病体系と一体化するのと対照的である。

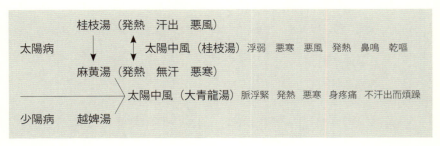

大青龍湯方
　　麻黄 6両　桂枝 2両　甘草 2両　杏仁 40個　生姜 3両　大棗 12枚　石膏 如鶏子大
　　七味　以水九升　先煮麻黄　減二升　去上沫　内諸薬　煮取三升
　　去滓　温服一升　取微似汗　一服汗者　停後服。

304

大青龍湯はすでに述べたように麻黄湯と越婢湯を合方した薬方である。
- ・麻黄湯　　麻黄 ^{3両}　桂枝 ^{2両}　甘草 ^{1両}　杏仁 ^{70個}
- ・越婢湯　　麻黄 ^{6両}　石膏 ^{半斤}　生姜 ^{3両}　甘草 ^{2両}　大棗 ^{15枚}

　そして、煎じ方は麻黄湯と同じだが、煮取３升が麻黄湯の２升半と、また、服薬量の１升が麻黄湯の８合と異なる。越婢湯では、以水６升　先煮麻黄　去上沫　内諸薬　煮取３升　分服３服　である。すなわち、大青龍湯の煎じ方は麻黄湯と同じで、服薬量は越婢湯と同一である。

　越婢湯の大棗15枚は、おそらく、12枚の間違いだろう。では、石膏ではどうして、越婢湯の半斤が如雞子大となったのだろう。

　石膏を含む薬方と分量は以下の通りである。

（傷寒論）　・桂枝二越婢一湯　24銖　　・大青龍湯　如雞子大
　　　　　　・麻黄杏仁甘草石膏湯　半斤　・白虎湯　１斤
　　　　　　・竹葉石膏湯　１觔（斤）
（金匱要略）・続命湯　３両　　　　　　　・厚朴麻黄湯　如雞子大
　　　　　　・越婢湯　半斤　　　　　　　・木防已湯　雞子大 12枚
　　　　　　・小青龍湯加石膏　２両

　木防已湯の雞子大 12枚は如雞子大が正しく、12枚は他の薬方の大棗の分量が紛れ込んだのだろう。雞子はにわとりの卵である。当時の卵の大きさがどのくらいだったかは不明だが、品種改良された現在の卵よりは、かなり小型だったと想像する。

　そして、越婢湯と大青龍湯の比較から、石膏半斤を如雞子大と表現したのではないだろうか。それは誰かが、石膏半斤の塊を「にわとりの卵の大きさと同じようだ」と譬えたのが始まりだと考える。それで、石膏半斤を「如雞子大」というようになった。したがって、大青龍湯の石膏は、最初、越婢湯と同じく半斤だったのだが、後人がわざわざ「如雞子大」と註釈したために、それが本文となり現在のようになったと推察する。

各論　辨太陽病脈證幷治　中　第六

■ **機能的構造式**

病位　表の陽（太陽病）　〈気×水・一〉		
表	表裏間	裏
⑭　麻黄 6・桂枝 2	生姜 3・大棗 12・甘草 2・杏仁 40	石膏如雞子大
㊜		

　機能的構造式からわかるように、大青龍湯の構成生薬はすべて陽に属している。麻黄：桂枝 ＝ 6：2（3：1）は麻黄湯の麻黄 3 両の倍であり、発汗作用は強力である。また、皮膚中の水気を発汗するために石膏があり、それらをバックアップする目的で、生姜・大棗・甘草の胃腸薬トリオが配されている。杏仁は駆水作用によって利尿効果を発揮する。大青龍湯は発汗剤といわれているが、実際には利尿によって病が解すこともある。おそらく、杏仁が発汗すべき水分を尿に導くのだろう。同時に、麻黄と協力して欬嗽を軽減する。

　10-38 太陽中風における麻黄湯と大青龍湯との関係は以下の通りである。

太陽中風　脈浮緊　発熱　悪寒　身疼痛　＝　麻黄湯証
　　　　不汗出而煩躁者　　　　　　　＝　大青龍湯（麻黄湯＋越婢湯）証

　したがって、10-38 太陽中風は厳密にいうと「麻黄二越婢一湯」主之　ということになる。これは、太陽病と少陽病との併存を表すため、太陽中風ではなく傷寒ではないかとの疑念が生じる。しかし、傷寒の定義にある嘔逆はないので太陽中風でよいわけである。

　本方を機能的にみると水（麻黄、生姜・大棗、杏仁）の比重が高く、次いで、気（桂枝、甘草、石膏）が続く。したがって、不汗出而煩躁の正体は水の循環不全と気の循環不全との衝突によるものであることがわかる。

　従来の解説書による説明はこの点が明確でなかった。

　浅田傷寒論の「麻黄湯を服して而も汗に出ず」（麻黄湯を服用して発汗しようとしたが汗が出ない）と同じ解説のものが多い。しかし、条文にはどこにも「服麻黄湯」とは書かれていない。もし、そうだとしても麻黄湯が無効なだけであり、発汗しないからといって「不汗出而煩躁」には至らないはずである。

306

＊参考：自己治病力と煩躁について

　煩躁は、傷寒論で15個の文章で使用されている。その中で、自己治病力と関係のある煩躁は以下の二薬方証である。

茯苓四逆湯証　壊病による自己治病力の機能不全で錯乱状態である。
大青龍湯証　　自己治病力の発汗作用が麻黄湯証により妨害される。
　　　　　　　結果として、自己治病力の指示が強制的に停止されるので煩躁する。この煩躁は、自己治病力の機能不全ではなく活動の妨害である。また、疼痛が主だが精神的な苦痛（不安感など）を伴う。

　その他の煩躁を含む主な文章
　29　煩躁吐逆者　作甘草乾姜湯與之
　61　下之後　復発汗　晝日煩躁不得眠　夜安静
　71　太陽病　発汗後　大汗出　胃中乾　煩躁不得眠
118　火逆下之　因焼鍼煩躁者
113　結胸證悉具　煩躁者亦死
239　病人　不大便五六日　繞臍痛　煩躁
309　少陰病　吐利　手足逆冷　煩躁欲死者　呉茱萸湯主之

　これらは上の二薬方とは異なり、自己治病力とは関係なく、特別な意味を持たない文字通りの煩躁である。傷寒論の文章は、数多くの人たちが書き込みをしているので、同じ煩躁でもその意味が異なる。

【臨床応用】

〈証〉　脈浮緊、無汗、身疼痛、煩躁、尿不利などで渇を伴うことがある。

急性熱性病：感冒、流感、肺炎、気管支炎、急性関節リウマチ、麻疹、丹毒、急性腎炎などの熱性病の初期。

皮膚科関係：湿疹、蕁麻疹、水虫、皮膚瘙痒症、アトピー性皮膚炎、膠原病など。

その他：　　ネフローゼ、高血圧症、緑内障など。

（藤平健・小倉重成『漢方概論』創元社 p.538）

各論　辨太陽病脈證幷治　中　第六

【大青龍湯との類方鑑別】

麻黄湯　　　　発熱、悪寒、無汗、身疼痛があっても不汗出による煩躁は
　　　　　　　ない
白虎加人参湯　脈が洪大で口渇が激しく汗が出る
越婢湯（金）　渇と浮腫があり、汗が出る

【治験例】

カゼなどの感染症に本方を多く使用しているのが小倉重成博士である。
『臨床・漢方問答』（上巻。医道の日本社）から一例を引用する。

1.　55歳　女性

昨日から風邪気味で、頭痛、悪寒、渇、無汗で、体を重く感ずる時と軽く
感ずることがある。上唇に大きいヘルペスがみられる。肥満して艶がよく、
脈は浮緊で項背強がある。大青龍湯一服で緩解した。(p.64, 70)

大塚敬節氏は著書の『症候による漢方治療の実際』（南山堂）において、山
田業廣の治験を紹介し、瞑眩について述べている。

2.　〈ある官吏が感冒にかかり、次の日からひどく身体が痛み、ちょっとの
間もじっとしておれないと云って、私に往診を乞うた。診察してみると、そ
の疼痛のひどいことは、譬えようがない。讝語はないけれども、挨拶もでき
ず、半分は夢の中で、転々反側するばかりである。熱は高いし、脈も洪大で
ある。よって、大青龍湯を7貼与え、うんと汗が出て治るといって帰宅した。
翌日行ってみると、さっぱりと愈り、ほとんど平常のとおりである。病人が
云うのに、汗を出そうとして大きな夜具をかぶって寝たけれども、汗は少し
も出ず、とても苦しかったが、5. 6貼をのむとうんと下痢をして、疼痛が拭
うように去った。〉

この治験の下痢は瞑眩である。発汗を予定していたのに、下痢や子宮出血
をして治るものがある。(p.471)

【使用経験】

1.　術後の高眼圧

著者自身の使用経験である。平成X年1月25日に白内障の手術を受けた。
ところが、術後悪寒を感じ頭痛がした。翌日退院したが、頭痛は継続してい

た。何ともいえない鈍痛で、眼痛もあり、血圧が上昇してきた。2月2日に
眼科を受診した際、循環器科を紹介され、アテレック®錠10mg1錠を朝食後
に服用することになった。同時に、眼科からもダイアモックス®錠250mg3
錠分3毎食後が処方された。しかし、症状は改善されず、2月7日に眼科か
らプレドニン®5mg6錠（朝食後1回服用）が指示された。当時の眼圧は42で、
収縮期血圧が200、拡張期血圧は130であった。

　よく観察すると、項から背にかけて凝りがある。発熱はなく、無汗で脈は
浮緊である。口渇はない。そこで、葛根湯加桔梗石膏を服用した。すると、
4時間くらいは症状が緩解する。1日分服用したところで　はた　と気がつ
いた。葛根湯加桔梗石膏は大青龍湯の方意を含んでいるではないか。早速、
処方された薬はすべて服用を中止して大青龍湯だけにした。

　麻黄6.0　桂枝2.0　杏仁3.0　生姜3切れ　大棗3.0　甘草2.0　石膏
10.0を600mlの水で300mlまで煮詰め、カスを捨て1回100mlを1日3
回温服した。すると、あれほどひどかった頭痛と眼痛は嘘のように消失し、
項背の凝りも感じなくなり、血圧も150/90と降下した。9日に眼科を受診
したが、眼圧は21だった。

　2日間の服用で一番感じたことは尿が気持よく出るようになり、排尿感が
改善されたことである。処方薬のダイアモックス®錠を服用したときは、1
回の排出量が少なく、強制的に絞り出される感覚で頻尿だった。その後も本
方を継続したが発汗はなかった。皮膚中の水分が尿として排出されたのだろ
う。眼圧が18.0になったところで廃薬した。

　今回、術後の高眼圧を自分で経験して以下のことがわかった。

① 　15日間入浴しなかったのに、皮膚にはアカもなく、全くのサラサラ状
　　態であった。同様に、頭部にはフケが全然なかった。つまり、皮膚の
　　分泌がすべて停止した状態である。

② 　体温は36.3℃前後だったが、全身が妙に寒く、1日中炬燵に入っていた。

③ 　口渇は全然なく、便秘もなかった。

④ 　尿の出は何かが引っ掛かる感じがして、スムースでなかった。

⑤ 　大塚、矢数、清水著『漢方診療の実際』（南山堂 p.227）には「緑内障」
　　について、つぎのように述べられている。

　　・季節としては、1月、2月頃の寒季に多い

　　・地震の翌日には多く悪化する

・眼の手術例えば白内障術後に発するものもある

・便秘及び入浴は有害なことが多い

いずれも、著者に当てはまる項目である。当時、つくば市を震源とする強い地震が夜間にあった。その翌日の朝は症状が悪化したらしく鈍痛が増した。同書がいう通りである。なぜ、地震の翌日に悪化するのかは不明だが、改めて、病も自然界の影響を受けることを痛感した。また、入浴を控えたのも同書の指示に従ったためである。

2. 右肩の激痛　女性　73歳

平成 X 年 7 月 15 日にご主人と日帰りのドライブをした。17 時 30 分に帰宅して、夕食の支度をしようとしたところ、右肩に激痛を感じた。我慢をして夕食を済ませ、21 時に入浴した。温めれば治るものと思っていたが、逆に、痛みが増加した。夜間なのでどうすることもできず、湿布をして床に入った。ところが、激痛はひどくなるばかりで、朝まで一睡もできなかった。起床しようとしたところ、右肩だけでなく、全身が激しく痛んで起き上がれない。ご主人の手を借りて何とか起き上がったが、歩くこともやっとである。それに加えて、トイレでは便座に腰を下ろすことも苦痛で、死ぬ思いだったという。そういうわけで、朝食も立ったままで済ませた。9 時に近所の内科を受診したところ、脱臼との診断で、整形外科を紹介するといわれた。自分としては、転んだことも、打撲をした覚えもない。

9 時 30 分に来局した。大柄な奥さんで普段は汗かきである。以前にも、長距離ドライブで右の漆関節痛を経験している。それ以来、ドライブする時は、必ず膝掛けをしている。ところが今回はエアコンの吹き出し口を上向きにしたために、冷気が直接右肩に当たったのだろう。何しろ、ご主人が大の熱がり屋なので、エアコンの温度を最低に設定していたという。

発熱と口渇はない。無汗で皮膚はサラサラしている。脈は浮緊で、尿の出はよくない。とにかく、体全体が非常に痛んで我慢できないという。昨夜、一睡もしていないせいか目も虚ろで、何かに怯えている表情である。早速、大青龍湯を与えた。

1 回目の服用 1 時間後に電話があり、体が汗ばんできて、激痛が減り始めたという。3 回の服用で汗と尿が通常通りに出るようになり、痛みはほとんどなくなった。その夜は熟睡でき、翌日は正常に復したが、1 日分だけ服薬

原文 10-38　太陽中風　脈浮緊〜

してもらい、3日目に廃薬した。

　この使用経験では、右肩を中心に体全体に及ぶ激痛で、精神的にも追い込まれた状況であった。病人の目は虚ろで、疼痛に対する恐怖感がある。自験の場合もそうだったが、劇痛は気持までも害する。

　したがって、条文にある「身疼痛」は麻黄湯の身疼　腰痛　骨節疼痛　と比較してより重症であり、「身疼痛而煩躁」と読まなければならないことがわかる。

　その原因が「不汗出」なので、条文では、「身疼痛　不汗出而煩躁者」と記載した。それ故、太陽中風における大青龍湯の主治は「身疼痛而煩躁」と「不汗出而煩躁」にあると考える。

　なお、174の身体疼煩と175の骨節疼煩にはいずれにも「煩」があるが、それぞれ「うずきがわずらわしい」意味であり、大青龍湯のように身疼痛により「煩躁」することではない。

〔大青龍湯についてのコメント〕
①　薬方が石膏を含むからといって、必ずしも「口渇」があるとは限らない。おそらく、それは、発熱し体温が高いときの症状だろう。
②　本方は強力な発汗剤といわれているが、必ずしも発汗ではなく利尿作用で病を解すことがある。治験例のように下痢のときもある。
③　陽証で、激しい急性症状のある者に使用する機会がある。特に、眼圧の高いときやそれに伴う猛烈な頭痛に奏功する。

　39は10-38について書き加えられたのだが、書き込みが錯綜している。
　39　（傷寒）（脈浮緩）身不疼　但重　乍有軽時（無少陰證者）大青龍湯発之。

［読み方］（傷寒）（脈浮緩にして）身いたまず　ただ重く　たちまち軽き時あり（少
　　　　　陰の証がない者は）大青龍湯でこれを発する。
［内　容］（脈が浮緩で、）身はいたまない。ただ身が重いだけなのだが、急に軽
　　　　　くなるときがある。（少陰病の証がない者は）これを大青龍湯で発汗せよ。

“ 身不疼　但重　乍有軽時 ”は、金匱要略・痰飲欬嗽病脈證幷治第十二にある溢飲の説明〈飲水流行　帰於四肢　當汗出而不汗出　身體疼重　謂之溢飲〉

311

の"身體疼重"に対する註釈である。溢飲の場合はそのようなこともあるの
だろう。

　つまり、金匱要略にあったもともとの文章は、"身不疼　但重　乍有軽時
大青龍湯発之"であった。"大青龍湯発之"は、金匱要略の「病溢飲者
當発其汗」を表現したものである。

　それが傷寒論に移され、38 太陽中風の大青龍湯の傍らに記載され、さらに、
註釈が加えられたのが現在の姿である。

"脈浮緩"は身不疼に対して、"無少陰證者"は真武湯証の四肢沈重を意識
した後人による"但重"の註釈である。

　校正の際、それらが一つにされ、その上、冒頭に"傷寒"を付け加えられ
て独立した条文にされた。そのため、理解不能となり、臨床上、価値のない
文章になったので削除すべきと考える。

　事実、傷寒に対する大青龍湯の治験例を探してもなかなか見当たらない。

　例えば、『井観醫言』にはつぎのような記述がある。

〈宇治里直吉、時疫を患う。脈数急、発熱・悪寒、頭疼み身疼む。口燥きて
眠る能わず。先ず大青龍湯を以て、温覆して大いに汗を発す。汗を発するも
解せず。云々〉(『近世漢方医学治験選集 11　尾台榕堂』名著出版 p.112)

　このあと、白虎湯と黄連解毒湯の兼用となるのだが、どうして、大青龍湯
で解さないのか不明である。いずれにしても、この時疫は"身疼む"なので
太陽中風であり、傷寒ではないと考える。

　　　＊参考：金匱要略の大青龍湯
　　　大青龍湯は金匱要略・痰飲欬嗽病脈證幷治第十二にもある。
　　　病溢飲者　當発其汗　大青龍湯主之。小青龍湯亦主之。
　　　溢飲とは〈飲水流行　帰於四肢　當汗出而不汗出　身體疼重　謂之〉と
　　　説明されている。すなわち、〈飲んだ水が流れて行き、手足でむくみとなる。
　　　汗になって出ればいいのだが、汗になって出ないから、水のために体が疼
　　　き重くなる。飲が外にあふれてくるから溢飲という。〉
　　　　　　　　　　　　　　　　　　(大塚敬節『金匱要略講話』創元社 p.269)
　　　『類聚方廣義』の頭註に、〈(39 の文章を)傷寒論後條辨、傷寒論續論以て
　　　小青龍湯症とするは誤れり。東洞先生之に従うは、未だ深考せざるのみ。〉
　　　と記載されている。これは、上記の"病溢飲者"に大・小の青龍湯がある
　　　ことから、39 を小青龍湯証としたことへの批判である。

原文 10-38　太陽中風　脈浮緊～

　　このように、昔から 39 の傷寒に関しては混乱があった。
　　そもそも、傷寒論の原文ではなく、金匱要略の書き込みが転記され、そ
の上、註釈が加えられたからである。
　　結論として、大青龍湯証を二つの型に分けることができる。
　　Ａ型　水＝汗（不汗出＝発熱と水の停滞）→　太陽中風
　　　　　　　　　　　　　　　　　　　　　＝身疼痛　不汗出而煩躁
　　Ｂ型　水（水の停滞・発熱なし）→　溢飲（金匱要略）

附方：小青龍湯（大青龍湯への補入）
　10-38 に続くのが 40 の小青龍湯の文章である。これも原文ではなく、後
人の書き込みで、太陽中風・大青龍湯服用後の変化を述べたものである。た
だし、臨床的な価値があるので、傷寒論の体系外の薬方と認識して活用すべ
きだろう。

40　(傷寒）表不解　心下有水氣（乾嘔）発熱而欬　（或渇　或利　或噎　或小便
　　不利　少腹満）或喘者　小青龍湯主之。

［読み方］（傷寒）表解せず　心下に水気あり（かんおうし）発熱してがいし（或
　　　　　は渇し、或は利し、或はえっし、或は小便りせずして少腹みち）或は喘する
　　　　　者は小青龍湯これをつかさどる。
［内　容］冒頭に傷寒とあるが、間違いである。おそらく、39 の続きとみな
　　　　　されたためだろう。40 は 10-38 太陽中風について、後人が自分の
　　　　　経験を書き加えた文章である。再編集のときに、39 と同様に、文
　　　　　頭に傷寒を付けられてしまったに過ぎない。したがって、傷寒を削
　　　　　除する。

　後人は 38 太陽中風を大青龍湯で発汗して解さないときの症状を述べてい
る。また、この文章にはいくつもの書き込みがされているので雑然としてい
るが、整理するともとの文章は簡略だったと想像する。
　後人が最初に書き込んだと思われる文章

40（服大青龍湯）表不解　心下有水気　発熱而欬或喘者　小青龍湯主之。

　すなわち、「脈浮緊　発熱悪寒　身疼痛　不汗出而煩躁」を大青龍湯で発汗
したら、発熱して欬あるいは喘の症状になった。これは、表が解さないこと

と心下（みぞおち）に水気があるためであると 38 の傍らに書き込んだ。それを校正者が独立した条文としたのである。

「心下有水気」について

では、水気とは何を意味するのだろうか。なぜ、水ではいけないのだろう。傷寒論では「水気」として、小青龍湯以外に、157 傷寒　汗出解之後にある脇下有水気と 316 少陰病　二三日不已至四五日にある此爲有水気がみられる。脇下有水気は、腹中雷鳴　下利者に対する註釈であり、此爲有水気は四肢沈重の註釈である。

水気について、奥田傷寒論には水邪を指すとある。浅田傷寒論は水気を水飲だとしている。『漢方診療医典』（南山堂）は、水飲を痰飲、胃内停水といっている。また、同書には痰飲の説明として、〈淡飲とも書く。水毒の総称。水の変によって起こる病気また胃内停水を指す〉（p.568）と記載されている。いずれにしても、水気が水邪や水飲に置き換わっているだけで意味不明ある。

真武湯への註釈である「此爲有水気」を除くと、小青竜湯と生姜瀉心湯には甘草・乾姜が含まれている。

甘草・乾姜を含む傷寒論中の薬方

小青竜湯、柴胡桂枝乾姜湯、生姜瀉心湯、半夏瀉心湯、甘草瀉心湯、黄連湯、甘草乾姜湯、桂枝人参湯、四逆湯、通脈四逆湯、茯苓四逆湯など

甘草乾姜湯の薬理作用は、気のエネルギー不足を改善することである。すなわち、乾姜は甘草が気の循環不全に対して行う調整作用を高めるわけである。

29 得之便厥　咽中乾　煩躁吐逆者　作甘草乾姜湯與之　以復其陽　は、後人による書き込みで傷寒論の原文ではないが、「復其陽」とは気のエネルギー不足を回復するという意味である。後人は突然、手足が冷え、咽中が乾燥し、そのために煩躁して盛んに吐く症状を気のエネルギー不足と考えた。

また、気のエネルギー不足が起こるとその影響で水の循環不全が生じる。『金匱要略』にある甘草乾姜湯証の　必遺尿　小便数　必眩　多涎唾　がそれを示している。

したがって、甘草・乾姜のある薬方には水の循環不全に関係する生薬が含

原文 10-38　太陽中風　脈浮緊〜

まれている。

小青竜湯	麻黄、半夏、細辛・五味子（欬、喘）
柴胡桂枝乾姜湯	栝樓根・牡蛎（小便不利、渇而不嘔）
半夏瀉心湯、生姜瀉心湯、 　甘草瀉心湯	半夏・大棗・生姜（腹中雷鳴、下利）
黄連湯	半夏・大棗（欲嘔吐）
桂枝人参湯	白朮（利下不止）
四逆湯、通脈四逆湯	附子（下利、下利清穀）
茯苓四逆湯	茯苓、附子（煩躁）

　これらから、**気のエネルギー不足による水の循環不全**を「水気」と表現した可能性がある。そして、「水気」が特に顕著な小青龍湯（心下）と生姜瀉心湯（脇下）の註釈として後人たちが書き込んだと考える。

　真武湯の“此爲有水気”は、小便不利「四肢沈重」自下利に対する註釈である。

　註釈者は、小便不利と自下利が水の循環不全によるものと考えて、四肢沈重の原因を**水の気配**があるためとしたのだろう。したがって、ここでの水気は甘草乾姜湯証の水気とは内容が異なる。すなわち、水気にも二通りの意味がある。このように、同じ用語でも使用者により意味が違うので注意しなければならない。

「水気」の意味
①　気のエネルギー不足による水の循環不全を意味する
　　（薬方中［甘草・乾嘔］を含む場合）
②　文字通り、「水の気配」を意味する

　　＊参考：小青龍湯の心下の水気について
　　1　小倉重成博士が「小青龍湯の腹証」と題してつぎのように発表している。
　　最初から胃部振水音を認めるもの、腹筋の緊張圧痛が消失してはじめて胃部振水音の検し得られるもの及び最後迄認められぬものとがある。この証はもともと水飲が邪魔して表が解さないのであるが、この心下水気ありを単に胃部振水音とのみ解しては狭すぎるのではなかろうか。勿論水飲の

315

各論　辨太陽病脈證幷治　中　第六

極は胃部振水音となり、事実これの認められる事が多いのであるが、時には振水音が証明できずに、泡沫様痰（吐涎沫）、胃部膨満感、嘔、喘咳等を以て水飲の応徴と見做すべきだろう。胸脇苦満を思わせる季肋下部の抵抗圧痛も、大柴胡湯の腹証を思わせる腹直筋の強度の緊張圧痛も、共に小青龍湯の服用によって消失してゆく所からして、これらは皆喘息等による呼吸困難の反射症状とみなしてよいであろう。

（『漢方の臨床』第 4 号第 5 巻 p.12）

2　大塚敬節氏も「心下の水気」について以下のように論じている。

　気管支喘息には小青龍湯の応ずるものが多いが、羸痩、貧血し心下は軟弱無力にして胃部に振水音証明し、食欲不振を訴え手足は冷え、脈微弱のものには、小青龍湯や麻杏甘石湯等の麻黄剤を用いてならない。もし誤ってこれを与えれば全身の疲労感が甚だしくなり呼吸困難がかえってひどくなる。ところが『傷寒論』に「心下水気あり、咳して微喘云々」を小青龍湯の証としているので、心下水気という症状を胃内停水と考え、小青龍湯証は胃に振水音を証明するものだというものがあるが、気管支喘息で小青龍湯が効く場合には、胃部の振水音を証明できぬものが多い。喘鳴の持病のある人は胸腹部の筋肉の発達しているものが多く、直腹筋などは上半分が特に強く発達して拘攣し、振水音の証明は不可能である。小青龍湯の腹証にはこのようなものが多い。もし長年喘息に苦しみながら、しかも腹部軟弱無力にして振水音の証明が可能であればかなりの虚証であって、小青龍湯をうっかり用いてはならない。私は心下水気ありという症状を次のように解釈している。即ち発作のまさに起らんとする時、水様性の鼻汁が出てしきりにくしゃみをするもの、しばしば排尿を催すもの、喀痰がからまって喘鳴のあるものなどはみな心下水気の現れであるとする。

（『大塚敬節著作集』（第三巻　治療篇）春陽堂書店 p.33）

「水気」の文字は金匱要略・水氣病脈證幷治第十四にもあるが、これは水と気分による病を述べた内容であり、傷寒論の水気とは無関係である。

水………越婢加朮湯、甘草麻黄湯（裏水）
　　　　防已黄耆湯、越婢湯（風水）
　　　　防已茯苓湯（皮水）
　　　　麻黄附子湯（水）
　　　　桂枝加黄耆湯、黄耆芍桂苦酒湯（黄汗）
気………桂枝去芍薬加麻黄附子細辛湯、枳朮湯（気分）

なお、小青龍湯は痰飲欬嗽病に、小青龍加石膏湯は欬嗽上気病に分類されて、水気病とは認識されていない。

　また、その中に、〈寸口脈沈滑者　中有水気　面目腫大　有熱　名曰風水〉と〈皮水爲病　四肢腫　水気在皮膚中　四肢聶聶動者　防已茯苓湯主之〉という二つの文がある。これらの水気も甘草・乾姜には関係ない「水の気配」という意味だろう。

「心下有水気」についての書き込み

　ところが文中の「心下有水気」にいろいろと註釈が付けられた。

　発熱而欬の前に乾嘔があるが、これは心下有水気に対する書き込みで嵌註である。

　小青龍湯の本来の証ではない。

①　乾嘔　「からえずき」のことで、傷寒論ではつぎの薬方証にみられる。

　　　桂枝湯　　　　12 太陽中風　鼻鳴　乾嘔者
　　　甘草瀉心湯　　158 傷寒　中風　其人下利日数十行　心下痞鞕而満
　　　　　　　　　　　　　乾嘔
　　　通脈四逆湯　　317 少陰病　下利清穀　裏寒外熱〜乾嘔
　　　(四逆湯　　　　324 少陰病　若膈上有寒飲　乾嘔者　急温之　宜四逆湯)
　　　呉茱萸湯　　　　378 乾嘔　吐涎沫　頭痛者
　　　　　　　　　　　(324 の乾嘔は、324 にある書き込みの"此胸中實　不可下也"
　　　　　　　　　　　に対する註釈の"若膈上有寒飲　乾嘔者　不可吐也"について
　　　　　　　　　　　さらに別人が急温之　宜四逆湯　と書き加えたもので、四逆湯
　　　　　　　　　　　が乾嘔を主治することを意味しない。p.532 を参照)

　この中で発熱して乾嘔があるのは、太陽中風の桂枝湯証でだけである。その他の薬方の乾嘔は、呉茱萸湯を除いて水気（甘草・乾姜）よって生じている。おそらく、註釈①はそれらを参考にして、心下有水気に乾嘔ありと書き込んだのだろう。そもそも、40 の小青龍湯証では、心下の水気が発熱によって欬あるいは喘になっているので乾嘔は発生しないはずである。したがって、40の乾嘔には疑問がある。

　金匱要略・痰飲欬嗽病脈證幷治第十二には、〈欬逆倚息　不得臥　小青龍湯主之〉と記載されている。ひどいせきのために、何かにもたれて呼吸をするのがやっとで横になれないという意味である。この場合、発熱はないので欬

各論　辨太陽病脈證幷治　中　第六

逆は乾嘔によるとも考えられるが、40では必要ないと考える。

② 或渇　心下の水気のために渇があると考えて付け加えられた。

③ 或利　心下の水気による下痢もあるとして付け加えられた。おそらく、
316少陰病の「自下利者　此爲有水気」を参考にしたのだろう。

④ 或小便不利　少腹満　心下の水気によって小便不利となり、そのため
に下腹が膨満するとして付け加えられた。

以上の或渇、或利、或小便不利　少腹満はすべて「心下有水気」に対する
補入である。

「欬」についての書き込み

或噎　欬或喘の他に"むせぶ"（息がつまり呼吸ができなくなる）があると加え
られた。

このように、書き込みは心下有水気と欬に関する二つに分けられるのだが、
再編集の際にそれらは一つの条文とされてしまった。

さらに、41は40の「欬と喘」について書き込まれた文章である。

41　傷寒　心下有水気　欬而微喘　発熱　不渇　服湯已　渇者　此寒去欲
解也　小青龍湯主之。

欬而微喘　発熱　不渇は、欬してすこしく喘があり、発熱していても渇が
ないこともあるとの主旨である。これは40の「発熱而欬　或渇」との比較
である。

ところが校正のとき、この文章に　傷寒　心下有水気　を付けられて41
の独立した条文とされてしまった。

条文中の"服湯已　渇者　此寒去欲解也"は不渇についての註釈である。

このように、最初の文章に様々な意見や註釈が付け加えられて、条文とさ
れた小青龍湯を今日、目にしているわけである。

乾嘔には或はないが、渇、利、噎、小便不利　少腹満にはすべて或の文字
がついている。このように、条文中に「或」を含む薬方は、傷寒論中、小青
龍湯の他に、小柴胡湯、四逆散、真武湯、通脈四逆湯の四方がある。

『類聚方廣義』の頭註には、〈或渇、或利、以下の五症は皆本方の兼治する
所なり。（中略）若しくはと云えば、則ち必ず加味有るなり。〉と述べられてい

318

るが、いずれも、最初の文にはなかった後人たちによる書き込みである。書き込みだからといって削除せず、それらの中で有効なものを活用すればよいと考える。

榕堂翁は兼治と述べているが、小青龍湯証の根源は表不解と心下の水気にあるのだから、それらを解せば自ずから消滅する症状だろう。

小青龍湯方
麻黄 ³両　芍薬 ³両　五味子 半升　乾姜 ³両　甘草 ³両　桂枝 ³両　半夏 半升
細辛 ³両
八味　以水一斗　先煮麻黄　減二升　去上沫　内諸薬　煮取三升
去滓　温服一升

五味子　山地に自生するマツブサ科のチョウセンゴミシ Schisandra chinensis
の果実。
紫黒色で湿りがあり、やや甘みのあるのがよい。
収斂性鎮咳、去痰剤で、咳嗽頻発して渇するものに用いる。
多くは細辛と共用する。(『薬局の漢方』p.34)

細辛　山地に自生するウマノスズグサ科の多年草ウスバサイシン Asiasarum
sieboldi の根。
細く新しい、辛味が強い、葉が少ないものがよい。
解熱、鎮咳、鎮痛剤で、胃内停水があって、咳嗽頻発、胸満、胸痛
に用いる。
乾姜とともに温性の駆水剤で中を温め、胃内停水を駆逐する。故に
咳嗽頻発を治するが、乾姜は重厚で、その辛味成分は不揮発性で、
代謝機能を振興し、水毒上昇による嘔を治す。
細辛は軽虚で、その辛味成分は揮発性、水毒下降による厥冷(身体の
冷え)を治する。
故に、細辛と乾姜を併用すれば、中を温め、胃内停水を駆逐する力
が強い。(『薬局の漢方』p.35)

各論　辨太陽病脈證幷治　中　第六

■ 機能的構造式

病位（太陽病・少陽病・太陰病・厥陰病の四病併存）		〈気・血・水〉
〈表〉	〈表裏間〉	〈裏〉
㊩　麻黄³・桂枝³	半夏半升・五味子半升・細辛³・甘草³	
㊜	乾姜³	芍薬³

　すでに述べたように、小青龍湯は傷寒論の原典にはなかった薬方である。麻黄・桂枝を含むところから、病位を太陽病とされているが、機能的構造式からみるとそうではない。本方は太陽・少陽・太陰・厥陰の四病併存証であり、桂枝二越婢一湯と同様に傷寒論の範疇にはない薬方である。したがって、傷寒論の体系中に位置づけることはできず、太陽病の薬方とはいえないわけである。

　小青龍湯が傷寒論の薬方でない根拠

① 麻黄・桂枝の比が1：1である。これは、発熱と心下の水気の二証を同時に解す双解の比であり、桂枝二越婢一湯と同じである。傷寒論では発熱を発汗する麻黄・桂枝の比は1.5：1であり、鬱熱の場合は1：1.6である。

② 乾姜や細辛のような温性の駆水剤を6両含む。

③ 甘草を中心とする少陽病、太陰病の薬方を含んでいる。
　　甘草＋麻黄 ＝ 甘草麻黄湯　（少陽）皮水（裏水）（金）
　　甘草＋桂枝 ＝ 桂枝甘草湯　（少陽）心下悸欲得按者
　　甘草＋乾姜 ＝ 甘草乾姜湯　（厥陰）肺痿　吐涎沫　遺尿、小便数（金）
　　甘草＋芍薬 ＝ 芍薬甘草湯　（太陰）脚攣急　　　（（金）は金匱要略の薬方）

④ 半夏、五味子など少陽病に属する生薬の比率が高い。

⑤ 五味子、細辛の鎮咳作用を有する生薬の比率も高い。

⑥ 芍薬・甘草は欬と喘による腹直筋の異常緊張を寛解する

　故に、本方の構成は太陽・少陽・太陰・厥陰の四病併存であり、病位を太

320

陽病と決定できない。
　病理からみると、気と水の循環不全が主である。

【臨床応用】
〈証〉　心下の水気、喘鳴や欬嗽、くしゃみ、鼻水がある。
発熱あり　発熱と喘欬（咳）　　　　感冒、流感、気管支炎など
発熱なし　喘欬を伴う　　　　　　　気管支喘息、気管支拡張症、肺気腫など
　　　　　浮腫を伴う　　　　　　　腎炎、ネフローゼ、湿疹など
　　　　　心下の水気によるもの　　アレルギー性鼻炎、くしゃみ頻発症など
　　　　　　　　　　　　　　　　　（藤平健・小倉重成『漢方概論』創元社 p.520)

【類方鑑別】
麻黄湯　　　　　　　　　脈浮緊　悪寒・発熱　無汗　身体痛　腰痛　関節
　　　　　　　　　　　　痛　喘
麻杏甘石湯　　　　　　　汗が出て喘して渇があり、発熱なし。
麻黄附子細辛湯　　　　　背中や体の一部に不快な寒気を感じて、のどが痛む。
　　　　　　　　　　　　発熱あり、倦怠感が強い。咳が出ることもある
苓甘姜味辛夏仁湯（金）　小青龍湯から麻黄、桂枝と芍薬を去り、茯苓と杏
　　　　　　　　　　　　仁を加えた薬方で発熱はなく浮腫を伴うことがある。
　　　　　　　　　　　　欬嗽、喘して泡沫様喀痰が多い

　＊参考：大青龍湯と小青龍湯との関係
　　小青龍湯はどのような経過をたどって生れたのだろうか。大胆な推理を
すれば、その原点は『金匱要略』痰飲欬嗽病脈證幷治第十二にある茯苓桂
枝五味甘草湯と考えられる。
　　これは、前出の〈病溢飲者　當発其汗　大青龍湯主之〉の続きで、〈青龍
湯で下し已って、多唾、口燥、寸脈沈、尺脈微、手足厥逆し、気小腹より上っ
て胸咽を衝き、手足痺し、其面翕然として酔状の如く、因って復陰股に下
流し、小便難く、時に復冒する者には茯苓桂枝五味甘草湯を與えて、其の
気衝を治せ〉による。青龍湯は大青龍湯を意味する。
　　そもそも、青龍湯、陥胸湯、承気湯は、現在の大青龍湯、大陥胸湯、大
承気湯である。すべてに大がついているが、小柴胡湯だけが例外で原名は
柴胡湯である。恐らく、小は大から派生すると考えたのだろう。なぜ、柴

各論　辨太陽病脈證幷治　中　第六

金匱要略における小青龍湯誕生の仮説

大青龍湯　　〈麻黄6両　桂枝2両　甘草2両　杏仁40個　生姜3両　大棗12枚
　　　　　　　石膏如鶏子大〉

　↓　青龍湯下已（大青龍湯服用後）治其気衝
桂苓五味甘草湯　〈茯苓4両　桂枝4両　甘草3両　五味子半升〉

　↓　欬　胸満　　　　　　○去桂加乾姜、細辛
苓甘五味姜辛湯　〈茯苓4両　甘草3両　乾姜3両　細辛3両　五味子半升〉

　↓　欬満即止　嘔　　　　○加半夏（支飲の水を去る）
桂苓五味甘草去桂加乾姜細辛半夏湯

　　　　　　　〈茯苓4両　甘草　細辛　乾姜各3両　五味子　半夏各半升〉

　↓　水去嘔止　其人形腫　　○加杏仁
苓甘五味加姜辛半夏杏仁湯

　　　　　　　〈茯苓4両　甘草3両　五味子半升　乾姜3両　細辛3両　半夏半升
　　　　　　　杏仁半升〉

胡湯だけが逆になったのかわからない。以下、本方誕生の仮説を示す。上
の図参照

　杏仁には駆水作用がある。駆水とは水毒（停水、水腫、痰涎、嘔吐）を
逐う（排斥する）もので利尿を兼ねるが、必ずしも小便不利のないもので
ある（『薬局の漢方』p.49）。ここでは、半夏で駆水して嘔を治すが、水腫（其
人形腫）がある者には、同様に、駆水作用のある杏仁を加える。
　さて、ある人が太陽中風に大青龍湯を使用したところ、発汗はしたもの
の発熱して欬するようになった。そこで彼はこの原因を表の不解と心下の
水気によるものと考え、苓甘五味加姜辛半夏杏仁湯を応用することにした
のではないかと想像する。
　まず、発熱に対して、茯苓4両を麻黄3両・桂枝3両の二味に替えた。
また、杏仁半升を芍薬3両に変更した。杏仁はそのままでもよいと考え
るが、彼は、「形腫」がないことと欬による腹直筋の緊張緩和を目標にした
と推測する。
　その際、条文に“水去り”とあることから、心下有水ではなく、心下有

322

水気としたのではないだろうか。

　そうすると、薬方名は茯苓去苓加麻黄桂枝甘草五味姜辛半夏去杏加芍薬湯になる。これでは長過ぎる。そこで、本方が溢飲と太陽中風の青龍湯から派生していることに着目して、青龍湯を大青龍湯とし、本方を小青龍湯と命名したと考える。

【治験例】

1．感冒　31歳　男性

（現病歴）体格小柄　栄養やや不良　胃アトニーあり。苓桂朮甘湯を服用中。

（現症）10日来、鼻風邪なかなか抜けず。足が冷たい。喀痰少しあり。粘液性で切れよし。頭痛（＋）悪寒（＋＋）脈（浮弱）舌の湿苔（＋）心窩部振水音（＋）臍上の動悸（＋）腹全般に軟弱

（薬方）小青龍湯3日分で感冒全快。よって直ちに前方に戻す。

（舘野健『漢方の臨床』第2巻第3号 p.24）

2．感冒　11歳　男児

　生来虚弱性体質で風邪を引きやすく且時々喘息様発作を起こすことがある。

　この間気温が急に下降した時風邪を引いたが体温は左程高からず37度2分より37度6分位であるが脈拍は比較的多く100乃至120を算し浮細というべきか。

　咳嗽というよりは寧ろ喘咳の状態で喀痰を吐出し胸部には広範囲に亙って大小水泡音を聴く。舌苔白色薄く食欲減退す。この処方として小青龍湯を與へたるに翌日より体温下降し2日目には全く平温となり且患者の最も苦痛とする喘咳がすっかり除去されてしまった。

（和田正系『漢方と漢薬』第2巻第12号 p.47）

3．慢性気管支炎　7歳　女児

（現病歴）生来の虚弱児童。3年来感冒のたび烈しい咳嗽・泡沫様喀痰・発熱の経過がつづく。

（現症）体格は小柄。栄養不良だが皮膚の枯燥はない。顔色悪し。咳嗽は湿った感じで明け方多いという。喀痰は泡沫様切れが悪い。口渇が烈しい。元来、

各論　辨太陽病脈證幷治　中　第六

食欲少なく、大便１日おきで固く出にくい。小便はとおいが、１回の量は多い。脈浮弱　舌はやや乾き苔なし　腹直筋緊張あり（殊に左側）軽度の胸脇苦満あり（右側）。

（薬方）小青龍湯加石膏

（経過）３日後　食欲大いに出る。喀痰の切れがよくなり、大便よく通ず。
　　　　10日後　咳嗽（－）喀痰（－）
　　　　13日後　心窩部振水音（＋＋）（初診時には（＋））
　　　　15日後　口渇（－）
　　　　29日後　潎水（－）
　　　　36日後　心窩部振水音（＋）　　　服薬97日後全快　廃薬

（舘野健『漢方の臨床』第２巻第３号 p.23）

　4.　喘息　10歳　女児

　6歳の夏から喘息が始まり、冬から春にかけて発作回数が多く、１回の発作は2、3日続く。春先など例年１週間くらい通学すると、疲れが出て1、2ヶ月続けて学校を休むのを常とする。

　小柄で一見虚弱そうにみえる。脈は浮弱、舌は微白苔、腹は稍軟で胃部振水音、胃部の按圧に対する不快感（心下痞）、右季肋下及び左臍傍に圧痛抵抗が認められる。自覚的には、大便１日１行だが下痢し易い傾向がある。小便は昼２行、夜１行、動悸、自汗、渇、口燥、四肢厥冷等が認められる。

　小青龍湯に桂苓丸を兼用する。12日後、顔色がやや好転する。その15日後に来院する迄、例年と異なり、疲れも出ず、１回も学校を休まなかった。右季肋下の抵抗圧痛は消失していた。（小倉重成『漢方の臨床』第５巻第４号 p.12）

　5.　肺気腫　63歳　男性

　4年前から気管支喘息を病み、ひどい発作で悩んできた。１年くらい前から毎朝２時間位、呼吸するのが苦しくなり、息を吐くときにとても苦しい。栄養は普通で、顔色は赤い方、血圧は初診時に164～104であった。せきや痰も少しある。心下部はやや緊張している。この患者は肺気腫の傾向が強いと思われる。そこで本証は小青龍湯加茯苓、杏仁が適当とみてこれを与えた。すると呼吸がだんだん楽になり、２回目は血圧が140～80となり、引き続き服薬していると呼吸困難や痰せきなどが殆んどとれて、血圧は127～

原文 10-38　太陽中風　脈浮緊〜

74 に降下して全体的に力がついてよくなってきた。

(矢数道明『漢方の臨床』第 14 巻第 7 号 p.37)

6. アレルギー性鼻炎　50 歳　男性

本病が起こってからもう 25 年になる。その病状というのが、くしゃみが発作的に起こって止めどがなくなるのであった。発作のときは、鼻がムズムズしてきて、連発のくしゃみが始まり、鼻水が流れ、涙が溢れ、よだれがたれてきて、顔中が水をかぶせられたようになる。(中略)急に冷たい空気を吸ったり、夜寝巻に着替えたりすると発作が起こる。冬に多いが夏でも起こる。いつも就寝時に枕元にチリ紙をかさねておく。眠りにつくまでに屑籠が一杯になる。体格も栄養も中等度、顔色もよく元気である。腹も力があって特記すべき所見はない。

漢方的にみると、溢飲の一証である。そこで試みに小青龍湯を与えてみた。服薬十日にして卓効が現れ、枕元の鼻紙はほとんど必要なくなった。この患者は三カ月間小青龍湯を服用して、二十五年来の頑固な持病がすっかりよくなった。　　　　(矢数道明『漢方治療百話　第二集』医道の日本社 p.388 〜 389)

7. 膝関節に水がたまった患者　50 歳　肥満した女性

左の膝関節が腫れ、たびたび水をとっているが、いたみがだんだんひどくなって起居に不自由だという。『金匱要略』の「溢飲を病む者は大青龍湯之を主る。小青龍湯も亦之を主る」によって小青龍湯加石膏を用いてみた。この患者は此の方をのみ始めてから水がたまらなくなり、1 カ月ばかりで座れるようになった。

他の例では、手腕関節、肘関節、膝関節などが腫れていたむもので、水はそんなにたまってはいなかったが、この方を用いて腫脹とも 1 カ月あまりでとれた。　　　　　　　　　　(大塚敬節『漢方診療三十年』創元社 p.128)

＊参考：小青龍湯による瞑眩と症状悪化

1　小青龍湯による瞑眩

薬を用いたために起った好ましくない反応を、一般に副作用とよんでいる。ところがこの副作用に似ていて、結果が非常に好ましいことがある。このような反応を漢方では**瞑眩**とよんでいる。

325

各論　辨太陽病脈證幷治　中　第六

　1カ年前のことである。53歳になる婦人が気管支喘息で治療を求めた。私はこの婦人を診察してから、小青龍湯を与えた。ところが、これを飲み始めてから3日たつと、ついぞ今までみたこともない帯下がおりはじめた。しかもそれは10日間もつづき、悪臭があった。この帯下が下るようになってから、患者は急速に、からだが軽くなり、それきり喘息が治ってしまった。

　小青龍湯は帯下を下す薬ではないのに、これを飲んで思いがけなく帯下が下って、喘息が治ったというような場合、漢方では、瞑眩を起こして病気が治ったと考える。この婦人は、小青龍湯で帯下が下ったが、これを飲んで子宮出血を起こして、喘息の治ったものもある。これも瞑眩である。

（大塚敬節『大塚敬節著作集』（第三巻　治療篇Ⅰ）春陽堂 p.228）

2　小青龍湯による咳嗽悪化の例

　漢方の治療を始めて20余年になった頃、それまでに小青龍湯を与えて、逆に咳嗽がひどくなった2例がある。

　2例とも刺激性の激しい咳の出る患者で、一人は30歳位の男子、一人は30歳位の女子であった。二例とも地黄や麦門冬等の滋潤剤の配剤された炙甘草湯のような処方で潤いをつけてやらねばならぬものを、逆に小青龍湯で水を去って乾燥させる手段をとったので、かえって咳嗽が激しくなった。小青龍湯は「心下水あり」というのを目標としているが、心下を胃の意味にせまく考えてはならない。

（大塚敬節『大塚敬節著作集』（第三巻　治療篇Ⅰ）春陽堂 p.258〜259）

＊参考：苓甘五味加姜辛半夏杏仁湯（苓甘姜味辛夏仁湯）

　　　　（金匱要略・痰飲咳嗽病脈證併治第十二）

臨床応用　気管支炎・気管支喘息、気管支拡張症、肺気腫、アレルギー性鼻炎で、喘鳴、咳嗽、喀痰、水様性鼻汁などがあるもの。

　　　　　この処方のポイントは、慢性に経過した激しい咳で、従来の鎮咳剤で効果の思わしくない場合、小青竜湯を服用すると食欲不振、悪心・嘔吐・下痢などの胃腸障害を現す場合である。

　　　　　また、小青竜湯よりも、疲労倦怠感、動悸、息切れ、浮腫の傾向が強い。（松田邦夫『症例による漢方治療の実際』創元社 p.28）

　以下は小青龍湯への補入として登場する甘草乾姜湯、芍薬甘草湯、調胃承気湯、四逆湯である。

　それらは、40"傷寒　表不解"　〜　小青龍湯主之　に対する註釈の29傷

寒　脈浮〜　の中にある。

　29 傷寒　脈浮　自汗出　小便数　心煩　微悪寒　脚攣急　反與桂枝湯　欲
　　　攻其表　此誤也。得之便厥　咽中乾　煩躁吐逆者　作甘草乾姜湯
　　　與之。以復其陽。
　　　若厥愈足温者　更作芍薬甘草湯與之　其脚即伸。
　　　若胃気不和　譫語者　少與調胃承氣湯。
　　　若重発汗　復加焼鍼者　四逆湯主之。

　この文章は、8人による書き込みからできている。

　後人Aが、40傷寒 " 表不解 " に対して、" 脈浮　自汗出　微悪寒 " と註釈
した。

　そこへ後人Bが、脈浮　自汗出　微悪寒　だからといって、桂枝湯を与え、
その不解の表を攻めるのは誤りなり（反與桂枝湯　欲攻其表　此誤也）と書き込
んだ。

　つぎに、後人Cが誤りの具体例（桂枝湯服用後、手足が冷えて〈厥〉、咽が乾き、
煩躁し、激しく嘔吐する）を挙げ、その者には甘草乾姜湯を作り与えて、陽を回
復せよと記入した。

　すると、後人Dが " 厥 " について、脚攣急と付け加えた。

　また、後人Eが " 咽中乾 " は小便数によるものだと付け加え、さらに、" 煩
躁 " は心煩によると註釈した。

　引き続き後人Fが、もし、甘草乾姜湯を服用して厥が治り、足が温まる者は、
註釈の脚攣急が残っているので、芍薬甘草湯を作り与えると、その脚が直ち
に伸びると書き込んだ。

　また、後人Gが " 吐逆 " について、もし胃気が不和で譫語する者には、調
胃承氣湯を少量与えよと付け加え、さらに、後人Hが、桂枝湯で再度発汗し
たり、また、焼鍼を加えたら（最後は）四逆湯がつかさどると書き込んだ。

　このように、最初の註釈に対して後人たちがつぎつぎと書き込みをした。
それ故、もともと、傷寒論の原文ではないものを条文として理解しようとし
ても無理だといえる。これが傷寒論は難しいといわれる大きな原因の一つで
もある。

　だから、先哲たちの解説を読んでもよくわからない。

　・浅田傷寒論　　　この條は桂枝の変の陰陽両端に及ぶものを論じて、以

各論　辨太陽病脉證幷治　中　第六

　　　　　　　　　　　　　　て陽浮陰弱の義を一結するものなり。
　・奥田傷寒論　　　　　此の章は、本上篇の結尾なり。上篇には、先ず桂枝湯
　　　　　　　　　　　　の治を挙げて諸般の変化を論じたるを以て、茲には桂
　　　　　　　　　　　　枝湯の誤ちを挙げてその救逆の法を論じ、夫の「犯何
　　　　　　　　　　　　逆を知り、證に随ひて之を治す」の義を実際に徴し、
　　　　　　　　　　　　以て本篇を一結する也。

　条文の配置された位置にも誤りがある。以上からわかるように、29 傷寒
脉浮は本来、40 傷寒　表不解　心下有水気の隣にあるべきである。
　小青龍湯証を桂枝湯で発汗することは確かに誤りである。しかし、それに
よって直ちに手足が冷たく（得之便厥）、のどが乾いて、煩躁して吐くように
なるだろうか。たとえ、そのような誤治が発生したとしても、傷寒論の原作
者たちなら即座に四逆湯を投与するだろう。
　彼らは甘草乾姜湯を作り与えて陽を回復するなどという悠長なことはしな
いはずである。厥　脚攣急　に対して、もし、甘草乾姜湯で厥が治り、足が
温まってから、芍薬甘草湯を与えて脚攣急を治すだろうか。おそらく、直接、
芍薬甘草附子湯を与えたであろう。すでに述べたように、29 は傷寒論の原文
ではなく臨床的価値はないが、記載されている甘草乾姜湯、芍薬甘草湯は有
用である。

附方：甘草乾姜湯（小青龍湯関連の補入）
　29　得之便厥　咽中乾　煩躁　吐逆者　作甘草乾姜湯與之　以復其陽。

［読み方］これを得てすなわち厥し　煩躁し　吐ぎゃくする者には　甘草乾姜
　　　　　湯を作り与えて　もってその陽を復す。
［内　容］これは、29 脉浮　自汗出　反與桂枝湯　欲攻其表　此誤也　に続
　　　　　く文章である。つまり、誤りの具体的な症状を述べて、甘草乾姜湯
　　　　　を与えよという趣旨である。

　甘草乾姜湯方
　　　　甘草 4両　　　乾姜 2両
　　　　咬咀　以水三升　煮取一升五合　去滓　分温再服

328

原文 10-38　太陽中風　脈浮緊～

■ 機能的構造式

病位　表裏間の陰（厥陰病）　〈気・―・水〉		
表	表裏間	裏
㊛	甘草	

病位　表裏間の陰（厥陰病）　〈気・―・水〉

	表	表裏間	裏
㊐		甘草 4	
㊜		乾姜 2	

　表裏間の陽に位置する甘草と陰に位置する乾姜から成る二味の薬方である。乾姜は新陳代謝機能の減衰を振興する熱薬で、甘草は気の調整作用を有する。つまり、本方は乾姜が甘草の作用を支援して気のエネルギー不足を改善する。

　29にある　厥　咽中乾　煩躁　吐逆　は気のエネルギー不足による症状である。以復其陽の「陽」は、陽の気すなわち気のエネルギーを意味している。

　気のエネルギー不足が表裏間（胸脇）の陽と陰で発生すると、陰では厥（手足の冷え）が起こる。陽では咽中が乾燥して煩躁し吐く。これは、気のエネルギー不足が水の循環に及んでいることを示している。

　咽中乾　煩躁　吐逆は水の循環不全によるものであり、胸脇に水が停滞していることを表している。また、厥は四肢に水の停滞があることを示唆する。

　したがって、強心、利尿作用の附子を表の陰に配置すると四逆湯になり、手足厥逆や下利に有効となる。

　さらに、甘草乾姜湯証の煩躁が重症化した場合には茯苓・附子と人参を加えて、茯苓四逆湯として対応する。

　いずれにしても、甘草乾姜湯は気のエネルギー不足を改善するので、先に述べたように多くの薬方に含まれている。(p.314)

　　　＊参考：金匱要略・肺痿肺癰欬嗽上気病脈證并治第七にある甘草乾姜湯証
　　　肺痿　吐涎沫而不欬者　（其人不渇　必遺尿　小便数）（所以然者　以上
　　　虚不能制下故也　此爲肺中冷　必眩　多涎唾）甘草乾姜湯以温之。

　　この文章は、肺痿（肺がなえる）という病を甘草乾姜湯で温めよという

329

各論　辨太陽病脈證幷治　中　第六

内容である。肺痿の具体的な症状は、よだれを吐いて欬は出ない。（其人不
渇　必遺尿　小便数）は、吐涎沫について、よだれが止まらずに出るにも
かかわらず、のどの渇きはなく、必ず、小便を漏らすように排尿の回数が
多いという註釈である。その註釈に対して、さらに、然るべき理由は上が
虚したために、下を制御不能となったのが原因であり、これを肺中冷とする。
必ずめまいがしてよだれや唾液が多いと付け加えられた。
　要するに、肺中冷が肺痿の病因とされているが、傷寒論の見方は気のエ
ネルギー不足による水の循環不全である。そのために、よだれと小便が止
まらなくなる。
　金匱要略の註釈者は、それを肺中冷という用語に置き換えて自説を書き
加えたわけである。

【臨床応用】
〈証〉　四肢の冷え、咽喉乾燥、煩躁、稀薄なる喀痰。
呼吸器関係：気管支炎、気管支喘息などで肺中冷え泡沫性の希薄な痰が出
　　　　　　て冷え性のもの。
泌尿器関係：冷え症の夜尿症、遺尿、老人性頻尿、前立腺肥大症、萎縮腎、
　　　　　　尿道炎など。
出血関係：　冷え症の吐血、喀血、衄血、子宮出血など。
小児関係：　小児のよだれ、蛔虫症などで生唾が多いもの。
その他：　　瘰癧などで熱候なく、疼痛劇甚なるもの。吃逆急迫するもの
　　　　　　など。　　　　　　　（藤平健・小倉重成『漢方概論』創元社 p.445）

【治験例】
喘息発作　　女児　8歳
既往歴　　　幼児期湿疹　2歳より喘息
現病歴　　　喘鳴、咳嗽、呼吸困難の強い時は頭痛、吐き気があり、大便が頻
　　　　　　回に出る。発作時はくしゃみ、水鼻が多く、目がかゆい。腹は柔
　　　　　　らかい。身長123cm、体重20kg。顔色が悪い。
経過　　　　小青龍湯を与え、発作時は麻杏甘石湯エキスを頓用させる。その
　　　　　　結果、はじめはやや有効とみえたが、結局よくならず中断。
　　　　　　再診時に聞くと、とくに夜間は喘鳴、咳嗽、呼吸困難があり、昼
　　　　　　も食欲がなく、疲れやすい。

そこでようやく虚喘と気がつき、小青龍湯の裏の薬方、苓甘姜味辛夏仁湯を常用とし、発作止めに甘草乾姜湯を与えることにした。その効果はすばらしく、3日後には喘鳴はまったく消失した。特に就寝前に甘草乾姜湯を飲ませると発作はまったく起きない。

(松田邦夫『症例による漢方治療の実際』創元社 p.29 〜 30)

　ところで、甘草乾姜湯証の「発熱」に関しては、傷寒論、金匱要略のいずれにも記載がない。"肺中冷"により、発熱とは無関係であると考えられている。しかし、甘草乾姜湯証で発熱する病人に遭遇したことがある。

【使用経験】
　発熱のある甘草乾姜湯証　男性　75歳

主訴　39.2℃の発熱と夜間の頻尿

経過　男性の妻によるとX年9月23日発熱し、その夜は頻尿となった。一晩で、しびんには約800mlの尿が入っていた。朝、検温すると39.2℃である。通常の体温が36.1℃なのに、元気で食欲もある。手足は温かく、のどの渇きはなく、下痢もしていない。頭痛、鼻水、くしゃみ、せきなどカゼの症状もない。頻尿は甘草乾姜湯証である。だが、条文にはない「発熱」がある。それでも頻尿を手掛かりにして甘草乾姜湯（甘草4g・乾姜2g）を2日分与えた。24日に100mlを2回服用。その後は1日3回服用した。25日は体温37.5℃で昨夜の頻尿はかなり改善した。26日の朝の体温36.1℃、夜間の尿量は200mlで通常に復した。

考察　発病には病因があるはずである。発病までの事情を尋ねると、この男性は7月末に顛倒して大腿骨を骨折し、整形外科に30日間入院した。その間、冷房の効いた病室にいたが、退院後も同様に冷房された自室で寝起きしていた。すると、約50日間も安静の状態で体を冷やし続けていたことになる。これが病因と考えられる。そこで、以下のような仮説を立てた。

　　　①　夏期なので、人体は体温調節のため発汗体制にある。それ故、皮膚の感覚機能（センサー）は夏モードであり、気のエネルギーは充実している。

各論　辨太陽病脈證并治　中　第六

② ところが、長期間、安静下に体を冷やしたので、気のエネルギー不足が生じ、夏モードのセンサーが異常となり発汗体制が機能不全になった。

③ そこで、自己治病力が発動して、気のエネルギー不足を補うために冷えている体を温める目的で発熱し、同時に、発汗のために用意されていた体液を強制的に尿として排泄した。

④ 金匱要略には、甘草乾姜湯について「其人不渇　必遺尿　小便数」という書き込みがあるが、それを参考にしたわけである。

⑤ すると、急性病に甘草乾姜湯を使用する目的は、冷えによる気のエネルギー不足で生じる体液の異常な排泄（小便数、遺尿）を正常に戻すことである。今回は、条文にはない発熱を伴っていた。

⑥ 発熱は前述のように、自己治病力によるものである。気のエネルギー不足のために、気が循環不全を生じ、それが水の循環に及んだ状態を発熱により、発汗ではなく排尿頻回で解決しようとした。
夏季ではなく、冬季ならば水が冷えた状態なので発熱できず、手足寒となり四逆湯証になっただろう。

　傷寒論の薬方は複数以上の生薬から構成されている。したがって、その作用は単純ではなく多面的である。そう考えると、**薬方の証がすべて傷寒論や金匱要略に記載されていると考えるのは間違いなのかもしれない。**未知の証が隠れている可能性が大いにある。

附方：芍薬甘草湯（小青龍湯関連の補入）
29　若厥愈足温者　更作芍薬甘草湯與之　其脚即伸。

［読み方］もし　厥ゆえ足があたたかき者には芍薬甘草湯を作り　これに与えるとその脚はただちに伸びる。

［内　容］この文章は29にある　脚攣急　に対する書き込みである。

原文 10-38 太陽中風 脈浮緊〜

芍薬甘草湯方

(白) 芍薬 4両　甘草 4両

二味　以水三升　煮取一升半　去滓　分温再服之

■ 機能的構造式

病位　裏の陰（太陰病）　〈気・血・―〉		
表	表裏間	裏
陽	甘草 4	
陰		芍薬 4

　本方は、表裏間の陽に位置する甘草と裏の陰に位置する芍薬の二味からなる。甘草乾姜湯とは異なり、薬方名の芍薬甘草湯が示すように芍薬が甘草の前にある。すなわち、本方は気よりも血の循環不全の改善に重点が置かれている。

　したがって、血の循環不全が気に影響している。

　そして、それは裏の陰（腹）において発生しているので、両腹直筋が異常に緊張して、結果として脚攣急（脚がひきつりせまる）になる。註釈者は脚攣急と書き込んでいるが、今日では両腹直筋の異常緊張が目標とされている。

　甘草は表裏間の陽の気剤として、芍薬の血循環不全を調整する。すなわち、『薬徴』のいう急迫を治すことである。

【臨床応用】

〈証〉　両腹直筋の異常緊張、横紋平滑諸筋の異常緊張及び疼痛、四肢のひきつれ。

　　　　各種疼痛性疾患で、両腹直筋の異常緊張を伴うもの。

疼痛関係：神経痛、リウマチ、各種腹痛、腎結石、夜啼症。

（藤平健・小倉重成『漢方概論』創元社 p.507）

333

各論　辨太陽病脈證幷治　中　第六

　　＊参考：子宮痙攣には膠飴を入れると効が多い

　　　　　　　　　　　　（藤平健・小倉重成『漢方概論』創元社 p.507）

　　腹中攣急して痛む者を治す。小児夜啼止まず、腹中攣急甚だしき者亦奇
功有り（『類聚方廣義』頭注）。

【治験例】

1．脚の痙攣

　ある人力車夫が空腹をこらえて、強いて遠隔地まで走り、家に帰ると同時
に倒れて、それきり歩けなくなり、脚が痙攣をおこしてその苦しみは堪えら
れないという。そこで友人の藪井修庵が芍薬甘草湯を与えたところ即効を得
た。

　　　　　　　　　　　（大塚敬節『症候による漢方治療の実際』南山堂 p.190）

2．ぎっくり腰　56歳　女性

　私の診療所を手伝ってもらっている女性である。今年5月のある日のこと、
彼女がやって来て、昨日から急に腰が痛くて、今日はやっとのことで出てき
たという。以前にも、ぎっくり腰を何度かやったことがあるという。見ると、
腰を曲げており、伸ばせないかとたずねると、全然だめだという。そこで、
芍薬甘草湯を投与し、なるべく腰を温めるようにいっておいたところ、翌日
には痛みは消え、歩けるようになった。

［考案］ぎっくり腰には當帰四逆加呉茱萸生姜湯が有効な場合が多い。やや慢
性化した腰痛、ことにふだんから冷え症で冷えると腰痛が悪化するものによ
い。

　芍薬甘草湯は組み合わせが簡単なだけに効果の発現が早く、私は急性の腰
痛には本方をまず服用させ、局所を安静にし、かつ腰湯などで強く温めさせ
ることにしている。　　　　（松田邦夫『症例による漢方治療の実際』創元社 p.215）

　なお、46、47、55、56、37（日数の順）の条文は後人たちが書き加えた文
章で原文ではない。

46　太陽病　脈浮緊（無汗）発熱　身疼痛　八九日不解　表證仍在　此當発
　　其汗　服薬已　微除　其人発煩　目瞑　劇者必衄　衄乃解（所以然者
　　陽気重故也）麻黄湯主之。

　これは、9-23 太陽病　得之八九日　如瘧状発熱悪寒　〜　桂枝麻黄各半

334

原文 10-38　太陽中風　脈浮緊～

湯主之　との比較のために後人が書き込んだ文章である。彼は、麻黄湯証（脈浮緊　無汗　発熱　身疼痛）が八九日不解の場合があることと、その際、麻黄湯を服用するといわゆる瞑眩を生じて素直に解さないことを強調したかった。

　すなわち、麻黄湯服用後、症状が少しは緩和する（微除）するものの、もだえいらだって目をつむり（発煩目瞑）、それらが激しい者は必ず鼻血を出して（衄）解する。（所以然者　陽気重也）とは別人による註釈である。

　太陽病　得之（八九日）は太陽病・桂枝湯証を経過しているのだが、それを病的身体反応として自覚することなく日数が経ったことを表現している。そしてある日、突如として瘧のように発熱悪寒し、熱がる傾向が強く、悪寒は少ない症状を呈する。これは自己治病力が発熱から変化した鬱熱を発汗して解そうとすることによる。したがって、薬方は自己治病力を支援する桂枝湯と鬱熱を解す麻黄湯の合方となる。

　なお、46 の（無汗）は脈浮緊に対する傍註が本文に入れられたものだろう。脈浮緊と発熱は無汗を意味するからである。それにしても麻黄湯証が何日も続くことがあるのだろうか。おそらく、この後人は日数の経過した麻黄湯証に麻黄湯を与えたところ、病人が鼻血を出して解したことを経験して傷寒論にメモ書きしたのだろう。それ故、原文ではないのであくまでも参考文として取り扱うべきである。

　その「衄」について、さらに、別の後人たちが自説を加えた。

47　太陽病　脈浮緊　発熱　身無汗　自衄者愈。

55　傷寒　脈浮緊　不発汗　因致衄者　麻黄湯主之。

56　傷寒　不大便六七日　頭痛　有熱者　與承気湯。其小便清者　知不在裏仍在表也　當須発汗（若頭痛者必衄）宜桂枝湯。

　47 は麻黄湯を与えなくても自然に鼻血が出る者は（病が）治癒するという。

　55 は脈浮緊で発汗しないと鼻血を出す者には麻黄湯が主治するという。

　56 の（若頭痛者必衄）は頭痛　有熱者に対する註釈で、小便が清んでいれば、不大便六七日でも桂枝湯がよろしいという意味である。文の冒頭に 47 は太陽病、55 と 56 は傷寒があるが、後世に付けられたもので別に意味はない。すなわち、これらの文章は 46 の衄に関連した補入文に過ぎず臨床的価値は少ない。

37　太陽病　十日以去（脈浮細而嗜臥者　外已解也）設胸満脇痛者　與小柴胡

335

各論　辨太陽病脈證幷治　中　第六

　湯　脈但浮者　與麻黄湯。

　この文章は、46 麻黄湯証八九日不解をそのままにして、十日以上経過した
ときの状況を述べている。最初の文章は、“太陽病十日以去　設胸満脇痛者
　與小柴胡湯　脈但浮者　與麻黄湯”であった。つまり、太陽病が十日以上
経過して、もし、胸満脇痛になったら小柴胡湯を与え、そのような症状がな
く脈がただ浮ならば麻黄湯を与えよという書き込みである。脈但浮者につい
て別人が、(脈浮細而嗜臥者　外已解也)と註釈した。脈がただの浮ではなく、浮
細で、その上、横になることを好む者は外 (太陽病) がすでに解しているとい
う意味である。

　いずれにしても、麻黄湯証から小柴胡湯証への変化を述べようとした文章
だが、臨床的な価値はない。

　61 に下之後　復発汗　晝日煩躁不得眠　夜而安静　云々　の乾姜附子湯
(乾姜 1両・附子生1枚) があるが、これは傷寒論の原方ではなく、詳細がわから
ないので本書では省略する。

　これで太陽病篇中の太陽病が終わり、これからは実質上、少陽病になる。

　少陽病の病的感覚反応は、少陽之爲病　口苦　咽乾　目眩也で 263 にある。
また、太陽病篇中にある少陽病位の最初の条文は

　　71　太陽病　発汗後　大汗出　胃中乾　煩躁　云々　の五苓散主之

である。
さらに

　　78　発汗吐下後　虚煩不得眠　云々　の梔子豉湯主之

が続く。
　つまり、病的身体反応が病的感覚反応の順序とは異なって記載されている。
病的感覚反応では「口苦」が最初なので、本来ならば、病的身体反応である
96 傷寒　五六日　中風　往来寒熱　胸脇苦満　云々　小柴胡湯主之　が真っ
先に、71 の位置にあるべきだと考える。すなわち、口 → 咽 → 目の順である。
　それに従えば、傷寒論の原文は口苦の小柴胡湯が先頭になる。

336

原文 10-38　太陽中風　脈浮緊〜

19-263　少陽之爲病　**口苦**　咽乾　目眩也

［読み方］少陽の病たる　口苦　咽乾　目眩なり。

［内　容］少陽病の病的感覚反応は、口がにがく感じられ、咽がかわいて、め
　　　　　まいがする。
　　　　　その病的身体反応は、口苦が小柴胡湯証であり、咽乾は五苓散証、
　　　　　目眩は梔子豉湯証である。
　　　　　口苦を最初に記載したのは、小柴胡湯証が五苓散証や梔子豉湯証よ
　　　　　りも広範囲で、その上、傷寒と関係があるからである。

　口苦の病的身体反応である小柴胡湯証について
　　　太陽病からの転入　　太陽病が四五日あるいは五六日経過して発生
　　　　　　　　　　　　　傷寒とは対比の関係で表示され、治病体系上、3-3
　　　　　　　　　　　　　傷寒から直接、少陽病・小柴胡湯証に進行しない。
　　　熱型　　　　　　　　往来寒熱 / 身熱・悪風
　　　症状　　　　　　　　胸脇苦満 / 頸項強
　　　　　　　　　　　　　黙黙不欲飲食　心煩　喜嘔 / 手足温而渇
　　　治病法　　　　　　　中和

　小柴胡湯証がある体の部位は、胸部を中心として、頸、脇下や手足に及び
広範囲である。
　また、熱型は往来寒熱と身熱・悪風があり、症状も消化器関係（不欲飲食
心煩　喜嘔）、呼吸器関係（欬）から手足の熱や渇と多様である。
　これらは、太陽病が四日から六日経過したときの症状である。
　傷寒論に、原文で二つの薬方が記載されているのは小柴胡湯だけである。
　ではどうして、小柴胡湯には二つの証があるのだろう。

　二つの小柴胡湯証
　小柴胡湯証が二つある理由は、太陽病の　汗出 → 無汗　に二種類のルー
トが存在するからである。
　それは、太陽病が初日から四五日あるいは五六日経過して少陽病・小柴胡湯
証になることによる。つまり、ルートに　桂枝加葛根湯証 → 葛根湯証　と

337

各論　辨太陽病脈證幷治　中　第六

桂枝湯証 → 麻黄湯証　の二つがあり、それぞれの日数が異なる。

太陽病から少陽病への経過

太陽病　初日　桂枝湯証（頭痛　発熱　汗出　悪風）
　　　　二日　桂枝加葛根湯証（項背強几几　反汗出　悪風）
　　　　三日　葛根湯証（項背強几几　無汗　悪風）
　　　　　　　麻黄湯証（頭痛　発熱　身疼　腰痛　骨節疼痛　悪風　無
　　　　　　　汗而喘）

太陽病四五日（太陽病・葛根湯証から少陽病への転入）
　　　　　　　太陽病・葛根湯証　　　　　少陽病・小柴胡湯証
　　　　　　　　頭痛　悪寒・発熱　　→　　身熱　悪風（手足温而渇）
　　　　　　　　項背強几几　　　　　→　　頸項強　脇下満

太陽病五六日（太陽病・麻黄湯証から少陽病への転入）
　　　　　　　太陽病・麻黄湯証　　　　　少陽病・小柴胡湯証
　　　　　　　　頭痛　悪寒・発熱　　→　　往来寒熱
　　　　　　　　身疼　腰痛　骨節疼痛　→　胸脇苦満
　　　　　　　　無汗而喘　　　　　　→　　黙黙不欲飲食　心煩　喜
　　　　　　　　　　　　　　　　　　　　　嘔或欬

　このような太陽病から少陽病への転入が起こるので、必然的に、小柴胡湯
証も二つ存在する。

　二つの小柴胡湯証と傷寒の関係
　傷寒には必悪寒　體痛　嘔逆を共通の症状として、或已発熱と或未発熱の
二種類の熱型がありどちらも「無汗」である。
　そこで、原作者たちは太陽病四～六日の「無汗」を二種類の小柴胡湯証に
置き換えて傷寒の「無汗」と対比することにした。

　　　　往来寒熱　：　或已発熱　　　　身熱　悪風　：　或未発熱

原文 10-38　太陽中風　脈浮緊〜

　また、共通の症状である必悪寒　體痛　嘔逆も二種類の熱型別に分裂して、それぞれが往来寒熱と身熱悪風に属す症状に対比できる。

　その結果、少陽病・小柴胡湯証と傷寒の関係が生まれる（体系化について p.107 を参照）。

　つまり、二つの傷寒が二つの小柴胡湯証と対比されることにより、始めて治病体系に参加し治病法が示される。

　したがって、11-96 傷寒五六日あるいは 12-99 傷寒四五日は、傷寒と太陽病　五六日あるいは太陽病四五日が**対比**の形式で表現されている文言である。

傷寒五六日 ＝ 傷寒（已発熱　必悪寒）　　：　　太陽病五六日
　　　　　　　　　　無汗　　　　　　　　　　　　汗出　→　**無汗**
　　　　　　　　　　　　　　　　　　　　　　〈転入〉小柴胡湯証（往来寒熱）

傷寒四五日 ＝ 傷寒（未発熱　必悪寒）　　：　　太陽病四五日
　　　　　　　　　　無汗　　　　　　　　　　　　汗出　→　**無汗**
　　　　　　　　　　　　　　　　　　　　　　〈転入〉小柴胡湯証（身熱・悪風）

　このように、共通の症状である「無汗」を対比することにより、傷寒と小柴胡湯証の関係が生まれる。

　その関係を詳細に示す。

　傷寒と小柴胡湯証の対比の関係

　　　3-3　名曰傷寒　　　　　　　　　　11-96　小柴胡湯主之
　　　　　或已発熱　必悪寒　　　　：　　　　　往来寒熱
　　　　　體痛　　　　　　　　　　：　　　　　胸脇苦満
　　　　　嘔逆　　　　　　　　　　：　　　　　黙黙不欲飲食　心煩
　　　　　　　　　　　　　　　　　　　　　　　喜嘔或欬

　　　3-3　名曰傷寒　　　　　　　　　　12-99　小柴胡湯主之
　　　　　或未発熱　必悪寒　　　　：　　　　　身熱　悪風
　　　　　　　　　　　　　　　　　　　　　　　手足温而渇
　　　　　體痛　　　　　　　　　　：　　　　　頸項強　脇下満
　　　　　嘔逆　　　　　　　　　　：　　　　　─────

339

各論　辨太陽病脈證并治　中　第六

　したがって、**傷寒五六日あるいは傷寒四五日は、傷寒が五六日あるいは四五日経過したという意味ではない。**治病体系上、傷寒が小柴胡湯に変化したとは記載できないので、傷寒と太陽病四日〜六日 ＝ 少陽病・小柴胡湯証との**対比**で表示しているわけである。

　このことは、傷寒の治病では日数に関係なく、3-3 傷寒から直ちに小柴胡湯証になる可能性を示している。要するに、傷寒は発汗では治病できないので、治病体系の日数には関係ない「対比」により少陽病・小柴胡湯証の「中和」で対処しようと考えた。

　傷寒五六日を傷寒四五日よりも先に記載したのは、3-3 の或已発熱と或未発熱の順序に従ったからである。

　なお、12-99 傷寒四五日では、3-3 傷寒の嘔逆と対比する症状がない。おそらく、或未発熱の場合は體痛＞嘔逆で、嘔逆の比率が小さいからだろう。そのため、體痛を重点的に記載したと考える。

傷寒の病態と少陽病
　傷寒が少陽病と関係を持てるのは傷寒の病態にある。
すなわち、傷寒は p.161 で示したように太陽病と少陽病にまたがる病態であり、傷寒が進行して太陽病が消滅すると少陽病になる。

太陽病篇	太陽病篇・中
傷寒（太陽病 — 少陽病）　→	傷寒（太陽病 — 少陽病）
	傷寒：少陽病・小柴胡湯証

　したがって、対比において傷寒は太陽病とは病的感覚反応だけの関係だが、少陽病とは病的身体反応の関係を持つことが可能である。

傷寒と〈気・血・水〉の関係
　傷寒を病態像からみると〈**気・血・水**〉となる。

原文10-38　太陽中風　脈浮緊〜

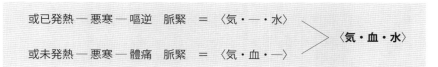

　或未發熱の體痛は〈気・―・水〉ではなく、〈気・血・―〉によるものである。
　発熱があれば、発熱・悪寒・体痛　脈緊　となり麻黄湯証**〈気・―・水〉**である。
　したがって、傷寒に対応する太陽病の薬方はないので、同じ**〈気・血・水〉**の少陽病・小柴胡湯が解すことになる。

傷寒と自己治病力
　原作者たちは、病人を治すという目的のために自己治病力を重視した。ところが、傷寒は太陽病と少陽病にまたがる病態のために、自己治病力が指示する「発汗」では治病できない。
　そこで、傷寒を少陽病に移し、発汗ではなく「中和」により治病することにして自己治病力の関与を示した。
　中和とは、往来寒熱あるいは身熱悪風における寒と熱を融合して、それらを消滅することである。
　すでに述べたように、傷寒論の治病体系外に存在する傷寒を「対比」によって体系と関連させ、最終的には「中和」によって傷寒が自己治病力とは無関係でないことを強調している。

　ここからは二つの小柴胡湯証について述べる。

各論　辨太陽病脉證并治　中　第六

原文 11-96　**傷寒五六日**（中風）**往来寒熱　胸脇苦満　黙黙不欲飲食　心煩　喜嘔**（或胸中煩而不嘔　或渇　或腹中痛　或胸下痞鞕　或心下悸　小便不利　或不渇　身有微熱）**或欬者　小柴胡湯主之。**

［読み方］傷寒五六日　往来寒熱し　胸脇苦満　黙黙として飲食をほっせず心煩し　嘔あるいは欬をしたくなる者は　小柴胡湯これをつかさどる。

［内　容］傷寒五六日とは、3-3 傷寒と太陽病五六日の症状（少陽病位）を対比する表現である。それ故、傷寒が五六日経過した意味ではない。なお、（中風）は、4-12 太陽中風（桂枝湯証）で傷寒論の治病体系に組み込まれ、10-38 太陽中風（大青龍湯証）において汗出 → 無汗が終了している。そのため、11-96 には関係ないので削除する。

往来寒熱

悪寒と発熱が行ったり来たりする熱型で、太陽病の悪寒・発熱が変化したものである。現在では弛張熱といわれ、午前中は平熱でも夕方から上昇するような発熱である。

　　　＊参考：弛張熱と稽留熱
　　　弛張熱　体温の日差が1℃以上の熱をいう。
　　　　　　　　　　　　　　　　　　　　（『南山堂医学大辞典』南山堂 p.878）
　　　稽留熱　持続熱ともいう。朝夕の差が1℃を超えない高熱をいう。
　　　　　　　　　　　　　　　　　　　　（『南山堂医学大辞典』南山堂 p.551）

往来寒熱を具体的にいえば太陽病・麻黄湯証の悪寒・発熱が変化した症状で、3-3 傷寒の「或已発熱」と対比の関係にある。

胸脇苦満

文字通り、胸と脇が苦しく張っている感じをいう。これは病人の自覚症状だが、今日では腹診により発見されることが多い。

342

原文 11-96　傷寒五六日（中風）往来寒熱～

＊参考：胸脇苦満の腹診法

　　胸脇と肋骨弓下を指すものと考えられるが、この部分に自覚的につまっ
　たような不快感とか、他覚的に抵抗と圧痛を感じるのが、胸脇苦満という
　腹候である。けれどもこれを自覚的に感じるということはむしろ少なく、
　その殆んどが他覚的に見出されるものである。

　　その最も顕著に証明される部位は、細野史郎氏が指摘されたように、乳
　房の乳頭と臍を結んだ線が、肋骨弓と交わる点の真下である。

　　この部分を示中薬指の三指または示中の二指で、乳頭の方向に指を差し
　いれてみる。（中略）このとき指頭に抵抗を感じて、指が入りにくければ、
　そこに抵抗がある証拠である。その抵抗のある部分を押すと、苦しいとか、
　痛いとか患者が訴える。これがすなわち胸脇苦満である。

（藤平健『漢方腹診講座』緑書房 p.39 ～ 41）

　胸脇苦満は麻黄湯証の頭痛、身疼、腰痛、骨節疼痛が変化した症状であり、
3-3 傷寒の「體痛」と対比の関係にある。

　黙黙不欲飲食　心煩　喜嘔或欬

　これらは胸脇苦満による具体的な症状である。黙黙とは口を閉じて何もい
わないさまである（『漢辞海』三省堂）。飲みたくも食べたくもない症状を修飾
している。

　心煩は胸脇苦満を心理的に表現したもので、胸がムカムカするという意味
で、そのために喜嘔あるいは欬になる。

　喜は“しばしば”を意味するという。

　尾臺容堂翁は、『類聚方廣義』で〈喜數屢嘔　喜嘔數嘔也〉（喜はしばしばの意、
喜嘔はしばしば嘔するなり）と解説している（小柴胡湯・頭注）。

　屢は、常にあるいは何度もという意味である（『漢辞海』三省堂）。

　ところが、諸橋徹次『大漢和辞典』（大修館書店）を見ても喜の意味は「よろ
こぶ、たのしむ、このむ」で“しばしば”は記載されていない。

　なお、嘔は“声があって物が出ないもの”で、吐は“声がなくて物が出る
もの”である（p.281）。

　欬はせきなので、喜嘔或欬者とは、“常に”吐くことなくげーげーと声を
出すあるいはせきをする者の意味になる。欬ならば常にあってもおかしくな
いが、胸脇苦満と心煩が存在するとはいえ嘔が常にあるのだろうか。

343

各論　辨太陽病脈證并治　中　第六

　一方、この喜を「このむ」と解釈すれば、喜嘔或欬者は「嘔あるいは咳を
したくなる者」という意味になる。欲でなく喜としたのは、症状がそれほど
強くないからである。
　強いときは、書き込みにみられるように心下温温欲吐而胸中痛（123）、心
中温温欲吐（324）、氣逆欲吐（397）などと欲が使われているが、欲嘔は見当
たらない。
　また、喜忘(237)、喜饑（257）、喜唾（差後勞復病）があるが、いずれも後人
たちによる書き込みである。この場合は、しばしばと読んでも違和感がない
が、喜嘔とは意味が異なると考える。
　したがって、心煩　喜嘔或欬者は、「胸がムカムカして嘔あるいは欬をした
くなる者」を意味する。喜嘔或欬としたのは、心煩が喜嘔或欬の病因であり、
嘔と欬は共存しないからである。
　黙黙不欲飲食　心煩　喜嘔或欬　は、麻黄湯証の無汗而喘が変化した症状
で、3-3 傷寒の「嘔逆」と対比の関係にある。

　11-96 には書き込みが多い。これらは、後人たちが自分の意見や経験を原
文の傍らに書き込んだものだが、校正の際に「或」を頭に付けられ原文に書
き加えられ条文とされてしまった。それ故、奥田傷寒論のいう兼証（各人に由っ
て或は現れ、或は現れず）ではなく、書き込みなので参考にすればよい。

- 或胸中煩而不嘔　　　心煩　喜嘔　との比較で胸中煩（胸中がすっきりせず
　　　　　　　　　　　　　わずわらしい）があっても嘔はないという内容であ
　　　　　　　　　　　　　る。心煩と胸中煩の違いを主張している。
- 或渇　　　　　　　　　黙黙不欲飲食によって渇が生じるという。
- 或腹中痛　　　　　　　黙黙不欲飲食の病因は胸脇苦満だけでなく腹中痛
　　　　　　　　　　　　　のときもあるという。
- 或脇下痞鞕　　　　　　胸脇苦満への追加である。
- 或心下悸　小便不利　心煩は心下悸によるもので、黙黙不欲飲食のため
　　　　　　　　　　　　　に小便が不利になるという説である。
- 或不渇　身有微熱　　「渇」についての追加の書き込みで、黙黙不欲飲食
　　　　　　　　　　　　　でも渇せず身に微熱があるという。

原文 12-99　傷寒四五日　身熱～

原文 12-99　傷寒四五日　身熱　悪風　頸項強　脇下満　手足温而渇者　小柴胡湯主之。

［読み方］傷寒四五日　身熱　おふうし　頸項こわばり　脇下が満ち　手足温
　　　　　にして渇する者は小柴胡湯これをつかさどる。
［内　容］すでに述べたように、傷寒四五日は傷寒が3-3から四五日経過し
　　　　　たことではなく、傷寒：太陽病四五日（＝少陽病・小柴胡湯証）を意
　　　　　味する。。

　身熱　悪風
　身熱は、〈身中に鬱せるがごとき自覚ある熱〉と説明されている（西山英雄
編著『漢方医語辞典』創元社 p.183）。
　著者の経験では、病人が何となく感じる熱で体温計では測定できず、病人
への問診で確認されることが多い。
　悪風は、太陽病の発熱　汗出　悪風のように、自己治病力による汗出に伴
う「さむけ」をいう。それに対して身熱　悪風は、太陽病・葛根湯証の「頭
痛　発熱　無汗」が四五日経過して、少陽病・小柴胡湯証になり発現する。
そのため、身熱には自己治病力の関与がないので汗出の悪風とは性質が異な
る。
　しかし、身熱には汗ばむ傾向があり無汗ではないので、身熱の「さむけ」
を悪寒ではなく悪風としたのだろう。
　また、身熱　悪風は、3-3 傷寒の「或未発熱」と対比の関係にある。

　頸項強　脇下満
「こわばり」のある部位が、葛根湯証の項背から頸と項に変化し、同時に、
脇の下が、何かでいっぱいな感じになる。
　これは、3-3 傷寒の「體痛」と対比の関係にある。

　手足温而渇
　身熱の特徴を述べた文言である。すなわち、身体にはこもった熱があって
悪風（さむけ）するが、手足は反対に温かくて渇がある。

345

各論　辨太陽病脈證幷治　中　第六

11-96 小柴胡湯証の往来寒熱は悪寒と発熱の往来が全身（身体・手足）に及ぶが、12-99 では身熱が身体と手足では別々の状態になる点が異なる。

ここで、四肢とはいわずに手足と記載したのには理由がある。

傷寒論では温かいあるいは冷たいという温度感覚を表現するときは手足とするからである

一方、四肢は急、疼あるいは沈重など疼痛感覚を伴うときに用いられる。

手足と四肢

・手足　12-99　　傷寒四五日　〜　手足温而渇者　小柴胡湯主之。
　　　　228　　　陽明病　下之　〜　手足温　〜　梔子豉湯主之。
　　　　305　　　少陰病　身體痛　手足寒　〜　附子湯主之
　　　　309　　　少陰病　吐利　手足逆冷　〜　呉茱萸湯主之。
　　　　317　　　少陰病　下利清穀　〜　手足厥逆　〜　通脈四逆湯主之。
　　　　351　　　手足厥寒　脈細欲絶者　當帰四逆湯主之。

・四肢　20　　　太陽病　発汗　遂漏不止　〜　四肢微急　〜　桂枝加附子湯主之。
　　25-316　　少陰病（二三日不已至四五日）腹痛　小便不利　四肢沈重（疼痛）　〜　真武湯主之。
　　　　353　　　大汗出　〜　四肢疼　〜　四逆湯主之。

なお、手足温而渇と渇を挙げたのは、身熱の温が手足だけでなく咽にも及んでいるからである。咽は頸の前部に位置し、項（うなじ）とは前後の関係にある。

そのため、身熱により頸と項がこわばるときは咽に渇が生じることがある。ただし、五苓散証のような消渇あるいは白虎加人参湯証のような煩渇ではない。

この渇は、胸脇苦満と心煩による喜嘔の軽症とも考えられるが、3-3 傷寒の「嘔逆」の対比には不十分である。

小柴胡湯方

柴胡半斤　黄芩3両　人参3両　甘草3両　半夏半升　生姜3両　大棗12枚

原文 12-99　傷寒四五日　身熱〜

　　七味　以水一斗二升　煮取六升　去滓　再煎　取三升　温服一升
　　日三服

　本方は再煎を指示している。木村傷寒論は、〈此剤は和解なり。滓を捨て、再煎するときは薬性和合し、剛柔相済し、嘔吐、噦等の證あるも逆せずして能く納めるを得るなり〉と述べている。小柴胡湯以外では大柴胡湯、柴胡桂枝乾姜湯、半夏瀉心湯、生姜瀉心湯、甘草瀉心湯、旋復代赭石湯などが再煎である。

柴胡　　山野に自生するセリ科の多年草サイコ *Bupleurum falcatum* 一名ミシマサイコ、カマクラサイコの根。
　　　　中国産は *Bupleurum chinenseno* の根である。
　　　　外面暗褐色、内部淡黄色で、特異の香味があるものがよい。
　　　　解熱、健胃剤で胸脇苦満、寒熱往来、胸腹痛、黄疸に用いる。
　　　　少陽病の主薬である。(『薬局の漢方』p.26 〜 27)

　小柴胡湯の人参についてはすでに述べたように御種人参よりも竹節人参が適している
　吉益東洞翁は『薬徴』の中で人参について、〈朝鮮来者味甘非其眞性。故試諸仲景所謂心下痞鞕而無効也。不可用矣。〜　乃今余取産干本邦諸国者用之。大有効於心下痞鞕。〉と述べている（『近世漢方医学治験選集 10　吉益東洞』名著出版 p.74 〜 75）。
　すなわち、朝鮮から来たものは味が甘く（人参の）真性ではない。故に仲景のいわゆる心下痞鞕に試みたが無効なので用いてはならない。(中略) すなわち、いま、自分は本邦諸国産を取り寄せて使用しているが心下痞鞕にとても有効である。そして最後に、「謹んで苦（苦味）を殺すなかれ」と結んでいる。
　また、少陽病の病的感覚反応は「口苦」である。柴胡、黄芩と同様に人参も苦い方が少陽病に合っていると考える。
　しかし、竹節人参は我が国が原産であり、当時、御種人参の代用として使用されていたが、東洞翁は「心下痞鞕」を改善する効果をもって竹節人参に軍配を上げた。

各論　辨太陽病脈證幷治　中　第六

■ 機能的構造式

病位　表裏間の陽（少陽病）	〈気・血・水〉／〈気×血・水〉	
表	表裏間	裏
陽	柴胡半斤・半夏半升・黄芩³・**人参**³・生姜³・大棗¹²・甘草³	
陰		

　小柴胡湯の構成生薬はすべて表裏間の陽にある。柴胡・黄芩は、往来寒熱とその熱による胸脇苦満を甘草と人参の力を借りて解す。胸脇苦満による黙黙不欲飲食　心煩　喜嘔に対しては、半夏・生姜が対処する。さらに、生姜・大棗・甘草は消化管全般の機能を改善し、小柴胡湯の作用をより効果的にする。

　病理的には、気のエネルギー過剰である往来寒熱（柴胡・黄芩・甘草）が血の循環に波及して胸脇苦満（柴胡・黄芩・人参）を、さらに、水の循環にも影響して、黙黙不欲飲食　心煩　喜嘔　欬（生姜・大棗・半夏）となる。

　小柴胡湯は、このように表裏間の陽にある〈気・血・水〉の循環不全を治癒する。

　なお、人参を竹節人参としたので、構造式では表裏間の陽に置いた。御種人参の場合は、裏の陰になる。

【臨床応用】

〈証〉　胸脇苦満あるいは頸項強。

　　　　食欲不振、嘔気。舌に乾燥した白苔がある。熱型は弛張熱。脈は弦のことが多い。

急性熱性病：初期を過ぎて弛張熱（往来寒熱）を呈するもの。

呼吸器関係：気管支炎、気管支喘息、気管支拡張症、肺炎、膿胸、肺気腫、肋膜炎などで咳痰胸痛、胸脇苦満のあるもの。

消化器関桂：肝炎、胆嚢炎、胆石症、黄疸で胸脇苦満のあるもの。

　　　　　　胃炎、胃酸過多症、胃酸欠乏症、胃潰瘍、胃痛、吐血など。

その他：　　淋巴腺炎、乳腺炎、腎炎、腎石、産褥熱、睾丸炎、肩凝りなど。

348

原文 12-99　傷寒四五日　身熱〜

（藤平健・小倉重成『漢方概論』創元社 p.517）

【治験例】

1. 肝炎　48歳　男性

初診　昭和45年11月。

現症　中肉中背で、腹診上両側脇苦満があり、左下腹部に圧痛が著明である。

経過　そこで、小柴胡湯合茵蔯蒿湯（大黄1.0）を主方とし、桂枝茯苓丸を
　　　兼用とした。翌46年9月の診察では、瘀血圧痛が消失していたの
　　　で桂枝茯苓丸を打ちきり、以後は小柴胡湯合茵蔯蒿湯のみとした。
　　　途中からエキス剤に変えて、昭和61年現在まで16年間、ほとんど
　　　1日も欠かさずに飲み続けている。

考案　小柴胡湯合茵蔯蒿湯は、私の経験では慢性肝炎に有効な例が多い。
　　　昔の人は固着して動かない慢性病の治療に、種々の駆瘀血剤を用い
　　　て「ひとゆすり」することを試みている。

（松田邦夫『症例による漢方治療の実際』創元社 p.93）

2. 副鼻腔炎　52歳　男性

現病歴　10年来の蓄膿症で、いろいろ治療したがよくならず、ことにかぜ
　　　をひくといつも悪化するという。
　　　初診時の20日前にも流感に罹患、発熱し、血沈1時間値106で
　　　抗生剤大量投与を受け、5日後に解熱したという。初診時ものど
　　　がひりひりして乾燥感があり、鼻閉、後鼻漏を訴えるが、頭重痛、
　　　肩凝りはない。二便正常。

現症　舌はやや乾燥し、腹診で両側胸脇苦満を軽度に認める。

経過　小柴胡湯加桔梗、辛夷各3.0、石膏8.0を投与。
　　　2ヵ月後にはすっかり調子よいといって廃薬。

考案　胸脇苦満を目標に小柴胡湯加味方を用いて副鼻腔炎に著効を見た
　　　例である。　　　（松田邦夫『症例による漢方治療の実際』創元社 p.175）

3. 急性湿疹　38歳　女性

現病歴　5日前にかぜをひいた。熱もなく、とくに薬をのまなかった。
　　　3日前から、急に全身に湿疹が出てきた。昨日からますますひど

349

各論 辨太陽病脈證幷治 中 第六

くなって、とてもかゆいという。鼻がつまり、のどが痛む。

現症 咽頭部に少し赤みがある。全身に帽針頭大の赤くやや隆起した湿
疹が認められる。非常にかゆいといい、かいたあとがある。

経過 ほかに薬をのんでいないというし、熱もない。皮膚の性状から湿
疹に間違いないようである。のどの痛みを目標に、小柴胡湯加桔
梗石膏を投与する。
1週間後来診。まだかぜは抜けないが、湿疹はほとんどよくなった。
2週間後湿疹はすっかり消失した。かぜも大体よい。

考案 小柴胡湯加桔梗石膏は、湿疹でのどに炎症がある時に試みると有
効のことがある。同様に、アトピー性湿疹にも有効な場合がある。
湿疹の Focal Infection（病巣感染）説を支持するものと思われる。

(松田邦夫『症例による漢方治療の実際』創元社 p.346)

小柴胡湯の合方

1. 五苓散との合方（柴苓湯）

[臨床応用]

小柴胡湯証があって、口渇、尿不利の五苓散証がある時には、五苓散料と
して両方を合方する。

もともとは、口渇、尿量減少のある「暑気あたり」に用いられた。

慢性腎炎、ネフローゼの浮腫、慢性肝炎、水様性下痢、慢性胃腸炎、メニエー
ル症候群など。 (花輪寿彦『漢方診療のレッスン』金原出版 p.410)

[治験例] 慢性腎炎 男性 32歳

1年前に腎炎になり、8カ月間某病院に入院したが、尿の蛋白と赤血球が
なくならず、時々嘔き気がおこるという。肩がこって、時々腰背部が痛むと
いう。患者は中肉中背で、顔色が蒼白く、色つやが悪い。脈は沈んで弱い。
腹部は全体の緊張がややわるく、右の季肋下に軽い抵抗がある。また右の腹
直筋は肋骨の直下から臍下まで攣急し、臍の右傍で圧痛をみとめ、右の腹直
緊が臍の左側で攣急していた。この患者には、五苓散を用いたいと思ったが、
胸脇苦満があるので小柴胡湯と五苓散の合方である柴苓湯を投与した。また、
これに腎炎によいといわれる連銭草4.0を追加した。

4週間後、全体の調子がよくなり、尿の蛋白が痕跡程度に減少した。以来、

（±）を繰り返し約1年後、ようやく陰性となって廃薬した。

（山田光胤『漢方処方応用の実際』南山堂 p.204）

2. 小陥胸湯との合方（柴陥湯）
［臨床応用］
　小柴胡湯証に似て、心下部が特に硬くふくれて、この部に圧痛があるものを目標に胸膜炎、肝炎などに用いられる。

（大塚敬節・矢数道明・清水藤太郎『漢方診療医典』南山堂 p.387）

［使用経験］　男性　40歳
　1週間前にカゼを引き、医療機関に受診して解熱したが咳が止まらない。猛烈にせき込んで最後に粘稠な、黄色い痰を吐き出す。みぞおちを自分で押してもらったら痛いと声を上げたので柴陥湯加桔梗を与えた。2日後に電話があり、痰がきれやすくなって、ひどかった咳もずいぶんと減少したという。5日分の服用で治癒した。

3. 半夏厚朴湯との合方（柴朴湯）
［臨床応用］
　咽喉頭異常感症（咽喉頭～胸部の異常感、胸部不安感）
　神経症（不安神経症、心臓神経症などの不安感、抑鬱気分、神経質）
　気管支炎、気管支喘息（呼吸困難型）、過換気症候群
　中耳炎（耳閉感）、鼻炎（鼻閉）
　舌痛症、舌違和感、
　その他、心身症一般　　　（松田邦夫『症例による漢方治療の実際』創元社 p.62）

〔小柴胡湯についてのコメント〕
　本方は応用範囲の広い薬方だが、病名ではなく、脈弦、舌の白苔そして胸脇苦満などの「証」を目標にして運用するとよい。

小柴胡湯の特殊な応用（経水適断）〈気×**血・水**〉
　小柴胡湯関連の条文に144婦人中風・経水適断がある。この文章の註釈に"其血必結"とあることから、結の一種とされて、もともと、小柴胡湯証の

各論　辨太陽病脈證并治　中　第六

往来寒熱に書き加えられたものが現在の位置（144）に置かれた。最初の文章
はつぎの通りである。（註：経水とは成人女性の月経のことである。）

144　婦人（中風七八日）続得寒熱　発作有時　経水適断者（此爲熱入血室　其
　　　血必結　故使如瘧状発作有時）小柴胡湯主之。

［読み方］婦人が（中風七八日）続いて寒熱を得て　発作ときにあり　経水たま
　　　　　たま断つ者は小柴胡湯これをつかさどる。

［内　容］婦人（成人女性）が（中風にかかって七八日）、往来寒熱に続いて、常時
　　　　　ではなくときどき寒熱の発作があるのだが、それは瘧のようである。
　　　　　そのために、始まったばかりの月経が中断された者には小柴胡湯が
　　　　　主治する。
　　　　　（中風七八日）は、後世に付け加えられたもので格別意味はない。お
　　　　　そらく、続得寒熱とあることから、（傷寒　五六日　中風）の継続
　　　　　として七八日としたのだろう。

　文中の経水適断について、別人が（此爲熱入血室　其血必結　故使如瘧状　発作
有時）と註釈を加えた。"この症状は熱が血室に入ったとする。（血室中の）血
が必然的に凝結し、（経水が停止し、）そのため、瘧状のようにさせて発作がと
きどきある"という内容である。原文では寒熱の発作が経水適断を引き起こ
すと述べているが、注釈者は経水適断の原因について熱入血室だとしてい
る。

　この註釈は明らかに誤りである。また、血室に関していくつかの説があり、
はっきりしない。しかし、註釈文なので無視してもよいと考える。

　つぎの143と145は144に関連した別人たちによる書き込みである。

143　婦人中風　発熱悪寒　経水適来　得之七八日　熱除而脈遅　身涼
　　　胸脇下満　如結胸状　讝語者（此爲熱入血室也）（當刺期門　随其實而
　　　瀉之）

145　婦人傷寒　発熱　経水適来　晝日明了　暮則讝語　如見鬼状者（此
　　　爲熱入血室）（無犯胃気　及上二焦　必自愈）

　144の経水適断に対して、143婦人中風と145婦人傷寒では、発熱・悪寒
と経水適来が取り上げられ、讝語が中心になっている。経水適来とは、婦人

352

が傷寒に罹病し発熱・悪寒がある状態で、たまたま（予定日ではないのに）経水になることである。それは経水適断とは異なり、譫語のような精神異常を生じるという。この二つの条文は、経水適断に対する別人たちの書き込みである。（註：譫語とは熱によるうわ言をいう）

　このような寒熱の発作は、往来寒熱の変形であり、それに起因する経水の異常は当然小柴胡湯証に属すわけである。常識的に、経水は血に属すと考えがちだが、寒熱によることも考慮しなければならない。すなわち、往来寒熱の変化した瘧状の悪寒発熱が血の循環不全を引き起こして女性の生理にも影響する。その意味で 144 の文章は貴重であり、特に、女性のカゼには月経の様子を尋ねる必要がある。（〈**気×血・水**〉）

【使用経験】
　ところで著者は経水適断を五例経験した。結論をいえば、経水適断でも精神異常を呈したので、必ずしも条文の通りではなかった。
　要点は以下の通りである。
① 　若い女性（22 〜 26 歳）がカゼをひいて発熱した
② 　始まったばかりの月経が突然停止した
③ 　すると背中は氷水をかけられたように冷たいのに、腹部は火がついたように熱いという妙な症状になった
④ 　病人は目つきが変わり、わけのわからないことを口走るようになり、挙動もおかしくなった
⑤ 　家人はてっきり気が狂ったと思ったが、発熱しているので悪性のカゼではないかと漢方薬を求めた
⑥ 　小柴胡湯 2 〜 3 服で解熱し、月経が再開すると精神異常も解消した

　これらをみると、時代が変わっても病は変わらないことを痛感する。

　つぎは、後人たちによる小柴胡湯証へ書き込みである。それらを整理すると以下のようになる。

各論　辨太陽病脉證幷治　中　第六

A　小柴胡湯証と類似の証の薬方（附方）一覧

1　11-96 小柴胡湯証「往来寒熱」、「胸脇苦満」、「心煩」、「喜嘔」へ書き込まれた薬方と、さらにそれらに追加された薬方群

往来寒熱、胸脇苦満　←　発熱・微悪寒、心下支結 ＝ 146 柴胡桂枝湯
　　　　　　　　　　　　　　　　　　　　　　　　　（外証未去者）

胸脇苦満、喜嘔　　　←　胸脇満微結、渇而不嘔 ＝ 147 柴胡桂枝乾姜湯

胸脇苦満、心煩　　　←　胸満煩驚　　　　　　 ＝ 107 柴胡加龍骨牡蠣湯
　　　　　　　（胸満煩驚）←　必驚狂 ＝ 112 桂枝去芍薬加蜀漆
　　　　　　　　　　　　　　　　　　　龍骨牡蠣救逆湯
　　　　　　　　　　　　　　　　　　　（醫以火迫劫之）

　　　　　　（必驚狂）　←　必奔豚 ＝ 117 桂枝加桂湯
　　　　　　　　　　　　　　　　　　　（焼鍼令其汗）

　　　　　　（奔豚）　　←　煩躁 ＝ 118 桂枝甘草龍骨牡蠣湯
　　　　　　　　　　　　　　　　　　　（火逆　下之）

107 一身盡重　不可轉側　←　身體疼煩　不能自轉側 ＝ 174 桂枝附子湯
（柴胡加龍骨牡蠣湯証）　　　　　　　　　　　　　　（脈浮虚而濇）
　　　　　　（脈浮虚而濇）←　脈浮滑 ＝ 176 白虎湯
　　　　　　（脈浮滑）　　←　脈結代 ＝ 177 炙甘草湯
　　　　　　（身體疼煩）　←　骨節疼煩 ＝ 175 甘草附子湯

2　11-96 小柴胡湯証「心煩」、「喜嘔」、「（或）腹中痛」へ書き込まれた薬方群

心煩　　　　　　　←　腹満　臥起不安　　 ＝ 79 梔子厚朴湯
心煩　　　　　　　←　心中悸而煩　　　　 ＝ 102 小建中湯
喜嘔　　　　　　　←　先與小柴胡湯　嘔不止
　　　　　　　　　　　心下急、鬱鬱微煩　 ＝ 103 大柴胡湯
喜嘔、（或）腹中痛　←　腹中痛、欲嘔吐　　 ＝ 173 黄連湯
（或）腹中痛　　　←　腹中急痛　　　　　 ＝ 100 先與小建中湯

354

原文 12-99　傷寒四五日　身熱〜

3　12-99　小柴胡湯証「身熱」への書き込まれた薬方群

身熱	←	身熱不去　心中結痛	＝ 78 梔子豉湯
身熱	←	身熱不去　微煩	＝ 80 梔子乾姜湯

B　小柴胡湯の附方　各論

1. 「往来寒熱、胸脇苦満、心煩、喜嘔」への附方

附方 1-1：柴胡（加）桂枝湯（小柴胡湯証・往来寒熱、胸脇苦満との比較）

146　（傷寒六七日）発熱　微悪寒（支節煩疼）（微嘔）心下支結　外証未去者
　　　柴胡（加）桂枝湯主之。

［読み方］（傷寒六七日）発熱微悪寒し　心下支結して　外証いまだ去らざる者
　　　　　は柴胡（加）桂枝湯これをつかさどる。

［内　容］（往来寒熱ではなく）発熱して微悪寒し、（胸脇苦満が）心下に分かれて
　　　　　存在する。このように発熱と微悪寒の外証がいまだに去らない者は
　　　　　柴胡（加）桂枝湯が主治する。

　この文章は後人による書き込みで、小柴胡湯証の往来寒熱ではなく、発熱
と微悪寒があり、かつ胸脇苦満ではなく心下支結で、（それは）外証が小柴胡
湯証に付着して未だに去っていないという内容である。

　すなわち、傷寒ではなく、太陽病　五六日　の小柴胡湯証との比較なので、
外証を取り除くために小柴胡湯に桂枝を加味すればよいという。

　もともとは、147 と同じく 11-96 の小柴胡湯の傍らにあったのだが、心下
支「結」とあるために後世、大陥胸湯と関連して編集された。

　（支節煩疼）は外証未去についての註釈であり、本方証にはないと考える。

　（微嘔）は、心下支結への註釈である。胸脇苦満ではないので喜嘔ではないと
いうことだろう。

　柴胡加桂枝湯方
　　　桂枝　黄芩　人参各1両半　甘草1両　半夏2合半　芍薬1両半　大棗6枚
　　　生姜1両半　柴胡4両

355

各論　辨太陽病脈證并治　中　第六

玖味　以水柒升　煮取参升　去滓　温服

■ 機能的構造式

病位　表裏間の陽（少陽病）　〈気・血・水〉／〈気・血・水〉		
表	表裏間	裏
㉑ 桂枝 1.5　柴胡 4・黄芩 1.5・人参 1.5・半夏 2.5・生姜 1.5・大棗 6・甘草 1		
㉒		芍薬 1.5

（人参は血剤として、本来は裏の陰に芍薬とともに位置するのだが、ここでは竹
節人参なので表裏間の陽に記載した）

　ところで、薬方をみると芍薬が含まれている。それは、柴胡桂枝湯が小柴
胡湯と桂枝湯の合方であることを示している。
　すると、本方に二つの薬方名と生薬構成があることになる。

　薬方名について
　一つは、柴胡加桂枝湯（成無已：註解傷寒論 ＝ 成本）で、もう一つは柴胡桂枝
湯（宋板）である。前述したように、最初の書き込み文からみると、柴胡加桂
枝湯が正しいと考えられる。しかし、その薬方は記載されていない。錯簡が
ある。

　薬方について
　柴胡桂枝湯は小柴胡湯 1/2 と桂枝湯 1/2 の合方として構成生薬の分量が
記載されている。一方、柴胡加桂枝湯も同じである。そのため、現在では前
者の方が正しいとみられている。では、なぜ、薬方名を小柴胡湯合桂枝湯あ
るいは柴胡桂枝各半湯としなかったのだろう。どうして二方を 1/2 ずつ合方
したのだろう。その理由はわからない。
　ただし、厳密にいえば柴胡加桂枝湯と柴胡桂枝湯では証が異なる。
　以下は、その違いである。

・柴胡加桂枝湯証について

　柴胡湯とは、小柴胡湯であり、薬方名のように桂枝のみを加えると小柴胡湯に「桂枝去芍薬湯の方意」が生じる。小柴胡湯の胸脇苦満は肉体的な病的身体反応であり、桂枝去芍薬湯の胸満は精神的である。両方が一つになれば、当然、胸満への作用が増強されることになる。

　そこで、そのような胸満の徴候を心下に発見した人が、それを「心下支結」と命名して条文に書き加えた。『漢辞海』（三省堂）によれば、「支」の意味は〈①竹の枝をさいてわる、②ばらばらにわける、わかれる、③分け与える、④ささえる〉である。

　これによれば「心下支結」の意味するところは、心下において結がばらばらに分かれることになる。具体的には、本来、心下にあるべき結がそこから分かれて移動し、別のところにある状態である。

『腹診配剤録』（日本漢方腹診叢書　傷寒論系，三　５　オリエント出版社 p.324）には、柴胡桂枝湯の腹候について〈腹候心下無物中脘辺有凝　此即支結也〉と述べられている。すなわち、心下には異常がなく、中脘（みぞおちと臍との中間の位置）の付近に“かたまり”があるのが支結だという。確かに、そのような経験をすることがある。

　ではどうして、心下支結としたのだろう。参考になるのが金匱要略・水気病脈證拜治第十四にある〈気分　心下堅　邊如旋盤　水飲所作　桂枝去芍薬加麻黄附子細辛湯主之〉である。心下堅は心下支結との位置がほぼ同じであり、両方とも桂枝去芍薬湯の方意を含んでいる。これらから、小柴胡湯加桂枝（芍薬を含まない）の腹候を心下支結と書き込んだのではないだろうか。

　また、条文の外証未去にある“外証”を解するためには、加桂枝の方が適切と考える。その理由は、つぎに述べるように柴胡桂枝湯では小柴胡湯が1/2になってしまうので、微嘔、心下支結に対応する薬力が弱くなるからである。

　さらに、163 桂枝人参湯は「外証未除」に対して、人参湯に桂枝を４両加味している。これを参考にすれば、小柴胡湯に桂枝を４両（実際は 1.5 両になっている）加味する方が外証を解すには適していると考える。

・柴胡桂枝湯証について

　もう一つは、柴胡桂枝湯を小柴胡湯と桂枝湯の合方と考える見方である。

各論　辨太陽病脈證幷治　中　第六

確かに、薬方は小柴胡湯 1/2 と桂枝湯 1/2 の合方である。（ただし、重複する生姜と大棗は 1/4、甘草は 1/5 である。）したがって、方意からいえば「小柴胡湯加桂枝芍薬」となり、勢力は少陽病を中心に、太陽病と太陰病に及ぶ。これは、急性熱性病よりも、むしろ、慢性的な症状に対応する生薬構成といえる。

金匱要略・腹満寒疝宿食病脈證幷治第十には『外臺』柴胡桂枝湯方〈治心腹卒中痛者〉とある。ただし、外臺そのものには〈寒疝腹中痛者〉と記載されているという。（大塚敬節『金匱要略講話』創元社 p.242）

おそらく、心腹卒中痛は間違いで、(寒疝) 卒腹中痛が正しいだろう。(寒疝) は、最初はなく、金匱要略に編入されるときに付けられたと考える。柴胡桂枝湯は、もともとは "寒疝腹中痛　及脇痛裏急者　宜當帰生姜羊肉湯" との類証鑑別として加えられた薬方と考えられるからである。

したがって、寒疝ではなく「腹中が突然痛む者」には柴胡桂枝湯の方がよいとの趣旨である。

これらから、小柴胡湯加桂枝芍薬証（腹中痛）と小柴胡湯加桂枝証（発熱　微悪寒　〜　外証未去）には、違いがあり、厳密にいえば使い分けなければならないことになる。

また、相見三郎博士が小柴胡湯加芍薬により癲癇の治療に成功した。（『漢方の心身医療』創元社 p.199）

芍薬の存在が主方の作用に大きな影響を及ぼすことがわかる。

以上から、傷寒論に書き込まれた最初の薬方は柴胡加桂枝湯（小柴胡湯加桂枝 4両）であったと想像する。一方、別の人たちは、柴胡桂枝湯（小柴胡湯合桂枝湯）として、発熱がない胃腸関係の病に使用していた。再編集の際、それらが混じり合って現在の条文となり、「心下支結」とあることから、陥胸湯の「結」に関連して、胸脇満「微結」の柴胡桂枝乾姜湯と一緒にまとめて記載されたと考える。

　　柴胡加桂枝湯（傷寒論）　発熱　微悪寒　微嘔　心下支結　外証未去者
　　柴胡桂枝湯（金匱要略）　治卒腹中痛者

また、柴胡加桂枝湯の煎じ方には大字が使用されている。ただし、両者ともに、他の柴胡剤のように再煎はしない。これは、本方が他の柴胡剤と異なる考えの人たちによって創られたことを示している。

358

原文 12-99　傷寒四五日　身熱～

【臨床応用】

〈証〉　急性熱性病の場合　発熱・微悪寒、自汗、心下支結。

　　　　慢性病の場合　　　　心下支結、胸脇苦満、腹直筋のひきつり。

呼吸器関係：感冒、流感などの急性熱性病の少しく時日を経て表証が尚あ
　　　　　　り、食欲不振を現す時期。

消化器関係：胃痛、胃酸過多症、減酸症、胃潰瘍、十二指腸潰瘍、急性虫
　　　　　　垂炎、腹痛、急性大腸炎、膵臓炎、胆石症、肝炎、黄疸など
　　　　　　（痛みが強いときは、芍薬甘草湯を合方する）。

腎臓関係：　急性腎炎、ネフローゼ、腎盂炎などで心下支結するもの。

その他：　　肋間神経痛、神経衰弱、ノイローゼ、腺病質、盗汗など。
　　　　　　アレルギー性の体質改善。（藤平健・小倉重成『漢方概論』創元社 p.491）

【治験例】

腹痛　　　女性　27 歳

主訴　　　腹部疝痛

現病歴　2 年来、腹痛が起こる。痛みの部位は主に臍の右横のあたりで、
しばしば夜に起こり、痛みのために起き上がるほどである。食事、月経など
との関係はない。今までに病院で、胃腸の X 線検査、内視鏡検査、胆嚢検査
をはじめとするいろいろな検査を受けたが、結局原因不明であった。便通 1
日 1 行。夜間尿なし。月経順調で痛みなし。足の冷えはない。

現症　　　身長 161cm、体重 54kg。脈浮、舌苔なし。腹診では、臍部に大
動脈拍動が亢進し、両側腹直筋の頭部半分が攣急しているが、胸脇苦満は明
らかでない。

経過　　　柴胡桂枝湯を投与。2 週間後、あまり痛まなくなった。6 週間後、
腹痛まったくなし。廃薬。

考案　　　柴胡桂枝湯は実際には、急に腹痛を訴えるものでなければ効かな
いわけではなく、種々の消化器疾患、とくに胃腸炎、消化性潰瘍、胆石症、
慢性肝炎、慢性膵炎などに適応がある。柴胡桂枝湯証の定型例では、心下部
の自発痛と、胸脇苦満と、心下支結とがあるとされる。しかし、この例のよ
うに、胸脇苦満が明らかでないものにも有効な場合が多い。

（松田邦夫『症例による漢方治療の実際』創元社 p.71 ～ 72）

各論　辨太陽病脈證并治　中　第六

〔柴胡桂枝湯についてのコメント〕
　小柴胡湯証になったものの、太陽病証が未だ残存している状態である。つまり、小柴胡湯証において自己治病力が活動する証である。そのために自然と汗ばむ（加桂枝）。したがって、熱性急性病の場合は発熱し、汗が出て食欲不振がある時期によい。また、カゼが治癒したあとの体調を整える「調理の剤」としても活用する。
　結論として、急性熱性病には、小柴胡湯加桂枝とし、慢性病（消化器関係など）に対しては、小柴胡湯合桂枝湯とした方がよいと考える。

附方 1-2：柴胡桂枝乾姜湯（小柴胡湯証・胸脇苦満、喜嘔との比較）
147　（傷寒　五六日　已発汗而復下之）胸脇満微結　小便不利　渇而不嘔　但
　　　頭汗出　往来寒熱　心煩者（此爲未解也）柴胡桂枝乾姜湯主之。

［読み方］（傷寒五六日　すでに発汗しまた瀉下して）胸脇満微結し　小便利せず
　　　　　渇して嘔せず　ただ頭にだけ汗が出て往来寒熱し　心煩する者は柴
　　　　　胡桂枝乾姜湯これをつかさどる。
［内　容］（傷寒五六日なるが、すでに発汗、瀉下したが解さずに）胸脇満があり少し
　　　　　く心下に結がある。渇はあるが、（小柴胡湯のような）嘔はない。
　　　　　ただ頭にだけ汗が出て往来寒熱し、気分がすっきりしない者は柴胡
　　　　　桂枝乾姜湯が主治する。

　傷寒五六日の小柴胡湯証を発汗また瀉下したために、小柴胡湯証の胸脇苦満より軽い満とわずかな結が出現したと記載されているが、その具体的な文章が見当たらない。理由は、小柴胡湯証の胸脇苦満と比較する意味で胸脇満微結を書き加えたからである。それに付随する症状として、小便不利、渇があり、嘔はなく頭だけに汗が出て往来寒熱心煩がある。
　本文は 11-96 傷寒五六日　小柴胡湯の条文の傍らに書き込まれたので、再編集時に傷寒五六日を冒頭に付けられたに過ぎず、日数に意味はない。
　（已発汗而復下之）は、小便不利而渇の註釈である。つまり、小便不利、渇而不嘔は已発汗而復下之のよるものとする別人の考えである。

360

原文 12-99　傷寒四五日　身熱〜

小柴胡湯証と柴胡桂枝乾姜湯証の比較

　　　　　　　—小柴胡湯証—　　　　　　　　　　—柴胡桂枝乾姜湯証—
　　　①　往来寒熱　　　　　　　　　　　①　胸脇満微結
　　　②　胸脇苦満　黙黙不欲飲食　　　②　小便不利
　　　③　心煩　　　　　　　　　　　　　③　渇而不嘔
　　　④　喜嘔　　　　　　　　　　　　　④　但頭汗出　往来寒熱
　　　⑤　欬者　　　　　　　　　　　　　⑤　心煩者

　そもそも、結するとはどういうことなのだろうか。136 には " 此爲水結在
胸脇也 "、同 144 には " 其血必結 " がある。どちらも註釈だが、共通の意味
は " 凝結 " である。これに従えば、胸脇満微結とは胸脇満は小柴胡湯より軽
いが、すこしく凝結しているとなる。これを書き入れた後人はあくまでも小
柴胡湯証との比較が目的なのでこのような表現をしたのだろう。
　実際の腹候は、〈季肋下及び胃部がやや陥没して弱抵抗、あるいは自他覚的
に膨満して軟弱、臍上に腹部大動脈の博動を触知（臍上悸）〉（藤平健・小倉重成『漢
方概論』創元社 p.489）である。

柴胡桂枝乾姜湯方

　　　柴胡 半斤　桂枝 3両　乾姜 2両　栝蔞根 4両　黄芩 3両　牡蠣 2両　甘草 2両
　　　七味　以水一斗二升　煮取六升　去滓　再煎　取三升　温服一升
　　　日三服

栝蔞根　　日本産は各地の山野に自生するウリ科の多年生よじのぼり草本キカ
　　　　　ラスウリ *Trichosanthes kirilowi japonicum* の根。
　　　　　種子を栝蔞実と称する。
　　　　　白色肥大で苦味のないのがよい。
　　　　　解熱、止渇剤で、虚証の口渇に用いる。また催乳の効がある。

（『薬局の漢方』p.26）

牡蠣　　　イボタガキ科のカキ *Ostrea gigas* の貝殻。
　　　　　制酸、収斂、鎮静剤で、胃酸過多、胸腹部の動悸に用いる。

（『薬局の漢方』p.67）

各論　辨太陽病脈證并治　中　第六

■ 機能的構造式

病位　表裏間の陽（少陽病）　　〈気・―・水〉		
表	表裏間	裏
㊨　桂枝 3	柴胡半斤・黄芩 3・栝蔞根 4・牡蠣 2・甘草 2	
㊝	乾姜 2	

　構造式からわかるように、本方には表の気剤（桂枝）と表裏間の気剤（柴胡・黄芩・甘草）があり、その上、気のエネルギー不足を改善する甘草・乾姜が含まれている。これは、但頭汗出（桂枝）と往来寒熱（柴胡・黄芩・甘草）に対応するためである。

　本来ならば、全身に出るべき汗が気のエネルギー不足により、頭部にしか出られない（但頭汗出）。加えて、気のエネルギー不足が水の循環に影響して不全を生じ、小便不利　渇而不嘔　を呈する。

　要するに、表熱、往来寒熱と気のエネルギー不足が混じりあって気の循環不全が生じ、それが水の循環不全を引き起こした。そのため、小便不利と渇があっても、口燥なので栝蔞根（解熱、止渇）が対応する。これを全体としてみると、「上熱下寒」で、気（熱）と水が偏在している病態である。

　また、異常な気の循環不全は、精神面にも影響があるので不眠などがあり、気分的に落ち着かない（心煩）。それには鎮静作用のある牡蠣が対応する。そして、このような場合、臍上に動悸を感じることがある。

　なお、胸脇満微結は小柴胡湯証の胸脇苦満との比較を述べたものである。微結とは苦満が少ないことを表している。だから、往来寒熱があっても黙黙不欲飲食　喜嘔はない。条文には不嘔と記載されている。

【臨床応用】
〈証〉　胸脇満微結、臍上悸（腹部大動脈の搏動を触知）、時に胃部振水音、口唇
　　　　乾燥、尿利渋滞、頭部発汗傾向、神経症状、のぼせ冷え（上熱下寒）。
呼吸器関係：感冒、流感、気管支カタル、肺炎、肺結核、肋膜炎、気管支
　　　　　　喘息、気管支拡張症で、やや慢性化し、少陽の虚証を呈する

に至ったもの。

消化器関係：胃下垂または胃アトニー、胃酸過多症、胃潰瘍、
胆石症、肝炎、胆嚢炎、黄疸など。

その他： 腎炎、ネフローゼ、腎盂炎、
糖尿病、ノイローゼ、四十肩、中耳炎、蓄膿症など。
不眠症にもよい。 （藤平健・小倉重成『漢方概論』創元社 p.489）

【治験例】
肺結核 男子 9歳
20日ほど前から、毎日38度内外の熱があり、肺門浸潤の診断を下されて治療中であるという。主訴は発熱と盗汗であり、食がすすまず、口が乾き、舌には白苔があり、大便は1日1行である。柴胡桂枝乾姜湯を与える。これを5日分のむと平熱となり、15日後には、ふだん通りの元気になり、1カ月後には、通学できるようになった。その後ずっと3カ年間健康である。
（大塚敬節『漢方診療三十年』創元社 p.161）

〔柴胡桂枝乾姜湯についてのコメント〕
本方は前述したように、表・表裏間の陽と陰にまたがる生薬構成である。このような薬方は応用範囲が広い。基本となる目標は「のぼせ冷え」である。すなわち、首から上に熱が偏在し、つま先が冷たい。そのために、首から頭部にかけて汗をかきやすく、口唇が乾燥する。それは、口内炎ができやすいあるいはリップクリームを手放せないことで確認できる。
条文に渇とあるが、前述したように、口内や口唇の乾燥なので、水を飲みたいとは思わない。不嘔は小柴胡湯証の否定であり食欲はある。そして小便の出が悪い。
条文の脇脇満微結は、以上の症状をまとめるための用語で、小柴胡湯との違いを強調するねらいがある。微結の中には、臍上悸が含まれている。したがって、本方の使用に関しては、自覚症状を病人からいかにうまく聞き出せるかがポイントとなる。

附方 1-3：柴胡加龍骨牡蠣湯（小柴胡湯証の胸脇苦満・心煩との比較）
小柴胡湯証の「胸脇苦満」と比較した薬方に、「胸満煩驚」の柴胡加龍骨牡

蠣湯がある。その胸満煩驚～一身盡重　不可轉側に関連した書き込みとして、火逆・三方と桂枝附子湯、白虎湯、炙甘草湯、甘草附子湯が新たに原典に加えられた。
　以下は、その過程である。

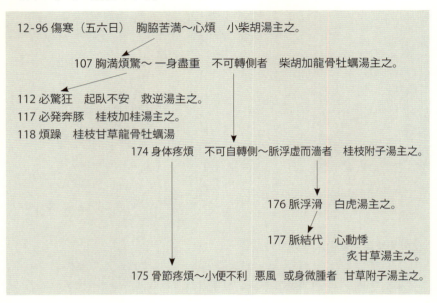

　107　（傷寒八九日　下之）胸満煩驚　小便不利　讝語　一身盡重　不可轉側者
　　　柴胡加龍骨牡蠣湯主之。

［読み方］（傷寒八九日下之）胸満煩驚し　小便利せず　讝語し　一身ことごとく
　　　　　重く　轉側すべからざる者は柴胡加龍骨牡蠣湯これをつかさどる。
［内　容］（小柴胡湯の胸脇苦満と類似の）胸満と煩驚があり、小便の出が悪く、
　　　　　讝語して全身が重く、寝返りをできない者は柴胡加龍骨牡蠣湯が主
　　　　　治する。

　この条文は後人が、11-96 傷寒（五六日）往来寒熱「胸脇苦満」の比較として、胸満煩驚　小便不利　云々と書き込んだ文章である。つまり、後人は小柴胡湯証の胸脇苦満・心煩の類症で、胸満煩驚、小便不利、讝語以下の証に

は柴胡加龍骨牡蠣湯がよいと主張している。

　したがって、本来ならば11-96の傍らに位置すべきなのだが、校正のとき
に（傷寒　八九日）とされて現在の位置に移された。（下之）は傷寒八九日を下
したのではなく、別人が大承気湯の其身必重を参考にして"讝語　一身盡重
不可轉側"の傍注として書き入れたものである。

　もし、傷寒八九日を瀉下したのであれば、体力が消耗するのでより虚証と
なり、さらに、大黄で瀉下することは誤治となるはずである。したがって、
後述するように本方には大黄は必要ないと考える。

　（傷寒　八九日）は後から付け加えられたもので何の意味もない。おそらく、
11-96傷寒　五六日との兼ね合いでそうしたのだろう。

　柴胡加龍骨牡蠣湯方
　　　半夏 2合　大棗 6枚　柴胡 4両　生姜 1両半　人参 1両半　龍骨 1両半
　　　鉛丹 1両半　桂枝 1両半　茯苓 1両半 （大黄 2両）　牡蠣 1両半
　　　十一味　以水八升　煮取四升　内大黄切如碁子　更煮一二沸　去滓
　　　温服一升

鉛丹　　赤色酸化鉛 Pb_3O_4 で収斂、鎮静作用がある。
　　　　ただし、現在は鉛丹に代えて黄芩を使用している。（『薬局の漢方』p.79）

龍骨　　前世界に棲息した哺乳類マンモスの骨の化石。
　　　　骨のようで、舌によく粘着するのがよい。硬くて石のようなのは不
　　　　可。
　　　　収斂、鎮静剤で、臍下の動悸をしずめ、驚狂、煩躁、失精、不眠に
　　　　用いる。（『薬局の漢方』p.79）

各論　辨太陽病脈證并治　中　第六

■ 機能的構造式

病位　　表裏間の陽（少陽病）　　〈気・血・水〉		
表	表裏間	裏
陽　桂枝 1.5	柴胡 4・半夏 2・生姜 1.5・大棗 6・人参 1.5・茯苓 1.5 龍骨 1.5・牡蠣 1.5・鉛丹 1.5（大黄 2）	
陰		

　構成生薬はすべて陽に属し、表裏間に集中しているのがわかる。小柴胡湯証の胸脇苦満と心煩が重症化した証とみることができる。

　本方については、二つの疑問がある。

　① 　薬方の構成生薬について

　薬方名の柴胡加龍骨牡蠣湯において、"加"の字は何を意味するのだろう。小柴胡湯に龍骨と牡蠣を加えたことだろうか。それとも、小柴胡湯と龍骨牡蠣湯を合方したことだろうか。

　先に、柴胡加桂枝湯は小柴胡湯に桂枝を加味したとした。また、柴胡桂枝湯は、小柴胡湯 1/2 と桂枝湯 1/2 の合方であるとした。

　一方、柴胡加龍骨牡蠣湯は薬方からみると小柴胡湯 1/2 と龍骨牡蠣湯 1/2 の合方である。

　すると、問題となるのが龍骨牡蠣湯の存在である。傷寒論と金匱要略には見当たらない。しかし、小柴胡湯との合方から類推すると以下の内容だったと考えられる。

　龍骨牡蠣湯方　　桂枝 3両　　茯苓 3両　　龍骨 3両　　牡蠣 3両　　鉛丹 3両

　その参考になるのが、桂枝茯苓丸（金匱要略・婦人妊娠病脈證併治第二十）である。

　桂枝茯苓丸　　　桂枝　　茯苓　　桃仁　　牡丹皮　　芍薬 各等分

　つまり、二方を比較すると、気と水の順行を改善して動悸などを鎮める桂枝・茯苓に、桂枝茯苓丸では三味の駆瘀血剤を、龍骨牡蠣湯は三味の鎮静剤

366

原文 12-99　傷寒四五日　身熱〜

を加えていることがわかる。

　これらから、龍骨牡蠣湯の存在が示唆される。今日では柴胡加龍骨牡蛎湯の鉛丹に替えて黄芩を使用しているが、龍骨牡蛎湯には甘草の方がよいと考える。桂枝・甘草の方意が生れるからである。しかし、黄芩と甘草は元々小柴胡湯の構成生薬である。それを後人が小柴胡湯との合方にする際、去黄芩、甘草加鉛丹としたのではなかろうか。

　その理由はわからない。おそらく、黄芩と甘草があると鉛丹の毒性を強めると考えたのだろう。確かに、滑石、赤石脂、禹餘糧などの鉱物をふくむ薬方には甘草がない。ただし、石膏は例外である。(107には"本傳柴胡湯、今加龍骨等"の記載がある。)

『類聚方廣義』の頭注に〈甘草黄芩を脱するに似たり。宋板には黄芩一両半とあり〉とあるように転写する際の脱字の可能性もある。前述のように、小柴胡湯加竜骨牡蛎湯とするときに鉛丹があるので去黄芩、甘草としたことも考えられる。

　したがって、去鉛丹ならば加黄芩、甘草とするのがよいのではないか。

> 胸脇苦満・心煩（小柴胡湯証）＋　動悸・鎮静作用（龍骨牡蠣湯証）
> 　　　　　　　　　　　　　＝ 胸満煩驚（柴胡加龍骨牡蠣湯証）

　また、方中に大黄2両とあるが、これは間違いである。すでに述べたように本方は小柴胡湯との合方であり大黄を必要としない。この大黄2両は前述したように「讝語　〜」への書き込みである（下之）には大黄2両を加えた方がよいと書き込まれたものが、薬方に記載されてしまった。傷寒論の原作者たちは大黄の取り扱いには極めて慎重で、陽明病の薬方にしか用いないからである。

　②　煎じ方について

　大黄については、記載されている煎じ方もおかしい。大黄を含む11味を水8升で煮て4升を取り、碁子（碁石）のように切った大黄を入れて、さらに、1、2回沸騰させ、滓を去って1升を温服するという内容である。どうして、碁石のように切った大黄をもう一度加えて1、2回沸騰させるのか。

"内大黄　切如碁子"は103 大柴胡湯方中の加大黄2両についての註釈であ

367

各論　辨太陽病脈證并治　中　第六

る。それが誤ってここに記載されたので削除する。したがって、薬方はつぎ
の通りである。

　　大黄を去り、黄芩と甘草を加える。

∴　訂正した柴胡加龍骨牡蠣湯方
　　　柴胡 4両　　黄芩 1.5両　　半夏 2.5合　　人参 1.5両　　生姜 1.5両　　大棗 6枚
　　　甘草 1.5両　　桂枝 1.5両　　茯苓 1.5両　　龍骨 1.5両　　牡蠣 1.5両　　（11味）

　　　十一味　以水八升　煮取四升　去滓　更煮　取三升　温服一升　日三服
とする。

　訂正した機能的構造式

■ 機能的構造式

病位　　表裏間の陽（少陽病）　　〈気×水・一〉		
表	表裏間	裏
㊦ 桂枝 1.5	柴胡 4・黄芩 1.5・人参 1.5・半夏 2.5・生姜 1.5・大棗 6　　甘草 1.5・茯苓 1.5・龍骨 1.5・牡蠣 1.5	（大黄 1）
㊜		

　本方の煩驚は、気の循環不全と水の循環不全が衝突している状態である。
そのため、薬方は気剤（桂枝、柴胡・黄芩・甘草＋龍骨・牡蠣）と水剤（茯苓、大棗・
生姜・半夏）から成り立っている。そして、龍骨・牡蠣、茯苓には鎮静作用が
ある。

　胸満には柴胡・黄芩・人参が、煩驚には気剤と水剤が対応する。
小便不利　讝語　一身盡重　不可轉側は、煩驚の変証で表熱と往来寒熱によ
る気の過剰なエネルギーが水の循環を妨害する症状である。

　生姜・大棗・半夏は嘔ではなく、ここでは茯苓とともに水の循環不全を改
善して煩驚に対応する。

　したがって、気と水の関係は動的である。

　大黄は原方にはなかったと考えるが、もし、必要ならば気剤として一両を

加える。二両は多過ぎる。本方は瀉下が目的ではないので一両とした方がよい。

なお、三黄瀉心湯の方意（心気不定）を持たせるときは、本方に黄連 1.0g と大黄 1.0g を加味する。

【臨床応用】
〈証〉　胸脇苦満、臍上悸、心悸亢進、便秘傾向、尿利減少、神経症状
　　　　（精神不安、不眠、神経過敏＝物音に驚きやすい、集中力欠如）。
　精神神経関係：神経衰弱、ノイローゼ、ヒステリー、更年期障害、血の道
　　　　　　　　症、精神分裂症、癲癇、小児の夜啼症、不眠症、神経性心
　　　　　　　　悸亢進。
　その他：　　　高血圧症、動脈硬化症、腎炎、慢性腎炎、耳鳴、バセドー病、
　　　　　　　　脱毛症など。　　　　　（藤平健・小倉重成『漢方概論』創元社 p.489）

【治験例】
1．高血圧症　男性　47 歳
主訴　　動悸、息切れ。
現病歴　数年前から動悸、息切れがするようになった。近医に血圧を測って
もらったところ非常に高いといわれた。そこでいろいろ検査をうけたが異常
はなかった。以来降圧剤を投与されている。しかし、あまりまじめに飲んで
いないようで、最近の血圧は降圧剤服用していても、150-170/90-100 であ
るという。
　その他の自覚症状としては、肩がこる、時々いらいらする、夜間安眠でき
ない、便秘がちであるなどという。
現症　　身長 161cm、体重 70kg.
　脈、舌に異常はない。腹診すると、心下部が膨満し、著明な両側胸脇苦満
と臍上に強い動悸の亢進を認める。血圧 170-100（降圧剤服用中）。
経過　　　柴胡加龍骨牡蠣湯を与える。また、減食、運動、休養のバランスを
とるように注意した。服薬 1 カ月後には、主訴の動悸、息切れが著明に減少
し、気分がとてもよくなった。また、あまりいらいらしなくなった。その後、
患者はまじめに服薬を続け、体重も 5kg ぐらい減少した。諸症状は消失し、
気分は引き続き大変快調である。血圧 144-90。

（松田邦夫『症例による漢方治療の実際』創元社 p.42 ～ 43）

各論　辨太陽病脈證幷治　中　第六

2. 不安神経症　男性　42歳

主訴　　車に乗ると息苦しくなる。

現病歴　生来苦労性で、取越し苦労が多い。以前から疲れやすく、眠れない
ことが多い。最近、車に乗っていると息苦しくなる。空気が足りない感じで、
いてもたってもいられず、途中で下車してしまう。気持が悪くなり、真っ青
になって吐きそうになることもあるが、逆にのぼせて、動悸が強くなったり、
めまいのすることもある。理由もなく不安で仕方がなかったり、いらいらす
ることもあるという。

現症　　身長161cm、体重63kg。

　顔貌はやや苦悶状で憂鬱そう。しかし、栄養状態は良好で、脈、舌状に異
常はない。腹診で、胸脇苦満を左右に認め、臍上に軽度の拍動亢進を認める。
血圧は146-98。便秘はしていない。

経過　　柴胡加龍骨牡蠣湯を与える。

　服薬後も、症状は一進一退を繰り返していたが、1～2カ月を経過する頃
から次第に調子のよい日が多くなってきた。まじめに服用を続け、初診から
1年5カ月にやっとよくなったといって中止した。ところが、1年後に再発
した。その時は某院で、密室恐怖不安神経症と診断され、ただちに前方を3
カ月間服用後廃薬したが、その後は再発を見ていない。

（松田邦夫『症例による漢方治療の実際』創元社 p.159～160）

3. 円形脱毛症　男性　40歳

現病歴　突然頭部の毛が円形に脱毛してきた。気が付いてみると直径約1cm
から3cmの大きさのものまで、何か所も毛がぬけてきたということで来診
した。

　とくに自覚症状はない。今回、原因はわからないが、従来は根をつめて仕
事をした後に急に抜けるようだという。便秘がちである。

現症　　身長180cm、体重62kgでやせているが割合筋肉質で、健康状態は
至極よい。腹診すると心下部から両側とくに右側の季肋部にかけて堅く張っ
ており、臍の周囲に動悸がある。腹部大動脈の拍動亢進を認めるときは、多
くは神経過敏ないし疲労しているとき、または虚証である。この人は、それ
ほど疲れているようには見えなかったので、いらいらしたり、神経がたかぶ
ることがないかとたずねたところ、時々いらいらする、夜間安眠できないこ

370

とがあるという。

経過　柴胡加龍骨牡蠣湯（大黄1.0）を投与する。

服薬1カ月後、脱毛部位にうすい産毛が生えてきた。

2カ月後、その産毛が黒くなってきた。短い毛が次第に密生してきたが、周囲と比べてはっきりと段がついているのが目立つ。

3カ月後には、ほぼ目立たなくなった。

その後も服薬を続け、はじめから数えて9カ月間飲んで廃薬した。

その後患者は二度と毛がぬけることはなくなった。

考案　円形脱毛症に柴胡加龍骨牡蠣湯の有効な例は多い（大塚敬節は柴胡の量を倍にして用いるとよいという）。虚証には、柴胡桂枝湯の有効なことが多い。しかし、悪性のものではなかなか難治のものがある。とくに頭全体の毛が抜けたり、さらに進んで眉毛や腋毛、陰毛に及ぶものがあり、難治である。長い間放置してあったものも治りにくい。

なお、円形脱毛症には、松葉をゴム輪で束ね、それで脱毛部位を突っつくとよい場合がある。　（松田邦夫『症例による漢方治療の実際』創元社 p.398～399）

〔柴胡加龍骨牡蠣湯についてのコメント〕

治験例にあるように、神経不安を伴う高血圧に著効したことがある。45歳の女性で家業がうまくいかず、そのため夫婦関係も悪かった。血圧が高くなり、主治医から降圧剤と精神安定剤を処方してもらって服用しているのだが、一向に下がらないという。そこで、本方を与えたところ、1週間で185/95→135/80となった。うれしくなって主治医に報告したところ、それは危険な漢方薬だからといわれて服用を中止してしまった。その後の経過は不明である。

すでに述べたように、107柴胡加龍骨牡蠣湯の「胸満煩驚」に関連する証として、いわゆる火逆による驚狂、奔豚、煩躁を、112、117、118にまとめて記載している。

以下の三方はいずれも桂枝湯の去加方である。

各論　辨太陽病脈證幷治　中　第六

附方 1-3-1：桂枝去芍薬加蜀漆龍骨牡蠣救逆湯
　　　　（柴胡加龍骨牡蠣湯証・煩驚との比較）

112　（傷寒　脈浮　醫以火迫劫之　亡陽）必驚狂　臥起不安者　桂枝去芍薬加蜀
　　　漆龍骨牡蠣救逆湯主之。

［読み方］かならず驚き狂い　寝たり起きたりが安らかざる者は救逆湯これを
　　　　　つかさどる。

［内　容］（傷寒で脈浮なのに、焼鍼で強制的に発汗する誤治をしたために、陽がなくなっ
　　　　　た。）それで、必驚狂　臥起不安になり、救逆湯が主治するという。
　　　　　（傷寒　脈浮〜）は、別人の註釈である。

　柴胡加龍骨牡蠣湯証の「胸満煩驚　一身盡重不可轉側」と比較する意味で、
誤治による「驚狂　臥起不安」を救う救逆湯が書き込まれた。基本の薬方は、
"太陽病　下之後　脈促　胸満者"の桂枝去芍薬湯である。救逆とは、誤治
を救うという意味である。

　桂枝去芍薬加蜀漆龍骨牡蠣救逆湯方　（少陽病）〈気・―・水〉
　　　　桂枝 3両　甘草 2両　生姜 3両　牡蠣 5両　龍骨 4両　大棗 12枚　蜀漆 3両
　　　七味　以水一斗二升　先煮蜀漆　減二升　内諸薬　煮取三升　去滓
　　　温服一升

蜀漆　　常山苗　中国産ユキノシタ科の低木 *Dichroa febrifuga* の全草をショ
　　　クシツ、根をジョーザンとする。
　　　わが国ではミカン科のコクサギ *Orixa japonica* の葉をショクシツと
　　　し、根をジョウザンと称すれども代用にはならない。
　　　ユキノシタ科の低木アジサイ *Hydrangea macrophylla* の葉を同様に
　　　用いる。
　　　解熱、催吐剤で、マラリアの発作に用いる。（『薬局の漢方』p.31）

　　　〈日本では、蜀漆をコクサギにあてているが、もちろん誤りで、この
　　　ものは日本に産しない。私はこれを入れないで用いているが、結構
　　　よく効く。〉（大塚傷寒論 p.284）

372

原文 12-99　傷寒四五日　身熱〜

【臨床応用】

〈証〉　腹部大動脈の博動著明、胃部振水音を認めることがある。

　　　　逆上感あり、起臥安からず、心悸亢進

外傷関係：　　火傷、湯傷、施灸。ガス中毒。日射病、熱射病などで煩躁
　　　　　　　発熱、動悸、顔面紅潮、口渇などを呈するもの。

精神神経関係：神経衰弱、脳症、発狂、脳出血、高血圧症、バセドー病、ヒ
　　　　　　　ステリーなどで煩躁しのぼせて興奮しやすく、動悸、不眠、
　　　　　　　発汗、口渇などのあるもの。
　　　　　　　不眠症で興奮狂状のもの。

その他：　　　アドレナリン中毒などで動悸、呼吸困難、煩躁するもの。

（藤平健・小倉重成『漢方概論』創元社 p.473）

【治験例】

火傷<ruby>やけど</ruby>　男性　54歳

現病歴　高名な僧侶である。ごく特別の場合のご祈禱に、蝋燭を自分の腕に
立てて、蝋燭が燃えつきるまで祈願するらしい。（中略）3日前に、特別のご
祈禱を行なった。代理人を通じて問診した結果は以下のとおりである。「今度
も紫雲膏を使っているが、左上腕の火傷は深く、黒い潰瘍になって次第に悪
化してゆく。本人は黙っているが、いつまでも痛みがひどいようだ。熱は測っ
てはいないがだいぶあるらしく、のぼせ気味で顔が赤く、動悸、頭重があり、
食欲もない。」（中略）

経過　　　私は桂枝去芍薬加龍骨牡蠣湯を投与した。もちろん紫雲膏を常時塗
布させた。この結果顕著な効果があり、火傷の部位の痛みは急速に消退して
いった。数日で熱も下がり、食欲も回復して周囲の人をほっとさせた。その
後服薬は30日間続け、火傷はようやく治癒した。

（松田邦夫『症例による漢方治療の実際』創元社 p.251〜252）

附方1-3-2：桂枝加桂湯（救逆湯証・必驚狂との比較）

117　（焼鍼令其汗　鍼處被寒　核起而赤者　必発奔豚）気従少腹上衝心者　與桂
　　　枝加桂湯。（更加桂二両）

［読み方］（焼鍼しそれを汗せしめ、鍼處が寒をこうむり、核おきて赤き者は、必ず奔豚を
　　　　　発す。）気が少腹より上衝し　心をつく者には桂枝加桂湯をあたえる。

各論　辨太陽病脈證幷治　中　第六

[内　容]　当時、急性熱性病の初期には焼いた鍼で発汗させる治療法があった。その焼鍼で発汗させたところ、鍼を刺した部分に寒（病）が入り、赤く腫れた者は必ず奔豚を発するという。117 は 112 の必驚狂の補入で、気が少腹からのぼって心をつく者には、桂枝加桂湯与えよという。

（更加桂二両）は桂枝加桂湯の註釈。

　これは後人が、必驚狂との比較を目的として、金匱要略・奔豚氣病脈併治第八にある桂枝加桂湯の文章を救逆湯の脇に書き入れたものである。

桂枝加桂湯方　（太陽病）〈**気・血・水**〉
　　桂枝 5両　芍薬 3両　生姜 3両　甘草 2両　大棗 12枚
　　五味　以水七升　微火煮取三升　去滓　温服一升

桂枝湯の桂枝を 2 両増やして 5 両にした薬方である。焼鍼のよって気のエネルギーが異常に増加して循環不全を生じた症状である。

【臨床応用】
〈証〉　激烈な頭痛、偏頭痛、のぼせなどの上衝が激しい。
熱性病の初期：桂枝湯証より頭痛が激しいカゼ。
精神神経関係：神経性頭痛、偏頭痛、睡眠不安、心悸亢進、耳鳴。
　　　　　　　　　　　　　　（藤平健・小倉重成『漢方概論』創元社 p.463)

附方 1-3-3：桂枝甘草龍骨牡蠣湯（桂枝加桂湯証・焼針必発奔豚への補入）
　118　（火逆　下之因）焼鍼煩躁者　桂枝甘草龍骨牡蠣湯主之。

[読み方]　（火逆し、これを下すにより）焼鍼して煩躁する者は　桂枝甘草龍骨牡蠣湯これをつかさどる。
[内　容]　焼鍼　必発奔豚に対して、焼鍼して煩躁する者には桂枝甘草龍骨牡蠣湯が主治するという書き込みである。（火逆　下之因）は、焼鍼煩躁者の註釈に過ぎない。

原文 12-99　傷寒四五日　身熱～

桂枝甘草龍骨牡蠣湯方　（少陽病）〈**気・一・一**〉
　　桂枝 ^{1両}　甘草 ^{2両}　牡蠣 ^{2両}　龍骨 ^{2両}
　　四味　以水五升　煮取二升半　去滓　温服八合　日三服

　桂枝甘草湯に牡蛎と竜骨を加えた薬方だが、甘草を除いて生薬の量が少ない。心下悸が激しくなって煩躁するので鎮静作用のある気剤（牡蠣・龍骨）を加味した。

【臨床応用】
〈証〉　煩躁、逆上感、呼吸促迫、心悸亢進、臍上悸。
精神神経関係：神経性心悸亢進、ヒステリー。
外傷関係：　　火傷や灸傷などによる煩躁心悸亢進など。
　　　　　　　　　　　　　（藤平健・小倉重成『漢方概論』創元社 p.471）

　なお、柴胡加龍骨牡蠣湯証の「胸満煩驚　一身尽重　不可轉側者」に関連して、身体疼煩によっても不能自轉側が生じると追加されたのが 174 桂枝附子湯である。

附方 1-3-4：桂枝附子湯
（柴胡加龍骨牡蠣湯証・一身盡重　不可轉側者との比較）
　174　（傷寒八九日）（風湿相博）身體疼煩　不能自轉側（不嘔　不渇）脈浮虚而濇者　桂枝附子湯主之。

［読み方］身體疼煩し　おのずから轉側することあたわず　脈浮虚にして濇なる者は桂枝附子湯これをつかさどる。
［内　容］身體が痛んでわずらわしく、自力で寝がえりを打てず、脈が浮で虚して、しぶる者は桂枝附子湯が主治する。

　この文章は、107 柴胡加龍骨牡蠣湯の脇に書き込まれた。そのために、（傷寒八九日）を冒頭に付けられている。（風湿相博）は 175 甘草附子湯の註釈が間違って 174 に付け加えられただけなので削除する。また、（不嘔・不渇）も別人による註釈であり、柴胡加龍骨牡蠣湯の不可轉側と白虎湯の難以轉側を否定する目的で書き込まれただけである。

375

各論　辨太陽病脈證幷治　中　第六

　脈浮虚の虚とは、〈脈が充実していなくて、按圧すると、内容が空虚のような感じのする脈状。虚の徴候とする。「虚」は「弱」に似るが、「弱」は脈管の緊張度を主とし、「虚」は脈管の内容を主としている〉ことである。

（藤平健・小倉重成『漢方概論』創元社 p.158）

　濇は〈血流が円滑でなく、粘着凝滞するような感じがある脈状。これを虚の徴候とする〉である。（藤平健・小倉重成『漢方概論』創元社 p.159）

桂枝附子湯方

　　　桂枝 4両　附子 炮3枚　生姜 3両　甘草 2両　大棗 12枚
　　　五味　以水六升　煮取二升　去滓　分温三服。

■ 機能的構造式

病位　表の陰（少陰病）　〈気・―・水〉		
表	表裏間	裏
㊐ 桂枝 3・桂枝 1	生姜 3・甘草 2・大棗 12	
㊑ 附子 炮1・附子 炮2		

　桂枝去芍薬湯に桂枝1両と附子3枚を加味した薬方である。すると、適応証が脈促・胸満から身体疼煩に変化するが、身体疼煩の煩には、胸満が関係していると考えられる。脈も（浮）促から浮虚而濇となる。これは、陰の冷えにより水が循環不全となり、それが血液の流れを悪くしていることによる。瘀血ではないので血それ自体には異常がない。水の影響が気に及んでいるので桂枝を4両としている。したがって、病位は桂枝去芍薬湯の太陽病位から少陰病にまたがる状態である。

　本方も〈気・―・水〉だが、柴胡加龍骨牡蛎湯証とは異なり静的である。そのため、脈が浮虚而濇である。

　　　＊参考：傷寒論中にある身体の痛みに関係する薬方
　　　（原典）身疼、腰痛、骨節疼痛　〈気・―・水〉　太陽病・麻黄湯

376

原文 12-99　傷寒四五日　身熱〜

身疼痛	〈気×水・一〉	太陽中風・大青龍湯
身体痛、骨節痛	〈一・血・水〉	少陰病・附子湯
（附方）脚攣急	〈気・血・一〉	太陰病・芍薬甘草湯
四肢微急	〈気・血・水〉	少陰病・桂枝加附子湯
身体疼煩	〈気・一・水〉	少陰病・桂枝附子湯
骨節疼煩	〈気・一・水〉	少陰病・甘草附子湯

　これらをみると、身体の痛みに関しては、〈気・一・水〉型が圧倒的に多いことがわかる。すなわち、気と水の循環不全が原因である。血の関与は少ない。そして、附子湯を除き共通の気剤として甘草が含まれている。

【臨床応用】

〈証〉　身体疼煩強く、脈浮虚にして濇

急性熱性病：感冒その他の熱性病の初期で発熱、悪寒、頭痛、汗出で、小
　　　　　　便数、あるいは心煩し、あるいは下肢のつれるもの。

疼痛性病：　神経痛、リウマチ様疾患、ベーチェット病、瘰癧、面疔など
　　　　　　で発熱疼痛、四肢冷え脈浮虚のものなど。

（藤平健・小倉重成『漢方概論』創元社 p.480）

　なお、桂枝附子湯に関連して　若其人大便鞕　小便自利者　桂枝附子去桂加白朮湯主之　が記載されている。奥田傷寒論はこれを金匱要略・痙湿暍病脈證幷治第二の白朮附子湯と同じであるという。

白朮附子湯方
　　白朮 2両　附子 1枚半　甘草 1両　生姜 1.5両　大棗 6枚
　　五味　以水三升　煮取一升　去滓　分温三服。

　この文章は、後人が桂枝附子湯では小便不利、大便は軟の傾向があるので、大便鞕　小便自利者には、桂枝を去って白朮を加えた方がよいと追加したものである。しかし、なぜか附子以下の生薬の分量が桂枝附子湯の半分である。理由はわからない。

各論　辨太陽病脈證幷治　中　第六

附方 1-3-5：白虎湯（桂枝附子湯証・脈浮虚而濇との比較）

176　（傷寒）脈浮滑（此以表有熱　裏有寒）　白虎湯主之。

［読み方］（傷寒）脈浮滑　白虎湯これをつかさどる。
［内　容］脈が浮虚而濇ではなく浮滑ならば白虎湯が主治する。

　これは、桂枝附子湯証の脈浮虚而濇に対して、反対の浮滑ならば、白虎湯がよいと書き込まれた文章である。目的は、身體疼煩　不能自轉側と 219（三陽合病）腹満　身重難以轉側の違いを脈証で述べようとしたことである。
　（此以表有熱　裏有寒）は、175 甘草附子湯の風湿相搏についての註釈が間違って 176 に記載されたものであり、白虎湯について述べたものではない。
　脈滑とは、〈珠玉が指下を流れて行くような感じの脈状で裏熱の徴候とする〉（藤平健・小倉重成『漢方概論』創元社 p.158）である。

附方：1-3-6 炙甘草湯（白虎湯証・脈浮滑との比較）

177　（傷寒）脈結代　心動悸　炙甘草湯主之。

［読み方］（傷寒）脈けったい　心動悸　炙甘草湯これをつかさどる。
［内　容］脈が結代して、心臓が動悸するのを炙甘草湯が主治する。

　この文章は、176 白虎湯証の脈浮滑についての書き込みである。脈結代とは、〈脈の搏動が時に一止し、あるいは二、三止し、または不整な感じの脈状。〉
（藤平健・小倉重成『漢方概論』創元社 p.159）

炙甘草湯方
　　甘草 4 両　　生姜 3両　　人参 2両　　生地黄 1斤　　桂枝 3両　　阿膠 2両
　　麦門冬 半升　麻子仁 半升　大棗 30枚
　　九味　以清酒七升　水八升　先煮八味　取三升　去滓　内阿膠烊消盡
　　温服 1 升　　日三服（一名復脈湯）

地黄　　中国原産で、各地に栽培するゴマノハグサ科の多年草アカヤジオウ
　　　　Rehmannia glutinosa の根。
　　　　生のものを生地黄、乾かしたものを乾地黄、蒸して乾かしたものを

原文 12-99　傷寒四五日　身熱〜

熟地黄という。

補血強壮、解熱、止血剤で、貧血症、虚弱者に用いる。

（『薬局の漢方』p.93）

（しかし、胃腸が弱い者は胃腸障害を訴えることがある。）

麦門冬　各地に野生し、また栽培されるユリ科の多年草ジャノヒゲ（リウノヒゲ）
Ophiopogon japonicus の細根についている肥厚した塊根。細根を去り乾かして用いる。

痰黄色、軟らかで新しく肥えたものがよい。

消炎性滋養、強壮、鎮咳、去痰薬で、止渇、利尿の効がある。

（『薬局の漢方』p.37）

麻子仁　クワ科の１年草アサ Cannabis sativa の果実。

粘滑性下剤、滋養、鎮咳、鎮痛剤である。（『薬局の漢方』p.100）

■ 機能的構造式

病位　表裏間の陽〔少陽病〕	〈気・血・水〉	
表	表裏間	裏
桂枝 3	甘草 4・生姜 3・大棗 12・生地黄 1・阿膠 2・麦門冬 半升	
		人参 2・麻子仁 半升

桂枝去芍薬湯に甘草、人参、生地黄、阿膠、麦門冬、麻子仁を加えた薬方であり、桂枝去芍薬湯証の「脈促　胸満」が、「脈結代　心動悸」になったのが炙甘草湯証である。

甘草が４両とされたのは、気剤（桂枝、生地黄、阿膠）の作用を調整するためである。脈結代は体液を失うことにより、血液が乾燥して循環不全を起こしたと考えた。その結果、水の循環不全に対応する生姜・大棗に麦門冬、人参・麻子仁を加えた。人参と麻子仁は主として、消化管を滋潤（湿らせる）する。

各論　辨太陽病脈證幷治　中　第六

　麦門冬は止渇、利尿の作用を持ち、乾燥している部位を湿らせる。

　阿膠には鎮静作用があり、生地黄には静熱作用がある。また、桂枝には、解熱・鎮痛作用がある。前述のように、甘草はそれらの気剤の働きを調整して、気と水の循環不全を改善し　脈結代　心動悸　を寛解する。

　ところで、金匱要略に炙甘草湯証が二種類示されている。

① 　血痺虚勞病脈證幷治第六　附方
　　『千金翼』炙甘草湯一傅復脈湯　治虚勞（不足）汗出而悶　脈結（心）悸
　　（附方というのは、もとの『金匱要略』にはなかったけれども、宋の時代に校訂するときに、これは張仲景の薬方であろうと思われるものを附したもの）（大塚敬節『金匱要略講話』創元社 p.185）

　病名は血痺虚勞病だが、血痺は黄耆桂枝五物湯だけで他の薬方はすべて虚勞の薬方である。血痺とは血が“まひする”あるいは“しびれる”ことである。実際には、黄耆桂枝五物湯証の身體不仁（体の感覚が麻痺すること）を血痺と表現している。

　したがって、炙甘草湯は血痺には関係なく、虚勞を治す薬方として付け加えられた。

　虚勞とは体力がなくつかれることを意味する。（不足）は虚勞に対する注釈で、体力不足を意味し、虚勞が不足するわけではない。

　ここでの炙甘草湯証は、「体力がなくつかれて、汗が出てもだえ、脈が結代し、心臓が動悸する」ことである。本方は、別名の復脈湯が示すように凝結した脈を回復することが目的である。それを知っていた後人が、傷寒論176白虎湯証の脈浮滑と比較する意味で書き入れたのだろう。

② 　肺痿肺癰欬嗽上氣病脈證治第七　附方
　　『外臺』炙甘草湯　治肺痿涎唾多　心中温温液液者　方見虚勞中

　『外臺』炙甘草湯は、肺痿でよだれや唾液が多く、胸中が潤い過ぎて水浸した状態の者を治すという。これは炙甘草湯証ではなく甘草乾姜湯証である。二方の間に錯簡があると考える。

　したがって、『外臺』炙甘草湯は参考にならない。

380

原文 12-99　傷寒四五日　身熱〜

【臨床応用】

〈証〉　心悸亢進、胸中がつまって苦しい感じ、不整脈、咳喘、気の動揺感、
　　　　顔面及び頬部の潮紅
　　　　多くは腹部大動脈の動悸著明
　　　　皮膚枯燥、疲労衰弱、おおむね四肢煩熱。

急性熱性病：肺炎、流感などで、熱高く、動悸、虚煩、不眠、讝妄などが
　　　　　　あるもの。

呼吸器関係：肺結核で、高熱、息苦しく、盗汗、喀血、皮膚乾燥、咳など
　　　　　　が著明なもの。百日咳などで、息切れ、動悸し、衰弱を現わ
　　　　　　すもの。

循環器関係：心臓弁膜症、期外収縮、遷延性心内膜炎などで、動悸あるい
　　　　　　は脈結代するもの。

内分泌・神経関係：
　　　　　　バセドー病、神経性心悸亢進症、交感神経緊張症、ノイローゼ、
　　　　　　本態性高血圧症などで動悸し、汗をかきやすく、疲れやすく、
　　　　　　のぼせぎみのもの。

その他：　　口内炎、舌炎、歯齦炎、扁桃腺膿瘍等で濁唾を出し、飲食す
　　　　　　ること能わず、衰弱が加わるものなど。

　　　　　　　　　　　　　（藤平健・小倉重成『漢方概論』創元社 p.506）

【治験例】

1. 動悸　女性　64歳

主訴　　動悸と不整脈

現病歴　数年前から時々動悸を訴えていた。最近の心電図検査で、心臓肥大、
　　　　心筋障害と診断された。また、血圧も高く、降圧剤を飲んでいる。
　　　　いつも項背部がこる。時々左の背中が痛む、朝起きる時に足に力が
　　　　ない、夕方は少し体が疲れ、右足が痛む。時々カーッと熱くなり、
　　　　汗が出るなどという。血の道症みたいである。その他、食欲ふつう。
　　　　二便正常。

現症　　身長149cm。体重54kg。体格、栄養状態良好。
　　　　脈の数はふつうであるが、弦脈の傾向で、時々結滞する。舌に特記
　　　　すべきことはない。腹診で、臍部で動悸がやや亢進している。その

各論　辨太陽病脈證幷治　中　第六

他に軽度の胸脇苦満を認める。現在、某院で降圧剤を服用中である。血圧 152-92.

経過　はじめ、大柴胡湯合桂枝茯苓丸料を投与して、経過を見ることにした。その結果、首から肩にかけてのこりは著明に減少し、背中の痛みもなくなったが、血圧は 140 ～ 150/86 ～ 96 で著変はない。この間、降圧剤は病院の指示もあって、経続服用中である。
　　　　ところで問題は不整脈と動悸で、3 カ月の服用によっても一向に効果がみられない。そこで、炙甘草湯に変方する。
　　　　この薬に変えてから、めきめきよくなり、わずか 3 週間後に動悸はまったく消失した。体に元気が出てきて疲れなくなった。また、血の道症のような上衝、発汗などの症状もなくなった。最近では調子がよいので降圧剤を中止しているが血圧は 140-80 ぐらいで具合がよい。続服中。　（松田邦夫『症例による漢方治療の実際』創元社 p.47 ～ 48）

2. バセドウ病　女性　61 歳

主訴　動悸

現病歴　娘時代にバセドウ病に罹患し、某有名専門病院で内服治療を受けてよくなった。しかし、その後も時々悪化し、そのつどその病院の治療を受けていた。（中略）便通はやや軟便で日に 2 回。夜間尿はない。月経はだいぶ以前に閉止している。

現症　身長 152cm、体重 47kg。体格、栄養状態はふつう。皮膚は湿潤し、甲状腺腫は軽度に認められるが、眼球突出、手のふるえなどはない。脈は数で浮。舌は湿潤して苔はない。腹証上、臍部で腹部大動脈拍動が著明に亢進している。血圧 128-70.

経過　炙甘草湯を投与。
　　　　2 週間後、前記病院で、「症状が奇跡的によくなっているので、このまま様子を見る」といわれた。2 カ月半後の本人からの手紙で、「検査値もほとんど正常化しているので、内服薬を中止してみるとの診断」があったとの報告がきた。

考案　炙甘草湯は、女性のバセドウ病に奏功することが多い。抗甲状腺剤の補助療法に用いられるが、本例のように抗甲状腺剤よりも有効な場合もある。本方は脈の結滞と動悸の亢進とを目標に用いられるが、

原文 12-99　傷寒四五日　身熱〜

脈の結滞のないものにも用いてよい。

（松田邦夫『症例による漢方治療の実際』創元社 p.120 〜 121）

附方 1-3-7：甘草附子湯（桂枝附子湯証・身體疼煩、不能自轉側との比較）

175　(風湿相搏) 骨節疼煩　掣痛　不得屈伸　近之則痛劇　汗出　短気　小
便不利 (悪風　不欲去衣) (或) 身微腫者　甘草附子湯主之。

［読み方］（風湿あいうち）骨節疼煩し　せい痛して屈伸することをえず　これ
に近づけばすなわち痛みはげしく　汗出で　短気し　小便利せず
（悪風して衣を去るをほっせず）（あるいは）身微腫する者は甘草附子湯
これをつかさどる。

［内　容］（風湿相搏）は、骨節疼煩に対する註釈である。つまり、汗出・悪風
を風とし、小便不利（或）身微腫を湿として、骨節疼煩を風と湿の
格闘だと表現した註釈である。
骨節疼煩　掣痛は、関節が痛んでわずらわしく、またひきつって痛
むので関節をまげたり伸ばしたりすることができないという意味。
その結果、さすろうとして、手を近づけるだけで痛みが激しくなる。
汗が出て、息づかいが激しい。小便の出が悪く、体が少しむくむ者
には甘草附子湯が主治する。
（悪風　不欲去衣）は汗出についての註釈である。つまり、汗が出る
にもかかわらず、さむけがして着ているものを脱ごうとしないとい
う意味である。

この文章は、174 桂枝附子湯証の「身体疼煩」に対して、「骨節疼煩」に
は甘草附子湯がよいと書き加えられたものである。桂枝附子湯証は身体疼煩
なので不能自轉側だが、本方証は骨節煩疼なので、ひきつるような痛みがあ
り、関節の屈伸ができない。その痛みの強さは、さすろうとして手を近づけ
たたけでも痛いほどである。

甘草附子湯方
甘草 2両　附子 炮2枚　白朮 2両　桂枝 4両
四味　以水六升　煮取三升　去滓　温服一升　日三服

383

各論　辨太陽病脈證并治　中　第六

■ 機能的構造式

病位　表の陰（少陰病）　〈気・―・水〉		
表	表裏間	裏
㊜　桂枝 4	甘草 2・白朮 2	
㊟　附子 炮2		

　発汗過多の桂枝甘草湯（桂枝 4両・甘草 2両）に炮附子2枚と白朮2両を加味した薬方である。白朮・附子は利尿作用により疼痛に効果がある。

　本方は水の循環が冷えによって悪化し、それが気の循環不全を引き起こしている。冷えを改善するために附子は2枚に増量されている。また、気の循環不全に対しては桂枝を4両とした。

【臨床応用】

〈証〉　さむけが強く、下肢が冷えて、布団にはいっても温まりにくく、疼
　　　　痛が激しいために睡眠を妨げられるぐらいで、汗が出やすい。
　　　　小便の出は悪い。

疼痛関係：　激痛と冷えの強い神経痛、リウマチ、骨髄炎、骨膜炎、腰痛、
　　　　　　癭疽、歯痛など。

呼吸器関係：風邪がこじれて、冷えの強くなったもの。
　　　　　　アレルギー性鼻炎（激しいくしゃみと止まらない鼻水）など。

　　　　　　　　　　　　　　（藤平健・小倉重成『漢方概論』創元社 p.450）

2　小柴胡湯証「心煩、腹中痛、喜嘔」への附方

附方2-1：梔子厚朴湯（小柴胡湯証・心煩、腹中痛との比較）

79　（傷寒 下後）心煩　腹満　臥起不安者　梔子厚朴湯主之。

［読み方］心煩　腹満し臥起安からざる者は　梔子厚朴湯これをつかさどる。
［内　容］これは、小柴胡湯証の心煩、腹中痛とは異なり、心煩と腹満があっ
　　　　　て横になってもまた起きても気持が落ち着かないという内容であ

384

る。反覆顛倒　心中懊憹の軽症といえる。梔子に厚朴と枳實を加え
た梔子厚朴湯が主治する。腹満には、桂枝加芍薬湯証のような痛み
はなく、神経的側面が強い。

79 は、小柴胡湯証との比較のために書き込まれた文章である。

梔子厚朴湯方　（少陽病）〈気・―・―〉

　　梔子 14箇　厚朴 4両　枳実 4枚

　　三味　以水三升半　煮取一升半　去滓　分二服

梔子　　アカネ科のクチナシ *Gardenia jasminoides* の果実。
（山梔子）サフランのような香気と苦みがあり、かじると唾液を黄赤色に染め
　　　　る。小形で黄褐色、コゲ色のものがよい。
　　　　消炎、解熱、止血剤で、充血または炎症機転による心煩、充血、吐血、
　　　　黄疸、眼病に用いる。（『薬局の漢方』p.58）

枳実　　暖地に栽培するミカン科のダイダイ *Citrus aurantium var.daidai*
　　　　またはナツミカン *C.natsudaidai* の未熟果実。
　　　　小形のものはそのままかあるいは半分に切ったものを枳実とする。
　　　　大形のものは、半分に切って、中のサナゴを取り除いて枳殻と称する。
　　　　ダイダイから作ったレンズ型の枳実を上品とする。
　　　　芳香苦味健胃剤で、心下、肋骨弓下、直腹筋の結実を治し、胸満、
　　　　胸痛、腹痛、咳、痰に用いる。（『薬局の漢方』p.61）

　本方は、三種類の気剤で構成されている。梔子は胸部の鬱熱（気のエネルギー
過剰）を解し、厚朴は、消化管内に鬱滞する気を動かし、枳実は消化管内で
気の循環不全によって滞留する水の循環不全を改善する。

　このように、消化管内で［気＋気＋気・（水）］の状態になると、その影響
が胸部と腹部に現れて、79 の症状になる。

　甘草を含まない理由は、それぞれが独立して行動するからである。音楽に
譬えるなら指揮者（甘草）のいない三重奏である。

各論　辨太陽病脈證并治　中　第六

【臨床応用】
〈証〉　気持ちが落ち着かず、寝てもおきても不安でじっとしていられない。
消化器関係：肝硬変症で黄疸、腹満、臥起安からざる者

（藤平健・小倉重成『漢方概論』創元社 p.502）

附方2-2：小建中湯（小柴胡湯証・心煩との比較）

102　（傷寒二三日）心中悸而煩者　小建中湯主之。

［読み方］心中悸して煩する者は小建中湯これをつかさどる。
［内　容］心中が動悸して煩わしい者は小建中湯が主治する。

　この文章は、96 小柴胡湯証の「心煩」を心中悸而煩者と解釈した人が、その“悸”について、小建中湯がよいと書き込んだものである。おそらく、彼は、金匱要略・血痺虚勞病脈證并治第六の〈虚勞裏急　“悸”　衂　腹中痛　夢失精　四肢痠痛　手足煩熱　咽乾口燥　小建中湯主之〉を参考にしたのだろう。

　そこへ、校正のとき、文の冒頭に“傷寒二三日”が付けられたのだが、その経緯は以下の通りである。

　テキストの5に“傷寒二三日　陽明少陽證不見者　爲不傳也”がある。これは後人の補入文だが、傷寒になって二三日、陽明と少陽の証が現れない者は、太陽病から伝わっていないという意味である。しかし、校正者は金匱要略の「虚勞裏急　悸」により、この註釈の悸を太陰病として、“傷寒二三日　太陰證見者　爲傳也”（傷寒二三日で、太陰の證が現れる者は太陽病から伝わったとする）の主旨で、註釈文の冒頭に付け加えたのだろう。

　その結果、傷寒二三日　心中悸而煩者　小建中湯主之　という文になったと想像する。傷寒論の中で傷寒二三日とあるのは5と102だけである。

　小建中湯証は、腹中急痛であり、太陰病に位置するため、傷寒二三日で太陰病になることはあり得ないと考える。

　そもそも、傷寒論の原作者たちは、小建中湯を最初から採用しなかった。それは、小建中湯に欠陥があるからではなく、桂枝加芍薬湯のように活躍する場面がなかったからである。

　したがって、後人たちの註釈によってあとから傷寒論に加えられた薬方である。ところが、校正者がそれらの註釈文に傷寒二三日を付けたためにあた

386

かも傷寒論の原文のようになってしまい、書き込み者の意図が不明になってしまった。小建中湯の正証は『金匱要略』の通りであり、それによって現在でも頻用されている薬方である。

附方2-3：大柴胡湯（小柴胡湯証・喜嘔との比較）

103　（太陽病　過経十餘日　反二三下之　柴胡湯證仍在者　先與小柴胡湯）　嘔不止　心下急　鬱鬱微煩者（爲未解也）與大柴胡湯。（下之則愈）

［読み方］嘔やまず　心下急し　鬱鬱微煩する者には大柴胡湯を与える。
［内　容］嘔が止まらず、心下は急迫し、気が晴れずに（鬱鬱）わずわずらしい者には大柴胡湯を与える。

　103は、小柴胡湯証の「喜嘔」について、（先に小柴胡湯を与えても）その嘔が止まらず、その上、心下急して鬱鬱微煩する者には大柴胡湯を与えると書き込まれた文章である。この場合の大柴胡湯は大黄を含まないので"下之則愈"は誤りである。
　また、冒頭の（太陽病　過経十餘日云々）は「嘔不止」の註釈として加えられた文章で、削除可能である。先與小柴胡湯も嘔不止に対する註釈で、柴胡湯證仍在者に書き加えられたに過ぎない。本来ならば、先服小柴胡湯とすべきである。
　大柴胡湯の詳細は、p.409に記載。

附方2-4：小建中湯（小柴胡湯証・腹中痛との比較）

100　（傷寒　陽脈濇　陰脈弦）（法當）腹中急痛　先與小建中湯。不差者　小柴胡湯主之。

［読み方］腹中急痛には先に小建中湯を与え　いえざる者は小柴胡湯これをつかさどる。
［内　容］腹中の急痛には、小柴胡湯よりも先に小建中湯を与える。それで治らない者には小柴胡湯が主治する。

　96小柴胡湯証の「或腹中痛」と比較して、両湯の区別を目的として書き込まれた文章である。小建中湯は太陰病に属すが、傷寒論の原方ではない。太

各論　辨太陽病脉證并治　中　第六

陰病の病的感覚反応に腹満　食不下　「時腹自痛」とあり、その腹痛は腹満を
伴い（腹満時痛 = 桂枝加芍薬湯証）、本来は、太陰病の病的身体反応である。
　小柴胡湯証の「或腹中痛」は後人の書き込みであり、主証ではない。した
がって、この二方をくらべることに特別の意味はない。ただ、小建中湯証の
腹中急痛に注目すればよい。
　（傷寒　陽脉濇　陰脉弦）の傷寒は後世付けられたものである。（陽脉濇　陰脉弦）
は、小建中湯の脉を濇、小柴胡湯の脉を弦とし、小建中湯を先に与えるので陽、
小柴胡湯はあとなので陰と、その順序を示したに過ぎない。
　また、（法當）は、先與に付けられた註釈である。

小建中湯方
　　　桂枝 3両　甘草 3両　大棗 12枚　芍薬 6両　生姜 3両　膠飴 1升
　　　六味　以水七升　煮取三升　去滓　内膠飴　更上微火　消解　温服一
　　　升　日三服　嘔家不可用建中湯　以甜故也。

膠飴　粳米又は糯米を蒸し、麦芽、温湯を加えて糖化し、ろ液を蒸発して
　　　軟膏の稠度としたもの。
　　　黄褐色〜赤褐色、軟膏のようなアメで、半透明、粘性が強く歯によ
　　　く固着する。特異麦芽ようの臭気と強い甘味がある。長く貯えても
　　　もろくならない。
　　　赤褐色軟膏のようなアメで、蔗糖の入らないのがよい。
　　　滋養、緩和、鎮痛剤で急迫証に用いる。その作用は甘草に類するが、
　　　甘草は各証に通用し、コウイは陰虚証に用いる。（『薬局の漢方』p.85）

■ 機能的構造式

病位　裏の陰（太陰病）　〈気・血・水〉			
	表	表裏間	裏
陽	桂枝 3	生姜 3・大棗 12・甘草 3	
陰			膠飴 1・芍薬 6

小建中湯の甘草の分量は、書物によって違いがみられる。中西、浅田、木村、奥田傷寒論は３両だが、大塚は２両である。本方を傷寒論に書き加えた後人は、おそらく、金匱要略にある小建中湯証の悸と腹中痛を参考にしているだろうから、甘草３両が正しいと考えられる。桂枝加芍薬湯の甘草を２両から３両にした目的は、膠飴の作用を増強して腹中痛に対応するためである。

　桂枝加芍薬湯証は腹満時痛であり、腹満が主である。それに対して、小建中湯証は腹中痛である。そのため、機能的構造式からわかるように、裏の陰には、芍薬・膠飴がある。膠飴は、血の循環不全を改善して、芍薬の鎮痛作用をより強くする。

　したがって、病理は〈気・血・水〉であり、血にくらべて気と水への関与は少なく桂枝加芍薬湯の〈気・血・水〉と同じである。

【臨床応用】

〈証〉　腹痛、腹直筋の異常緊張ないしは軟弱無力、貧血傾向、易疲労、
　　　　手足のほてり。

消化器関係：胃下垂症、胃ないし十二指腸潰瘍。慢性便秘もしくは急性・
　　　　　　慢性の下痢。
　　　　　　虚証体質者の胃酸過多症、胃酸欠乏症
　　　　　　急性肝炎後、肝硬変症で虚満、食欲不振。
　　　　　　胆石症、黄疸。
　　　　　　体力のない人の痔、脱肛。

循環器関係：心臓弁膜症、動脈硬化症、高血圧。
　　　　　　低血圧症で疲労感、動悸、息切れ、軽いめまい、背痛などを
　　　　　　訴えるもの。神経性心悸亢進。

呼吸器関係：気管支喘息、肺気腫で息切れ、疲労あるいは動悸するもの。
　　　　　　扁桃腺肥大症、アデノイド。

泌尿器関係：遊走腎で疲労、腰痛のあるもの。
　　　　　　前立腺肥大症などで口渇、足冷の著しくないもの。

小児関係：　夜尿症、夜啼症、
　　　　　　消化不良で腹満、無熱または疫痢様で、高熱、腹満、粘液膿
　　　　　　性の消化不良便を出すもの。
　　　　　　衄血（鼻血）。新生児のヘルニヤ。腺病質。

各論　辨太陽病脈證幷治　中　第六

　　　　　　　　どもりで腹直筋や首から背中にかけて筋肉が筋ばるもの。
その他：　　　脚気で脚がだるくて、ほてり、ふくらはぎが張るもの。
　　　　　　　夏まけ、夏痩せで手足がだるく、ほてり、疲れやすく食欲なく、
　　　　　　　息切れや動悸しやすいもの。
　　　　　　　脱毛症で虚労のもの。
　　　　　　　紫斑病など。　　　　　（藤平健・小倉重成『漢方概論』創元社 p.515）

【治験例】

1. 夜尿症　少女　14歳

　背丈がひょろ長く、顔の色は土色をしている。この少女はたいへん小便が
近く、1時間に2回も便所に行く。しかも、1回量が多い。いくら食べても
痩せていて肥えない。小便が出たくなると、すぐ便所にかけ込まないと、そ
の場でもれるという。疲れやすくて、根気がつづかないという。食べ物は、
刺激性のものが大好きである。大便は毎日1回あるが、軟便である。冬は手
足が冷える。のどが渇き水や茶をよくのむ。夜間も眠っていて、ときどき寝
小便をする。

　私はこれに小建中湯を与えたが、1週間後には、2時間ぐらい小便がもつ
ようになり、もらすこともなくなった。ひきつづき2ヵ月ほど服用して、夜
尿もやみ、血色もよくなり、肥えてきた。

　　　　　　　　　（大塚敬節『症候による漢方治療の実際』南山堂 p.445 ～ 446）

2. 虚弱児童の体質改善　男子　小学生

　S少年は小学校2年生であるが、血色がすぐれず元気がない。学校から帰
ると疲れたといってゴロゴロしているという。腹部を診ると、腹壁に弾力が
乏しく、皮が薄いという感じである。尿は近い方であるが、遺尿はない。下
痢もない。食欲は普通であるが、ちっとも体重が増加しないという。私はこ
れに小建中湯を与えたが、2、3ヵ月たつと、顔に生気が充満し、疲れを訴
えなくなり、朝も起こさなくても、ひとりで起きるようになった。風邪をひい
てもすぐ治るようになり、学校の成績もよくなった。

　　　　　　　　　　　　（大塚敬節『症候による漢方治療の実際』南山堂 p.659）

原文 12-99　傷寒四五日　身熱〜

3.　腹痛と腰痛　主婦　53 歳

現病歴　1 年ほど前から右脇腹が痛み、胃腸の検査を受けたが異常はなかった。しかし、痛みはよくならず、最近では右側胸部から右腰にかけてかなり強く痛むようになった。痛みは食事との関係はなく、ただ温めるとよい。このほかにのどがつまったり、舌がチリチリするともいう。

現症　　身長 157cm　体重 58kg　体格、栄養良好。血圧 118-70.

　脈、舌に異常はない。腹証は腹力が保たれ、やや上腹部の腹筋の緊張亢進を認める。

経過　　のどや舌の異常感を訴えているので、いつものように 1 週間、半夏厚朴湯を投与したが、腹痛と腰痛はよくならない。

　そこで、側胸部から上腹部、さらに腰にかけての強い痛みと上腹部腹筋の緊張亢進とを考えて小柴胡湯に変方した。この処方を計 3 週間服用したが、依然として上記の主訴は改善しない。

　さてこの患者は一見体格はよく、腹証からはとても虚証とは見えなかった。しかし、訴えをよく考えてみると、腹痛と腰痛は温めるといつもよいというので、意外と虚証かもしれないと思われた。

　そこで小建中湯に再度変方したところ、今度は急によくなり、1 週間後には腹痛と腰痛も止まった。経過は順調で、その後痛みはまったくなく、1 週間分を 2 週間で飲むペースで、半年間服用を続けて廃薬した。

考案　　『傷寒論』太陽病中篇「傷寒、陽脈濇、陰脈弦なるは、法当に腹中急痛すべし。先ず小建中湯を与え、差ざれる者は小柴胡湯之を主る。」
『傷寒論』の治療原則は、まず虚を補うことを先にしなければならないことを示している。雑病もまたしかり。本例が外見にとらわれて、小柴胡湯を先にし、小建中湯を後にしたのは誤りであった。

（松田邦夫『症例による漢方治療の実際』創元社 p.74 〜 75）

　　＊参考：小建中湯の類方
　　黄耆建中湯　小建中湯に黄耆を加えた薬方。小建中湯証で、更に虚状のものを目標とし、盗汗のひどいもの、慢性中耳炎、痔瘻、寒性膿瘍、下腿潰瘍などに用いられる。

（大塚敬節・矢数道明・清水藤太郎『漢方診療医典』南山堂 p.386）

　　黄耆　　　　マメ科の多年草キバナオウギ *Astragalus membranaceus* または

391

各論　辨太陽病脈證幷治　中　第六

　　　　　　　　　ナイモウオウギ *Astragalus mongholicus* の根。
　　　　　　　　　質軟らかで緻密、甘味があり香氣の高いものがよい（綿黄耆）。
　　　　　　　　　止汗、利尿、強壮剤で、肌表の水毒を去る。
　　　　　　　　　身体衰弱、栄養不良、皮下組織に水毒停滞するもの。
　　　　　　　　　自汗、盗汗、体腫、麻痺、疼痛、小便不利に用いる。
　　　　　　　　　　　　　　　　　　　　　　　　　　（『薬局の漢方』p.53）

　　　當帰建中湯　小建中湯の膠飴を去って当帰を加えた方剤で、婦人病からくる
　　　　　　　　　下腹痛、子宮出血、月経困難症、産後衰弱して下腹から腰背
　　　　　　　　　にひいて痛むものに用いる。また、男女を問わず、神経痛、
　　　　　　　　　腰痛、慢性腹膜炎にも応用する。
　　　　　　　　　本方の証で出血がはなはだしい者には、地黄と阿膠を加え、
　　　　　　　　　衰弱のはなはだしい者には膠飴を加える。
　　　　　　　　（大塚敬節・矢数道明・清水藤太郎『漢方診療医典』南山堂 p.386）

〔小建中湯のコメント〕
　本方は傷寒論の原方ではないが、汎用される薬方の一つである。ポイント
は、腹直筋の異常緊張と腹痛である。また、足裏の煩熱も重要な目標である。

附方 2-5：黄連湯（小柴胡湯証・喜嘔、腹中痛との比較）
　173　（傷寒）（胸中有熱　胃中有邪気）腹中痛　欲嘔吐者　黄連湯主之。

［読み方］腹中痛み　嘔吐せんとほっする者は黄連湯これをつかさどる。
［内　容］腹中が痛んで、嘔吐したくなる者には黄連湯が主治する。

　本方は、小柴胡湯証の「喜嘔」、「腹中痛」との比較の意味で書き込まれた
文章である。すなわち、その二つの症状には小柴胡湯よりも黄連湯のほうが
よいとの内容である。冒頭の（傷寒）は校正時に付けられたに過ぎない。また、
（胸中有熱）と（胃中有邪気）は腹中痛、欲嘔吐者についての註釈である。欲嘔
吐は胸中にある熱、腹中痛は胃中にある邪気がその原因だというが特別な意
味はない。

　黄連湯方
　　　　黄連 3両　　甘草 3両　　乾姜 3両　　桂枝 3両　　人参 2両　　半夏 半升　　大棗 12枚

原文 12-99　傷寒四五日　身熱〜

七味　以水一斗　煮取六升　去滓　温服一升　晝三服　夜二服

■ 機能的構造式

病位	表裏間の陽（少陽病）	〈気・血・水〉	
	表	表裏間	裏
陽	桂枝 3	黄連 3・半夏半・大棗 12・甘草 3	
陰		乾姜 3	人参 3

　構造式から明らかなように、主力は表裏間の陽にあるが、表の陽に桂枝、表裏間の陰に乾姜を有している。すなわち、少陽病を中心として、隣接する太陽病や陰の厥陰病にも勢力を持っている。したがって、本方の腹痛は、小建中湯証の腹直筋の異常緊張によるものではない。
　黄連は気剤で、胃の充血または炎症を消炎する。甘草・乾姜はすでに述べたように、気のエネルギー不足による停水の冷え（寒飲）を改善する。これらから、本方証は胃において熱（充血による炎症）と冷え（寒飲）が併存した状態といえる。そのために胃（腹）痛が発生する。
　桂枝は、気剤として胃の神経（センサー）の異常を正し胃痛を改善する。同時に、桂枝甘草湯として精神不安を緩解する。
　また、「嘔吐」については、金匱要略・婦人妊娠病脈證幷治第二十にある「妊娠嘔吐不止　乾姜人参半夏丸主之」で明らかなように、乾姜、人参、半夏が担当する。

■ 黄連湯の作用機序

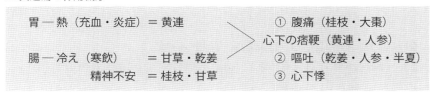

393

各論　辨太陽病脈證幷治　中　第六

　方内に黄連と人参を含むことから、心下の痞鞕はかなり強いのだが、腹痛を主としているので、敢えて記載しなかったのだろう。

　いずれにしても、気象現象でいう"前線"のように、熱と冷えが胃あるいは腸で激しく接触する結果、腹（胃）痛が生じる。この場合、熱が冷えよりも優勢であると考えられる（熱＞冷え）。

　ところで、黄連湯の桂枝を黄芩に替え、黄連を1両にすると半夏瀉心湯になる。すると、心下の痞鞕は痞となる。これは、胃熱が冷えとくらべて劣勢な状況を意味する（熱＜冷え）。そのために、腹痛ではなく嘔が主証となり、腸内の異常発酵が盛んになってガスが発生し腹鳴（腹中雷鳴）が生じる。したがって、後述するように半夏瀉心湯には熱症状がない。

【臨床応用】

〈証〉　腹痛、嘔吐あるいは腹痛下痢、胃部膨満感、心中煩悶。

　　　　舌上に厚い白苔があり、黄苔のこともある。口臭が強い。

消化器関係：　胃腸炎、消化不良、自家中毒、胆石などで嘔吐腹痛ともに
　　　　　　　著しいもの。
　　　　　　　胃酸過多症、胃潰瘍、胃癌、十二指腸潰瘍で胃部疼痛し、
　　　　　　　あるいは嘔、嘈囃あるいは吐血するもの。
　　　　　　　胃下垂、胃アトニー症
　　　　　　　宿酔（二日酔い）で悪心、嘔吐、胸中不快で、あるいは胃痛
　　　　　　　を伴うもの。

口腔器科関係：歯痛、口内炎、口角糜爛、口臭などで、のぼせ感があり、
　　　　　　　心下痞鞕、足冷を伴うもの。

精神科関係　ノイローゼ、癲癇、血の道症などで心煩身熱し、あるいは
　　　　　　頭痛、腹痛を伴うもの。(藤平健・小倉重成『漢方概論』創元社 p.432)

3　12-99　小柴胡湯証・「身熱」への補入

附方3-1：梔子豉湯（小柴胡湯証・身熱への補入）

78　（傷寒五六日　大下之後）身熱不去　心中結痛者（未欲解也）梔子豉湯主之。

[読み方] 身熱さらず　心中結痛する者は梔子豉湯これをつかさどる。

[内　容] 身熱不去とは、12-99において小柴胡湯を服用しても身熱が去ら

394

ないことを意味する。身熱があって、心中結痛する者には梔子豉湯
が主治するという。

(傷寒五六日　大下之後) は、11-96 傷寒　五六日の小柴胡湯を大いに
瀉下したことを示すが (大下之後) はおかしい。小柴胡湯証を大い
に瀉下することは誤治である。これら冒頭の文言は後世に加えられ
たに過ぎない。

　さらに、心中結痛がどのような症状なのかもよくわからない。梔子豉湯証
としては、76 心中懊憹、77 煩熱胸中窒者、79 心煩がある。これらから、精
神・神経的な症状には"心"とし、肉体的な症状には"胸"としていること
が推定できる。
　すると、心中結痛は適切ではなく、胸中結痛としなければならない。しか
し、そのようにすると陥胸湯の註釈語である結胸と紛らわしくなる。だから、
心中結痛者としたのだろう。いずれにしても、胸中がモヤモヤしたことをいっ
たもので、胸の痛みそのものではないと考える。
　身熱とは病人が感じる熱で、体温計では計測できず悪風を伴う。煩熱との
相違は悪風の有無である。

附方 3-2：梔子乾姜湯 (小柴胡湯証・身熱不去への補入)

　80　(傷寒　醫以丸薬大下之) 身熱不去　微煩者　梔子乾姜湯主之。

[読み方] 身熱去らず　微煩する者は梔子乾姜湯これをつかさどる。
[内　容] (小柴胡湯を服用しても) 依然として身熱があり、すこしく煩する者は
　　　　　梔子乾姜湯が主治する。

　これも 99 に別人が書き加えた文章である。彼は、78 と同様に身熱が去ら
ない場合、心中結痛ではなく微煩する者があり、それには豉を乾姜に替えた
梔子乾姜湯がよいと主張している。
　(傷寒　醫以丸薬大下之) は、後から加えられた文言なので、具体的な条文が見
当たらない。梔子乾姜湯証の身熱は医師が丸薬で傷寒を大いに瀉下した結果
だという書き込みに過ぎない。

各論　辨太陽病脈證并治　中　第六

梔子乾姜湯方　（少陽病）〈気・―・―〉
　　梔子 14個　乾姜 2両
　　　二味　以水三升半　煮取一升半　去滓　分二服
　　（温進一服　得吐者　止後服）

　これら 78、79、80 の梔子を含む薬方は、もともと、小柴胡湯への書き込みであったが、校正の際に、梔子豉湯として現在の位置にまとめられた。

　以上は、小柴胡湯証に対して、後人たちにより追加された 9 個の薬方群である。
　これからは、小柴胡湯証の瀉下による設定で補入された 5 個と関連する 6 個の薬方が登場する。小柴胡湯に関連した薬方が合わせて 20 個ある事実は、傷寒論における小柴胡湯の存在がいかに大きいかを表している。
　同時に、それは病が表裏間の陽（少陽病）と胸脇・心下に集中しやすいことも示している。

C　小柴胡湯の展開（胸脇から心下への拡大）

　11-96 傷寒五六日の小柴胡湯証を他薬（承気湯など）で瀉下したときの変化を示したのが 149 である。そこには、「心下」という体の部位を示す用語が出てくるが、これは傷寒論の原典にはなかったものである。
　なぜならば、傷寒論の原典における三陽病の部位はつぎの通りだからである。

　　太陽病　　頭　　　　項　　　　体（咽）
　　少陽病　　胸脇　　　咽　　　　胸（心）
　　陽明病　　胃（腸）

　また、傷寒論では胸と心が同様の意味で使用されている。例えば、梔子豉湯証の胸中窒、さらに、黄連阿膠湯証の心中煩　不得臥や厥陰病の病的感覚反応である心中疼熱などがある。これらは、書き込んだ人が同一でないために統一性がない。ただし、胸満はあるが心満はなく、心煩はあるが胸煩はない。このことから、前述のように**胸は体の部位**を示し、**心は胸における神経的な**

異常感覚を表す場合に使われたと考えられる。

　すると、みぞおちを胸下とせず「心下」と表現した理由は、みぞおちにおける痞・痞鞕を**神経的な異常**と捉えたためといえる。原作者たちが想定しなかった「心下」という概念が、小柴胡湯証を瀉下するという設定で補入されたことにより傷寒論の臨床的価値が増加したわけである。

　小柴胡湯証の胸脇苦満から派生した「心下」に関わる薬方群
　大陥胸湯、小陥胸湯、半夏瀉心湯、大黄黄連瀉心湯、附子瀉心湯、五苓散、
　甘草瀉心湯、赤石禹餘糧湯、生姜瀉心湯、旋復代赭石湯、大柴胡湯

（計 11 方）

　149　傷寒　五六日　嘔而発熱者　柴胡湯證具　而以他薬下之。柴胡證仍在
　　　　者　復與柴胡湯。(此雖已下之　不爲逆　必蒸蒸而振　郤発熱汗出而解。)
　　　　若心下満而鞕痛者 (此爲結胸也) 大陥胸湯主之。但満而不痛者 (此爲痞
　　　　柴胡不中與之) 宜半夏瀉心湯。

　149 は、病が小柴胡湯証の**胸脇**から**心下**（みぞおち）に移動し、**痞鞕**という症状が生じる状況を述べている。これら 149、154、155、156、157、158、159、161、165 はすべて後人による補入であり原文ではない。しかし、小柴胡湯証の胸脇苦満から派生したものと考えて、傷寒論の発展とみなすべきだろう。

　149 から 165 までの条文は錯綜しているので次頁の図のように整理する。

各論　辨太陽病脈證幷治　中　第六

```
                         而以他薬下之
149 柴胡湯證具 ─────────────────→ A,Bへ

A  柴胡不中與（柴胡与えるべからず＝柴胡湯証の消滅）
A-1（若）心下満而鞕痛者　149 大陥胸湯（結胸）　→　138 小陥胸湯（小結胸）
      （比較）136 大柴胡湯


A-2（若）但満而不痛（痞）者　149 半夏瀉心湯
          心下痞　按之濡者　154 大黄黄連瀉心湯
          心下痞　而復悪寒　汗出者　155 附子瀉心湯
          （與瀉心湯）痞不解 其人渇而口燥 煩 小便不利者 156 五苓散


A-3 醫反下之　心下痞鞕而満　其人下利日数十行　158 甘草瀉心湯
                利不止　159 赤石脂禹餘糧湯


B  柴胡證仍在者　復與柴胡湯〔柴胡の証なおある者には再度柴胡湯を与えよ〕
B-1 卻発熱汗出而解　心下痞鞕　乾噫食臭　腹中雷鳴下利者　157 生姜瀉心湯
              心下痞鞕　噫気不除者　161 旋復代赭石湯


B-2 発熱汗出不解　心下痞鞕　嘔吐而下利者　165 大柴胡湯
```

　このように、柴胡湯証を下すと A 柴胡湯証の消滅による心下満而鞕痛、満而不痛、痞鞕而満への変化と B 柴胡湯証が依然としてあり、再度柴胡湯を与えることによる心下痞鞕・下痢への変化との二種類になる。

　要するに、小柴胡湯証の胸脇・苦満が心下・痞鞕となり、それに付随して瀉心湯や陥胸湯が書き込まれたわけである。

　しかし、以上の条文の配置は後世の再編集で行われたものであり、事実と異なっていると考えられる。

　つまり、症状からみれば

　心下痞（但満而不痛）⇒　心下痞鞕　⇒　心下痞鞕而満　⇒　心下満而鞕痛（結胸）

の順になるのが自然である。

　したがって、本書ではこの順序に説明する。

1（A-2）　但満而不痛（痞）

附方：半夏瀉心湯（小柴胡湯証・胸脇苦満からの派生）

149　但満而不痛者（此爲痞）（柴胡不中與之）半夏瀉心湯主之。

［読み方］ただ満して痛まざる者は半夏瀉心湯これをつかさどる。

［内　容］ただ単に、心下がいっぱいで痛まない者は半夏瀉心湯が主治する。
　　　　　（此爲痞）とは、但満而不痛に対する註釈である。149 大陥胸湯証
　　　　　の心下満而鞕痛と比較して、半夏瀉心湯証の「但満而不痛」を痞（つかえ）と
　　　　　名づけたのだろう。

　149 は、後人による書き込みなので、半夏瀉心湯の正証が示されていない。
あくまでも、「心下」の証だけである。なお、金匱要略・嘔吐噦下利病脈證幷
治第十七には〈嘔而腸鳴　心下痞者　半夏瀉心湯主之〉と記載されている。
　ここでは、嘔と腹鳴が挙げられている。
（柴胡不中與之）は、但満而不痛者についての註釈である。

　半夏瀉心湯方
　　　半夏半升　黄芩 3両　乾姜 3両　人参 3両　黄連 1両　大棗 12枚　甘草 3両
　　　七味　以水一斗　煮取六升　去滓　再煎　取三升　温服一升　日三服

■ 機能的構造式

病位	表裏間の陽（少陽病）	〈気・血・水〉	
	表	表裏間	裏
陽		半夏半升・黄芩 3・黄連 1・大棗 12・甘草 3	
陰		乾姜 3	人参 3

　構造式からわかるように、本方は小柴胡湯から柴胡と生姜を去り、黄連と
乾姜を加えた薬方である。同様に再煎の指示がある。黄連と黄芩には消炎作

各論　辨太陽病脈證并治　中　第六

用があり、消化管の充血や炎症を改善する。

　柴胡と黄連の違いは、柴胡には解熱作用があり、その部位は胸脇部（呼吸器）から胃部に及ぶが、黄連は消炎剤であり、解熱作用はなく、作用部位は胃と腹部である。そして、黄連が対応する胃熱は精神不安を併発する。

　また、生姜を乾姜に替えたのは、嘔の性質が小柴胡湯証（喜嘔）と異なるためである。

　つまり、小柴胡湯を瀉下したために、表裏間において気のエネルギー不足（甘草・乾姜）が生じて、水の循環不全が起こり、心下に寒飲（冷たい水）が停滞する。

　一方、胃熱（黄芩・黄連）による気の循環不全があるので、両者が衝突して心下に「満而不痛 ＝ 嘔」をもたらす。この嘔を乾姜・人参・半夏が解す。

　金匱要略・婦人妊娠病脈證并治第二十にある「妊娠　嘔吐不止　乾姜人参半夏丸」と同じように作用する。

　人参は、寒飲の影響が裏の陰（腹）に及んで、血の循環不全を生じるため、それを改善する。機能の減衰を振起復興するので御種人参が適している。また、水の循環不全（大棗）を併発しているため腹鳴がある。

　このように、裏の陰に血の循環不全があるとそれが心下に反射して「痞鞕」をもたらす。人参は裏の陰における血の循環不全を改善するので、結果として心下痞鞕を改善する。

　なお、本方は註釈で心下痞となっているが、正確にいえば心下痞鞕である。おそらく、大陥胸湯の心下満而鞕痛と比較すると鞕痛が少ないので、鞕を去って痞と表現したのだろう。

【臨床応用】
〈証〉　みぞおちのつかえ、悪心、嘔吐があり、食欲不振、腹中雷鳴し、軟
　　　　便あるいは下痢で熱症状がない。
　　　　三瀉心湯の中では嘔吐が主証。
消化器関係：急・慢性の胃腸カタルで嘔吐が強い。食欲不振。
　　　　　　胃下垂症、胃アトニー症、発酵性下痢。
その他：　　口内炎など。　　　　　　（藤平健・小倉重成『漢方概論』創元社 p.568）

原文12-99　傷寒四五日　身熱〜

【治験例】
1．胃のもたれ　男性　24歳
主訴　　5カ月前から胃がわるい。
現病歴　いつも胃が重く、もたれている。げっぷがおおい。むかつくことも
ある。また、腹がごろごろ鳴って下痢しやすい。便通は1日1〜2回で、軟
便ないし下痢便である。
現症　　身長172cm、体重67kg。体格は割合よく筋肉質で、舌にうすい白
苔がある。腹診で著明な心下痞鞭があり、心下振水音も認められる。
経過　　半夏瀉心湯エキスを与える。服薬後、間もなく非常に快調となり、
胃症状はまったく消失し、2カ月後廃薬した。
考案　　（前略）半夏瀉心湯の効く患者に肩こりを訴えるものがある。後頭部
から項部にかけて不快感があり、重いような、もんでもらいたいような感じ
を訴える。多くは心下痞鞭を認める。この場合、半夏瀉心湯を与えるとともに、
食事の量を減らさせ、間食をやめさせると、この項部の不快感がとれてくる。
　半夏瀉心湯証で、最も重要なのは心下痞鞭であるが、この証は柴胡剤の胸
脇苦満と間違えることがある。柴胡の証の多くは、季肋部ばかりでなく、心
窩部まで充満して抵抗がある。他方、半夏瀉心湯証の心下痞鞭がはなはだし
い場合は、その影響が季肋部にまで及んでいることもある。それで柴胡剤を
用いてなかなかとれない肩こりが、半夏瀉心湯でとれることがある。
　下痢は、半夏瀉心湯に必発ではないが、有効なことが多い。これも人参湯
証と誤ることがある。一見、体質は丈夫そうでも、半夏瀉心湯を用いて、かえっ
て下痢が憎悪する時は、薬力が強すぎるのであるから、人参湯、真武湯など
に変方しなければならない。
（松田邦夫『症例による漢方治療の実際』創元社 p.63〜64）

2．口内炎　女性　36歳
主訴　　口内炎、肩こり。
現病歴　以前から口内炎ができやすい。肩がこる。口内炎ができる時はとく
にこりやすい。また胃腸が弱く、疲れやすい。足が冷える。
現証　　身長158cm、体重48kg。心下痞鞭あり。大便1日1行。夜間尿なし。
経過　　半夏瀉心湯（白参）14日分投与。すぐ良くなったとのこと。
考案　　口内炎の実証に黄連解毒湯、半夏瀉心湯が有効である。本例の肩こ

401

りはいわゆる胃からくる肩こりである。一般に、両側肩甲骨の中間からやや上部にかけて重苦しく張るようにこるのが特徴である。

(松田邦夫『症例による漢方治療の実際』創元社 p.426 〜 427)

「此爲痞」に対して、154 と 155 の書き込みがなされ、関連して 158 が追加された。

附方：大黄黄連（瀉心）湯（半夏瀉心湯証・心下痞への補入）

154　心下痞　按之濡（其脈關上浮）者　大黄黄連（瀉心）湯主之。

[読み方] 心下痞し　これを按じて濡（なん）の者は大黄黄連（瀉心）湯これをつかさどる。

[内　容] 心下痞　按之濡は、心下の痞を押しても濡（やわらかい）という意味である。これは、半夏瀉心湯証に心下痞鞕のあることを示唆している。

〈（其脈關上浮）は、難経・十八難にある三部九候の脈である。脈を診るには、患者の橈骨結節内側部において行う。すなわち、医師の中指をそこに置き、その左右に示指および薬指をおろし、重くまたは軽く按圧して脈状を知る。

ふつう、中指端の部を「関上」、示指端の部を「寸口」、薬指端の部を「尺中」と言う。

『難経』の説くところでは、寸部は胸腹、心肺、口喉、頭目などの上部の病状を察し、関部は胸脇から下腹部にいたるまでの中部の病状を察し、尺部は腰以下下部の病状を察するとしている。

しかしこの見方は『傷寒論』では採っていない。〉

(藤平健・小倉重成『漢方概論』創元社 p.155)

大黄黄連（瀉心）湯方

大黄 2両　黄連 1両

二味　以麻沸湯二升　漬之　須臾　絞去滓　分温再服。

(沸騰した湯に二味を入れてしばらく浸し、絞って滓を捨て二回に分けて温服する。俗にいう“振り出し”である。)

なお、金匱要略・驚悸吐衄下血胸満瘀血病脈證幷治第十六にある瀉心湯には黄芩１両が入っている。製法は“以水三升　煮取一升　頓服之”なので振り出しではない。

　しかるに、本方のもともとの薬方名は**大黄黄連湯**であった。そこへ、後人が間違って“瀉心”と注釈をした。それが後世、再編集されるときに、大黄黄連湯に書き加えられて今日の薬方名になったので混乱が生じている。

■ **機能的構造式**

病位　表裏間の陽（少陽病）　〈気・―・―〉		
	表	表裏間	裏
㊐		黄連 1	大黄 2
㊜			

【臨床応用】

〈証〉　心下痞について、後人が書き込んだ薬方なので証が示されていない。単に、心下痞　按之濡の証だけでは、どのように応用するのか不明である。そのためか、臨床ではあまり使用されてないようである。実際には、本方に黄芩を加えた「三黄瀉心湯（瀉心湯）」が、のぼせ、顔面紅潮、気分の不安定（怒りやすく、興奮しやすい）、便秘、脈に力のある者を目標として使用されている。

附方：附子瀉心湯（半夏瀉心湯証・心下痞への補入）

155　心下痞而復悪寒　汗出者　附子瀉心湯主之。

［読み方］心下痞してまた悪寒し汗が出る者は附子瀉心湯これをつかさどる。

［内　容］解説書は「復」を「反」としてかえってと読んでいるが、「また」あるいは「さらに」の方がよいと考える。その理由は 154 の心下痞に悪寒と汗出の症状が加わった証であり、心下痞に悪寒があってもよいからである。

各論　辨太陽病脈證幷治　中　第六

附子瀉心湯方
　　大黄 ²両　黄連 ¹両　黄芩 ¹両　附子 炮¹枚
　　肆味　切参味　以麻沸湯貳升　漬之　須臾　絞去滓　内附子汁　分温
　　再服

　本方の製法には、肆（四）、参（三）、貳（二）のように大字が使われている。
これらは、一、二、三などの漢数字の改変を防ぐために金銭関係の書類で用
いられるという（『漢辞海』三省堂）。これによれば、前方とは出自が異なるこ
とがわかる。

■ 機能的構造式

病位　表裏間の陽（少陽病＋少陰病）　〈気・—・水〉		
表	表裏間	裏
㊜	黄連¹・黄芩¹	大黄²
㊛	＋附子 炮¹	

　大黄黄連（瀉心）湯に黄芩１両と附子１枚を加味した薬方で、作り方は同
様に、振り出しである。しかし、本方は大黄黄連（瀉心）湯とは無関係で別人
による書き込みである。
　本来、瀉心とは心下痞鞕（みぞおちがつかえて押さえるとかたい）を瀉下（くだす）
する意味であり、瀉心湯とは機能的な薬方名である。
　一方、痞は病人の自覚症状の「つかえている感じ」で、押してみると軟（や
わらかい）である。だからこれを「気痞」という。

【臨床応用】
〈証〉　みぞおちにつかえた感じがあり、悪寒し、冷や汗が出る
　脳関係：　　　脳出血、脳軟化症、脳血栓などで心下がつかえ、血色の悪
　　　　　　　　いもの。
　　　　　　　　激烈なる頭痛または眩暈で嘔吐あり、便秘し、四肢冷える

もの。

　　　　したがって高血圧症、メニエール病にも用いられる。

　　　　半身不随などで、嗜眠の傾向があり、あるいは手足冷える

　　　　もの。　　　　　　（藤平健・小倉重成『漢方概論』創元社 p.588）

精神神経関係：老人停食し、瞀悶暈倒人事を省みず。心下満ち、四肢厥冷し、

　　　　面に血色無く、額上冷感あり。脈伏して絶するが如く、その

　　　　状中風に髣髴たる者、之を食鬱食厥と称す。

　　　　　　　　　　（『類聚方廣義』頭註）（その状中風 ＝ 脳溢血）

五苓散（大黄黄連（瀉心）湯証・痞への補入）

156　本以下之　故心下痞　與瀉心湯　痞不解。其人渇而口燥煩　小便不利
　　　者　五苓散主之。

［読み方］もとこれを下すをもってのゆえに心下痞す　瀉心湯をあたえて痞解
　　　　せず　その人渇し口燥し煩し　小便不利の者は五苓散これをつかさ
　　　　どる。

［内　容］瀉心湯を与えても痞が解さないとき、五苓散証（渇而口燥　小便不利）
　　　　があることを示している。後人が自分の経験を書き入れたものであ
　　　　る。

　　　　本以下之とは、149 傷寒　五六日　嘔而発熱者　柴胡湯證具　而以
　　　　他薬下之を指す。その結果、満而不痛者　此爲痞となった者に瀉心
　　　　湯（大黄黄連湯）を与えても痞が解さない。

　　　　このとき、渇や小便不利の証があれば、五苓散が主治する。

五苓散方　〈気・—・水〉（p.430 参照）

2（B-1）　心下痞鞕

附方：生姜瀉心湯（小柴胡湯証・胸脇苦満からの派生）

157　（傷寒）汗出解之後（胃中不和）心下痞鞕　乾噫食臭（脇下有水気）腹中雷
　　　鳴　下利者　生姜瀉心湯主之。

［読み方］（傷寒）汗出てこれを解しての後　心下痞鞕し　乾噫食臭し　腹中雷

各論　辨太陽病脈證幷治　中　第六

鳴して下利する者は生姜瀉心湯これをつかさどる。

[内　容] 小柴胡湯（復與柴胡湯）を服用して、汗が出て解した後、（胃の中が和せず）、心下がつかえて堅く、げっぷが出て食べた物の臭いがする。腹はごろごろと鳴り、下痢する者は生姜瀉心湯が主治する。

（胃中不和）は、心下痞鞕の註釈。つまり、その原因は胃中において、食物が消化せずに、停滞することを意味している。

（脇下有水気）は、腹中雷鳴　下利者の註釈だが、なぜ、水気のある部位を脇下と表現したのかわからない。腹中とすると真武湯証の自下利と紛らわしいと考えたのだろうか。

生姜瀉心湯方

生姜 4両　甘草 3両　人参 3両　乾姜 1両　黄芩 3両　半夏 半升　黄連 1両
大棗 12枚

捌味　以水壹斗　煮取陸升　去滓　再煎取参升　温服壹升　日参服

■ 機能的構造式

病位　表裏間の陽（少陽病）　〈気・血・**水**〉		
表	表裏間	裏
㊛	生姜4・大棗12・甘草1・半夏半升・黄芩3・黄連1・甘草2	
㊛	乾姜1	人参3

生姜瀉心湯は半夏瀉心湯に生姜4両を加え、乾姜を2両去って1両とした薬方であり、甘草乾姜湯が半分になっている。これは、気のエネルギー不足が半夏瀉心湯より減少したためである。

しかし、心下において、静の状態であった寒飲（水）が動的になり、胃熱（気）と衝突するようになった。その症状が乾噫食臭　腹中雷鳴　下利　である。生姜4両が寒飲（水）の動揺を鎮める。生姜と乾姜が併存する珍しい薬方である。

原文 12-99　傷寒四五日　身熱〜

【臨床応用】

〈証〉　心下痞、嘈囃、呑酸、噫気、嘔吐、腹中雷鳴。胃部拍水音がある。
　　　　嘈囃が主証。

消化器関係：胃弱、胃炎、胃拡張、胃下垂、胃酸過多症、胃酸欠乏症、胃
　　　　　　潰瘍、胃運動亢進症、十二指腸潰瘍などで、心下つかえ、胃
　　　　　　部不快感強く、あるいは腹鳴り鼓腸、胸やけ、げっぷ、嘔吐、
　　　　　　下痢のうちいずれかがあるものなど。

　　　　　　　　　　　　（藤平健・小倉重成『漢方概論』創元社 p.513，514）

附方：旋覆代赭石湯（生姜瀉心湯証・心下痞鞕、乾噫食臭への補入）

161　（傷寒　発汗　若吐若下　解後）心下痞鞕　噫気不除者　旋覆代赭石湯主
　　　之。

［読み方］心下痞鞕して噫気除かざる者は旋覆代赭石湯これをつかさどる。

［内　容］これは157生姜瀉心湯を服用しても、依然として、心下痞鞕　乾噫
　　　　　食臭が除かれない者には旋覆代赭石湯がよいと書き込まれた文章で
　　　　　ある。そのため、もともとは、生姜瀉心湯のところにあったのだが、
　　　　　再編集の際161に置かれた。

　　　　　（傷寒　発汗　若吐若下　解後）は、後世、書き加えられた文章で意味
　　　　　はない。

　旋覆代赭石湯方

　　　　旋覆花 3両　人参 2両　生姜 5両　半夏 半升　代赭石 2両　大棗 12枚　甘草 3両
　　　　七味　以水一斗　煮取六升　去滓　再煎　取三升　温服一升　日三服

旋覆花　キク科の多年草オグルマ *Inula japonica* の花。
　　　　健胃、鎮嘔、鎮痛、健胃、鎮嘔、鎮痛、去痰剤で、噫気、咳、腹痛に
　　　　用いる。（『薬局の漢方』p.66）

代赭石　赭状赤鉄鉱 Fe_2O_3 の一種で粘土を混じたもの。補血、収斂、止血剤
　　　　で出血、嘔吐に用いる。（『薬局の漢方』p.74）

407

各論　辨太陽病脈證并治　中　第六

■ 機能的構造式

病位　表裏間の陽（少陽病）　〈気・血・**水**〉		
表	表裏間	裏
㊤	旋覆花³・代赭石²・半夏半升・生姜⁵・大棗¹²・甘草²	
㊦		人参²

　本方は生姜瀉心湯から、黄芩３両、黄連１両、乾姜１両、人参１両を去って、旋覆花３両、代赭石３両、生姜１両を加えた薬方である。これら三種の生薬は、半夏、大棗と協力して水の循環不全を改善する。

　したがって、乾噫食臭（食べた物の臭いがするげっぷ）が生姜瀉心湯の服用によっても治らない（噫気不除）者を対象とする。腹中雷鳴と下利はなく、反対に、便秘の傾向がある。そのため、表裏間の陰に乾姜はなく、人参も２両であり、心下痞鞕は少ない。だから、薬方名は旋覆花瀉心湯ではなく、旋覆花代赭石湯であり、生姜瀉心湯に対する補入の薬方である。

　本方の煎じ方は再煎である。水１斗から６升を煮て取り、滓を去り、再度煎じて３升を取る。それを３回に分けて温服する。

【臨床応用】

〈証〉　心下痞鞕・呑酸・嘈囃・嘔吐とくに噯気が強く、生姜瀉心湯では無効のもの。また便秘しているが、大黄を用いるとかえって腹痛や裏急後重を起こし、下剤を用いられないものに適応する。また反対に下痢しているものに本方を与えて下痢の止まることがある。

　　　　全体として腹は軟らかで、心下部に胃の蠕動亢進が現れることがある。

消化器関係：胃酸過多症・溜飲症・胃拡張症・胃アトニー症・胃下垂症・胃潰瘍・胃癌・幽門狭窄・慢性腸狭窄症・悪阻・小児嘔吐・鼓腸等で、心下痞鞕し、噯気・呑酸・嘈囃・嘔吐・便秘・腹満・蠕動亢進・腹鳴などのあるもの。

（矢数道明『臨床応用　漢方處方解説』創元社 p.326）

原文 12-99　傷寒四五日　身熱〜

【治験例】

胃癌　女性　60歳

昭和26年12月10日初診。この年の1月から心下部が痞え、7月ごろから疲労感と羸痩が目立ち、貧血がひどくなった。精密検査の結果、幽門癌の疑いのもとに11月開腹してみたところ、癌組織が広範囲に拡大し、切除不能にてそのまま縫合し、1カ月ぐらいの余命といわれて退院した。退院後10日目に往診したが、果汁をとる程度で、ほとんど絶食状態。脈弱、心下部不快、痞塞感、食欲不振、全身倦怠感と便秘であった。

旋覆花代赭石湯を与えたところ、食欲が出て、便通も気持ちよくあり、食事が待ち遠しいほどで、1カ月後には体重が4キロ以上増加した。そして、見違えるほど元気となり、散歩もするし、ひとりで入浴が可能となった。

しかし、2カ月後に再び衰弱の傾向をとり、6カ月後に不帰の転機をとったが、2カ月間の好転ぶりは驚くばかりであった。

（矢数道明『臨床応用　漢方處方解説』創元社 p.329）

附方：大柴胡湯（生姜瀉心湯証・（心下痞鞕）、乾噫食臭、下利との比較）

165　（傷寒　発熱　汗出不解）（心下痞鞕）　嘔吐而下利者　大柴胡湯主之。

[読み方] 嘔吐して下利する者は大柴胡湯これをつかさどる。

[内　容] この文章はもともと、157生姜瀉心湯証の「心下痞鞕　乾噫食臭腹中雷鳴下利」と比較するために加えられたものである。そのために、心下痞鞕と記載されているだけであり、大柴胡湯証の心下痞鞕ではない。大柴胡湯が主治するのは嘔吐と下痢である。

（傷寒　発熱　汗出不解）は、再編集のときに、付け加えられた文言なので、削除した方がよい。

大柴胡湯方

柴胡 半斤　黄芩 3両　芍薬 3両　半夏 半升　生姜 5両　枳實 4枚　大棗 12枚

七味　以水一斗二升　煮取六升　去滓　再煎　温服一升　日三服

一方用大黄2両　若不加大黄　恐不爲大柴胡湯也。

各論　辨太陽病脈證幷治　中　第六

■ 機能的構造式

病位　表裏間の陽（少陽病）　〈気・血・水〉		
表	表裏間	裏
陽	柴胡半斤・黄芩3・半夏半升・生姜5・大棗12・枳實4	
陰		芍薬3

　小柴胡湯の人参3両と甘草3両を去り、芍薬3両と枳實4枚を加え、生姜を2両増加した薬方である。つまり、小柴胡湯証の喜嘔よりもさらに重症化した嘔吐と下痢に対応可能となる。

　［柴胡・黄芩＋枳実］は胸脇の鬱熱を解消して気の循環不全を改善する。小柴胡湯の甘草に替えて枳実としたのは、往来寒熱ではなく、鬱熱による気の鬱滞だからである。

　また、枳実は気剤であると同時に、水の循環不全も改善する。表裏間の陽において、半夏、生姜・枳実、大棗の一員として、水の循環不全である嘔吐と下利に対応する。

　小柴胡湯の人参を芍薬にしたのは、小柴胡湯の嘔が止まず、心下急するためである。要するに、表裏間の陽における水の循環不全の影響が裏の陰におよんで、血の循環不全を引き起こしたからである。

　なお、金匱要略・腹満寒疝宿食病脈證幷治第十にある大柴胡湯は〈按之心下満痛者　當下之〉証なので大黄2両を含むが、ここでは「嘔吐而下利」なので大黄を必要としない。

【臨床応用】

〈証〉　心下急（心下痞が強くなり、差し迫っているさま）、激しい嘔吐、下痢。

急性熱性病：日を経て弛張熱を現わし、食欲不振、下痢傾向を来すもの。

呼吸器関係：気管支喘息、気管支拡張症、肺炎、肺気腫、肋膜炎など。

循環器関係：心臓弁膜症、心筋障碍、心嚢炎、心臓喘息など。

　　　　　　高血圧症、動脈硬化症、脳出血、脳軟化症など。

消化器関係：胃炎、胃酸過多症、胃潰瘍、腸炎、十二指腸潰瘍、胆石症、

肝炎、胆嚢炎、黄疸、膵臓炎など。

その他： 腎炎、ネフローゼ、腎臓結石、糖尿病、肋間神経痛、痔など。

(藤平健・小倉重成『漢方概論』創元社 p.534)

【治験例】

1．胆石疝痛　男性　41歳

主訴　　右上腹部痛

現病歴　2年前に胆石症を発見された。時々右季肋部に疝痛発作があり、右背に放散する。発作時、尿が赤変する。多忙で疲れやすい。両肩こりが強い。最近の胆嚢X線検査では小さい石10個以上が認められる。肝機能はGOT、GPT高値を示す。便通1日1行、夜間尿なし。ほかに以前から水虫があり、皮膚科の治療も受けたが根治しなかったので放置してあるという。

現症　　身長172cm、体重67kg。顔色、栄養状態ふつう。体格は筋肉質で強壮。

脈は弦緊。舌は湿潤で微白苔。腹診　右胸脇苦満著明、心下痞鞕、臍上悸あり。血圧　110-60

経過　　大柴胡湯を投与。その後も時々右季肋部疝痛発作があったが、次第に寛解した。

1か月以降は腹痛なし。

4か月後、肝機能が正常値となった。

5か月後、胆石の排出はないが、肝機能が軽快したので希望により廃薬。

なお、服薬2カ月頃から足の水虫がよくなった。

考案　　(前略)結石が大きいほど排出が困難なことはもちろんであるが、漢方治療でどの程度の大きさまで排石可能かということは個人差があって定かでない。効果発現期間も不明である。自覚症状があまり強くない場合、患者はなかなか手術を納得せず、当分の間内科治療ということになる。その中で漢方治療を希望する者が近年ふえている。ただし治療中に結石が移動しなくなった場合は悪性化を考慮して手術すべきであろう。海外出張者も環境の変化により疝痛発作を誘発することがあるので手術適応となる。

(松田邦夫『症例による漢方治療の実際』創元社 p.94～95)

各論　辨太陽病脈證幷治　中　第六

2. 高血圧症　男性　61歳

現病歴　生来神経質と自分でいう。血圧が高くなったのは、4〜5年前からである。動揺が激しいが、最高160-200、最低90-100ぐらいで、ずっと降圧剤を服用している。（中略）首や肩がこる。気分がいらいらして落ち着かい。のぼせやすい。夜はなかなか寝つかれない。夜中に何度も目が覚める。昼間はそうでもないが、夜になると耳鳴りが気になる。酒はほとんどやらないが、タバコは、日に15本ぐらいという。

現症・経過　身長160cm、体重63kg。がっちりした体格である。

脈の緊張はよい。舌は乾燥ぎみで、白苔がある。（中略）便通は1日1回だが、やや便秘傾向だという。夜間尿は、1回ぐらい。

腹証は胸脇苦満を両側に認めるほか、心下部の痞鞕も強い。動悸は触れない。血圧は120-82。

大柴胡湯合黄連解毒湯を投与。

服薬開始1週間後に、日中のいらいらが減少してきた。2週間後には、いくらか眠れるという。2カ月後には耳鳴り以外のほとんどの症状がとれ、明らかに調子がよい。血圧は始終130台-80であった。ちょうど夏8月でもあり、降圧剤を半量にさせた。3カ月後の9月には、不眠もいらいらもなくなり、思い切って降圧剤を全廃させた。この間、患者は毎週来診し、いつも1週間分を持って行くのであった。そして、初診4カ月を経た10月を最後に自から廃薬した。

考案　腹証により大柴胡湯を与えた。一見、神経は太そうに見えるが実は大変細い。これで臍上悸があれば柴胡加龍骨牡蠣湯証となるところである。『傷寒論』太陽病中篇に、「心下急、鬱鬱微煩・・・」とあるように、大柴胡湯は神経症によいようである。

（松田邦夫『症例による漢方治療の実際』創元社 p.41〜42）

3（A-3）　心下痞鞕而満

附方：甘草瀉心湯（生姜瀉心湯証・心下痞鞕、腹中雷鳴下利との比較）

158　（傷寒中風　醫反下之）其人下利日数十行　穀不化　腹中雷鳴　心下痞鞕而満　乾嘔　心煩不得安（醫見心下痞　謂病不盡　復下之　其痞益甚　此非結熱　但以胃中虚　客気上逆　故使鞕也）甘草瀉心湯主之。

原文 12-99　傷寒四五日　身熱〜

［読み方］その人下利日に数十行　穀化せず　腹中雷鳴し　心下痞鞕して満
　　　　乾嘔し　心煩し安きをえず　甘草瀉心湯これをつかさどる。
［内　容］(傷寒中風　醫反下之)は、149 傷寒五六日　嘔而発熱者　柴胡湯證具
　　　　而以他薬下之において、醫反下之と述べ、それが誤治であるこ
　　　　とを示している。これらの文言は校正時に加えられたと考えられ削
　　　　除可能である。
　　　　其人下利日数十行　穀不化　腹中雷鳴は、生姜瀉心湯証の腹中雷
　　　　鳴　下利者との比較で、それらがより重症化したことを表している。
　　　　(醫見心下痞　謂病不盡　復下之　其痞益甚　此非結熱　但以胃中虚　客気上
　　　　逆　故使鞕也)は、醫反下之についての註釈である。つまり、醫が心
　　　　下の痞をみて、病がなくなっていないといい、再度、瀉下したらそ
　　　　の痞がますます甚だしくなった。これは結熱ではなく、ただ、胃中
　　　　がからっぽで、外部からの気が上逆するために鞕となっているとい
　　　　う主旨である。一種の理屈に過ぎない。

　　金匱要略・百合狐惑陰陽毒病脈證幷治第三に〈狐惑之爲病　状如傷寒黙黙
欲眠　目不得閉　臥起不安　甘草瀉心湯主之〉と記載されている。傷寒論の
甘草瀉心湯証は、下利日数十行なので心煩不得安を理解できるが、金匱要略
の記述には下利がないので真意がわからない。

　甘草瀉心湯方
　　　甘草 4両　黄芩 3両　乾姜 3両　半夏 半升　大棗 12枚　黄連 1両　人参 3両
　　　七味　以水壹斗　煮取陸升　去滓　再煎取参升　温服壹升　日参服

　本方の煎じ方にも大字が使用されている。附子瀉心湯、生姜瀉心湯と同じ
作者による薬方と考えられる。

413

各論　辨太陽病脈證幷治　中　第六

■ 機能的構造式

病位　表裏間の陽（少陽病）　〈気・血・水〉		
表	表裏間	裏
陽	甘草⁴・半夏半升・黄芩³・黄連¹・大棗¹²	
陰	乾姜³	人参³

　半夏瀉心湯との違いは甘草が１両増え４両となり、黄連が１両減じて１両となった点である。これは、表裏間における気のエネルギーが減少したために、寒飲（冷水）が滞留し、同時に、裏の陰で血の循環不全が発生する。そのために、其人下利　日数十行　穀不化　となる。

　乾姜は、気のエネルギー不足を改善して甘草が持つ気の調整作用を支援する。

　すなわち、気の循環不全が下利の原因である。乾嘔　心煩不得安は、気の循環不全による症状を表している。

【臨床応用】
〈証〉　三瀉心湯の中では腸の症状が重く下痢が主。
　　　　不消化の下利がひどいので、腹中雷鳴も多い。
　　　　みぞおちのつかえや悪心、嘔吐もある。
　　　　このために、心煩、不安、不眠が生じる。
消化器関係：　胃炎、腸炎、消化不良、食傷、神経性下痢などで下痢、腹鳴、心下痞鞕するもの。あるいは嘔吐、腹痛を伴うことがある。
　　　　　　　胃アトニー、胃拡張、胃下垂などで胃部が重苦しくつかえ、食欲不振あるいは不安不眠などの神経症状があり、あるいは腹鳴、げっぷ、軟便などがあるもの。
精神神経関係：神経衰弱、ノイローゼ、精神分裂症などで精神不安、イライラ、不眠、錯覚、幻想、幻覚、気欝、気分が変わりやすいなどがあり、あるいは心下痞鞕、腹鳴、下痢があるもの。

原文 12-99　傷寒四五日　身熱〜

その他：　　　本方証のある口内炎、舌炎など。

(藤平健・小倉重成『漢方概論』創元社 p.417)

附方：赤石脂禹餘糧湯（甘草瀉心湯証・下利との比較）

159　(傷寒)(服湯薬　下利不止　心下痞鞕) 服瀉心湯已 (復以他薬下之) 利不止 (醫
　　　以理中與之　利益甚　理中者　理中焦　此利在下焦) 赤石脂禹餘糧湯主之。

「読み方」瀉心湯を服しおわって利やまず　赤石脂禹餘糧湯これをつかさど
　　　る。

[内　容] 159 は後人の書き込みである。彼は、甘草瀉心湯の心下痞鞕而満
　　　について(服湯薬　下利不止　心下痞鞕)と註釈した。そこへ別人が"服
　　　(甘草)瀉心湯已 (復以他薬下之) 利不止　赤石脂禹餘糧湯主之"と追
　　　加した。最初の文章は、すでに甘草瀉心湯を服用したが、依然とし
　　　て、下利が止まないときは赤石脂禹餘糧湯が主治するという内容で
　　　ある。

　　　(復以他薬下之)は、利不止の註釈である。

　　　さらに、別の後人がこれに理中湯（人参湯）を与えると下利がます
　　　ますひどくなると付け加えた。彼は、人体を上焦、中焦、下焦に分
　　　けて、理中湯は中焦をおさめるが、この下利は下焦にあるからだと
　　　理屈を述べている。

赤石脂禹餘糧湯方

　　　赤石脂 1斤　禹餘糧 1斤

　　　二味　以水六升　煮取二升　去滓　（分温）三服

赤石脂　桃花石ともいわれ、酸化鉄 FeO_3 を含むカオリン（中国景徳鎮近くの陶
　　　磁器・耐火材の原料）。収斂、止血、止瀉、吸着剤で、胃出血、胃腸病
　　　に用いる。(『薬局の漢方』p.74)

禹餘糧　ハッタイ石のことで、泥鉄鉱の一種。収斂、止血、止瀉剤で、出血
　　　や下痢に用いる。(『薬局の漢方』p.72)

各論　辨太陽病脈證幷治　中　第六

■ 機能的構造式

病位　裏の陰（太陰病）　〈─・**血**・水〉		
表	表裏間	裏
㊣	赤石脂[1]	
㊜		禹餘糧[1]

　本方は鉱物のみの薬方である。一回の服用量は二升の 1/3 だから少量である。

　病位は裏の陰すなわち太陰病。前出の代赭石同様、傷寒論には後世このような鉱物を含む薬方が追加された。

【臨床応用】

〈証〉　熱症状なく、腹虚満して痛み、手足温にして渇すといえども舌苔なく、下痢頻々、或は血便を下し、其の脈沈にして遅。

消化器関係：赤痢様疾患にして、しばしば血便を下し、下腹部疼痛し、熱候なきもの。痔出血等にして、熱候なく、ようやく衰弱加わらんとする証。

（奥田謙蔵『漢方古方要方解説』医道の日本社 p.362 ～ 363）

　以上、小柴胡湯から瀉心湯が発生したように編集している。そこには大黄の有無で、瀉心湯に二つの系統のあることがわかる。

　二種類の瀉心湯

　瀉心湯という機能的薬方名が心下痞と心下痞鞕に使用されているので紛らわしい。心下痞の場合は瀉下で心下痞鞕の場合は反対の止瀉である。

　そこで、大黄の有無により分けてみた。

①　大黄有　（嘔なし）
　　心下痞（気痞）には大黄・黄連（黄芩）による瀉下
　　　大黄黄連（瀉心）湯、附子瀉心湯（いずれも振り出し）

前述のように（金匱要略・驚悸吐衂下血胸満瘀血病脈證幷治第十六には〈心気不足　吐血　衂血　瀉心湯主之〉とあり、大黄２両　黄連１両　黄芩１両で頓服である。）

なお、五苓散は心下痞について比較のために補入された。

② 　大黄無　（嘔あり）

心下痞鞕には黄連・黄芩・人参・乾姜（生姜）による止瀉

半夏・甘草・生姜の三瀉心湯とそれらに関連した赤石脂禹餘糧湯（下利）、旋復代赭石湯（噫気）がある。

また、嘔吐而下利には大柴胡湯が加えられているが、あくまでも比較が目的である。

以上のように、心下痞と心下痞鞕を中心にして七つの薬方がまとめられた。その中で、附子瀉心湯、甘草瀉心湯、生姜瀉心湯の煎じ方に大字が使用されていることから、これら三方の出自は同一と考えられる。

このように、同じ名称の「瀉心湯」でありながら、正反対の作用の薬方が存在するのは、後人たちによる原典への書き込みなので統一性に欠けるからである。

　　　　＊参考：半夏・生姜・甘草の三瀉心湯について

これら三瀉心湯の構成生薬を比較すると

　　半夏半升、人参３、大棗１２、黄芩３・黄連１　は共通である。

　　甘草・乾姜は分量が異なる。

・相違点

半夏瀉心湯は共通の半夏を主薬としている。甘草３・乾姜３である。

生姜瀉心湯は生姜４両を加えて主薬とし、甘草３・乾姜１である。

甘草瀉心湯は甘草を１両増やして４両とし、甘草４・乾姜３である。

このように、共通の構成生薬である甘草・乾姜において甘草と乾姜の量に変化がみられる。

それは、消化管内で黄芩・黄連の熱気（鬱熱）と甘草・乾姜の寒気（気のエネルギー不足による冷え）が、あたかも温暖前線と寒冷前線とがせめぎ合うように併存している状況のためである。前線が上昇すると「嘔」に、中央付近では「乾噫」に、そして下降すると「下利」になる。前線なので雷が発生する。腹の異音を腹中雷鳴と命名した三瀉心湯の創造者たちに敬

各論　辨太陽病脈證幷治　中　第六

意を表したい。

　なお、半夏瀉心湯では、熱気と寒気の割合が１：１だが、生姜瀉心湯では
２：１、甘草瀉心湯では１：２である。そのため、生姜瀉心湯では乾姜を２
両減らして生姜を４両あらたに加え、甘草瀉心湯では甘草を１両増量して
いる。

　生姜瀉心湯では、前線によって生じた水の循環不全が増大するので、生
姜が半夏・大棗を支援する。

　甘草瀉心湯では、甘草が気の循環不全の増大による「心煩不得安」を改
善するためである。

　同時に、心下における寒気は、裏の陰において血の循環不全を引き起こす。
そのため、三瀉心湯には人参が含まれている。

　心下痞鞕はつぎのように生じる。

　　　表裏間の陽（心下）の前線（寒気）＋裏の陰の血の循環不全 ＝ 心下痞鞕

　つまり、表裏間の陽における気のエネルギー不足が裏の血の循環不全の
原因である。すると人参は、消化管の機能を亢進する御種人参が適している。
　［甘草・乾姜＋御種人参］が心下痞鞕を改善する。

　一方、竹節人参は苦味健胃作用が主なので、表裏間の陽において、［柴胡・
黄芩＋人参（小柴胡湯）］として鬱熱を解す力が強い。

　東洞翁は、『重校薬徴』で〈人参　心下痞鞕支結を主治〉と述べて、苦味
の強い国産の人参（竹節人参か？）を心下痞鞕に推奨しているが、人参を
すべて竹節とみなしてよいのか疑問を感じる。

　原則として、甘草・乾姜を含む薬方には御種人参が適していると考える。

　また、同様な薬方構成に黄連湯がある。三瀉心湯との違いは黄芩と桂枝
が入れ替わり、黄連が２両多い点である。つまり、熱（気）の性質が異な
るので、三瀉心湯のような心下痞鞕は軽微で「腹中痛　欲嘔吐」である。

4（A-1）　心下満而鞕痛（結胸）

附方：大陥胸湯（小柴胡湯からの派生）

149　傷寒五六日　嘔而発熱者　柴胡湯證具　而以他薬下之。若心下満而
　　鞕痛者（此爲結胸也）大陥胸湯主之。

［読み方］傷寒五六日　嘔して発熱する者は柴胡湯證そなわる　しかるに他薬

418

をもってこれを下す　もし　心下満してかたく痛む者は大陥胸湯これをつかさどる。

[内　容] 嘔して発熱する者は小柴胡湯証である。それなのに、他薬（大承気湯か）でこれ（小柴胡湯）を瀉下した。そのため、もし、心下がみちてかたく、痛む者には大陥胸湯が主治する。

大陥胸湯方
　　　大黄 6両　芒消 1升　甘遂 1銭
　　　三味　以水六升　先煮大黄　取二升　去滓　内芒消　煮一両沸　内遂甘末　温服一升　（得快利　止後服）

甘遂末　トウダイグサ科の多年草甘遂 Euphorbia kansui 又は E.sieboldiana の根を粉末したもので、下剤、駆水剤である。大小便不利、水腫、胸脇満痛に用いる。（『薬局の漢方』p.99）

■ 機能的構造式

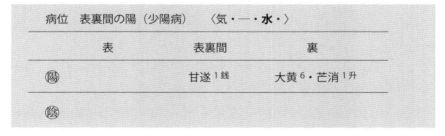

　構成生薬は表裏間の陽（少陽病）と裏の陽（陽明病）にある。大承気湯（大黄6両、芒消3合）と比較すると芒消はかなりの分量である。この点からみると、病位は裏の陽にあるといえるのだが、胃家実でないことと胸部の病に対応することから表裏間の陽とした。実際、心下痛　按之石鞕者を強力な駆水と瀉下作用によって解すので、胃實には関係ない。
『類聚方廣義』の頭註には、〈肩背強急し、言語すること能わず、忽然として死する者を、俗に早打肩と称す。急に鍼針を以て放血し此の方を与えて峻瀉を取り、以て一生を九死に回らすべし〉あるいは〈脚気冲心、心下石鞕、胸

中大煩し、肩背強急し、短気息するを得ざる者、（中略）眞心痛にて、心下鞕満し、苦悶して死せんと欲する者〉と生命の危機に直結した症状に適応できることが述べられている。

「陷」には“貫き通す”という意味がある。すると陷胸とは、“胸を貫き通す”ことになるわけだが、では胸の何を貫き通すのだろうか。条文には陷胸湯証として「心下が痛く、按ずると石のように硬い」と記載されている。つまり、実際には心下にある石のように硬いものを貫き通すことにより、胸部の不快な症状を解すわけである。しかし、心下の痞あるいは痞鞕に対しては、すでに「瀉心」という用語が使用されている。

そのため、「陷心」ではなく、胸部の症状を解す意味で「陷胸」としたのではないだろうか。

陷胸湯は後人たちによって別々に書き込まれた薬方なので証が明確でない。そのうえ、傍註の結胸という用語が事態を混乱させている。結胸の作者は心下痛　按之石鞕を結とし、陷胸湯という薬方名を参考にして“結胸”なる造語をした。

要するに、陷胸湯の作用を、“結”を“陷する（貫き通す）”という意味としてとらえ、その病態（心下痛按之石鞕）を“結胸”としたのだろう。結胸とは陷胸湯に対する註釈語に過ぎないのだが、それが独り歩きをしているわけである。

結胸について、数人がそれぞれに註釈を加えている。

128　問曰　病有結胸　有藏結　其狀何如。答曰　按之痛　寸脈浮　關脈沈　名曰結胸也。

131　結胸者　項亦強　如柔痙狀　下之則和　宜大陷胸丸。

132　結胸證　其脈浮大者　不可下　下之則死。

133　結胸證悉具　煩躁者亦死。

これらから、結胸が命に直結する急性の病として恐れられていたことがわかる。

その他の大陷胸湯に関する条文

134　太陽病　脈浮而動数（浮則爲風　動則爲熱　数則爲虚）頭痛　発熱　微盗

原文 12-99　傷寒四五日　身熱～

　　　汗出　而反悪寒者（表未解也）醫反下之　動数變遅　膈内拒痛　胃中
　　　空虚　客気動膈　短気躁煩　心中懊憹　陽気内陥　心下因鞕　則爲
　　　結胸　大陷胸湯主之。
　　　若不結胸　但頭汗出　餘處無汗　剤頸而還　小便不利　身必発黄
　　　大陷胸湯。
135　（傷寒六七日）（結胸熱實）脈沈而緊　心下痛　按之石鞕者　大陷胸湯主
　　　之。
136　（傷寒十餘日）（熱結在裏）復往来寒熱者　與大柴胡湯。但結胸（無大熱者
　　　此爲水結在胸脇也）但頭微汗出者　大陷胸湯主之。
137　（太陽病　重発汗而復下之）　不大便五六日　舌上燥而渴　日晡所小有潮
　　　熱　従心下至少腹鞕満而痛不可近者　大陷胸湯主之。

　134 は、太陽病を誤下したら、膈内拒痛、心中懊憹が生じて、そのために
心下が鞕（かた）くなることを結胸とするという書き込みに数人の人たちが自
説を加えた文章である。
　若不結胸は別人が 236 但頭汗出　身無汗～　の文章を付け加えただけであ
り、発黄に大陷胸湯は関係ない。149 で小柴胡湯証を瀉下すると心下満而鞕
痛が生じることが述べられているが、太陽病の誤下でも結胸になると主張し
たかったのだろう。
　しかし、この太陽病証の"微盗汗出而反悪寒"は誤りである。要するに、
134 は、結胸には大陷胸湯主之というだけの内容のない文章である。

　135 は、124 太陽病　六七日　表証仍在　脈微而沈　反不結胸　と比較す
るために加えられた文章である。つまり、脈証で、脈微而緊・少腹當鞕満と
脈沈而緊・心下痛　按之石鞕両者の違いを述べようとした。
（傷寒六七日）には、特に意味はない。（結胸熱實）は、心下痛　按之石鞕の註釈
である。

　136 は、大柴胡湯と大陷胸湯の区別を目的に書き加えられた。往来寒熱の
大柴胡湯（心下急）と但頭微汗出の大陷胸湯（但結胸）は、熱の有無がポイント
であるという。
（熱結在裏）は、135 結胸熱實の註釈である。間違って、136 に轉載された。

421

各論　辨太陽病脈證幷治　中　第六

（無大熱者　此爲水結在胸脇也）は、但頭微汗出者について註釈である。

　137 は 134 と比較する意味で書き込まれた文章である。すなわち、誤下に
よらずに、不大便五六日のために、心下から少腹に至るまで硬く満ちて痛む
ので近寄れないほどである。そして、不大便と日晡所に潮熱が少しあるので、
あたかも陽明病の状態である。書き込み者は、大陥胸湯証には陽明病様の症
状があると主張したかったのだろう。
（太陽病　重発汗而復下之）は、舌上燥而渇に対する註釈である。つまり、舌が
乾燥したり、のどが渇くのは、太陽病を何度も発汗し、その上、瀉下をした
からだという。通常、このような治法をしたら、体力を消耗して日晡所小有
潮熱にはならないと考える。

【臨床応用】
〈証〉　胸満、胸下堅満、心胸激痛、短気、上衝、喘咳、喀痰、心中懊憹、
　　　便秘。
循環器関係：狭心症、心筋梗塞、脚気衝心などで心痛激しく心下堅く沈緊
　　　のもの。
消化器関係：急性膵臓炎など。　　　（藤平健・小倉重成『漢方概論』創元社 p.531)

附方　小陥胸湯（大陥胸湯との比較）
138　（小結胸）（病正在心下）按之則痛　脈浮滑者　小陥胸湯主之。

［読み方］（小結胸　病まさに心下にあり）これを按ずればすなわち痛み　脈浮滑
　　　　　の者は小陥胸湯これをつかさどる。
［内　容］（小結胸は、病が正に心下にある）これを押さえると痛み、脈が浮滑の
　　　　　者は小陥胸湯が主治する。

　この文章は 135（傷寒六七日　結胸熱實）脈沈而緊　心下痛　按之石鞕者　大
陥胸湯主之の脇に書き込まれた。つまり、心下痛の傍註としての「按之則痛
　小陥胸湯主之」が最初の文である。その心下痛に（病正在心下）と付け加え
られ、さらに、小陥胸湯に（小結胸）と註釈がなされた。
　脈浮滑は脈沈緊との比較の意味で補入された。大陥胸湯証の心下痛は押さ
なくても痛いが、小陥胸湯証は押さなければ痛まない。そこで、脈は沈より

原文 12-99　傷寒四五日　身熱〜

も浮で、痛みがないので緊ではなく滑だという。

　滑脈とは、すでに述べたように裏熱の脈候である。それ故、浮滑は矛盾する。さらに、小陥胸湯は少陽病に属すので、脈は弦であり浮ではない。したがって、脈浮滑は小陥胸湯自体の脈ではなく、あくまでも、大陥胸湯の脈沈而緊との比較上の表現である。

　138 は、結胸の程度が大陥胸湯よりも小さいので小結胸とされ、薬方名も小陥胸湯と命名されたのだろう。つまり、大陥胸湯証とは異なり、心下を押すと痛いが押さなければ痛みはないからである。この心下の按痛が小陥胸湯の重要な目標である。

　小陥胸湯方

　　　　黄連 1両　　半夏半升　　栝樓實大者 1 枚

　　　　三味　以水六升　先煮栝樓實　取三升　去滓　内諸薬　煮取二升

　　　　去滓　分温三服

栝樓實　山野に自生するウリ科の多年草よじのぼり草本。

　　　　キカラスウリ Trichosanthes japonica の種子。

　　　　カキのタネに似て光沢がない。

　　　　皮つきの種子で、子仁が油の多いものがよい。刻んで用いる。

　　　　殻を去れば効がないという。

　　　　消炎性解熱、鎮咳、去痰、鎮痛剤で、心臓喘息、胸痛に用いる。

（『薬局の漢方』p.36）

■ 機能的構造式

病位　表裏間の陽（少陽病）　　〈気・―・**水**〉		
表	表裏間	裏
㊐	黄連 1・半夏半升・栝樓實 1 枚	
㊂		

423

各論　辨太陽病脈證并治　中　第六

構造式で明らかなように、構成生薬はすべて表裏間の陽にある。このこと
は、本方が胸部の疾患に適応できることを示している。

病理面からみると、気のエネルギー増加（鬱熱）とそれによって熱せられた
水の滞留が気と水の循環不全をもたらしている。その症状は心下（みぞおち）
を押さえると痛む。

そこで、黄連・栝樓實で解熱し、半夏で駆水するわけである。栝樓實には
解熱と利水の二つの作用がある。

また、栝樓實は栝樓薤白半夏湯（金匱要略）にみられるように半夏との結び
付きが強い。

【臨床応用】

〈証〉　心窩部が硬くて痞塞感あり、押すと痛む（小結胸）。

　　　　胸痛、咳嗽、喀痰粘稠にして喀出困難。

呼吸器関係：感冒、流感、気管支炎、肋膜炎、膿胸、喘息、肺炎などで咳
　　　　　　と粘痰があり、あるいは胸痛しあるいは咳のとき胸や心下に
　　　　　　響き痛み、心下に圧痛のあるもの。

消化器関係：胃痛、胃酸過多症、胃カタル、胆石症などで心下疼痛し、ある
　　　　　　いは心下緊張圧痛、あるいは嘈囃あるいは嘔吐するもの。

疼痛関係：　肋間神経痛その他の胸痛で心下も堅いもの。あるいは喘咳を
　　　　　　兼ねることもある。　（藤平健・小倉重成『漢方概論』創元社 p.512）

【治験例】

咳すると胸にひびく　　女性　62歳

夏から胃がシクシク痛む。上腹部に鈍痛があり、胸やけするが、食事をす
ると治る。右上腹部が張るが、ガスが出るとよい。便秘薬を常用。

柴胡桂枝湯を投与。1カ月後、胸やけは減少し、腹のシクシク痛むのもよ
くなってきた。（中略）12月にかぜをひいた。近医からかぜ薬をもらって飲ん
だがよくならず、強い咳が出て、痰が切れにくく、咳のたびに胸にひびいて
痛む。よくなっていた胃も悪くなり、空腹時、心下痛、吐き気、噯気、腹満、
ガスが多いと訴える。

そこで、柴胡桂枝湯加黄連1.5、瓜呂仁3.0すなわち小陥胸湯を与えたと
ころ、間もなくよくなった。

424

原文 12-99　傷寒四五日　身熱〜

(松田邦夫『症例による漢方治療の実際』創元社 p.13 〜 14)

〔小陥胸湯についてのコメント〕

本方の特徴はみぞおちを押すとかなりの痛みを訴えることである。痰がきれにくく、強くせき込む症状に適するが、小柴胡湯と合方し（柴陥湯）、加桔梗とするとより効果的である。

ところで、136 にある"無大熱"は以下の三方にも記載されている。

　　63　汗出而喘　無大熱者　可與麻黄杏仁甘草石膏湯。
　　61　（下之後　復発汗）晝日煩躁　不得眠　夜而安静　不嘔不渇　無表證
　　　　脈沈微　身無大熱者　乾姜附子湯主之。
　　169　（傷寒）無大熱　口燥　渇　心煩　背微悪寒者　白虎加人参湯主之。

奥田傷寒論は、無大熱について〈大表には翕々の発熱なく、裏には伏熱甚だしきの謂也〉と説明している（p.209）。この説明は、63 と 169 には裏熱があるので当てはまるが、61 の乾姜附子湯は該当しない。

そもそも、無大熱は後人の造語で、傷寒論の原理・原則とは無関係である。したがって、大陥胸湯にある無大熱も単なる註釈に過ぎない。

なお、61 は 71 の五苓散証にある「煩躁不得眠」との比較の意味で、「晝日煩躁　不得眠　夜而安静　不嘔　不渇　無表證　脈沈微者　乾姜附子湯主之」と付け加えられた文章である。身無大熱はその無表證の註釈に過ぎない。

このため、乾姜附子湯は証がはっきりせず、実際に使用することは少ないと考えて本書では省略している。

　　　＊参考：傷寒論中の大柴胡湯
　　大柴胡湯は少陽病位の薬方として用いられることが多い。しかし、これまでみてきたように、大柴胡湯は傷寒論の原方ではなく、小柴胡湯、生姜瀉心湯、大陥胸湯との比較のために後人によって書き加えられた薬方である。
　　それ故、すでに述べたように、薬方における大黄の有無について諸説がある。
　　原則として、和解の少陽病の薬方には大黄は適合しない。しかし、大柴胡湯方中には芍薬と枳実があるので、芍薬—枳実・大黄が可能となる。し

各論　辨太陽病脈證并治　中　第六

　　たがって、その時の症状に応じて、大黄を加えればよいと考える。

　　＊参考：金匱要略中の大柴胡湯
　　腹満寒疝宿食病脈證併治第十
　　　按之心下満痛者（此爲實也　當下之）宜大柴胡湯
　　これは、腹満の厚朴七物湯に関連した薬方として付け加えられたもので
ある。すなわち、按之心下満痛は大柴胡湯で、厚朴七物湯で腹満が減少し
ない者には大柴胡湯で瀉下するのがよいという。"主之"ではなく"宜"
となっているからである。したがって、大柴胡湯に大黄２両を加えて"當
下之"としている。瀉下を求めなければ大黄は必要ない。

　なお、（熱結在裏）復往来寒熱者について、類証鑑別のために加えられたの
が168である

　168　（傷寒若吐若下後七八日不解）（熱結在裏）表裏倶熱　時時悪風　大渇　舌
　　　　上乾燥而煩　欲飲水数升者　白虎加人参湯主之。

［読み方］（熱結ぼれて裏にあり）表裏ともに熱し　時々悪風し　大いに渇し　舌
　　　　上乾燥して煩し　水を数升のみたいと欲する者は白虎加人参湯これ
　　　　をつかさどる。
［内　容］表裏がともに熱して、時々悪風（さむけ）がする。喉が非常に渇き
　　　　舌の上が乾燥して気分が悪い。水を多量に飲みたいと思う者は白虎
　　　　加人参湯が主治する。

　往来寒熱と表裏倶熱　時時悪風が鑑別を必要とするものとはみえないのだ
が、註釈の（熱結在裏）によって、書き加えられたのだろう。
　（熱結在裏）は、すでに述べたように、もともとは結胸熱實に対する註釈だが、
大陥胸湯にはふさわしくない。ただし、裏熱の白虎加人参湯には適応するし、
書かれている証も臨床的に有用である。

附方：白虎加人参湯（大陥胸湯証・無大熱との比較）

　169　（傷寒）無大熱　口燥　渇　心煩　背微悪寒者　白虎加人参湯主之。

［読み方］（傷寒）大熱なく　口燥し　渇し　心煩して背微悪寒する者は白虎加
　　　　人参湯これをつかさどる。

原文 12-99　傷寒四五日　身熱～

[内　容] これは、136 にある " 但結胸　無大熱者　此爲水結在胸脇也 " と比
較するために、同じく無大熱の白虎加人参湯を補入した文章である。
つまり、その証は口燥と渇があり、無大熱によって背微悪寒すると
いう趣旨である。

　無大熱が共通していても、結胸の大陥胸湯証と口燥渇・背微悪寒の白虎加
人参湯証には明確な違いがあるので、敢えて、二薬方を比較する必要はない
と考える。
　ただし、ここに記載されている白虎加人参湯証は参考になる。
　本来ならば、136 の脇にあるべきなのだが、再編集時に白虎加人参湯として、
168、169、170 にまとめられてしまった。

　以下の文章は後人たちの書き込みである。

164　傷寒　大下之　復発汗　心下痞　悪寒者　表未解也。不可攻痞　當先
解表　表解　乃可攻痞　解表　宜桂枝湯。攻痞　宜大黄黄連(瀉心)湯。

　奥田傷寒論は、先表後裏の分治を論じていると解説しているが、理屈を述
べた文章に過ぎない。心下痞　悪寒者は 155 附子瀉心湯の主治である。わざ
わざ、桂枝湯と大黄黄連（瀉心）湯とに分けて治病する必要はない。

166　病　如桂枝證　頭不痛　項不強　寸脈微浮　胸中痞鞕　気上衝咽喉
不得息者　此爲胸有寒也。當吐之　宜瓜蔕散。

　この文章は 164 の補入で、桂枝湯証のような頭痛と項強がなく脈が微浮で、
胸中痞鞕　気上衝咽喉　不得息者には、瓜蔕散で吐すべしという内容である。
冒頭の病はあとから付けられた。164 の桂枝湯と大黄黄連（瀉心）湯の先表後
裏に関連して、大黄黄連（瀉心）湯証の心下痞と瓜蔕散証の胸中痞鞕を対比し
ようとして書き込んだのだろう。如桂枝證　頭不痛　項不強　がそれを示し
ている。
　此爲胸有寒也は胸中痞鞕の註釈である。

　次いで、少陽病の病的感覚反応である「咽乾」に対する病的身体反応に応
じる五苓散に移る。

427

各論　辨太陽病脈證幷治　中　第六

19-263　少陽之爲病　口苦　**咽乾**　目眩也

原文 13-71　**太陽病　発汗後　大汗出**（胃中乾　煩躁　不得眠　欲得飲
水者　少少與飲之　令胃氣和則愈）（若）**脈浮　小便不利
微熱　消渇者**　（與）**五苓散主之。**

［読み方］太陽病を発汗して　大いに汗出で　脈浮に小便利せず　微熱し　消
　　　　　渇する者は　五苓散これをつかさどる。

［内　容］太陽病を発汗し、大量に汗が出て、脈が浮で、小便の出が悪く、微
　　　　　熱があり、水をいくら飲んでも、のどの乾きが止まらない者は五苓
　　　　　散が主治する。

　（胃中乾　煩躁　不得眠　欲得飲水者　少少與飲之　令胃気和則愈 ＝ 胃の中が乾燥し、気
持がもだえいらだってさわがしいために眠れず、水を飲みたい者には、少量の水を与えて
胃気を和すれば病がいえる）は後人の註釈文である。彼は太陽病を発汗して大量
の汗が出て眠れず、水を欲しがる者には、少量の水を与えれば、五苓散を服
用しなくても治ることがあるといいたかった。つまり、胃の中が乾燥してい
るので、少々の水を与えて胃気を和すればよいという。後人は原文の“大汗出”
の註釈として書き込んだ。

　13-71 は太陽病から少陽病への転入を示した文章である。太陽病　発汗後、
脈浮と微熱があり、小便不利と消渇が存在するのは、単なる胃中乾ではなく
病的な状態である。つまり、本方は表証（脈浮）と表裏間証（小便不利・微熱・
消渇）とに病が併存しているので、それを同時に解すわけだが（双解）、主力は
表裏間証である。

　少陽病の病的感覚反応の「咽乾」は、病的身体反応の小便不利、微熱と消
渇になる。ただし、発汗して体液が不足したために煩躁　不得眠となるのは
正常で、これは註釈文にあるように胃の中が乾いているからであり、少々の
水を飲めば治る。

　ところが、小便不利で消渇（いくら水を飲んでも止まらない渇）は、単なる胃中
乾ではなく病的である。すなわち、大汗出により全身の体液（水）の不足と

428

循環の悪化による小便不利のために、胃中に水が過剰にあるにもかかわらずのどが猛烈に渇いて水を求めるのである。これは全身と胃内停水の情報を正常に処理できないセンサーの異常といえる。

その原因は病が完全に表裏間だけにあるのではなく、表にも残っているからである。つまり、脈浮があるために感覚が異常になり、病的身体反応として胃中に水が偏在するので小便不利、微熱、消渇を生じる。

72　発汗已　脈浮数　煩渇者　五苓散主之。

これは、26 服桂枝湯　大汗出後　大煩渇不解　脈洪大者　白虎加人参湯主之と比較するために 26 の傍らに書き込まれた註釈文である。つまり、脈洪大と脈浮数の比較により、大煩渇の白虎加人参湯と煩渇の五苓散を鑑別しようとした。しかし五苓散は煩渇ではなく消渇である。

再編集の際、五苓散としてまとめられて 72 に置かれた。

74　（中風　発熱六七日）不解而煩（有表裏證）渇欲飲水　水入則吐者（名曰水逆）
　　　五苓散主之。

中風とあるだけで太陽中風ではない。つまり、2-2 太陽病　発熱　汗出悪風　脈緩者　名爲中風　の発熱が解さないので煩となり、のどが渇いて水を飲みたがり、水が入ると直ちに吐いてしまう状態になるというのが本文の主旨である。（有表裏證）は、発熱を表とし、渇欲飲水を裏とした別人の註釈である。

煩は傷寒論の中でよく目にする用語である。本来は、わずらわしいという意味だが、気分がすっきりしないことを表現したのだろう。

（名曰水逆）は、通常、水は上から下に流れるが、水を飲むとすぐに吐いてしまう。そのため、水の流れが逆だというので水逆と名づけられた。

しかし、この 74 の文章はおかしい。傷寒論は悪寒 → 発熱の場合は、必ず桂枝湯証を経過する体系になっているからである。したがって、冒頭の（中風　発熱六七日）は誤りであり、再編集の時に付け加えられたに過ぎない。

もともとの文章は「不解而煩　渇欲飲水　水入即吐者　名曰水逆」で、71の令胃気和則愈の傍らに書き込まれたものである。すなわち、少々の水を与えても胃気の不和が解さずに、煩わしく、渇のために水を飲みたがり、飲む

各論　辨太陽病脈證幷治　中　第六

と直ちに吐く者を水逆という、との趣旨である。それ故、74 は独立した文章ではなく、13-71 の書き込みである。

　水逆の場合は、胃中には吸収されないために、大量の水が存在しているにもかかわらず、のどが渇いて水を飲みたがる。そこで、水を飲むと胃はもはや収容しきれないので、直ちに、吐いてしまうわけである。つまり、小便に出ない水を口から出すことになる。これは五苓散証の特異な証であり、自己治病力による正常な反応ではない。

　したがって、五苓散によって、胃中の過剰な水分が吸収されて小便として排出されると、消渇も止み、胃内停水も解し、全身の水の循環が改善される。

五苓散方
　　　猪苓 18銖　　澤瀉 1両6銖　　茯苓 18銖　　桂枝 半両　　白朮 18銖
　　　五味　爲末　以白飲和　服方寸匕　日三服　（多飲煖水　汗出愈）

■ **機能的構造式**

病位　表裏間の陽（少陽病）	〈気・―・水〉	
表	表裏間	裏
㉀ 桂枝 半両	猪苓 18銖・澤瀉 1両6銖・茯苓 18銖・白朮 18銖	
㉁		

　表・陽の桂枝と表裏間・陽の猪苓、澤瀉、茯苓、白朮で構成されている。粉末にして、白飲（重湯）に混ぜ、一寸立方のさじで服用する。一日三回服用する。

　実際には、澤瀉 2.5、猪苓・茯苓・朮各 1.5、桂枝 1 を散剤として、1 日 3 回 1 回 2 ～ 4g を服用する。煎剤とするときは、この量を 2 ～ 3 倍にする。原則として、水逆の証（渇して水を多量に飲み、尿利少なく、または水を飲むと直ちに吐くもの）には散剤を使用する。（『薬局の漢方』p.43）

　本方は発表剤（桂枝）と利尿剤の組み合わせである。

原文 13-71　太陽病　発汗後　大汗出〜

　そもそも、人体の体重のおよそ70％は水分であり、この水分の中に生体を維持するために必要不可欠な各種の電解質や栄養素が含まれている。このような体の水溶液を体液という（川上正澄・山内良澄『図説生理学』南江堂 p.404）。したがって、体液が滞りなく全身を巡ることは身体を正常に維持するために不可欠である。

　五苓散証の病理
① 　表と表裏間における気のエネルギー増加（脈浮と微熱）
② 　水の流れの異常（偏在と逆流）
③ 　センサーの異常（小便不利と消渇）

　五苓散証において、エネルギー増加による気の循環不全が表の陽と表裏間の陽で生じている。それが脈浮（表熱）と微熱（泌尿器系の鬱熱）である。
　同時に、表裏間の陽では水の偏在と逆流が発生して水の循環不全がある。
　このような状況になると、胃内に大量の水が存在するにもかかわらず、小便は出ず、口渇がひどくてさらに水を飲みたがる。これはセンサーに異常をきたしたからである。
　すなわち、自己治病力は脈浮を発汗して解そうとするのだが、泌尿器系の鬱熱と胃内停水に妨害されてセンサーが不調になる。その結果が小便不利と消渇である。

　五苓散における構成生薬の薬理作用
　猪苓　泌尿器系の鬱熱による小便不利と口渇を改善する。
　　　　条文中の微熱は、その鬱熱を示している。
　澤瀉　胃内の水分を吸収して、体液の偏在を是正し、口渇を和らげ、過剰な水分を小便として体外に排泄する。五苓散は、この作用を主とするため澤瀉の量が最も多い。
　茯苓　全身の体液の逆流性を改善して循環を正常にし精神を安定化する。
　白朮　停滞している体液の流れをよくして小便に出す。茯苓との組み合わせが多い理由は、体液の逆流と停滞が同時に生じる確率が高いからである。
　桂枝　脈浮（表熱）を発汗することにより、センサーの異常も改善する。

431

各論　辨太陽病脈證并治　中　第六

五苓散の薬理作用

気の循環不全　　　　　（表の陽）脈浮　桂枝／（表裏間の陽）微熱　猪苓
（センサーの異常）　　　　　　　　　　　　　（　〃　）煩躁　茯苓
水の循環不全　　　　　（表裏間の陽）水の滞留　　　＝　　沢瀉
　　　　　　　　　　　　　　　　小便不利・消渇　＝　　猪苓、白朮、茯苓

　原典では、末にして重湯に混ぜて服用するよう指示している。これは、胃内停水（体液の偏在）があるので、"水逆"を恐れて煎剤としなかったのだろう。
　服後の"多くの煖水（あたたかい水）を飲めば汗が出て病が治る"は、別人の書き込みである。彼は、桂枝湯服後の"熱く薄いお粥一升餘をすすり、もって薬力を助ける"を参考にした。発汗が利尿作用を高めると考えたのだろう。

【臨床応用】
〈証〉　口渇、尿利減少、発汗傾向、渇して水を飲み、水が入れば吐く。
急性熱性病：感冒、流感で、水瀉様下痢、嘔吐、口渇、尿量減少のもの。
消化器関係：胃拡張、胃アトニー、胃下垂、胃酸分泌過多症、二日酔いで、
　　　　　　嘔吐し、上記の〈証〉があるもの。下痢。
循環器関係：心臓性浮腫
腎臓関係：　腎炎、ネフローゼ、膀胱炎、尿毒症で、浮腫、小便不利、口渇、
　　　　　　発熱、頭痛のあるもの。
感覚器関係：メニエール病、慢性頭痛または偏頭痛、三叉神経痛、乗り物
　　　　　　酔い
内分泌関係：糖尿病
皮膚関係：　小児ストロフルス、掌蹠膿疱症、汗疱状白癬、帯状疱疹の初
　　　　　　期、水いぼ
小児関係：　夜尿症、乳児の吐乳
その他：　　熱射病及び日射病
　　　　　　陰嚢水腫（車前子・木通を加える〈矢数道明『臨床応用　漢方處方解説』
　　　　　　創元社 p.153〉）、亀頭赤腫
　　　　　　　　　　　　　　（藤平健・小倉重成『漢方概論』創元社 p.487）

＊参考：金匱要略・痰飲欬嗽病脈證併治第十二に五苓散がある。
　　假令瘦人　臍下有悸　吐涎沫而癲眩　此水也　五苓散主之。
　これは、癲癇で、泡を吹く症状に用いた例を示している。
　　五苓散証のある癲癇に有効なのだが、なぜか金匱要略では水気病篇ではなく痰飲欬嗽病篇にある。

【治験例】
　1．頭痛　女性　64歳
現病歴　以前から頭痛を起こして、時々来診していた。呉茱萸湯がよかったり、麻黄附子細辛湯がよいこともあれば、當帰湯でよくなることもある。なんでもないのに、寒けがする。首がこる。左の胸が痛んだり、背中が痛むこともある。ガスが腹から胸に上がる感じもする。繰り返し質問しても、口渇、尿不利はないという。
現症　　身長153cm、体重51kg。体格、栄養は良好で血色もよい。脈、腹診に異常なく、便通正常。夜間尿なし。血圧116-68。
経過　　どうも訴えがとりとめもなく、主訴がつかみにくい。思いあぐねいると、患者は「下痢すると、その後は頭痛が治る」というのである。これを聞いた私は、ふと五苓散を投与してみる気になった。これを1週間服用して再診に現れた患者は、見るからに喜色満面という様子で、次のように述べた。「今度ははじめてとてもよく効いた。まったく頭痛がなくて、こんなにうれしいことはない。ただ、おかしなことは、今まで昼間はほとんど排尿はなかったのに、何回も行くようになった。それに夜も1回ぐらいだったのが、3回も行くようになった。」
考案　　口渇はない、尿不利も、はじめ聞いたときにはなかった。しかし、五苓散が効いてから、明らかに利尿効果があった。げに「怪病は水の変」である。　　　　　　　　　（松田邦夫『症例による漢方治療の実際』創元社 p.127〜128）

　2．三叉神経痛　男性　65歳
現病歴　3〜4年前から三叉神経痛になやんでいる。いろいろ治療を受けたが治らない。右額、右歯が痛む。とくに洗顔時痛むという。
現症　　身長159cm、体重62kg。腹診では、臍上悸のほか特記すべきことはない。口渇あり。水やお茶をよく飲む。昼間は排尿回数が以前と比してそ

各論　辨太陽病脈證幷治　中　第六

れほど遠いということはない。夜間排尿回数２～３回。血圧 150-90。

経過　　五苓散料を与えると服薬８日目から痛みが消失した。

　その後、たびたび、再発したが、そのつど五苓散料を服用して根治した。

考案　　三叉神経痛には、五苓散のほかに、葛根湯、桂枝加苓朮附湯、清上

蠲痛湯が有効であるが、私は好んで五苓散を用いる。元来、口渇と尿の不利

を目標に用いる処方であるが、それらの目標が著明でない場合でも、三叉神

経痛によく効くことがある。　　（松田邦夫『症例による漢方治療の実際』創元社 p.191）

3. 水いぼ　女児　5歳

現病歴　　半年前から背中に水いぼができた。初診時、背中の皮膚に 40 ぐら

いできている。皮膚は乾燥して鳥肌立っている。半球状に盛り上がった小結

節は、色は他の皮膚と大差ないが中央にへそのようなへこみがある。水いぼ

すなわち伝染性疣贅の特徴である。いぼの大きさは、えんどう豆大まで大小

さまざまである。かゆみはないという。（中略）口渇が強く、冷水を好む。１

日にコップ６～７杯飲む。その割に小水が遠いようだともいう。大便１日１行。

夜間尿なし。

現症　　身長 118cm、体重 22kg。脈、腹異常なし。

経過　　そこで五苓散料を投与。

　２か月後、背中の水いぼが乾いて治ってきた。

　４か月後、水いぼが少なくなった。

　７か月後、全治。　　　　　（松田邦夫『症例による漢方治療の実際』創元社 p.243）

4. 車酔い　男性　31歳

既往歴　３年前から腎臓結石で時々当院で治療を受けている。また、肝臓が

悪く、時々検査を受けている。

現病歴　腎臓結石が小康状態であり、ヨーロッパ旅行に行くといって来院。

　以前からひどい車酔いの体質で、ことに飛行機は苦手である。旅行中はト

ラベルミンを常用している。

現症　　身長 169cm、体重 70kg。舌はやや乾燥し、薄い白苔がある。腹診

上、上腹部がかなり張っているが、これは以前からである。血圧 120-70。

　このかたは、ふだんから時々吐き気がする。背中から腰にかけて張る。項

部から背中にかけて痛むこともある。疲れやすく、疲れると口乾がある。便

434

通はふつうであるが、尿の出は少ない。

経過　　五苓散を与える。2週間後、来診。

「おかげで、飛行機にトラベルミンを服用せずにはじめて乗ったが、まったく酔わなかった」という。

考案　　私は車酔いに五苓散または小半夏加茯苓湯をよく用いる。後者は平素から胃腸が弱い人に用いることが多く、前者は、酔うと頭重、頭痛するというものによい。乗り物に乗る約30分前に服用させると効果的である。

　　　　　　　　　　（松田邦夫『症例による漢方治療の実際』創元社 p.291 ～ 292）

〔五苓散についてのコメント〕

　のどの乾きと小便不利が目標である。したがって、この二つの症状があれば奏功する。例えば、長年、頭痛に苦しんだ女性が五苓散料で劇的に治癒した経験がある。

附方：茯苓甘草湯（五苓散証・渇の比較）

　73　（傷寒）汗出而渇者　五苓散主之。不渇者　茯苓甘草湯主之。

[読み方]（傷寒）汗出て渇する者は五苓散これをつかさどる。渇せざる者は茯苓甘草湯これをつかさどる。

[内　容]汗が出て、のどが渇く者は五苓散が主治する。渇がない者は茯苓甘草湯が主治する。

　汗が出て渇する者には五苓散が主治するという内容だが、傷寒は無汗なので汗出ではない。73は39傷寒　脈浮緩　但重　乍有軽時　無少陰證者　大青龍湯発之　の補入文である。つまり、傷寒を大青龍湯で発汗して、汗が出てのどが渇く者には五苓散がよいという書き込みである。39は疑問のある文章なので73も不必要であると考える。

　不渇者　茯苓甘草湯主之は別人による補入である。彼は、両薬方に共通の尿不利があることから渇の有無による鑑別を示そうとした。

　なお、本方は356に傷寒　厥而心下悸者　宜先治水　當服茯苓甘草湯　却治其厥　不爾　水漬入胃　必作利也　と記載されている。この文章は、386霍乱　寒多不用水者　理中丸主之　にある理中丸（人参湯）との比較の意味で書き込まれたものである。すなわち、寒が多く、水を飲まんと欲さない者は、

435

各論　辨太陽病脈證并治　中　第六

手足が冷えて、みぞおちに動悸がある。それは水が原因なので、さきに茯苓甘草湯を服用して手足の冷えを治さないと、その水が胃に入って胃が水びたしになり、必ず、理中丸のような下痢になるという主旨である。

ところが、文中に厥があることから校正の際に厥陰病の位置に移された。しかし、この"厥"は厥陰病の厥とは関係ない。胃内の停水による一時的な厥である。厥陰病の病的感覚反応は消渇であり、不渇の茯苓甘草湯証とは合わない。

　　茯苓甘草湯方
　　　　　茯苓 2両　桂枝 2両　生姜 3両　甘草 1両
　　　　　四味　以水四升　煮取 2升　去滓　分温三服。

■ 機能的構造式

病位　表裏間の陽（少陽病）　〈気×水・—・〉		
表	表裏間	裏
㊧ 桂枝 2	茯苓 2・生姜 3・甘草 1	
㊜		

　構成は「桂枝・甘草＋茯苓・生姜」である。すなわち、発汗過多による心下悸を解す薬方である。その原因は発汗過多による体液の異常である。本方証は五苓散証とは異なり、脈浮と微熱がなく、胃中で体液が動揺する状態（茯苓・生姜）だが渇はない。それを知っていた後人が、汗出　不渇者には茯苓甘草湯がよいと書き加えた。

　なお、胃中の水は静的ではなく動的なので、気に影響してのぼせ冷えや心悸亢進を引き起こす。

【臨床応用】
〈証〉　発汗後の脱汗による心悸亢進、呼吸促迫、のぼせびえ。
　発汗剤服用後の脱汗：熱性病を発汗して後脱汗が止まず、心悸亢進、胸内

原文 13-71　太陽病　発汗後　大汗出〜

苦悶、四肢寒冷、尿不利を呈するもの。

神経関係　　　　　　：不眠症で、ときどき神経性心悸亢進を発する症。
循環器関係　　　　　：心臓弁膜症、伝導障害、その他の心疾患、日常逆上
　　　　　　　　　　　癖に苦しむ者など。

(藤平健・小倉重成『漢方概論』創元社 p.578)

附方：梔子豉湯（五苓散証・煩、不得眠との比較）

76　発汗（吐下）後　虚　煩　不得眠（若）劇者　必反復顛倒　心中懊憹
　　梔子豉湯之。
　　若少気者　梔子甘草豉湯主之。
　　若嘔者　梔子生姜豉湯主之。

［読み方］発汗後虚して煩し　眠るを得ず　はげしき者はかならず反覆てんと
　　　　　うし　心中おうのうする　梔子豉湯これをつかさどる。
　　　　　もし　少気する者は梔子甘草豉湯これをつかさどる。
　　　　　もし　嘔する者は梔子生姜豉湯これをつかさどる。
［内　容］（太陽病を）発汗後、（五苓散証の胃中乾とは異なり）胃中がからっ
　　　　　ぽになってもだえいらだって眠れない。はげしい者はかならずなん
　　　　　ども寝がえりして、憂えもだえる。それには梔子豉湯が主治する。
　　　　　もし、少気（呼吸が浅い）者は、梔子甘草豉湯が主治する。
　　　　　もし、嘔する者は、梔子生姜豉湯が主治する。

　76 は、13-71 太陽病　発汗後　大汗出　胃中乾　煩躁　不得眠　云々の「不
得眠」と比較するために書き込まれた文章である。つまり、同じ不得眠でも、
本方証は発汗後胃中が空虚となり、煩躁ではなく煩（もだえいらだつさま）して
不得眠（眠れない）になるという内容である。

欲得飲水者　　　　太陽病　発汗後　大汗出　胃中乾　煩躁　不得眠
　梔子豉湯　　　　発汗（吐下）後（胃中）虚　煩　不得眠

　虚とは、発汗により胃中の水が虚（からっぽ）になることを意味する。つま
り、胃中の水を省略している。
　傷寒論の解説書は虚煩と読んでいる。奥田傷寒論は、〈虚煩は實煩の反対。

各論　辨太陽病脉證幷治　中　第六

即ち之を案じて心下軟なる者なり。心下軟なりと雖も、虚寒に非ずして尚ほ熱煩なり〉と述べているが、どういう意味かよくわからない。

　これは375 下利後　更煩　按之心下濡者　爲虚煩也　宜梔子豉湯　中の"按之心下濡者　爲虚煩也"を引用したものである。しかし、爲虚煩也は"更煩"に対する別人の註釈であり、心下濡とは無関係である。

　（吐下）は、虚　煩　不得眠　に対する註釈である。

　若以下は別人たちの補入である。

　もし、呼吸が浅く、呼吸困難の者は梔子甘草豉湯がつかさどる。

　もし、嘔（むかむかして気分が悪い）する者は梔子生姜豉湯がつかさどる。

　このように、76 は 13-71 との比較のために書き込まれた文章で、さらに、別人たちが二つの薬方を付け加えたものである。

　　梔子豉湯方　〈気・一・一〉

　19-263　少陽之爲病　口苦　咽乾　**目眩**也

　目眩とは「めまい」を意味するが、症状そのものではなく、胸中窒の病的身体反応を感覚的に表現した用語である。すなわち、胸中窒（呼吸困難など）の激しさを「めまいがするようだ」とまとめた。傷寒論では病的身体反応の「めまい」は頭眩である。

　条文によれば、懊憹と胸中窒は太陽病の発汗吐下後や発汗若下之で生じるとされ、また、心中結痛は傷寒を大下之後に発生すると記載されている。ところが、これらに該当する条文が見当たらない。要するに、原文は 77 だけで 76、78、79、80 は後人たちによる書き込みである。彼らは、その中で梔子豉湯を応用した梔子甘草豉湯、梔子生姜豉湯、梔子厚朴湯、梔子乾姜湯などの薬方を補入した。それらに共通する証は、胸痛、胸内苦悶感、呼吸困難、煩、不眠などである。少陽病なので、心中と記載されていても体の部位は胸部である

原文 14-77 〈太陽病〉 発汗（若下之）而煩熱～

原文 14-77 〈太陽病〉 発汗（若下之）而煩熱 胸中窒者 梔子豉
湯主之。

［読み方］〈太陽病〉を発汗して 煩熱し 胸中窒（ふさがる）者は梔子豉湯こ
　　　　れをつかさどる。
［内　容］太陽病の治法は発汗なので、（若下之）は別人の書き込みである。太
　　　　陽病を発汗したが解さないで煩熱があり、胸中がふさがる者には梔
　　　　子豉湯が主治する。

　太陽病からの連続性を考慮すると発汗而煩熱の 77 が原文である。発汗而
煩熱は発汗したものの解さずに煩熱があるという意味である。

　　煩熱と其人仍発熱の比較
　82 太陽病　発汗　汗出不解　其人仍発熱　心下悸　頭眩　身瞤動　振振欲
擗地者　真武湯主之　では、仍発熱と身瞤動が全身の症状を、心下悸と頭眩
が局部の症状を示している。すなわち、仍発熱が主役である。一方、15-77
の場合、熱よりも煩という神経的症状が主であり、熱は従である。

　煩熱とは、文字通り解釈すればわずらわしい熱となる。これは、発汗　其
人仍発熱　の陰熱や身熱（陽熱）と異なり、精神的に煩わしい熱である。すな
わち、発汗したものの、何ともいえない嫌な熱が残ったので煩熱と表現した
のだろう。

　　胸中窒と胸満の比較
　22 太陽病　下之後　脈促　胸満者　桂枝去芍薬湯主之　の胸満は、胸が
いっぱいな状態を感じることだが煩はない。胸中窒では煩が強く胸中の窒息
感（息がつまる感じ）がある。

　以上のように、病的感覚反応の「目眩」に対する病的身体反応は胸中窒で
あり、熱型は口苦の往来寒熱、咽乾の脈浮・微熱とは異なり煩熱である。
　要するに、発汗したものの、わずらわしい熱があり、胸がふさがるように

439

各論　辨太陽病脈證幷治　中　第六

感じる者には梔子豉湯が主治するという趣旨である。

心中懊憹、心中結痛は別人たちが胸中窒を感覚的に表現したに過ぎない。

　　梔子豉湯方
　　　　梔子 [14箇]　香豉 [4合]
　　　　二味　以水四升　先煮梔子　得二升半　内豉　煮取一升半　去滓
　　　　分温二服（温進一服　得吐者　止後服）

■ 機能的構造式

病位　表裏間の陽（少陽病）　〈気・―・―〉		
	表	表裏間	裏
陽		梔子 [14]・豉 [4]	
陰			

豉　　　香豉とも称し、大豆を発酵して作る。通例納豆を乾燥して代用する。
　　　　消炎、解熱、健胃、消化剤、心煩、心中懊憹に用いる。

（『薬局の漢方』p.65）。

　梔子豉湯の作用は、煩熱の状態にある胸中窒を梔子と豉の消炎・解熱作用により解して、それらの症状を改善する。つまり、気の循環不全を解す。

　方後に　分温二服　温進一服　得吐者　止後服という文言がある。意味は「一升半を分けて温め二回服用する。（その際）温めて一服を差出し、（それを服用して）吐く者には二回目の服用を停止する」である。おそらく、温進一服以下は別人の書き込みだろう。

　これは胃の内容物を吐くのではない。彼は、病人に梔子豉湯を与えたところ、それを吐いてしまったので、二回目の服用を停止せよとメモ書きしたと想像する。本方は瓜蔕散のような吐剤ではない。薬方中に香豉を含み、方後に"得吐者"とあることから吐剤と誤解される恐れがある。

原文 14-77 〈太陽病〉 発汗（若下之）而煩熱〜

【臨床応用】

〈証〉 胸中満悶痞塞感、不眠傾向、飢えて食味を感ぜず、微熱去らず、呼吸促迫。

急性熱性病 ：日を経てなお微熱があり、胸中満悶する症状。

精神神経関係：高血圧症、神経衰弱、ノイローゼ、血の道症、自律神経不安定などで不眠、のぼせ、神経不安、身熱などが特に夜間憎悪するもの。　（藤平健・小倉重成『漢方概論』創元社 p.503）

【治験例】

食道潰瘍　女性　73歳

既往歴　40歳で胃潰瘍に罹患。その後に黄疸で1カ月入院した。

現病歴　最近熱いものを飲食したり、アルコールを飲むと胸骨の後ろで食道に沿って痛む。某病院で食道・胃X線検査の結果、食道潰瘍と診断され通院しているが、一向によくならない。空腹時胃が気持悪い。口が乾く。原因と見られるものはとくになく、ただ以前から食物を胃から口にもどすことがあるという。くせのようである。そのほかに口臭があり、ガスが多く、寒がりである。

現症　身長143cm、体重39kg。舌は乾いている。便通正常。腹診上特記すべきものはない。

経過　症状からすれば、『傷寒論』の「心中結痛」なので梔子甘草豉湯を与えることにした。甘草は炒ってないものを用いた。

5日目に来診。嚥下痛はすっかり消失し、食物の通りがよくなったという。なお空腹時胃がもたれ、むかつき、げっぷが多いという。口臭は同じ。そこで香豉を去り、半夏、附子、乾姜を加える。すなわち利膈湯合甘草乾姜湯である。

考案　梔子が食道痛に有効なことは大塚敬節から教えられていたが、これほどとは思わなかった。古方の妙思議すべからずである。

（松田邦夫『症例による漢方治療の実際』創元社 p.60〜61）

各論　辨太陽病脈證幷治　中　第六

附方：梔子甘草豉湯（梔子豉湯証で少気するもの）

76　若少気者　梔子甘草豉湯主之。

梔子甘草豉湯方　（少陽病）〈気・一・一〉
　　　梔子 14箇　甘草 2両　香豉 4合
　　　三味　以水四升　先煮梔子、甘草　取二升半　内豉　煮取一升半
　　　去滓　分二服（温進一服　得吐者　止後服）

【臨床応用】

呼吸器関係：肺炎、喘息の梔子豉湯証であるいは少気しあるいは急迫する
　　　　　　　もの
内分泌関係：バセドー病で咽がかわき、心臓に急迫するもの
その他：　　各種の出血、肛門瘙痒症で安眠できぬものなど。

（藤平健・小倉重成『漢方概論』創元社 p.501）

附方：梔子生姜豉湯（梔子豉湯証に嘔があるもの）

76　若嘔者　梔子生姜豉湯主之。

梔子生姜豉湯方　（少陽病）〈気・一・一水〉
　　　梔子 14個　生姜 5両　香豉 4合
　　　三味　以水四升　先煮梔子、生姜　取二升半　内豉　煮取一升半
　　　去滓　分二服（温進一服　得吐者　止後服）

【臨床応用】

消化器関係：胸中痛み、悪心あるいは嘔吐。

（矢数道明『臨床応用　漢方處方解説』創元社 p.349）

以上で実質は少陽病である辨太陽病脈證幷治　中・下を終わる。

原文 15-180　陽明之爲病　胃家實（是）也

辨陽明病脈證并治　第八

原文 15-180　**陽明之爲病　胃家實**〔是〕**也。**

　陽明病の病的感覚反応は胃家實である。胃とは広く腹部・胃腸を指すという説あるいは内・中とする説とがある。實は邪實である（浅田、木村、奥田）というが、そもそも傷寒論には邪という概念は存在しない。大塚は腹部の充実としている。

　では胃家實也は何を意味するのだろう。まず、この文章は陽明病の病的感覚反応を示している。すると、實の主語がないことがわかる。實の主語は「熱」で、それを省略している。なぜ、省略したのか。その理由として、傷寒論は熱を病的身体反応に分類した（悪寒 → 発熱）からである。そのため、病的感覚反応には使えない。「胃家實也」の意味は、「陽明病の病的感覚反応は胃の部位（消化管）に熱が充満しているなり」である。

　少陽病からの具体的変化は以下の通りである。

少陽病		陽明病
口苦：往来寒熱（胸脇）	⟶	胃家實：潮熱（大便鞕・燥屎＝胃）
咽乾：表熱・微熱（胃中）	⟶	胃家實：裏熱（口乾舌燥＝裏・胃）
目眩：煩熱（胸中）	⟶	胃家實：瘀熱（発黄＝裏・胃）

すなわち、少陽病の往来寒熱、表熱・微熱、煩熱が変化して、「熱」となり、

443

悪寒はなく、その存在する部位により、潮熱、裏熱、瘀熱に分類される。

潮熱

潮熱とは往来寒熱の寒が消滅して、熱だけが消化管の内部に充満したものである。

つまり、「潮熱」は全身から集まって胃に流れ注いだ熱（胃家實也の一種）であり、その熱が**消化管の内部**に充満するために大便が乾燥して固くなる。（次頁模試図参照）

なお、潮熱は今日の医学でいう「持続熱」である。（p.267）

また104に日晡所発潮熱とある。奥田傷寒論は日晡所を午後四時頃と説明しているが、一般的にはひぐれあるいは夕方をいう。

しかし、日晡所は後人が書き込んだ用語で原文にはない。

恐らく、彼は潮熱が夕方になると発症する傾向のあることを強調したかったのだろう。

ではなぜ、そのようになるのだろう。

原因のひとつに体温の日周変動が考えられる。すなわち、

〈体温は午前2〜6時に最も低く、6〜9時頃までに急激に増し、その後上下しながら午後5〜8時頃に最高に達する。その変動の幅は0.6〜0.8℃ぐらいである。〉（川上正澄・山内良澄『図説生理学』p.419）

これに従えば、夕方になると体温の上昇と共に消化管内部の温度も高くなるので、内容物も乾燥して燥屎となり、同時に大腸の運動が阻害されるためと考えられる。

しかし、条文には時刻の記載はなく、潮熱があると汗が出ても悪寒せず、体が重く、呼吸がせわしなく、腹が張ってゼイゼイすると述べられている。

したがって、日晡所にこだわる必要はないが参考とすべきだろう。

裏熱

裏熱は潮熱とは異なり、**消化管の外部**に熱が充満している病態である。そのため潮熱のように、大便に対する影響は少ない（時には固くなることがある）。消化管外部の熱は新陳代謝を異常に亢進させるので、口渇があり、水を飲みたいと欲する。しかし、五苓散証のような水の偏在はないので尿不利はなく、反対に、尿はよく出るし、その上、汗も出る。

原文 15-180　陽明之爲病　胃家實（是）也

瘀熱

瘀熱は潮熱と裏熱が合わさった熱をいう。つまり、消化管の内部の熱と外部の熱である。ただし、熱量は潮熱や裏熱ほど多くない。瘀熱により但頭汗出　身無汗　劑頸而還　小便不利　渇引水漿　となり、身が発黄する。

これらの熱を模式化するとつぎのようになる。（●は熱を表す）

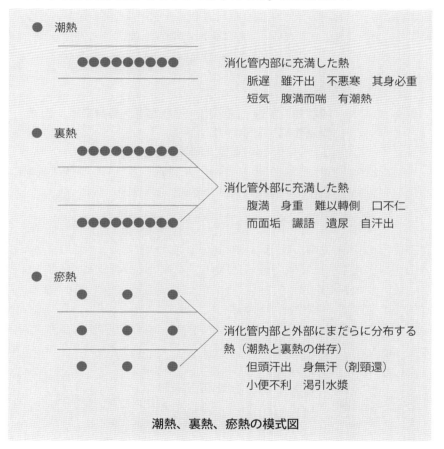

潮熱、裏熱、瘀熱の模式図

潮熱と裏熱はどちらも汗出だが、両者が併存するときは但頭汗出　身無汗となる。その原因を二つの熱が滞留すると考えて「瘀熱」と命名した。236の文章は、このように瘀熱があって上記のような症状を呈すると発黄（黄

445

各論　辨陽明病脉證幷治　第八

疸）になると述べている。

　文中に"熱越"がみられるが、これは「身無汗」に対し、発熱して汗が出るときは黄を発することができない（不能発黄也）という註釈の中の発熱　汗出を"瘀熱が散るように消える（越）こと"であるとした別人の註釈語である。瘀熱が消失するのだから発黄は生じないわけである。

　テキストである『傷寒雑病論』をみると、陽明病篇の条文の数は83で、太陽病篇の178に次いで二番目に多い。それは書き込みや註釈が多いためで、原文そのものは4に過ぎない。原典は簡素であったと想像する。

原文 16-208　**陽明病　脉遅　雖汗出　不悪寒者　其身必重　短気　腹満而喘　有潮熱者**（此外欲解　可攻裏也）（手足濈然而汗出者　此大便已鞕也）**大承氣湯主之。**
（若汗多　微発熱　悪寒者　外未解也　其熱不潮　未可與承氣湯。若腹大満不通者　可與小承氣湯　微和胃気　勿令大泄下。）

[読み方]　陽明病　脉遅　汗出るといえども悪寒せざる者は　その身かならず重く　短気し　腹満して喘し　潮熱のある者は大承気湯これをつかさどる。

[内　容]　胃家實也の陽明病で脈が遅、汗が出るにもかかわらず、悪寒しない者は体が必ず重く、呼吸促迫（ハアハアと呼吸の間隔が差し迫ること）があり、腹が張って喘し（あえぎ）、潮熱のある者は大承気湯が主治する。

　　　　　（此外欲解　可攻裏也）は、有潮熱者の註釈。

　　　　　（手足濈然而汗出者　此大便已鞕也）は、汗出についての註釈。

　208は陽明病の最初の条文である。その中でまず、脈遅が冒頭に記載されている。傷寒論において、脈証を述べているのは陽明病以外では太陽病と少陰病である。（265において、傷寒　脈弦細、266には脈沈緊者とあるが、これらはいずれも後人の註釈であり原文ではない。）

446

原文 16-208　陽明病　脈遅〜

病名	病的感覚反応	病的身体反応
太陽病	脈浮　頭項強痛而悪寒	発熱（浮弱）
陽明病	胃家實也	脈遅（潮熱）
少陰病	脈微細　但欲寐也	始得之　反発熱　脈沈者

　このことは、三病の関係を示している。

　すなわち、三陽病・三陰病の図からわかるように、太陽病と陽明病は病位が陽で表裏の関係、太陽病と少陰病は同じ表にあって陽と陰の関係である。脈遅とは脈が遅いことである。太陽病の発熱は脈が浮で数（脈拍数が多いこと）なので、当然、対比の関係にある。それは、太陽病の発熱に対して陽明病（大承気湯証）は潮熱だからである。潮熱は汗が出ても悪寒しない（本来ならば、汗出なので悪寒ではなく"悪風"とすべきなのだが、桂枝湯証のように自己治病力による汗出ではないので悪寒としたのだろう）。

　太陽病の麻黄湯証を陽明病の大承気湯証と比較すると、発熱と潮熱の違いがよくわかる。

　　麻黄湯　　頭痛　発熱　　　　　　身疼（腰痛　骨節疼痛）無汗而喘
　　大承気湯　雖汗出　不悪寒（潮熱）其身必重　短気　　　　腹満而喘

　つまり、麻黄湯証では発熱により、頭痛・身疼があり、無汗によって喘がある。一方、大承気湯証は潮熱により、汗が出ても悪寒せず、其身が必ず重く、短気し、腹満によって喘する。喘の原因が表では無汗、裏では腹満である。

　　大承氣湯方
　　　　大黄 4両　厚朴 半斤　枳實 5枚　芒消 3合
　　　　四味　以水一斗　先煮二物　取五升　去滓　内大黄　煮取二升　去滓
　　　　内芒消　更上微火　一両沸　分温再服　得下　餘勿服

各論　辨陽明病脈證幷治　第八

■ **機能的構造式**

病位　裏の陽（陽明病）　〈**気・―・水**〉		
表	表裏間	裏
㊜	厚朴半・枳實 5	大黄 4・芒消 3
㊟		

　表裏間の陽に、気剤の厚朴と枳實を配して、「腹満」に対応する。大黄と芒消は、潮熱による硬い燥屎を瀉下する。また、潮熱による腹満の影響が隣の少陽病位に及ぶので、「其身必重　短気　喘」が生じる。

　承をジョウと読むときは、動詞として“すくう”という意味を持つ（『漢辞海』三省堂）。

　そうすると、承気湯（ジョウキトウ）とは「気を救う湯」ということになる。

　つまり、潮熱による**気の異常**を救うという機能的名称である。

　大黄・芒消の二味だけならば単なる瀉下剤だが、厚朴・枳実あるいは桂枝・甘草を加えて承気湯と命名したのは、目にみえない「気」を重視した結果である。

　そのため、承気湯と命名されたのだが、この点が現在の考え方と異なる。我々は、大黄・芒消から便秘を優先しがちだが、原作者たちは便秘による「腹満而喘」を優先して厚朴・枳実の気剤を組み合わせた。すなわち、大黄を気剤と考えたわけである。

　傷寒論には承気湯が四つある。それらの構成生薬は以下の通りである。

大承気湯	大黄 4 両	芒消 3 合	厚朴半斤	枳實 5 枚	
小承気湯	大黄 4 両	―	厚朴 2 両	枳實 3 枚	
調胃承気湯	大黄 4 両	芒消半勀	―	―	甘草 2 両
桃核承気湯	大黄 4 両	芒消 2 両	桃仁 50 個	桂枝 2 両	甘草 2 両

　大黄はすべて 4 両だが芒消は量も単位もマチマチである。大塚傷寒論によれば、半勀（斤）は 8 両（10.4g）、3 合は 60ml である。両と合の関係は不明

だが、結晶を砕いてマスで量ったのだろうか。いずれにしても、芒消の量は大承気湯が一番多い。芒消の作用は潮熱により固まった大便（燥屎）を軟らかくすることなので、当然、燥屎に関係する。そのため、燥屎の量が多いほど芒消の量を多くする必要がある。表から、大承気湯＞調胃承気湯＞桃核承気湯の順になる。

　小承気湯証には燥屎がないので芒消を必要としない。そのため四承気湯類の中では唯一芒消を含まない。燥屎がないにもかかわらず潮熱が強いため、譫語を引き起こすので厚朴と枳實を加えている。つまり、小承気湯は気だけの循環不全で、水と血は関与していない。

　このように、大承気湯は急性熱性病において潮熱と燥屎による身重、短気、腹満而喘の症状を改善する。

　慢性病では潮熱よりも便秘などに比重が移る。

　原文 16-208 には註釈や書き込みが多い。

　「脈遅」についての註釈

　234（陽明病）脈遅　汗出多　微悪寒者（表未解也）可発汗　宜桂枝湯。

　この文章は、16-208 脈遅　雖汗出　不悪寒者　との比較の意味で書き込まれた。つまり、同じ脈遅でも汗出多　微悪寒者には桂枝湯で発汗した方がよいとの提言である。（表未解也）は、汗出多　微悪寒の註釈。

　225 脈浮而遅（表熱裏寒）下利清穀者　四逆湯主之。

　書き込み者は、脈遅ではなく、脈浮而遅で、完穀下痢（食べたものがそのまま便として出る）の者には四逆湯が主治すると脈証による鑑別を示そうとした。（表熱裏寒）は、脈浮而遅への註釈で脈浮而遅を表熱、下利清穀を裏寒としたものである。

　ただし、下利清穀は通脈四逆湯証である。

　「雖汗出」についての註釈

　（手足濈然而汗出者　此大便已鞕也）は、汗出に対する註釈である。濈とは非常に速いさまを意味し、濈濈で集まっているさまを表す。つまり、註釈者は汗が手と足に集中したように出る者は大便がすでに固くなっていると自分の経験を書き加えた。

各論　辨陽明病脈證幷治　第八

（若汗多　微発熱　悪寒者　外未解也　其熱不潮　未可與承氣湯）も「雖汗出　不悪寒者」についての註釈である。註釈者は、汗が多く、少し発熱して悪寒する者は外が未だ解していない。その熱が潮熱（脈遅　汗出　不悪寒）にならなければ承気湯を与えるべきでないと自説を書き込んだ。

【臨床応用】

〈証〉　熱　　　持続熱（稽留熱）
　　　　脈　　　沈遅あるいは沈実
　　　　腹　　　臍を中心に堅満、腹力充実
　　　　大便　　乾燥した糞塊（燥屎）、あるいは下痢臭穢、腹痛
　　　　汗　　　漐然（連続して出る状）とした汗
　　　　その他　讝語、皮膚枯燥、乾燥した舌と唇、喘

急性熱性病：やや日を経て稽留熱、腹堅満、大便秘結、蒸し出すような汗
　　　　　　出で、舌黒苔または黄苔を呈し、唇口乾燥して皮膚枯燥など。

呼吸器関係：気管支喘息、心臓喘息。

消化器関係：胃炎、腸炎、胃腸炎、腎結石、急性吐瀉病、小児の疫痢、吃
　　　　　　逆など。

循環器関係：動脈硬化証、脳溢血。（藤平健・小倉重成『漢方概論』創元社 p.537）

【治験例】

大塚敬節『症候による漢方治療に実際』にはつぎのような治験例がある。

頭痛　　　　肉やあぶらものを好む肥満体質の人の常習頭痛で、腹部が膨
　　　　　　満して便秘する。本方を与えて大便を通じると頭痛は去る。
（p.16）

腹部の膨満感、肩凝り、左右膝関節の疼痛
　　　　　　肥満しがっちりした体格の男性。小便は頻数で量も多いが、
　　　　　　大便は秘結。腹部は全般的に膨満して抵抗があり、脈は沈実。
　　　　　　本方服用で毎日便通があり、身体が軽くなり、肩こりも膝の
　　　　　　痛みもなくなった。（p.194）

月経異常（耳朶のかゆみ）
　　　　　　52歳の体格のよい婦人。脈を診ると沈で力があり、しかも遅
　　　　　　である。腹部は膨満していて底力があり、頑固な便秘がある。

月経は半年ほど前からとまっているという。本方を与えたところ、5日目になって、多量の月経があり、その月経が始まった時から耳のかゆみがなくなった。(p.421)

月経異常 月経の量が少なくて、だらだらと2週間もつづく。この婦人は肥満し、しかも充実して、しっかりしているし、脈も沈実であったから本方を与えたら、流産のように多量の血が下って3日目にとまった。(p.421)

また、同書には大承気湯の使用上の注意点が述べられている。

○ 数日間便秘していて、口渇を訴えるものに、承気湯で下してならない虚証の患者がある。この際には、便秘しているか否かによって虚実を分けるのではなく、脈と腹をみて、この部に力がなければ、いくら便秘していても、四逆湯や附子理中湯などを用いる。(p.218)

○ 大承気湯を与えて脈が頻数になるようであれば強いて与えないがよい。
また、潮熱、譫語、便秘などがあって、本方を与え、却ってこれらの症状が増激する場合には与えてはならない。(p.471)

附方：小承氣湯（大承氣湯証との比較）

小承気湯の条文は原文ではなく、大承気湯との比較のために傷寒論に書き込まれたものである。本来、承気湯は大黄と芒消を含むのが原則である。したがって、大承気湯から芒消を去った薬方を（小）承気湯と呼ぶのはおかしい。

正確にいうならば、小承気湯ではなく厚朴枳實大黄湯と命名すべきだろう。

213 （陽明病）其人多汗　以津液外出　胃中燥　大便必鞕　鞕則譫語（小承氣湯主之。）（若一服　譫語止　更莫復服。）

214 （陽明病）譫語（発潮熱）脈滑而疾者　小承氣湯主之。
（因與承氣湯一升　腹中轉失氣者　更服一升。若不転失氣　勿更與。明日又不大便　脈反微濇者　裏虚也。爲難治　不可與承氣湯也。）

213と214は、もともとは、つぎのように一つの文章であった。

各論　辨陽明病脈證幷治　第八

213・214　（陽明病）其人多汗　以津液外出　胃中燥　大便必鞕　鞕則讝語
　　　　　　　　（発潮熱）脈滑而疾者　小承氣湯主之。（若一服　讝語止
　　　　　　　　更莫復服。）

［読み方］その人汗多く　津液外に出るをもって　胃中かわき　大便かならず
　　　　　かたし　かたければ則讝語し（潮熱を発し）脈は滑で疾の者は小承気
　　　　　湯これをつかさどる。

［内　容］208「雖汗出不悪寒者」が汗を多くかいたとき、体液（津液）が体
　　　　　外に出たために胃中が乾燥して大便が固くなる。固くなると讝語し、
　　　　　脈が滑して速い者は小承気湯が主治する。（もし、一服で讝語が止
　　　　　めば更にまた服用するな）というのは別人の補入である。

　文章によれば、大便鞕には潮熱（大承気湯証）によるものと多汗によるもの
とがあり、多汗の場合は胃中燥によって大便鞕となり讝語するので小承気湯
が主治するという。つまり、汗が多量に出て、大便鞕となりうわ言（讝語）を
いう者には小承気湯がよい、と大便鞕に関して大承気湯と小承気湯の違いを
述べている。

　（発潮熱）は、大便必鞕に対する註釈だが、これは燥屎ではないので誤りであ
る。

　（因與承気湯一升　云々）は別人が理屈を述べたもので、臨床的価値はない。

　なお、230にある（上焦得通　津液得下　胃気因和　身濈然汗出而解）は、本来、
213の“胃中燥”の註釈文であった。すなわち、上焦が通じて、津液が下れ
ば胃気が和して胃中燥が解消し、汗が濈然と出ることにより病が解すという
内容である。間違って230に置かれたのだろう。小柴胡湯が胃気を和すとは
考えにくいからである。

　そもそも、229と230は220二陽併病に対する註釈文である。

229　陽明病　発潮熱　大便溏　小便自可　胸脇満不去者　與小柴胡湯。
230　陽明病　脇下鞕満　不大便而嘔　舌上白胎者　可與小柴胡湯。
　　　上焦得通　津液得下　胃氣因和　身濈然汗出而解。

　229は220二陽併病　太陽證罷　但発潮熱について、大便溏（泥のような便）、
小便自可、胸脇満不去の者には、小柴胡湯を与えよと書き込まれた文章に過

452

原文 16-208　陽明病　脈遅〜

ぎない。

なぜ、胸脇満不去の証があるのかわからない。

また、230 は 229 の大便難而讝語者との比較で、不大便而嘔ならば、脇下鞕満して舌上が白胎の者には同様に小柴胡湯を与えるべしとの内容である。

どちらにも、冒頭に"陽明病"とあるが、あとから付けられたもので関係ない。

小柴胡湯証は潮熱ではなく往来寒熱であり、喜嘔はあっても不大便而嘔ではなく間違った註釈である。その上、机上の空論である二陽併病に加えられた文章なので利用価値はないと考える。

小承氣湯方
　　　大黄 4両　厚朴 2両　枳實 3枚
　　　三味　以水四升　煮取一升二合　去滓　分温二服（初服湯　當更衣　不爾者盡飲之　若更衣者　勿服之）

■ 機能的構造式

病位　裏の陽（陽明病）　〈**気・―・―**〉		
表	表裏間	裏
⑲	厚朴 2・枳實 3	大黄 4
⑭		

小承気湯は大承気湯から芒消を去り、厚朴と枳實の量を減じた薬方である。傷寒論の原典では承気湯という薬方名しか存在しなかった。ところが、潮熱と燥屎がなく、讝語のある証が発見され、それに対応すべき薬方が書き加えられた。それが小承気湯で、おそらく、最初は厚朴枳實大黄湯というような名称だったのだろう。そこで、燥屎のある承気湯を大とし、燥屎のない厚朴枳實大黄湯を小としたと考える。

453

各論　辨陽明病脈證幷治　第八

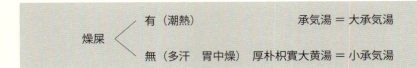

　小承気湯は譫語を主治するが、それは胃熱（胃中燥）によって気の順行が悪くなるためである。燥屎はないが、実際には、大便は硬く秘結する傾向がある。
　ところで、金匱要略・腹満寒疝宿食病脈證幷治第十に〈痛而閉者　厚朴三物湯主之〉があり、薬方の構成は厚朴 8両　大黄 4両　枳實 5枚で、〈以水一斗二升　先煮二味　取五升　内大黄　煮取三升　温服一升　以利爲度。〉である。
　さらに、同・痰飲欬嗽病脈證幷治第十二に〈支飲胸満者　厚朴大黄湯主之〉があり、薬方の構成は、厚朴 一尺　大黄 6両　枳實 4両で、煎じ方と服用法は〈以水五升　煮取二升　分温再服〉である。
　このように、厚朴三物湯、厚朴大黄湯、小承気湯の三方は構成生薬が同じだが、生薬の量、煎じ方と服薬法に相違がみられる。それぞれの活用法が異なるためと考えられる。
　後人は、金匱要略を参考に、生薬の量を少なくして、芒消を含まない承気湯の意味で、小承気湯と命名し、大・小二方の比較を目的として傷寒論に加えたのだろう。

【臨床応用】
〈証〉　大便がポロポロに近いぐらい硬い便秘。
　　　　便秘によるうわ言。
急性熱性病：やや日数を経て稽留熱、秘結、自汗、腹満（大承気湯証よりは軽度）を来すもの。
消化器関係：急性大腸カタル、急性吐瀉病。
その他：　吃逆など。
　　　　　　　　　　　　　（藤平健・小倉重成『漢方概論』創元社 p.519）

【治験例】
『症候による漢方治療の実際』（大塚敬節　南山堂）は、吃逆（しゃっくり）とパーキンソン病に効果があった症例を記載している。

吃逆

是は不大便が目的なり。主治に讝語を云ってあれども、それには拘らざるなり。およす噦（しゃっくり）あるもの、是を診するに、腹微満して不大便する者なら此方を用いるなり。（中略）理中湯、四逆湯、呉茱萸湯の反対とみえたり。（有持桂里）（p.231）

パーキンソン病　57歳の男性

約半年ほど前から、めまい、頭痛、不眠、手足のシビレ、肩のこりが起り、次第に手が硬くなり、力がはいらなくなった。その後、歩行困難、手のふるえが起こり、字が書けなくなり、靴の紐も結べなくなった。項部の筋肉は強ばって動かしがたい。脈は浮大で大便は秘結する。

　　小承気湯　　厚朴12.0　枳実3.0　大黄1.5（一日量）

20日分の服用で震顫は著しく減じ、手の指が少し曲がるようになった。

厚朴14.0　枳実3.0　大黄2.5をさらに20日分服用したが、握力が不十分。そこで、前方に芍薬4.0　甘草2.0を加えて20日分与える。患者の話では、よく眠れるようになり、便通はとてもきもちよくなったというが、左手の震顫とシビレがまだ少しある。（p.651）

＊参考：承気湯類の比較

傷寒論には承気湯として他に、調胃承気湯と桃核承気湯があるが、これらはいずれも後人たちが補入した薬方である。承気湯類の比較はつぎの通りである。

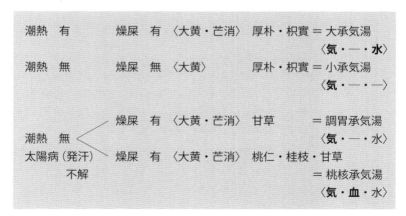

各論　辨陽明病脈證并治　第八

調胃承気湯の薬方名については、胃気を和す意味で“調胃湯”と呼ばれていたのだが、燥屎があることから校正時に承気湯の一種とされ、調胃承気湯とされたのではないだろうか。傷寒論中、調胃、承気という二つの機能性名称を持つ薬方は本方と通脈四逆湯だけである。そして、条文に胃気不和（29、70、208）を解すとあることは、最初、本方が“調胃湯”といわれていたことを強く示唆する。

このように、薬方名について一貫性がないのは、傷寒論の原典に多くの人たちが自分の使用している薬方をめいめいに書き込んだからであり、また、校正者によって変えられたためでもある。

そもそも、承気湯類の共通の証は「便秘」である。その便秘によって引き起こされる不快な症状を解すために、大黄・芒消の組み合わせを基本にして、それに対応する厚朴、枳實などを配合した。同時に、便秘がどのような状況―例えば、潮熱の有無あるいは太陽病発汗不解―にあるかに対しても対処できるようにした。

ところが、条文ではいちいち便秘を示さずに、便秘による不大便、大便鞕、腹満、潮熱、讝語、少腹急結などの症状が記載されている。それは、後人たちが自分の経験から様々な書き込みをしたからである。

233（陽明病）自汗出（若発汗）小便自利者（此爲津液内竭　雖鞕不可攻之　當須自欲大便）宜蜜煎導而通之。

これは、213の其人多汗についての補入文である。内容は自汗出と小便自利によって体内の津液がなくなったので、そのために大便が硬い。ただし、胃中燥ではないので小承気湯でこれを瀉下（攻）してはならない。自然に大便が出るのを待つべきであり、蜜煎導（蜂蜜を煮詰めて飴状とし肛門に挿入する）がよいという。蜜煎導は肛門を刺激して排便を促す坐薬である。

209（陽明病）潮熱　大便微鞕者　可與大承氣湯。不鞕者　不可與之。（若不大便六七日　恐有燥屎　欲知之法　少與小承氣湯　湯入腹中　轉失氣者此有燥屎也　乃可攻之。若不轉失氣者　此但初頭鞕　後必溏　不可攻之　攻之必脹満不能食也。欲飲水者與　水則悦噦　其後発熱者　必大便復鞕而少也。以小承氣湯和之。不轉失氣者　慎不可攻也。）

これは、208有潮熱に対する書き込みで、潮熱があれば大便が鞕ではなく、微鞕でも大承気湯を与えてよいが、鞕でなければ与えてはいけないという内容である。

456

（若不大便六七日　恐有燥屎　〜）は、239病人　不大便五六日　繞臍痛
　　煩躁　発作有時者　此有燥屎　故使不大便也（病人が五六日不大便で、
　　へそをめぐって痛み、煩躁と発作が時々ある者は燥屎がある。燥屎がある
　　故に不大便なのである）という註釈文中の“此有燥屎”の補入として書き
込まれた。
　　すなわち、もし、不大便が六七日続く場合は燥屎の有る恐れがある。こ
れを知る方法は小承気湯を少し与える。それが腹中に入り、“おなら”が
出る者は燥屎が有る。そこで、これを攻めてよい。もし、“おなら”が出
ない者はただ大便の初めが硬いだけで、あとは必ず泥状便である。これを
攻めてはならない。これを攻めると必ず腹が張って食べられなくなる。水
を飲みたい者に水を与えるとしゃっくりをして、その後に発熱する者は、
必ず大便が固くて少ない。小承気湯をもってこれを和せという内容である
（不轉失氣者　慎不可攻也）は、（若不轉失氣者）についての註釈である。
後人が自分の経験と考えを述べたに過ぎず臨床的意義はない。
　　もともとは、239の傍らにあったのだが、再編集のときに209に置かれた。
　　このように、陽明病篇においては、註釈や補入の書き込みが多い。それ
らが、原文だけでなく、書き込まれた文章と註釈に対しても二重、三重に
なされているので、整理しないと原文の趣旨を取り損なうことになる。た
だし、書き込みがすべて誤りではなく、中には有用なものもあるので一概
には削除できない。書き込み者の意図を理解して活用する必要がある。

　　以上で、「胃家實也」の一つである潮熱に対応する承気湯類の解説を終わ
る。

　陽明病の病的感覚反応である「胃家實也」の病的身体反応の潮熱に続いて
裏熱に入る。
　ところで、219三陽合病と221陽明病とは錯簡（たがいちがい）になってい
る。つまり、219は三陽合病ではなく陽明病であり、221が陽明病でなく三
陽合病なので訂正しなければならない。
　しかしながら、先哲たちは誰もこの錯簡を指摘していない。

各論　辨陽明病脈證幷治　第八

原文 17-219　陽明病（三陽合病）腹満　身重　難以轉側　口不仁　面垢　讝語　遺尿（発汗則讝語　下之則額上生汗　手足逆冷）（若）自汗出者　白虎湯主之。

[読み方]　陽明病　腹満して身重く　もって轉側しがたく　口不仁にして面に垢つき　讝語し　遺尿し　自汗出る者は白虎湯これをつかさどる。

[内　容]　陽明病で、腹満して体が重く、そのために寝がえりを打ちがたい。口は味覚がわからず、顔は垢がついたように薄汚く、うわごとをいって、小便を漏らし、自然と汗ばむ者には白虎湯が主治する。

　冒頭の（三陽合病）は間違いである。正しくは陽明病である。

　（発汗則讝語）は、条文中の"讝語"と比較する意味で、自汗出者を桂枝湯証と間違えて発汗すると直ちに讝語することがあると書き込まれた文章である。

　（下之則額上生汗　手足逆冷）は、条文の"腹満　身重"を大承気湯の証と間違えて瀉下すると額の上に汗を生じ、（温かった）手足が逆に冷えるようになるという書き込みである。

　いずれも、陽明病・白虎湯証を発汗や瀉下をしてはならないと注意の意味で書き込まれた補入文である。

　若（もし）は不要である。口不仁　面垢　遺尿は、新陳代謝の異常亢進によるものなので、当然、自汗出がある。

　陽明病で、消化管の外部に熱が充満する状態になると新陳代謝が異常に盛んとなり腹満以下の症状を呈する。この熱を「裏熱」という。潮熱との違いはつぎの通りである。

潮熱　…　燥屎有　腹満而喘　其身必重　脈遅で汗が出ても悪寒しない。

裏熱　…　燥屎無　熱のために腹満して身が重く寝がえりしがたい。また、味覚鈍麻や顔色の変化、うわ言、遺尿と自汗がある。

　潮熱は消化管の内部にある熱なので燥屎を形成する。それが腹満と喘をもたらす。一方、裏熱は消化管外部の熱のために原則として燥屎をつくらない。したがって、腹満と寝がえりができないほどの身重があってもそれは裏熱による新陳代謝の異常亢進が原因である。

458

また、裏熱が甚だしいために、体液が汗と小便となって体外へ出てしまうので、水分が欠乏し、口舌が乾燥して食物の味がわからなくなる。条文では　腹満　身重　難以轉側　と腹満（気）を最初に、遺尿　自汗出（水）を最後に記載している。その理由は、本方が陽明病に属しその本体が裏熱であることを示すためと考える（〈気・―・水〉）。

　なお、裏熱は潮熱のような持続熱ではないので、時として、厥を伴うことがある。それが**熱厥**といわれる病態である。具体的には、全身は熱いのに手足が冷たいという症状であるが、ヒトの病的身体反応がいかに複雑であるかを示している。

　熱厥は、厥陰病篇にある350　傷寒　脈滑而厥者　裏有熱也　白虎湯主之という書き込みで示されている。要するに、白虎湯証の脈は裏熱により滑なのだが、時として、厥することがあるから注意せよという忠告文である。もともとは、169の傍らにあったのだが、校正の際、厥の文字によって厥陰病篇に移されたのだろう。

　白虎湯の脈は滑であるが、それは〈指先で玉を転がすようになめらかに速くうつ脈である〉（大塚敬節『症候による漢方治療の実際』南山堂 p.404）。脈滑は本方の目標である。

　なお、白虎湯についての下記の項目は「三陽の合病」に記載してある。

　薬方 p.292、機能的構造式 p.292、臨床応用 p.293、治験例 p.293。

　　＊参考：白虎湯使用上の注意

　　ただし、白虎湯の運用には細心の注意が必要である。

　『類聚方廣義』の頭注につぎのように書かれている。

　〈傷寒　脈滑にして厥する者、及び大熱無く、口燥渇し、心煩し、背部悪寒等の症、世医多くは白虎を用い得ず、遂に病者をして不起に至ら使む。〉つまり、白虎湯を使いこなせないで、附子剤で温めたり、反対に発汗させたりして手遅れになり、病人を殺してしまうという。

　　ところが、実際の臨床ではその鑑別は容易なことではない。白虎湯のようにみえて真武湯の場合があるからである。

　『漢方診療三十年』（大塚敬節　創元社）に和田東郭の説と『医学救弊論』から引用文があるので再引用する（p.207）。

各論　辨陽明病脈證并治　第八

和田東郭の説

およそ疫病に、大熱、煩渇（ひどくのどの渇くこと）、せん語（うわごと）、などの症があり、熱は火の燃えるようで、渇は焼石に水をそそぐようで、せん語は狂人が語るようである。たいていは医者がこれは白虎湯の証だと言いあるいは承気湯の証だという。これはまことに当然のことだが、このような場合に、意外にも真武湯の証がある。

『医学救弊論』中の記載

一男子、年三十ばかり、十二月、頭痛、発熱があり、悪寒がひどかった。ある医者は、これに麻黄湯を与え、毎日十余貼ずつ、数日間ひきつづきのんだ。そのため汗がどっさり出て着物を透し、元気は大いにおとろえて、便所へ通うこともできなくなった。そこで予に往診を乞うたので、行って診るに、脈は浮で、舌は乾き、のどがひどく渇き、汗はじとじとと流れやまない。そこで白虎湯を与えたところ口渇が急にやみ、元気はますます衰えて間もなく死んだ。

この患者には真武湯を用いなければならなかったのに、誤って白虎湯を用いてこれを殺した。前医が麻黄湯で患者の命をちぢめ、自分が白虎湯でとどめをさした。まことに後悔しても及ばない失敗であった。

白虎は四神の一つで西方を守るといわれている。因みに、東は青龍で、南は朱雀、北は玄武である。朱雀は現在の十棗湯（君薬の大棗の色が赤いため）といわれている。同様に、白虎湯は主薬の石膏の色が白いため、青龍湯は主薬の麻黄が青いので、そして、玄武（真武）湯では主薬の附子が黒いからだという。いずれにしても、薬方主薬の色による命名であり、特別な意味はないと考える。四神の名の薬方が存在しても傷寒論の体系等には何の関係もない。傷寒論の原則は三であり四ではないからである。

また、附方の白虎加人参湯につては、p.165 に記述してある。

傷寒論においては、白虎加人参湯、大柴胡湯、呉茱萸湯の三方が原方でないにもかかわらず、あちこちに書き込まれている。（いずれもテキストの番号）

　　白虎加人参湯　　26、168、169、170、221
　　大柴胡湯　　　　103、136、165
　　呉茱萸湯　　　　143、309、378

いずれにしても、原方ではないので正証が記載されていない。それにもか

460

かわらず、書き込みが多いことに不思議な感じがする。

　なお、呉茱萸湯は少陽病の薬方なのに陽明病篇、少陰病篇、厥陰病篇にある。これらは何を物語るのだろうか。

　一つには、白虎加人参湯にみられるように、白虎湯より応用範囲が拡大し、なおかつ使用頻度が増大することである。実際、治験例をみても白虎加人参湯の方が多い。

　二つには大柴胡湯のように症状に応じて大黄を加える必要があり、小柴胡湯のように薬方が固定化されていないことである。

　三つは、呉茱萸湯が示している薬方の基本的な薬理作用によるものである。いずれも、嘔、吐利、乾嘔に対応し、特異な水の異常を鎮静化する。

　以上の理由でこれら三方の書き込みが多いのだろうと考える。

　ここからは、陽明病の病的感覚反応の「胃家實也」による三番目の病的身体反応である**瘀熱**に移る。

原文 18-236　**陽明病　発熱**（汗出者　此爲熱越　不能発黄也）**但頭汗出身無汗　劑頸而還　小便不利　渇引水漿者**（此爲瘀熱在裏　身必発黄）**茵蔯蒿湯主之**。

［読み方］陽明病　発熱し　ただ頭にだけ汗が出て身に汗無く　劑頸してめぐり　小便不利で　渇して水漿を引く者は茵蔯蒿湯これをつかさどる。

［内　容］陽明病で発熱し、汗は頭だけ出て体にはない。すなわち、汗が首から上だけにしか出ない。小便は不利で、のどが渇いて飲料になるものなら何でも飲む者には茵蔯蒿湯が主治する。

　（汗出者　此爲熱越　不能発黄也）は「但頭汗出　身無汗」に対する別人の註釈である。彼は、"発熱　（身）汗出"ならば、後述の註釈にある"裏にある瘀熱"が発散するので黄を発することはできなくなる―つまり黄疸にはならないと書き込んだ。越には散るという意味がある。それ故、ここでは裏にある瘀熱が発散するという主旨で"熱越"と表現したのだろう。

各論　辨陽明病脈證幷治　第八

（此爲瘀熱在裏　身必発黄）も、註釈である。おそらく、熱越の註釈者と同
じ人物と想像される。彼は、陽明病　発熱　但頭汗出　身無汗　小便不利
渇引水漿　の本体は、裏にある瘀熱だと見抜いた。そこで、裏の瘀熱によっ
て必ず体が黄色になると書き入れた。瘀熱は後人による註釈語だが、茵蔯蒿
湯証の特徴を表しているので採用する。

　奥田傷寒論によれば、引は飲であり、漿とは平常食用に供する飲料である
という。白虎加人参湯証の渇は冷水を欲し、本方証の渇は冷温清濁を選ばず
である。渇に関して裏熱と瘀熱では違いのあることを述べている。

　これで、陽明病の病的感覚反応である「胃家實也」の病的身体反応が、**潮熱**、
裏熱そして**瘀熱**と三つそろったことになる。三つの熱の特徴はすでに摸式図
（p.445 参照）で示した通りであるが、要約すると以下のようになる。

潮熱　…　消化管内部に充満した熱なので燥屎を形成する。自汗はあるが
　　　　　渇はない。
裏熱　…　消化管外部に充満した熱で、新陳代謝を異常に亢進する。その
　　　　　ため自汗、小便自利と大渇がある。原則として、燥屎を形成し
　　　　　ない。
瘀熱　…　消化管の内外部にある熱。ただし、潮熱や裏熱のように熱の充
　　　　　満はなく、熱が散在する状態である。それ故、全身においては
　　　　　但頭汗出　身無汗というように発汗の異常を生じ、局部的には
　　　　　小便不利と渇をきたす。また、消化管内部の熱は少量なので、
　　　　　燥屎を形成するほどではないが、便秘の傾向があり腹満を引き
　　　　　起こす。

　このように、傷寒論の原作者たちは、陽明病の熱型を三つに分類した。“瘀
熱”という用語は後人の作だが、潮熱や裏熱と同様に、陽明病の病的身体反
応の本質を表現していると考える。

茵蔯蒿湯方
　　茵蔯蒿 6両　　梔子 14枚　　大黄 2両
　　三味　以水一斗二升　先煮茵蔯　減六升　内二味　煮取三升　去滓

原文 18-236　陽明病　発熱～

分三服（小便當利　尿如皂角汁色正赤　一宿腹減　黄従小便去也）

　（小便當に利すべし）以下は後人による補入文である。彼は小便の色が赤褐色の皂角（サイカチ）の種子を煎じた汁のように真っ赤で、小便が出れば、ひと晩で腹満が減少し、黄疸は小便より去ると書き込んだ。

茵蔯蒿　各地、水辺の砂地に自生するキク科の多年草カワラヨモギ *Artemisia capillaris* の果穂、または春の若い茎葉を「綿茵蔯」と称し使用する。通例果穂を用いる。なるべく青い新しいものがよい。
　　　　消炎性利尿、解熱剤で胆汁分泌を促進し、「黄疸の聖薬」といわれる。
　　　　　　　　　　　　　　　　　　　　　　　　　　　（『薬局の漢方』p.44）

■ 機能的構造式

病位　裏の陽（陽明病）　〈気・─・水〉		
表	表裏間	裏
㊐	茵蔯蒿 6・梔子 14枚	大黄 2
㊈		

　気（鬱熱）と水（小便不利）の循環不全が瘀熱の原因である。瘀熱は発黄（黄疸）となる。蔯茵蒿は、消炎性利尿解熱剤なので小便不利と渇引水漿に対応し、梔子と大黄と協力して瘀熱を解す。黄疸の聖薬といわれる所以である。

　『症候による漢方治療の実際』（大塚敬節　南山堂）には、〈本方は黄疸だけの薬ではない。発熱、口渇、尿不利、便秘を目標にして用いるが、黄疸の有無にかかわらない。これらの症状の他に悪心、胸の苦悶があることもある。もし、便秘がなければ茵蔯五苓散または五苓散を用いる〉（p.464）とある。

【臨床応用】
〈証〉　頭部のみ発汗傾向、便秘、尿利渋滞して赤渋色、

463

各論　辨陽明病脈證幷治　第八

　　　　渇して飲料水を欲しがる、食欲不振、腹部微満、黄疸。
消化器関係：急性肝炎、流行性肝炎、慢性肝炎。（小柴胡湯との合方が有効。〈松
　　　　　　田邦夫『症例による漢方治療の実際』創元社 p.93〉）。
腎臓関係：　腎炎、ネフローゼ。
皮膚関係：　蕁麻疹、血清病その他の瘙痒性発疹で痒みが強くて安眠でき
　　　　　　ず、口渇、便秘、腹満あるいは小便赤い等の裏の瘀熱症状が
　　　　　　あるもの。
口腔関係：　口内炎、舌炎、歯齦腫痛などで発赤疼痛、時に出血があり、不
　　　　　　眠、煩渇、口燥、便秘、腹満、小便赤渋色など裏熱症状を伴う
　　　　　　もの。
婦人病関係：子宮出血で前記瘀熱症状があるもの。
　　　　　　血の道症、更年期障害、卵巣機能不全、月経不順で寒くなっ
　　　　　　たり、熱くなったりし、不眠、不安、胸中苦悶、食欲不振、
　　　　　　小便不利、便秘、黄疸色を帯びるもの。
　　　　　　　　　　　（藤平健・小倉重成『漢方概論』創元社 p.419）

　　＊参考：
　　金匱要略・黄疸病脈證幷治第十五の茵蔯五苓散は五苓散証で発黄を伴う。
それ故、便秘はない。
　　二日酔い、腎炎、ネフローゼなどに用いられる。

【治験例】
1. 咽頭異物感と蕁麻疹
14歳の男子　10日前からひどい蕁麻疹が出るようになった。その頃から
のどがつまるような感じが起こり、またのどがつまるような時には、蕁麻疹
もひどく出るという。前々から便秘するくせがあり、下剤で通じをつけてい
るという。
　　茵蔯蒿湯を用いる目標の1つに、“心胸安からず”という症状がある。私
はこののどのつまるような感じを“心胸安からず”の変形とみて、本方を用
いたところ、5日間の服用で、のどのつまるような感じが去るとともに、蕁
麻疹もまったく出なくなった。（大塚敬節『症候による漢方治療の実際』南山堂 p.166）

原文 18-236　陽明病　発熱～

２.　黄疸

34 歳の男子　約 10 日前に、原因不明の熱が出た。その熱が 2,3 日で下がるとともに全身が黄色になった。医師は急性肝炎として薬をくれたがどうも気持がよくないという。症状は黄疸、口渇、全身の瘙痒感、尿量の減少、ときどき少しずつ出る衄血などであり、みぞおちに何か物がつまっている感じがするという。脈は遅にして力があり、舌には少し黄苔があって乾燥している。腹部は全体にやや膨満し、みずおちの部から右の季肋下にかけて抵抗と圧痛があり、肝臓の下縁を指頭にふれる。私はこれに茵蔯蒿湯を与えたが、翌日から尿が沢山出るようになり、口渇が減じ、7 日分の服用で黄疸は大半消失し、19 日分の内服でまったく健康になった。

（大塚敬節『症候による漢方治療の実際』南山堂 p.666）

260　（傷寒　七八日）身黄如橘子色　小便不利　腹微満者　茵蔯蒿湯主之。
［読み方］（傷寒　七八日）身黄にして橘子色の如く　小便不利　腹微満者は茵
　　　　　蔯蒿湯これをつかさどる。
［内　容］体がミカンのように黄色く小便不利で、腹満が少しある者には茵蔯
　　　　　蒿湯が主治する。

　原文 18-236 にある（身必発黄）の註釈で、その黄が橘子色と具体的に述べて、同時に小便不利は共通だが、ここでは、渇引水漿ではなく腹微満があると付け加えた。

附方：麻黄連軺赤小豆湯（茵蔯蒿湯との比較）

262　（傷寒）瘀熱在裏　身必発黄　麻黄連軺赤小豆湯主之。

［読み方］瘀熱裏にあり　身かならず黄を発す　麻黄連軺赤小豆湯これをつかさどる。
［内　容］瘀熱が裏にあると身体がかならず黄色になる。麻黄連軺赤小豆湯が主治する。

　この文章は、原文 18-236 にある（此爲瘀熱在裏　身必発黄）の傍註としての書き込みで、茵蔯蒿湯の他に麻黄連軺赤小豆湯も考慮しなさいという意味である。冒頭に傷寒を付けられてこの位置に置かれたが、この傷寒に特別

各論　辨陽明病脈證幷治　第八

の意味はない。

麻黄連軺赤小豆湯方（少陽病）〈気・―・水〉
　　麻黄 2両　赤小豆 1升　連軺 2両　杏仁 40個　大棗 12枚　生梓白皮 1升
　　生姜 2両　甘草 1両
　　八味　以潦水一斗　先煮麻黄再沸　去上沫　内諸薬　煮取三升
　　分温三服　半日服盡

赤小豆　　マメ科の 1 年草、アズキ *Phaseolus angularis* の種子。
　　　　　利尿、排膿剤で、水腫に用いる。（『薬局の漢方』p.47）

連軺　　　モクセイ科の低木レンギョウ *Forsythia suspensa* の根。果実を代用。
　　　　　消炎性利尿、排膿剤で蒼腫、ルイレキに用いる。（『薬局の漢方』p.55）

生梓白皮　梓という植物が何であるか、はっきりとしない。（中略）ところで、
　　　　　市販品には梓白皮というものはないので、桑白皮（クワの根の皮）を
　　　　　用いてこれを代用としている。このものには利尿の効がある。
　　　　　　　　　　　　　　　　　　　　　　　　　　（大塚傷寒論 p.98）

【臨床応用】
〈証〉　頭重、頭汗、心煩、発熱あるいは無熱、口渇、浮腫、発黄あるいは
　　　　微黄、微喘あるいは喘急。
消化器関係：黄疸（口渇、小便赤くよく出るもの、便秘はない）
腎臓関係：　急性腎炎、ネフローゼ
皮膚関係：　夜もねむれないくらい痒みが強い
　　　　　　　　　　　　　　　　（藤平健・小倉重成『漢方概論』創元社 p.599）

附方：梔子蘗皮湯（茵蔯蒿湯証との比較）
261　（傷寒）身黄　発熱者　梔子蘗皮湯主之。

［読み方］身黄　発熱する者は梔子蘗皮湯これをつかさどる。
［内　容］身が黄色くなり、発熱する者は梔子蘗皮湯が主治する。

原文 18-236　陽明病　発熱〜

　この文章は、260 の「身黄」についての書き込みで、身黄し発熱する者に
は梔子蘗皮湯がよいという主旨である。すなわち、本方は、発熱はあるが茵
蔯蒿湯証の小便不利と腹微満はない。

梔子蘗皮湯方（少陽病）〈**気**・―・―〉
　　　梔子 15個　甘草 1両　黄蘗 2両
　　　三味　以水四升　煮取一升半　去滓　分温再服

黄蘗　　山地に自生するミカン科の高木キワダ *Phellodendron amurense* の樹
（黄拍）　皮のコルク皮を去ったもの。
　　　　厚く暗黄色のものがよい。消炎健胃、収斂剤で、胃腸炎、腹痛、黄疸、
　　　　下痢に用いる。（『薬局の漢方』p.71）

【臨床応用】
消化器関係：黄疸
皮膚関係：　肝斑（しみ）、黒皮症で顔面に黒褐色の斑点ができて、時に熱
　　　　　　感とかゆみのあるもの。
　　　　　　肛門部の瘙痒。心煩がある慢性の湿疹など。
　　　　　　　　　　　　　　　（藤平健『類聚方広義解説』創元社 p.571）

　以上、茵蔯蒿湯の発黄に対して、類証の麻黄連軺赤小豆湯と梔子蘗皮湯が別
人によって書き込まれた。冒頭に傷寒とあるが、校正の際に付けられたに過ぎ
ず独立した条文ではない。そもそも、傷寒の証拠が示されていないからである。

　237　陽明證　其人喜忘者　必有畜血（所以然者　本有瘀血　故令喜忘）屎雖鞕
　　　　大便反易　其色必黒者　宜抵當湯下之。

　この文章は 236 の「瘀熱在裏」と比較するために書き込まれた。すなわち、
しばしば物忘れをする人には、瘀血の一種である“畜血”が必ずあり、大便
は硬くても出やすく、その色は必ず黒いという。そのような人は、よろしく
抵當湯で瀉下せよとの趣旨である。
　（所以然者　本有瘀血　故令喜忘）は、其人喜忘者に対する註釈。
　書き込み者は、瘀熱と瘀血、発黄と大便黒を比較したかったのだろう。

467

各論　辨少陽病脈證并治　第九

辨少陽病脈證并治　第九

原文 19-263　少陽之爲病　口苦　咽乾　目眩也。

［読み方］少陽の病たる　口苦く　咽乾き　目がくらむなり。
［内　容］少陽病の病的感覚反応は口が苦く、咽が乾き、目がくらむことである。

　少陽病の病的感覚反応は、太陽病の頭項から口、咽、目に移動する。病的身体反応との関係はつぎの通りである。

病的感覚反応	病的身体反応
口苦	胸脇苦満　黙黙不欲飲食　喜嘔
咽乾	脈浮　小便不利　微熱　消渇
目眩	煩熱　胸中窒

　目眩は「めまい」のことだが、傷寒論はめまいを「頭眩」とも表現している。目眩は、あくまでも、胸中窒の病的感覚反応を述べたものである。頭眩のように身瞤動　振振欲擗地という病的身体反応ではない。
　少陽病篇がこの位置にある理由は、傷寒論の原理による編集のためである。すなわち、傷寒論の原理は陰陽あるいは表裏のような二項対比である。その結果、表の太陽病のつぎに裏の陽明病を配置して、表裏間の少陽病をそのあ

468

とにした。

それはまた、体系の構造が直線ではなく、循環であることを示すためである。

しかし、実際の臨床では、病の進行が太陽病（表）→ 少陽病（表裏間）なので、太陽病・中篇の五苓散から実質的に少陽病篇として編集している。

なお、本書では少陽病の病的身体反応を上記の病的感覚反応の順序に従って論じているので、テキストとは異なり、口苦（小柴胡湯）、咽乾（五苓散）、目眩（梔子豉湯）の順に再編している。

したがって、263は傷寒論の構成上、どうしても少陽病の病的感覚反応を記載しなければならないので記載された条文である。したがって、以下の265、266、267の条文はすべて後人たちによる書き込みで傷寒論の原文ではないといえる。

265　傷寒　脈弦細　頭痛　発熱者　属少陽。少陽不可発汗　発汗則譫語
　　　此属胃。胃和則愈　胃不和則煩悸。

ある後人が、傷寒に罹病したとき、脈が弦細で、頭痛して発熱する者は少陽病に属すと書き入れた。そこへ、別人が少陽病を発汗してはいけない。発汗すると直ちに譫語となる。これは胃に属すので胃を和すれば治る。胃の不和は直ちに煩して動悸すると付け加えた。

そもそも、脈弦細　頭痛　発熱者　は、3-3 或已発熱　必體痛　脈緊者
名曰傷寒　の脈緊についての書き込みである。すなわち、脈緊でなく、脈弦細のときは頭痛がして発熱し少陽病に属すという意味である。そのために、冒頭に傷寒とあるのだが、頭痛と発熱は太陽病証であり、脈弦細と矛盾する。したがって、265には臨床的価値はない。

266　本太陽病　不解　轉入少陽者　脇下鞕満　乾嘔　不能食　往来寒熱
　　　尚未吐下　脈沈緊者　與小柴胡湯。

267　若已吐下　発汗　温鍼　譫語　柴胡湯證罷　此爲壊病　知犯何逆
　　　以法治之。

太陽病が解せずに、少陽病に転入した者の症状は脇下鞕満、乾嘔、不能食、

各論　辨少陽病脈證幷治　第九

往来寒熱であるという。一見、もっともらしいのだが、これが原文であるな
らば、「往来寒熱」を一番に記載しただろう。なぜならば、三陽病においては、
熱型が重要だからである。つまり、ここでは太陽病の悪寒・発熱が往来寒熱
に変化したことを示さなければならないはずである。

　ところが、胸脇苦満とは異なる脇下鞕満（脇腹がかたく膨満する）を真っ先
に挙げている。これも小柴胡湯証の一つだが、後人による書き込みに過ぎな
い。

　尚未吐下　脈沈緊者　與小柴胡湯は、別人の補入である。彼は前文の症状
を吐かせたり、瀉下したりしないで、脈が沈緊の者には小柴胡湯を与えよと
自説を書き込んだ。

　参考程度にすべきだろう。

　267 は、尚未吐下に対して、もし、すでに吐下だけでなく発汗や温鍼をし
た場合は、譫語して柴胡湯証がやむのでこれを壊病とする。いずれを犯せる
かの逆なるかを知り、法をもってこれを治せという内容である。

　柴胡湯証がやむことを壊病というのは誤りである。壊病とは、16 太陽病
三日　已発汗　仍不解者　此爲壊病　が述べているように、太陽病を発汗し
ても依然として不解の者は太陽病がこわれたとすることである。つまり、壊
病は発汗によって太陽病がこわれて解さずに、他の病に変化することをいう。
太陽病を発汗することは、治法通りなので誤治ではない。

　ところがここでは、小柴胡湯証を吐、瀉下、発汗そして温鍼するのである
から、明らかに誤治である。太陽病を発汗して解さずに生じる壊病とは別物
であり、それを壊病とはいえない。

　おそらく、266 の尚未吐下　脈沈緊者　と 267 の作者は同じだろう。彼は、
少陽病ではなく柴胡湯証のやむのを壊病としたが、これは壊証と表現すべき
である。〝病〟と〝証〟の混同である。

　265、266、267 はいずれも、臨床的価値は少ない。これらを原文として
しまうと逆に、混乱する恐れがある。

470

原文 20-273　太陰之爲病　腹満〜

辨太陰病脈證幷治　第十

原文 20-273　**太陰之爲病　腹満**（而吐）　**食不下**（自利益甚）**時腹自痛**
（若下之　必胸下結鞭）。

［読み方］太陰の病たる　腹満して食くだらず　時に腹おのずから痛む。
［内　容］太陰病の病的感覚反応は、腹満し、腹満によって食べたものがくだ
　　　　　らず（のどを通らない感じ）、ときどき腹が自然と痛むことである。

　（而吐）と（自利益甚）は後人たちの書き込みである。その理由は、この条文
が太陰病の病的感覚反応を述べたもので、吐や自利（自然な下利）は、病的身
体反応に属すからである。（若下之　必胸下結鞭）は、腹満に対する註釈である。
太陰病の腹満を下すと必ずみぞおちが硬くなってつかえるようになるから下
してはいけないという注意である。しかし、この腹満は太陰病の病的**感覚**反
応なのだから、それを瀉下すること自体誤りである。
　太陰病は、三陰病の初発であり、位置は陽明病の陰となるのだが、すでに
述べたように、陽明病には陰がない。そこで、原作者たちは陽明病の病的感
覚反応を「胃家實也」とし、**胃を陽、腹を陰**とした。
　この腹満の正体は腹部—特に下腹部に充満したガスである。充満したガス
のために、食物がのどを通らないかあるいはときどき腹が自然と痛むように
なる。これが太陰病の病的感覚反応である。
　なお、傷寒論の原典では、太陰病篇にある薬方が原文 21-279 の桂枝加芍

471

各論　辨太陰病脈證并治　第十

薬湯だけである。これは、太陽病の誤治によって生じる。それ故、陽明病からの連続性を示す条文が記載されていない。

　共通の症状である腹満は、陽明病では病的**身体**反応であり、太陰病では病的**感覚**反応と病的**身体**反応にされている。そして、詳細にみると、陽明病の腹満は熱（潮熱、裏熱、瘀熱）によるものであり、太陰病の腹満は熱には関係ない。

太陰病と陽明病の特異な関係

①　陽明病 → 太陰病の非連続性（腹満の対比）

　おそらく、陽明病 → 太陰病の進行を直接示す条文は、最初から存在しなかったと考える。その理由は陽明病には陰が発生しないので、陰となるべき太陰病との関係を持てないからである。

　一方、陽と陰の関係はすでに述べたように連続してつながっている。だから、表裏間のような独立した陽陰間は存在しない。ところが、傷寒論は陽 → 陰の連続性を太陽病 → 少陰病（直中の少陰）にしか認めなかった。また、表裏間における連続性は厥陰病 → 少陽病であり、これは陰 → 陽である。この目的は厥陰病を経由して少陽病に戻るという**循環**を示すことである。

　結果として、陽明病 → 太陰病では連続性を示すことができず、二つの病は不連続とせざるを得なかった。しかしそれでは、三陽三陰の原則を守れない。そこで、傷寒論の原作者たちは、太陽病の誤下から生じる腹満と陽明病の腹満を**対比**とすることにより陽 → 陰の関係を築いた。

②　「病名」にみる非連続性（陽明病と太陰病の名称にみる断続）

　病名も、陰病の始まりなので太陽病の陽を陰として太**陰**病と命名した。

　太陽病の陰にある少陰病については、太陽病 → 少陽病にならって少**陰**病とし、太陰病 → 少陰病の進行順序を明らかにした。そして、少（熱）を厥（冷）に変えて、**厥陰病**とし、少陰病 → 厥陰病の経路を完成させた。

　したがって、陽明病 → 太陰病には連続性がない。それを読者にわからせるために、病名も**陽明**（太陽が一番明るい正午の状態）と**太陰**（太陽が沈む夕方の状態）という**極端な名称**にして、裏において陽と陰の関係はなく、二つの病が連続していない状態を示したわけである。

472

そのようにした理由は、陽明病は「胃家実也」なので、太陽病や少陽病のように陰(寒)が全然ないためである。つまり、正午には、垂直に立てた棒には影ができないので、陰(寒)が発生しないことになる。結果として、陽明病には陰がないので、太陰病(裏の陰)が陽明病(裏の陽)の陰にはなれなかったわけである。

しかし、このことは傷寒論の欠陥ではなく、つぎの③が示すように傷寒論の構造に結び付く。

③ 傷寒論の原理である二項対立概念による対比

以上のように、「腹満」を介した陽明病と太陰病の対比の関係は、取りも直さず、傷寒論が陽と陰の二層構造であることを強調している。このことは、原作者たちが病の進行と同様に、三陽病と三陰病の対比を重視したことを物語っている。

したがって、太陰病は陽明病から進行せずに、太陽病の誤下によって生じる。また、少陰病—正確には表的少陰病は、直接、太陽病の陰として発病する(桂枝麻黄各半湯 → 麻黄附子細辛湯)。これは、直中の少陰といわれるものである。

さらに、太陽病の誤下から生れた太陰病から裏的少陰病に進行する。(桂枝加芍薬湯 → 真武湯)

つぎの三陽三陰病の相関図から、陽・陰の二層構造において、太陽病・桂枝湯証が陽の起点であり、同様に陰においても、桂枝加芍薬湯が三陰病の起点となっていることがわかる。(p.69 ふかん図を参照)

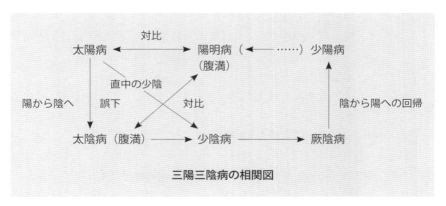

三陽三陰病の相関図

各論　辨太陰病脈證幷治　第十

277　自利　不渇者　属太陰（以其藏有寒故也　當温之）宜服四逆輩。

　これは、273 にある自利益甚の補入文である。つまり、自然と下痢をして、のどが乾かない者は太陰に属すので四逆湯類がよろしいという内容である。（以其藏有寒故也　當温之）は、四逆輩についての書き込みである。四逆輩は、厥陰病に属すので、277 は誤った文章である。（輩とはその一群の仲間の意味。）

原文 21-279　**本太陽病　醫反下之　因爾腹満時痛者**（属太陰也）
桂枝加芍薬湯主之。
（大實痛者　桂枝加大黄湯主之。）

[読み方]　もと太陽病　医かえってこれを下す　これによって腹満し　ときに痛む者は桂枝加芍薬湯これをつかさどる。
　　　　（大いに実して痛む者は桂枝加大黄湯これをつかさどる。）

[内　容]　もと太陽病とは太陽病のことなのだが、太陽病だけにすると太陰病篇にそぐわないと考えたのだろう。太陽病なので瀉下することは誤治である。しかし、医師が誤治をしたために、腹満してときどき痛むようになった。この者には桂枝湯方中の芍薬を二倍にした桂枝加芍薬湯が主治する。

（属太陰也）は、腹満に対する註釈である。

（大便が充満して痛む者には桂枝加芍薬大黄湯が主治する）は別人による書き込みで原文ではない。

　　大實とは大便の充満を意味する。胃家實也の「實」は熱の充満を示す。太陰病は陰病なので陽明病のような熱を持たない。したがって、承気湯のような燥屎はない。

　　この桂枝加大黄湯は疑問のある薬方である。そもそも、太陰病の病的感覚反応が示すように、桂枝加芍薬湯の腹満は気の循環不全が原因で、腹内に大便の充満はない。

　　大實痛は桂枝加芍薬湯証・「腹満時痛」の原因として書き込まれたものである。つまり、「腹満時痛」は大便が充満しているからだという。註釈自体が間違いである。したがって、桂枝加大黄湯はふ

原文21-279　本太陽病　醫反下之～

　　　　さわしくないので削除する。

　もと太陽病とは桂枝湯証を指す。自己治病力が盛んで発汗すべき桂枝湯証
を誤って瀉下したところ、腹満時痛となった。一方、太陽病の病的**感覚**反応
に**便秘**がある者を瀉下すると、脈促　胸満の桂枝去芍薬湯になり、便秘がな
い場合は、微喘の桂枝加厚朴杏仁湯になる。
　太陽病の病的**感覚**反応を瀉下することは誤治ではないが、病的**身体**反応を
瀉下することは誤治である。
　そして、誤治では桂枝湯の芍薬を倍量（6両）とし、そうでない場合は去芍
薬とし、あるいは桂枝湯に別の生薬を加味する。いずれの場合も桂枝湯が基
本となっている。
　したがって、桂枝加芍薬湯の「腹満」は、熱には関係なく、陽明病証の熱
實による「腹満」が変化したものではない。このことは、熱の有無による「腹
満」を**対比**で示しているだけである。すなわち、すでに述べたように、陽明
病　→　太陰病という病の進行順序を否定して、陽明病と太陰病の間には直接
的な関係がないことを表している。三陽三陰病の相関図（p.474）を参照。

桂枝加芍薬湯方
　　　桂枝 3両　芍薬 6両　甘草 2両　大棗 12枚　生姜 3両
　　　五味　以水七升　煮取三升　去滓　温分三服

■ **機能的構造式**

病位　裏の陰（太陰病）　〈気・**血**・水〉		
表	表裏間	裏
㊤ 桂枝 3	生姜 3・大棗 12・甘草 2	
㊦		芍薬 3＋3

　桂枝湯方中の芍薬を3両増やして6両にしたのが、薬方名通りの桂枝加芍
薬湯である。

各論　辨太陰病脈證并治　第十

| 太陽病・桂枝湯証 | → | 太陰病・桂枝加芍薬湯証 |
| 〈**気・血・水**〉 | | 〈**気・血・水**〉 |

　すなわち、表の陽における気のエネルギー増加が、誤下により裏の陰における血の循環不全へと変化する。すると、腹満を生じる。
　裏の陰（腹部）の血流を改善するのが芍薬の鎮痙・鎮痛作用である。
　本方は太陰病唯一の原方である。

【臨床応用】
〈証〉　下腹部の膨満感と腹痛。ガスが充満している状態。
消化器関係：急慢性の腸カタルなどで腹満または腹痛するもの。
　　　　　　下垂体質の人の便秘、胃痙攣、脱肛、痔漏など。

（藤平健・小倉重成『漢方概論』創元社 p.466）

【治験例】
1.　腹痛　43 歳の婦人
　発病して 4 日間は他医が虫垂炎として治療するも治癒せず、5 日目に往診を依頼してきた。患者は腹痛のため苦悶の状態であるが、4 日間ほとんど眠らず飲食物もほとんどとっていないのにあまり衰弱していない。顔色も比較的よい。脈は大きくて緩である。体温 37 度、悪寒も発汗もない。足は冷たくないが湯タンポを入れている。腹部は膨満していて、どこを圧しても痛む。特に廻盲部の圧痛が強いわけでもない。虫垂炎という診断はおかしい。腸捻転にしては脈がよすぎるし、一般状態もよすぎる。私はこの患者に桂枝加芍薬湯を与えることにした。
（中略）これをのむと 3 時間ほどで、次から次と放屁して腹痛は大いに軽快した。翌日も腹痛はときどき起こったが、ひきつづいて非常に軽くなった。その夜の 8 時頃、黒褐色の軟便がたくさん出て、気持がよくなりよく眠れた。
　翌日は食欲も出て、毎日自然便があるようになり腹満も去ったがみずおちに少し圧痛が残り、少しつかえ気味だという。そこで半夏瀉心湯に転方した。これを 5 日間のむと胃のつかえはよくなったが、便秘するようになり下腹がはるという。そこでまた桂枝加芍薬湯とし、これを 7 日間のんで患者は病気を忘れた。　　　　　　（大塚敬節『症候による漢方診療の実際』p.347 ～ 348）

2. 下痢　46歳の男子

8日前より裏急後重を伴う下痢があり、20分位の間隔で便痛があった。白い粘液がたくさんでる。大便を我慢していると身ぶるいがくる。腹痛はほとんどない。食欲はあるが味がよくわからない。口臭はあるが舌苔はない。口渇は少しある。大便のたびごとに尿が出る。脈は左手では浮大、右手では沈小弱である。腹満がある。診断は大腸炎である。右手の脈をみると真武湯証のようにみえる。しかし、真武湯の証にしては裏急後重が強すぎる。左脈は浮大であるが力がない。いずれにしても大黄は禁忌である。そこで桂枝加芍薬湯を用いることにした。3日分の服用で、大便は1時間半から2時間に1行となり、大いに気分がよいという。更に3日分を与え全治した。

(大塚敬節『症候による漢方診療の実際』p.319)

3. 腹満　16歳　女子高校生

主訴　　授業中の腹満。

現病歴　半年前くらいから授業中に腹が張ってガスがたまる。休み時間になると治る。残便感がある。母親の話では、以前から小さいことが気になる、他人に接する時緊張し、対人恐怖の傾向があるという。

現症　　身長152cm、体重48kg。脈、腹に異常所見はない。便通は前から便秘がちであるが、薬をのむほどではない。夜間尿はない。血圧114-68。月経は順調で痛みはない。

経過　　桂枝加芍薬湯加厚朴3.0を投与。

2週間後、腹満がだいぶ軽減する。

1ヶ月後、腹満減じ、残便感が2ヶ月後、調子よい。

5ヶ月後、自覚症状はまったく消失し、授業中に腹が張って困ることはなくなった。母親の話では、最近は他人に対してもそれほど緊張しなくなったという。廃薬。　　　　(松田邦夫『症例による漢方治療の実際』創元社 p.67)

276　(太陰病)脈浮者　可発汗　宜桂枝湯。

これは、「本太陽病」についての書き込みである。太陽病で脈浮(弱)ならば、当然、桂枝湯主治であるが、ここでは、もと太陽病なのだから、何の意味もない文章である。

各論　辨少陰病脈證幷治　第十一

辨少陰病脈證幷治　第十一

原文 22-281　少陰之爲病　脈微細　但欲寐也。

[読み方] 少陰の病たる　脈微細にして　ただいねんと欲すなり。
[内　容] 少陰病の病的感覚反応は脈が微細でひたすら横になりたいと欲すこ
　　　　 とである。

　少陰病の病的感覚反応は、他の三陽病や二陰病と異なり極めて簡略である。
それは、少陰病が太陽病の陰で発病すること、また、太陰病から轉入すること、
そして少陰病から厥陰病への変化までも述べる必要があるので簡素にせざる
を得なかったからである。

1　太陽病との関係（表的少陰病）

　傷寒論において、表的少陰病は太陽病と同じ表にあり、陰陽の関係にある。
少陰病の病的感覚反応で脈を最初に挙げているのは、そのことを示すためで
ある。

　　　太陽之爲病　脈浮　頭項強痛而悪寒
　　　少陰之爲病　脈微細　但欲寐也

　脈は、浮に対して沈（沈微細）なのだが、陽明病と太陰病の病的身体反応の
脈も沈なので誤解を避けるために表示しなかったのだろう。では、頭項強痛

478

原文 22-281 少陰之爲病〜

而悪寒はどうなのだろう。

　後述する条文の内容から少陰病の病的身体反応の一つが「痛」であることがわかる。

麻黄附子細辛湯	……	咽痛	表的少陰病
附子湯	……	体痛	表的少陰病
真武湯	……	腹痛	裏的少陰病

　咽痛については、条文から

少陰病　始得之　反発熱　脈沈　⇔　太陽病　得之（八九日）如瘧状
　　　　　　　　　　　　　　　　　　　　発熱悪寒　熱多寒少

が求められる。

　この対比は太陽病が何日も経過すると自己治病力の強さによって陽の太陽病にとどまるかあるいは陰の少陰病になるかを表している。そして、どちらの条文にも記載されていないが、共通の証は「咽痛」である。ではなぜ、「咽痛」を記載しなかったのだろう。その理由は、両湯の特異な発熱が条文の主役であり、咽痛が必ずしも特徴的な証ではないので記載しなかったと考える。

　したがって、

	陰	陽
咽痛（表）	麻黄附子細辛湯	桂枝麻黄各半湯

となる。

体痛については、

少陰病　身体痛　手足寒　脈沈　⇔　太陽病　頭痛　発熱　身疼　腰痛
　　　　　　　　　　　　　　　　対比　　　　　　骨節疼痛　（脈浮）

のように表示できる。

　したがって、

479

各論　辨少陰病脈證并治　第十一

	陰	陽
体痛（表）	附子湯	麻黄湯

　となり、表における陰陽が対比されているのがわかる。麻黄湯証の頭痛と発熱に対して、附子湯では其背悪寒あるいは手足寒　脈沈となる。

　このように、麻黄附子細辛湯と附子湯は太陽病の薬方と関係があり、それらの共通の病的感覚反応が「脈微細　但欲寐」である。そして、悪寒は発熱せずそのまま悪寒あるいは寒冷となる。

　しかし、正確にいうならば、少陰病が表において太陽病と陽・陰の関係にあるのは麻黄附子細辛湯と附子湯であり、通常の真武湯はその関係にない。つまり、真武湯は少陰病の裏に位置する。それがつぎの2で述べる太陰病との関係である。少陰病はこのように、**表的少陰病**と**裏的少陰病のニルート構成**になっている。

　さらに、真武湯も壊病による**動的な性質**と本来の**静的な性質**という二つの面を持っている。

2　太陰病との関係（裏的少陰病）

腹痛は太陰病からの轉入である。

太陰病　腹満時痛者　⟶　少陰病（二三日不已至四五日）腹痛

　日数は後人によりあるいは校正の際に加えられたものだろう。少陰病二三日は咽痛と体痛なので、腹痛はそれらが解さずに少陰病の初発から四五日たって出現するという意味である。しかし、それは誤りである。この腹痛は太陰病から少陰病に転入して生じたものだからである。

　したがって、

	太陰病	少陰病
腹痛	桂枝加芍薬湯	⟶　真武湯

　となり、薬方は

> [桂枝加芍薬⁶湯 － （桂枝³・芍薬³・生姜³・大棗¹²・甘草²）
> 　　　　＋ （茯苓³・白朮²・生姜²・附子¹）]
> 　　＝ 真武湯 （茯苓³・芍薬³・生姜²・白朮²・附子¹）]

である。

すなわち、桂枝加芍薬湯から、桂枝湯を去って茯苓、白朮、生姜、附子を加えたのが真武湯である。太陰病の桂枝加芍薬湯から芍薬3両を残すことにより、真武湯の腹痛が桂枝加芍薬湯証の「腹満時痛」由来であることを示している。

3　少陰病の病的感覚反応

このように咽痛、体痛そして腹痛を少陰病の病的感覚反応に取り入れなかったのは、咽痛と体痛が病的身体反応であることと、腹痛はすでに太陰病の病的感覚反応で「時腹自痛」と採用済みのためである。そこで、少陰病の咽痛、体痛、腹痛に共通の「欲寐」を病的感覚反応とした。「但」を付けたのは、「ひたすら」の意味で「欲寐」を強調するためである。

「寐」とは、ねむるということではなく、精神的には無気力状態で、肉体的には倦怠感がある。つまり、やる気が起こらず、何となく横になっていたい気持を表現したものである。それを「ひたすら欲する」というのは、新陳代謝の低下によって自己治病力も衰えた状態を意味し、それに伴う脈微細とともに少陰病の病的感覚反応とした。

4　厥陰病との関係

少陰病の自下利と下利は、速やかに治さないと直ちに厥陰病の下利となる恐れがある。そして、その下利は、生死に直結するので、少陰病篇において、真武湯と四逆湯のように少陰病と厥陰病の薬方を対比の形で編集した。

以上のように、少陰病は他の病との関係があるので、その病的感覚反応を「脈微細　但欲寐也」と簡素にせざるを得なかったわけである。

附方：黄連阿膠湯（少陰病の病的感覚反応である「但欲寐」との比較）

303　（少陰病　得之二三日）心中煩　不得臥　黄連阿膠湯主之。

各論　辨少陰病脈證幷治　第十一

[読み方]（少陰病　これを得て二三日）心中煩して臥するを得ず　黄連阿膠湯こ
　　　　れをつかさどる。
[内　容]（少陰病に罹病して二三日経過して）心がわずわらしく、ねむれない症状
　　　　には黄連阿膠湯が主治する。

　この文章は、「但欲寐」に対する書き込みである。つまり、「但欲寐」とは
反対に "心中煩" して "横になれない、眠れない" ときには、黄連阿膠湯が
よいという。冒頭の（少陰病得之二三日）は校正の際に付けられたもので不要で
ある。本方は少陰病篇にあることから "少陰の瀉心湯" といわれるが、実質
は少陽病の薬方である。

　　黄連阿膠湯方
　　　　黄連 4両　黄芩 2両　芍薬 2両　鶏子黄 2枚　阿膠 3両
　　　　五味　以水五升　先煮三物　取 2升　去滓　内膠　烊盡　小冷
　　　　内鶏子黄　攪令相得　温服七合　日三服

　鶏子黄は、卵黄、雞卵の黄身。滋養強壮剤とする。（『薬局の漢方』p.94）

■ 機能的構造式

病位　表裏間の陽（少陽病）　〈**気・血・**―〉		
表	表裏間	裏
陽	黄連 4・黄芩 2・阿膠 2・鶏子黄 2	
陰		芍薬 2

　瀉心湯方（金匱要略・驚悸吐衄下血胸満瘀血病脈證併治第十六）は、大黄 2両・黄連・
黄芩各 1両であり、"心気不定、吐血、衄血を主る" とある。本方は瀉心湯か
ら大黄を去り、鶏子黄 2枚を加え、黄連を 3両増やし、さらに、阿膠と芍薬
を加味したものである。
　すなわち、本方は気（黄連・黄芩、鶏子黄）と血（阿膠・芍薬）の循環不全を改

善する。

　本方のもともとの目的は吐血、衄血などの出血による心気不定（心中煩　不得臥）を改善することである。卵黄は出血による体力回復のために加えられ、芍薬と阿膠は止血を目的とする。黄連が４両と量の多い理由は二つある。

　一つは黄芩と組んで、心中煩　不得臥（精神不安）を解すためである。

　二つは、出血による充血あるいは炎症を鎮めるためである。

　したがって、本方は吐血、衄血による疲労に基づく煩悶で眠れない症状を改善するのが目的である。瀉心湯は出血による体力の消耗はなく、熱感が強いので大黄を含み、瀉下作用を主としている。それ故、心気不定は同じでも内容は大きく異なる。

　応用では、『類聚方廣義』の黄連阿膠湯・頭注が参考になる。

　諸失血症、胸悸身熱し、腹痛微利し、舌乾、唇燥し、煩悶して寝ぬること能わず、身体困憊し、面に血色無く、或は面熱し潮紅する者を治す。

【臨床応用】

〈証〉　本方は、吐血、衄血による心気不定（心中煩　不得臥）を主治するのが
　　　　役目である。心煩、不眠の症状が強く、疲れやすく瀉心湯の陰の証
　　　　といえる。

神経症状関係：ヒステリー、ノイローゼ、高血圧症などで不眠、煩躁、興奮、
　　　　　　　　動悸、頭重、のぼせ、耳鳴、肩こり、胸苦、熱感などを訴え、
　　　　　　　　るが瀉心湯で下しがたいもの。

出血関係：　　　鼻血、吐血、喀血、眼出血、血尿、子宮出血、膀胱炎などで、
　　　　　　　　心煩を伴い下し難いもの。

皮膚関係：　　　皮膚掻痒証、乾癬、皮膚炎などで夜も眠れぬほど猛烈にか
　　　　　　　　ゆく、患部が赤く乾燥気味のものなど。

　　　　　　　　　　　　　（藤平健・小倉重成『漢方概論』創元社 p.433 ～ 434）

各論　辨少陰病脈證并治　第十一

> 原文 23-301　少陰病　始得之　反発熱　脈沈者　麻黄附子細辛湯主之。

［読み方］少陰病　始めこれを得て　かえって発熱し脈沈の者は麻黄附子細辛湯これをつかさどる。

［内　容］少陰病で発病し、原則として少陰病では発熱しないのに、それに反して発熱し、脈が沈の者には麻黄附子細辛湯が主治する。

　傷寒論の原則によると、病の初発は太陽病・桂枝湯証である。ところが、少陰病・麻黄附子細辛湯証で発病することがある。その場合、少陰病の悪寒はなく発熱（反発熱）があり、太陽病・桂枝湯証の脈浮とは異なり沈である。
　これは、傷寒論における陽陰・表裏からみると太陽病（表の陽）と少陰病（表の陰）が、どちらも表に位置して陽と陰の関係にあるためである。
　そして、少陰病・麻黄附子細辛湯に対する太陽病の薬方が、桂枝湯や麻黄湯ではなく桂枝麻黄各半湯である。

23　太陽病（得之八九日）如瘧状発熱悪寒（熱多寒少）一日二三度発　面色有熱色者（宜）桂枝麻黄各半湯主之。

　桂枝湯証から麻黄湯証への変化の過程で、自己治病力と病力が平衡状態になり、如瘧状発熱悪寒　一日二三度発　の状態になる。
（熱多寒少）は如瘧状発熱悪寒についての註釈である。

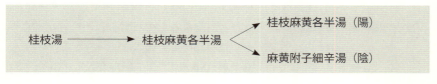

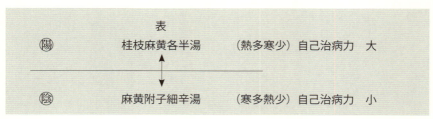

原文 23-301　少陰病　始得之〜

　　自己治病力がそのままの勢力を維持できれば桂枝麻黄各半湯証が継続する。反対に、維持できないと初発の桂枝湯に戻ることなく、陰の麻黄附子細辛湯証となる。自己治病力が大きくなったり、小さくなったりと変動するときは、二つの薬方証もそれに従って交互に往来し、時間的ずれが発生する。そのため、条文のように反発熱　脈沈とならずに発熱　**脈浮**のこともある。

　　そもそも、○○病　得之　云々という文言は、自己治病力と病の勢力が平衡状態のために、発病の時期がはっきりしない場合に使用されている。桂枝麻黄各半湯の条文では、「太陽病　得之（八九日）」、麻黄附子細辛湯では、「少陰病　始得之」と記載されているが、いずれも発病の時期を病人がはっきりと自覚できない。

　　傷寒論の原則は、太陽病で始まりその期間は三日で、少陰病で発病することはない。このように原則に反して少陰病で発病することを"直中の少陰"と呼んでいる。(p.62)

咽痛について
　　人体において、頭と体を結んでいるのが頸である。傷寒論はこの頸について独特の見方をしている。

傷寒論の頸に関する症状と薬方

〈頸の分類〉	〈症状〉	〈表裏と陽陰〉	〈薬方〉
		陽	桂枝麻黄各半湯
前部	咽痛	表	
		陰	麻黄附子細辛湯
側部	頸項強	表裏間の陽	小柴胡湯
後部	項背強	表の陽	葛根湯

「頸の分類」(p.60) と「自己治病力と病力との関係による太陽病位の薬方図と少陰病の関係」(p.61) からわかるように、傷寒論は「咽」について明確な表示をしていない。その理由は「咽」の部位が太陽病、少陽病、少陰病の三病位に及んでいるからである。そのため、「咽痛」に関しても条文中に記載がない。

485

各論　辨少陰病脈證并治　第十一

　図から明らかなように、「咽痛」は頭痛 → 体痛の中間で発生する。そして、咽痛 → 体痛の中間には項背痛がある。さらに、太陽病から少陽病に転入した場合、身熱　悪風となり頚項強を呈する。

　以上を病位と薬方の〈気血水〉で表現するとつぎのようになる。

- ・　太陽病と少陰病（発病の時期がはっきりしない場合）
  - （表の陽）桂枝麻黄各半湯〈**気×水・血**〉
  - （表の陰）麻黄附子細辛湯〈**(気)・－・水**〉
- ・　太陽病　（表の陽）　　　　葛根湯〈**気・血・水**〉
- ・　少陽病　（表裏間の陽）　小柴胡湯〈**気・血・水**〉

　臨床上、桂枝麻黄各半湯証と麻黄附子細辛湯証は水の循環不全が強いので鼻水を伴うことが多い。一方、葛根湯証と小柴胡湯証は、水よりも血の比重が高いため炎症性であり、鼻つまりの傾向がある。それ故、「加桔梗石膏」として消炎症作用を増強するとよい。桔梗石膏は〈**気・血・－**〉なので、葛根湯と小柴胡湯との親和性もある。

　少陰病篇には麻黄附子細辛湯証の「咽痛」について、いくつかの薬方が書き込まれている。

　　311（少陰病　二三日）咽痛者　可與甘草湯。不差者　與桔梗湯。
　　312（少陰病）咽中傷　生瘡　不能言語　聲不出者　苦酒湯主之。
　　313（少陰病）咽中痛　半夏散及湯主之。

苦酒　　酢である。消炎収斂剤、または浸出剤。（『薬局の漢方』p.73）

　冒頭の（少陰病）は後世に付けられたもので、薬方はいずれも少陽病位である。しかし、これらの書き込みによっても、麻黄附子細辛湯証に「咽痛」のあることが強く示唆されるわけである。

　麻黄附子細辛湯方
　　　麻黄 2両　細辛 2両　附子 炮1枚
　　　三味　以水一斗　先煮麻黄　減二升　去上沫　内諸薬　煮取三升
　　　去滓　温服一升　日三服

原文 23-301　少陰病　始得之〜

■ 機能的構造式

病位　表の陰（少陰病）　〈(気)・―・**水**〉		
	表	表裏間	裏
㊐	麻黄 2	細辛 2	
㊜	附子 炮1		

　機能的構造式から明らかなように、本方証はすべて水の循環不全である。そのため、表の陽の麻黄、表裏間の陽の細辛、表の陰の附子で構成されている。

　これは、桂枝麻黄各半湯における〈**気×水・血**〉から〈(気)・―・**水**〉になったためである。つまり、自己治病力 ＝ 病力　が、自己治病力＜病力　となり、同じ表の陽から陰へと変化したことによる。

　したがって、水の循環不全が主となるので、脈沈　但欲寐　となるのだが、完全に自己治病力＜病力の状態ではなく、自己治病力 ＝ 病力のときもあるので「反発熱」することもある。(p.62「直中の少陰」の項を参照)

【臨床応用】
〈証〉　体の一部（背中あるいは太腿など）に感じる不快なさむけ、
　　　倦怠感、鼻水、咽の痛み、欬嗽

　　　　本方証は表の陰で発病するので、桂枝麻黄各半湯のような「如瘧発熱悪寒　一日二三度発」はない。しかし、発熱と悪寒が同時にあることもあるしあるいはどちらか一方のときもある。その原因は前述したようにその人の自己治病力の強さによるのだが、基本的には弱い状態である。そのため、体力のない老人のカゼ薬といわれているが、普段は体力のある成人にも使用する機会がある。

急性熱性病：かぜ症候群　背中や太腿などの部位で不快な悪寒を感じる。
　　　　　　　　　　　　無気力で倦怠感がある。
　　　　　　　　　　　　鼻水、くしゃみ、咽痛、咳を伴う。
　　　　　　　　　　　　発熱は有る時と無い時とがある。

各論　辨少陰病脈證幷治　第十一

　　　　　　　　　脈は必ずしも沈ではなく、浮のときもある。

　　　　　　　　体力の衰えた人の感冒・流感など

呼吸器関係：気管支喘息。　　　　　　（藤平健・小倉重成『漢方概論』創元社 p.248）

疼痛関係：　三叉神経痛、帯状疱疹。

　　　　　　　　　（松田邦夫『症例による漢方治療の実際』創元社 p.190, 402）

鼻関係：　　アレルギー性鼻炎など。

　　　　　　　　　　　　　（藤平健・小倉重成『漢方概論』創元社 p.190）

【治験例】

1. 鼻アレルギー　男性　55歳　（自験例）

新築に引っ越してから、くしゃみ、鼻水がひどく、時に咳きこむようになった。そこで葛根湯を飲むとすぐによくなる。2年前の春もそうである。ところが飲み続けると軽度ながら排尿困難がくる。麻黄のため利尿はつくが、膀胱括約筋の開きがわるくなる。それがいやでやめてしまった。

　その後、葛根湯が無効になり、小青龍湯にする。効果はあるものの小青龍湯でも軽い排尿困難があるのがいやで、その後は放置しておいた。

　ところが、花粉の当たり年の2月に、猛烈な鼻アレルギーに襲われた。脈は沈（もっとも私はいつもそうであるが）。多忙で疲れている。そこで麻黄附子細辛湯エキス5.0を服用した。服用後30分で鼻づまりがよくなり始めた。1時間後にはすっかりよくなった。

　効果発現時間はやや遅かったが、排尿困難はほとんどない。その後さらに桂枝湯エキス3.0と麻黄附子細辛湯エキス3.0を合方して、就寝前に服用するとよいことがわかった。この場合、排尿困難は皆無であった。

　　　　　　　（松田邦夫『症例による漢方治療の実際』創元社 p.279〜280を要約）

2. ヘルペス　男性　64歳

現病歴　10日前から右耳介内ヘルペスで、現在他院に通院中であるが、痛みが強く、毎日神経ブロックを続けているが、夜はほとんど眠れない。頭痛、悪寒はない。二便正常。

現症　　右耳介の局所は真っ赤に腫れて熱感がある。一見外耳炎のようであるが、表面のブツブツはヘルペスに特有である。脈、腹に異常はない。

経過　　2月6日、麻黄附子細辛湯エキス8.0に加工附子末9.0を1日量とし、

488

分4で投与した。その結果、当夜から痛みが消失し熟睡した。

2月13日妻のみ来訪。前方2/3量に減量。7日分投与して全治。

（松田邦夫『症例による漢方治療の実際』創元社 p.402）

〔麻黄附子細辛湯についてのコメント〕

脈が沈で元気がない人のカゼに奏功する。ただし、「咽痛」の場合は脈浮で桂枝麻黄各半湯証と紛らわしいことがある。証を理解して的確に使用すると、本方のファンになる人が多いのもこの薬方の特徴である。

附方：麻黄附子甘草湯（麻黄附子細辛湯証・反発熱への補入）

302　少陰病　得之二三日　麻黄附子甘草湯微発汗。　以二三日　無裏證
　　　故微発汗也。

[読み方]　少陰病　これを得て二三日　麻黄附子甘草湯で微発汗すべし　二三
　　　　　日をもって裏證なきがゆえに微発汗するなり。

[内　容]　少陰病　これを得て二三日ならば、麻黄附子甘草湯で微発汗せよ。
　　　　　二三日なのでまだ裏證がないから微発汗するわけである。

　この文章は、原文27-301 少陰病　始得之　反発熱　に対して、"かすかに発汗するには麻黄附子草湯がよいですよ"と書き込まれたものである。得之二三日は後世、付け加えられた。そこへ、また、別人が"少陰病になって二三日なのでまだ裏証がないから、かすかに発汗するなり"と補入した。

麻黄附子甘草湯方　（少陰病）〈気・―・水〉

　　　麻黄 2両　甘草 2両　附子 炮1枚

　　　三味　以水七升　先煮麻黄　一両沸　去沫　内諸薬　煮取三升　去滓
　　　温服一升　日三服

　本方と麻黄附子細辛湯との鑑別だが、甘草と細辛の違いをもって本方証には急迫があるとする説が多い。しかし、後人が麻黄附子細辛湯の傍らにメモ書きした薬方なので証が示されていない。少陰病　得之二三日は、後から書き加えられたものであり、本方の証とは無関係である。

　なお、金匱要略・水気病脈証幷治第十四に麻黄附子湯（麻黄 3両・甘草 2両・附

各論　辨少陰病脈證幷治　第十一

子 1 枚炮） がある。条文には 〈水之爲病　其脈沈小　属少陰 （中略） 発其汗即已〉という文言がある。また、その前には甘草麻黄湯 （甘草 2 両・麻黄 4 両） があり、〈重覆汗出〉と記載されている。おそらく、彼はこれらを参考に "微発汗" として、麻黄附子甘草湯を麻黄附子細辛湯の傍らに書き入れたのだろう。

　甘草は気の調整剤なので、本方は 〈気・一・水〉 となり、気の循環不全にも対応できる。つまり、麻黄附子細辛湯証の反発熱が続くときや喘を伴うときは、両湯を合方してもよい （麻黄附子細辛甘草湯）。

(田畑隆一郎『漢法フロンティア』源草社 p.251)

【臨床応用】

〈証〉　少陰病で発熱。脈沈細、悪寒、咽痛または喘などの急迫症状、小便すんでいる。無気力。

急性熱性疾患：虚弱者および老人の感冒、流感。

呼吸器関係：　気管支炎、肺炎、気管支喘息。

(藤平健・小倉重成『漢方概論』創元社 p.596)

原文 24-304・305　少陰病　得之一二日　口中和　其背悪寒
　　　　　　　　（者　當灸之）身體痛　手足寒　骨節痛　脈沈者
　　　　　　　　附子湯主之。

[読み方]　少陰病これを得て一二日　口中和し　その背が悪寒して身体が痛み手足こごえ　骨節が痛み　脈沈の者は附子湯これをつかさどる。

[内　容]　少陰病を発病して一二日経過し、咽痛はない （口中和）。背中が悪寒して身体が痛く、手と足がこごえて骨節も痛んで脈が沈の者は附子湯が主治する。

　304 少陰病　得之一二日　口中和　其背悪寒者　當灸之　附子湯主之　と 305 とに錯簡がある。原文とした 305 の "身体痛" に対して、別人により "當灸之" が書き込まれた。それを削除して、304 を 305 と一緒にしたのが原文 24 である。

原文 24-304・305　少陰病　得之一二日〜

　少陰病　始得之の場合は「咽痛」であるが、それから一二日経過すると「体痛」になる。口中和すとは咽痛のないことを意味する。つまり、発病後の時間の経過によって、咽痛　→　体痛となり、咽痛と体痛が共存することを否定している。そして、悪寒と冷えが身体痛と骨節痛を引き起こす。

其背悪寒　──→　身体痛
手足寒　──→　骨節痛

　ここでも、得之一二日とあり、附子湯の発病時期がはっきりしない。それは、附子湯が麻黄附子細辛湯証から進行したことを示すためである。
　では、表の陽のどのような薬方が表の陰の附子湯と対比されるのだろうか。傷寒論の原作者たちは、それを麻黄湯であるとした。

	〈太陽病〉			〈少陰病〉	
①	桂枝湯　→　桂枝麻黄各半湯	⇔	始得之	麻黄附子細辛湯	（咽痛）
②	麻黄湯	対比	得之一二日附子湯		（体痛）

　①では、病人の自己治病力が量的に変動しつつもそれなりに存在したが、②では消耗してしまった。そのため、麻黄附子細辛湯から附子湯に変化して、咽痛は体痛となる。
　すなわち、①の直中の少陰とは異なり、附子湯は麻黄湯から進行したのではなく、麻黄附子細辛湯から進行した薬方である。したがって、麻黄湯と附子湯の二薬方は表において**陽・陰の対比**という位置づけである。

附子湯方
　　附子 炮2枚　茯苓 3両　人参 2両　白朮 4両　芍薬 3両
　　五味　以水八升　煮取三升　去滓　温服一升　日三服

491

各論　辨少陰病脈證幷治　第十一

■ 機能的構造式

病位　表の陰（少陰病）　〈一・**血**・水〉		
表	表裏間	裏
㊜	白朮⁴・茯苓³	
㊜ 附子⁽炮⁾²		人参²・芍薬³

麻黄附子細辛湯〈(気)・一・水〉から〈一・血・水〉と変化し、麻黄湯〈気・一・水〉と対比の関係にある。血には人参・芍薬が、水には白朮・茯苓・附子が対応する。

桂枝附子湯、甘草附子湯も麻黄湯と同様に〈気・一・水〉であり、附子湯が特異なタイプであることがわかる。それは、水の循環不全によって、裏の陰で血の循環不全が生じているからである。

そこで、人参で消化機能を賦活し、芍薬で消化管の緊張を緩めて血流の改善を図ろうとした。其背悪寒と手足寒は、四逆湯証のような気のエネルギー不足によるものではなく、血の循環不全によるものだからである。

附子²・白朮⁴は、水の循環不全改善のために、甘草附子湯（甘草²・附子²・白朮²・桂枝⁴）の桂枝・甘草に替えて茯苓³を加えている。

よって、附子湯は血・水の循環不全による身体痛と骨節痛を解す。

【臨床応用】

〈証〉　身体痛、骨節痛があり、夜間に激しくなる傾向がある。体が寒く、手足が冷たい。脈は沈。

急性熱性病：かぜ症候群　少陰の麻黄湯である。すなわち、発熱はなく、全身が寒い。特に、背中がゾクゾクして関節痛などの痛みがあり、倦怠感が強い。尿不利がある。

疼痛性関係：リウマチ、神経痛（腰から太腿にかけて痛み、夜間特に甚だしく脈が沈細で寒気を恐れること甚だしいもの）

（百〃漢陰・鳩窓『梧竹樓方函口訣』春陽堂書店 p.21）。

腎臓関係：　慢性腎炎など。　　（藤平健・小倉重成『漢方概論』創元社 p.586）

492

原文25-316　少陰病（二三日不巳至四五日）腹痛〜

〔附子湯についてのコメント〕

　一言でいえば、少陰の麻黄湯である。かぜの初期、とりわけ背中がさむく、関節痛があり、脈が沈で倦怠感の強い者に使用する機会がある。

原文 25-316　**少陰病**（二三日不巳至四五日）**腹痛　小便不利　四肢沈重**
（疼痛）**自下利者**（此爲有水氣）（其人或欬　或小便利　或下利
或嘔者）**真武湯主之。**

［読み方］少陰病　腹痛し　小便利せず　四肢沈重して　おのずから下利する者は真武湯これをつかさどる。

［内　容］少陰病で腹が痛み、小便の出がよくない。手足が水中に沈んだように重く感じられて、自然と（自己治病力により）下痢をする者は真武湯が主治する。

　（少陰病二三日不巳至四五日）は後から付け加えられたのだが、誤解を招くので削除した方がよい。文言の通りだとすると、この腹痛が少陰病一二日の体痛が止まない状態から進行したものと受け取られる恐れがあるからである。つまり、いわゆる "直中の少陰" からの連続だということになる。

　ところが、2　太陰病との関係（p.480）で述べたように、真武湯の腹痛は桂枝加芍薬湯証の腹満時痛から発展した症状である。このように考えないと太陰病と少陰病の関連性がなくなり、傷寒論の体系と整合性を保てなくなる。

　（此爲有水氣）は、四肢沈重と自下利に対する後人の註釈である。ここでの水気とは**水の気配**という意味である。

　水気は、小青龍湯と生姜瀉心湯にもあるが、二薬方とも［甘草・乾姜］を含み、気のエネルギー不足による水の循環不全なので、特に水気のある場所（心下、脇下）が示されている。しかし、真武湯には［甘草・乾姜］がないので小便不利と下利の原因を全身の水の循環不全として「水の気配」としたのだろう。（p.315 参照）

　（疼痛）は後人による書き込みである。真武湯の痛みは腹痛であり、附子湯の

493

各論　辨少陰病脈證幷治　第十一

ような身体痛や骨節痛はない。おそらく、白朮と附子を含むことから、四肢沈重の傍らに疼痛と書き加えられたのだろう。

（其人）以下は後人たちの書き込みである。条文の「小便不利」に対し、（欬して小便利す）場合と逆に（小便が不利（下利は誤り）で嘔す）ときがあるとの補入である。すなわち、自下利の他に小便の利と不利によって欬と嘔の症状があると別人が自分の経験を述べたものである。

ところで、「或」は小青龍湯、小柴胡湯、真武湯、通脈四逆湯、四逆散の各証にもみられる。その中で其人或とあるのは少陰病篇の真武湯、通脈四逆湯、四逆散の三方である。原文 27-317 の其人面赤色にならって、他の二方の書き込みにも或の冒頭に“其人”を付けたと想像する。

条文には単なる下利ではなく自下利と記載されている。自下利は太陽與陽明合病の葛根湯証と太陽與少陽合病の黄芩湯証にもある。これらの自下利は、葛根湯の発熱が少陽病に、黄芩湯の鬱熱が太陽病にそれぞれ波及して生じる下利である。真武湯証の下利はそれらのような受動的な下利ではなく、自己治病力による能動的な下利なので自下利と表現したのだろう。ちょうど、桂枝湯の「発熱　汗出」の汗出（自汗出）と同様である。

したがって、合病ではない真武湯の自下利には二つの意味が考えられる。

　　一つは、真武湯証の小便不利に対する自己治病力による下利であること

　　二つは、厥陰病における下利との区別をするため

一つ目の真武湯証の自下利は、小便不利に対する自己治病力によるものである。すなわち、小便不利のため前から出ない水を自己治病力が強制的に後ろから排泄するので自下利と命名したと考える。

二つ目の自下利の理由は、少陰病篇の特殊な構成にある。すなわち、少陰病篇においては、下利に関し、厥陰病の薬方を少陰病の薬方に隣接して、対比の形で記載している。

〈少陰病〉	対比	〈厥陰病〉
316 真武湯（自下利）	：	353 四逆湯（下利　厥逆悪寒）
		↓
		317 通脈四逆湯（下利清穀　手足厥逆）

このようなことから、真武湯証の下利がそれらと異なり水の循環不全に対する能動的な下利なので自下利としたのではないだろうか。すなわち、厥陰病の下利は、厥逆、悪寒にみられる気のエネルギー不足による受動的な下利なので、それらと区別するためである。

また、前述したように少陰病篇に厥陰病の薬方を対比の形で配置したのは、少陰病の自下利が直ちに厥陰病の重篤な下利になる恐れがあることを読者に伝えたかったからでもある。

真武湯方

　　茯苓 3両　芍薬 3両　生姜 3両　白朮 2両　附子 炮1枚
　　五味　以水八升　煮取三升　去滓　温服七合　日三服

■ 機能的構造式

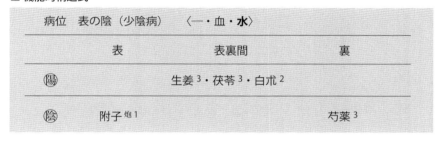

条文を分析すると以下のようになる。

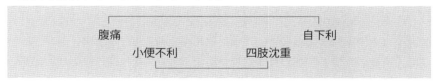

つまり、腹痛・自下利がフタで、小便不利・四肢沈重がハコの入れ子になっている。これが少陰病・真武湯本来の静的な姿である。そして、図をよくみると腹痛と四肢沈重、自下利と小便不利がたすき掛けである。

以上から、フタで太陰病からの轉入と、ハコで少陰病の病的感覚反応が病的身体反応になったことを示している。同時に、たすき掛けにより腹痛と自

各論　辨少陰病脈證幷治　第十一

下利が小便不利と四肢沈重で生じるのを表現している。これを後人が此爲有
水気と註釈した。

　真武湯の作用
　真武湯は少陰病に位置して、二つの作用を持っている。一つは、静的作用
で少陰病位における小便不利を解することである。それにより、少陰病の病
的身体反応である腹痛・四肢沈重と自下利を治癒する。
　二つは動的作用で、すでに述べたように、太陽病の壊病の際に発現する。
その証は、太陽病を発汗して汗が出たにもかかわらず、其人仍発熱し、頭眩（め
まい）と身瞤動（体のふるえ）があり、振振欲擗地（立っていられず地に倒れたくな
る）である。条文にはないが、動的作用の根底にも小便不利がある。つまり、
二つの作用は少陽病位にある水の異常な行動によるものといえる。条文では、
其人仍発熱が頭眩を引き起こすことになっているが、頭眩は発熱がない純粋
な少陰病の証としても真武湯で解すことができる（p.245【臨床応用】2 参照）。
　真武湯の作用が多岐にわたるのは、少陰病の特異性と真武湯証の二面性に
ある。

太陽病		少陰病	
桂枝麻黄各半湯	⟶	麻黄附子細辛湯（発熱）（咽痛）	太陽病の陰
麻黄湯	対比	附子湯（体痛）	太陽病の陰
壊病	⟶	真武湯（頭眩）	太陽病の壊病
		真武湯（腹痛） ⟵ 桂枝加芍薬湯（太陽病の誤下）	

　これから明らかなように、麻黄附子細辛湯は太陽病の陰として発病するが、
真武湯は太陽病の壊病から発生する。真武湯は、また、少陰病において隣接
する太陰病の桂枝加芍薬湯が変化した形で現れる。桂枝加芍薬湯は太陽病の
誤治によって生れる。すなわち、これらから真武湯の出自は、**太陽病の壊病
と誤下**といえる。
　壊病により発生した「水の循環不全」が、太陽病の隣の少陽病に集結し陰
熱（其人仍発熱）によって頭眩を呈す。また、太陽病の誤下による桂枝加芍薬
湯に新陳代謝の衰えた状態（但欲寐）が加わると「水の循環不全」が発生して
腹痛と自下利を発症する。

原文25-316　少陰病（二三日不已至四五日）腹痛〜

　したがって、真武湯の動的作用と静的作用の源は、少陽病位にある「水の
循環不全」（小便不利）である。それにより、太陽病類似の証（仍発熱）、少陽病
証（心下悸、頭眩、小便不利）、太陰病証（腹痛）、少陰病証（四肢沈重、自下利）の
四つの病位が関係し、応用範囲の広い薬方である。

【臨床応用】
〈証〉　腹痛、下痢、小便不利、浮腫。
　　　　大便は水様性、泡沫状が多く、粘液や血液が混じることもある。
　　　　下痢は1日3〜5回位で、失禁することもある。
消化器関係：「下痢」「腹痛」を伴う疾患の腸炎、大腸炎など。
腎臓関係：　「浮腫」を伴う疾患腎炎、ネフローゼ、萎縮腎など。
（藤平健・小倉重成『漢方概論』創元社 p.523）

　いずれの疾患にも、脈は沈弱で手足が冷たく疲れやすい。下痢では、腹痛
は少なく小便不利がある。
　かつては、五更瀉あるいは鶏鳴下痢といわれた午前3時〜5時の常習下痢
に頻用されたという。また、食事のあとすぐ下痢する者によい。
（大塚敬節『症候による漢方治療の実際』南山堂 p.314〜315）

【治験例】
　神経性下痢　男性　41歳
現病歴　ふだんから下痢しやすいが、神経的なストレスにあうと必ず下痢す
る。とくに会社で頭にくることがあったりすると、急に下腹が張り下痢する。
たいてい1回、時に2回、水様便を下し、下痢した後はさっぱりとしてなん
ともない。ガスがたまる傾向がある。食欲は普通である。
　そのほか、ストレスがたまると左上腹部と左背がこる。また、疲れやすく、
いつも疲労感がある。とくに昼食後眠い。夜は安眠しない。かぜをひくとな
かなか抜けない。冬は足が冷える。夜間尿は0〜1回。
現症　　脈は沈弱の傾向。舌は乾燥気味で、口が粘るという。腹部は全体に
柔らかいが、とくに圧痛所見などはない。血圧114-70。
経過　　真武湯を投与。
　服薬20日後にはほとんど下痢しなくなった。

497

各論　辨少陰病脈證并治　第十一

　２ヶ月後には、少々のストレスでは下痢しなくなったという。
　その後、20日分を２カ月で服用していたが、すっかり自信がついて廃薬
した。
考案　　真武湯は、慢性下痢にしばしば奏功するよい処方である。下痢の回
数は１日２、３回、から４、５回ぐらい。急に下痢したくなって失禁するもの、
食後すぐ下痢するもの、あるいは昔、鶏鳴下痢と呼ばれた、老人などに見ら
れる夜明け頃の常習下痢に有効である。腹痛を伴うことは少ない。またテネ
スムス（裏急後重）もない。大便の性状は水様性、泡沫状のものが多いが、粘
血便のものまでいろいろある。
　定型的腹証は軟弱で力がないものが多く、ガスがたまる傾向があり、とこ
ろどころに圧痛を訴えることもある。一般に疲労感があり、足は冷える。脈
は沈弱のものが多く、舌苔はなく、湿潤していることが多い。そのほか、食欲
に異常のない者が多い。　（松田邦夫『症例による漢方治療の実際』創元社 p.77 ～ 78）

〔真武湯についてのコメント〕
　病人から、本方証の特徴である足の冷え、体が重い、めまい、尿不利を上
手に聞き出すことがポイントである。つまり、状況証拠を手際よくまとめな
ければならない。証を理解すると応用範囲の広い薬方として活用できる。

附方：桃花湯（真武湯証の腹痛についての比較）
307　（少陰病　二三日至四五日）腹痛　小便不利　下利不止　便膿血者　桃花
　　　湯之。

［読み方］腹痛し　小便りせず　下利やまず　便膿血の者は桃花湯これをつか
　　　　さどる。
［内　容］腹が痛み、小便の出が悪くて下痢が止まらず大便中に粘液と血が混
　　　　じる者には桃花湯が主治する。

　これは、316真武湯の条文の傍らに書き込まれた文章である。そのため、
少陰病二三日以下小便不利までは同じ文言である。真武湯証の自下利と異な
り、便が膿血の者には、桃花湯がよいとの助言である。

原文 25-316　少陰病（二三日不已至四五日）腹痛〜

桃花湯方　（少陰病）〈気・血・水〉
　　赤石脂 1斤　乾姜 1両　粳米 1升
　　三味　以水七升　煮米令熟　去滓　温七合　内赤石脂末方寸匕　日三服
　　若一服愈　餘勿服

【臨床応用】
〈証〉　下痢、粘液血便、腹痛、尿利減少。
消化器関係：熱候のない赤痢様疾患、痔疾、痔漏など。

　　　　　　　　　　　　　　　（藤平健・小倉重成『漢方概論』創元社 p.549）

309　少陰病　吐利　手足厥冷　煩躁　欲死者　呉茱萸湯主之。

　これは、315 少陰病　利不止　厥逆　無脈　乾嘔　煩者　白通加猪胆汁湯
主之　の「煩」に対して、煩躁　欲死者には呉茱萸湯が奏功するとの書き込
みである。それが誤ってこの場所 309 に置かれた。そもそも、少陰病の但欲
寐者が煩躁することはないはずである。

310　少陰病　下利　咽痛　胸満　心煩者　猪膚湯主之。

　この文章は、309 の吐利〜煩躁　欲死者に対して、下利と心煩者を比較す
るための呉茱萸湯への補入である。ほとんど使用されていないので、薬方は
省略する。

　310 の下痢〜心煩　の比較として書き込まれたのが、319 の猪苓湯である。
　319　少陰病　下利六七日　欬而嘔　渇　心煩　不得眠者　猪苓湯主之。

　猪苓湯証は、223 脈浮　発熱　渇欲飲水　小便不利　である。ここでは、
小便不利が下利となり、猪膚湯の咽痛　胸満が、欬而嘔に変化して、さらに
渇のために心煩して不得眠になったことが述べられている。
　冒頭の少陰　下利六七日　は後世に付けられたもので削除。猪苓湯の病位
は少陽病であり、少陰病で下利が六七日も続いたら、厥陰病の四逆湯証にな
るからである。
　319 は、あくまでも心煩の猪膚湯との比較で渇、心煩　不得眠には猪苓湯
がよいと書き込まれたに過ぎない。

499

各論　辨少陰病脈證幷治　第十一

附方：四逆散（316 真武湯証・腹痛、自下利との比較）

318　（少陰病）四逆　其人或欬　或悸　或小便不利　或腹中痛　或泄利下重
　　　者　四逆散主之。

［読み方］（少陰病）四逆　其人あるいは欬し　あるいは悸し　あるいは小便利
　　　　　せず　あるいは腹中痛み　あるいは泄利下重する者は四逆散これを
　　　　　つかさどる。

［内　容］手足が厥逆して、欬したり、動悸があり、小便の出が悪く、腹痛し、
　　　　　下痢をおもらしする者には四逆散が主治する。

　この文章は錯簡があり、このままでは内容がよくわからないので精査した
い。

　文章について

　四逆散は、柴胡、枳實、芍薬、甘草の四味を粉末にした薬方で、四逆湯を
散にしたものではない。その上、四逆散は少陰病ではなく少陽病に属す。少
陽病証に四逆はない。

　ところが、318 では少陰病　四逆〜四逆散主之となっている。これはどう
考えてもおかしい。つじつまの合わない文章である。実は、この四逆は通脈
四逆湯証の「手足厥冷」に対する註釈なのである。つまり、両手両足が厥冷
することを「四逆」と表現したわけである。したがって、四逆散とは無関係
ということになる。

　ではなぜ、少陽病の薬方である四逆散が通脈四逆湯に隣接して 318 にある
のだろう。

　もともとは、四逆散は真武湯証の腹痛、小便不利、自下利者との比較を目
的として、316 の傍らに書き込まれた薬方だった。おそらく、最初の文章は、
"腹中痛　泄利下重者　柴胡芍薬散主之" であっただろう。泄利とは、下痢
するとき漏れるのがはやいという意味であり、下重とは、そのあと腹がしぶ
ることである。その下利の状態を真武湯証・水瀉性の自下利とくらべたかっ
た。

　そこに、後世、316 真武湯証に記載されている小便不利　或欬と 82 真武
湯証の心下悸が追加された。年月を経て、王叔和が撰次した際、「四逆」がそ

500

原文 25-316　少陰病（二三日不巳至四五日）腹痛〜

の文章の冒頭に付けられ、さらに、少陰病篇にあることから林億が四逆に「少
陰病」を加えた。その結果、少陰病　四逆　〜四逆散主之　となり現在の姿
になったと考える。

　薬方名について
　さらに、四逆散という薬方名にも紆余曲折があったと想像する。金匱要略・
婦人産後病脈證并治第二十一に〈産後腹痛　煩満不得臥　枳實芍薬散主之〉
と記載されている。この枳實芍薬散に桔梗 1分を加えて、枳實 16枚、芍薬 6分、
桔梗 1分とすると排膿散になるが、証は示されていない。
　これらから想像すると、もともとは "柴胡芍薬散" の名称で、主として腹
痛や下痢に使用されていたのではないだろうか。ところが、文章の冒頭に「四
逆」を付け加えられたことと、たまたま薬方が四味だったことから、" 四逆
　柴胡芍薬散 " ではふさわしくないと考えて、四逆散という名称にされたと
推理する。
　以上のような錯簡のために、四逆散を愛用したといわれる和田東郭はつぎ
のように述べている。
〈薬ノ本論症ヲ説クコト今少シ詳ナラズ且文章モ亦正文トモ見ヘズ。恐ラク
ハ後人ノ作ニテアラン。〉（『近世漢方医学書集成 16　和田東郭』名著出版 p.23）
　また、中西深齋は、四逆散の証を " 熱厥の軽証 " とし、真武湯の証によく
似ていると解説している。
〈此盖熱厥之軽者而大似真武證也〉（『傷寒論辨正』出版科学総合研究所 p.505）
（これけだし熱厥の軽き者にして大いに真武の證に似るなり）

　浅田、木村、奥田傷寒論の解説はいずれも、この中西説を踏襲している。
　そもそも、熱厥という用語は傷寒論にはない。後世、解説のために創られ
たものである。それ故、実体がはっきりせず、350 脈浮滑而厥者　白虎湯主
之　も熱厥といわれている。
　318 の文章から四逆散の主証は下痢とされてきたが、構成生薬と腹診から、
胸脇苦満と腹直筋の異常緊張（いわゆる " 竹の字 "）が発見されて以後応用範囲
が広がった薬方である。

各論　辨少陰病脈證并治　第十一

四逆散方
　　甘草　枳實　柴胡　芍藥
　　四味　各十分　擣篩　白飲和　服方寸匕　日三服

■ **機能的構造式**

病位　表裏間の陽（少陽病）　〈**気・血・一**〉		
表	表裏間	裏
㊢	柴胡・枳実・甘草	
㊜		芍薬

　実際には、柴胡 5.0、芍薬 4.0、枳実 2.0、甘草 1.5（気賀林一編『経験・漢方処方分量集』医道の日本社）の分量で煎剤にすることが多い（四逆散料）。本方は柴胡・枳実を含むため、大柴胡湯の変方（『蕉窓方意解』、『勿誤薬室方函口訣』など）といわれている。

　散は、「こなぐすり」で、「ちらす」という意味がある。薏苡附子散、王不留行散、排膿散などは、腸癰、金瘡、癰・瘡を散らす目的で散剤にしたと想像できる。

　しかし、散、丸、湯を比較するとき、使用する上での便利性を考慮する必要がある。

- ・携帯に優れ直ちに服用できる　→　五苓散、半夏乾姜散、理中丸、乾姜人参半夏丸など。
- ・長期の服用に適している　→　當帰芍薬散、當帰散、白朮散、枳実芍薬散、桂枝茯苓丸など。

　以上から、嘔吐や下痢などの急性症状と妊娠などで長期間服用するような場合には、煎じる湯よりも、散や丸とする傾向がみられる。

　したがって、前述したように、四逆散は使用目的から、嘔や下痢などの急性症状を対象とする五苓散や理中丸などのグループに入ると考える。

　芍薬と枳実は粉末にされ、散剤として使用されることが多かっただろうが、

原文 25-316　少陰病（二三日不巳至四五日）腹痛〜

柴胡と甘草の散剤は珍しく柴胡芍薬散（四逆散）だけである。今日では、料と
して煎じることが主流である。
　本方の病理は、表裏間の陽における気の循環不全と裏の陰における血の循
環不全である。気の循環不全は胸脇部の鬱熱によるものであり、血の循環不
全は裏の陰で発生している。
　甘草は気剤として、その気（柴胡・枳実）と血（芍薬）の循環不全改善作用を
調整する。
　枳実も気剤なのだが、同時に、水の循環不全にも適応するので、芍薬と協
力して「腹中痛」あるいは「泄利下重」を改善する。

【臨床応用】
〈証〉　胸脇苦満と腹直筋の異常緊張（季肋下より恥骨までの全長に及ぶ）、四肢
　　　　寒冷または拘急、抑欝性の神経症状。
　　　　時に腹痛下痢、咳嗽、手のひらに汗をかく傾向がある。
呼吸器関係：気管支炎、気管支喘息、肋膜炎などで咳して腹直筋の緊張が
　　　　　　　強いもの。
消化器関係：胃酸過多症、胃潰瘍、十二指腸潰瘍、胆石、黄疸、慢性胃腸
　　　　　　　炎。
腎臓関係：　腎炎、ネフローゼ。
神経関係：　癲癇もち、癲癇、ヒステリー、神経質。
その他：　　高血圧症、遺精、蓄膿症、歯齦炎、神経痛などで、腹直筋緊
　　　　　　　張のあるものなど。　　　（藤平健・小倉重成『漢方概論』創元社 p.497）

【治験例】
　蕁麻疹　女性　77 歳
桂枝茯苓丸料加大黄 1.0 を投与。1 週間分飲んでも効果がない。朝、口が
苦いというので、小柴胡湯加大黄を 2ヵ月服用したが無効。そこで、小柴胡
湯合茵蔯蒿湯（大黄 1.0）にしたところ、やっと蕁麻疹が減りはじめた。続け
ていても、一時よくなりかけ、また出てくる。1ヵ月半後に四逆散合茵蔯蒿
湯にしたところ、蕁麻疹はすっかり消えた。4 カ月間飲み廃薬。

　　　　　　　　　　　　　　（松田邦夫『症例による漢方治療の実際』創元社 p.377）

各論　辨少陰病脈證幷治　第十一

附方：白頭翁湯（四逆散の泄利下重との比較）

371　熱利　下重者　白頭翁湯主之。

　熱利とは、〈裏に熱有りて、下利するの謂にして熱便を下すこと頻繁なる證〉（奥田傷寒論 p.425）である。四逆散の泄利下重と比較するために書き込まれた文章である。本方の病位は少陽病である。

373　下利　欲飲水者（以有熱故也）白頭翁湯主之。

　371 の熱利による渇を付け加えた書き込みである。

白頭翁湯方（少陽病）〈気・－・水〉

　　　白頭翁 2両　黄連 3両　黄檗 3両　秦皮 3両

　　　四味　以水七升　煮取 2升　去滓　温服一升　不愈　更服一升

白頭翁　キンポウゲ科の多年草オキナグサ *Pulsatilla cernua* の根。
　　　　消炎、収斂、止血剤で、熱性下痢に用いる。（『薬局の漢方』p.74）

秦皮　　中国産、モクセイ科の高木、*Fraxinus bungean*；*F.rhynchophylla* の樹
　　　　皮。トリネコ *F.japonica* の樹皮を代用する。
　　　　収斂、止瀉、健胃剤で熱性下痢に用いる。（『薬局の漢方』p.73）

【臨床応用】
〈証〉　熱臭糞あるいは粘液便下痢、肛門の灼熱感、裏急後重、口渇。
消化器関係：赤痢、劇症大腸炎、直腸炎、直腸潰瘍など。
　　　　　　　痔出血で便意を催し肛門に熱感を覚えるものなど。
　　　　　　　　　　　　（藤平健・小倉重成『漢方概論』創元社 p.560）

附方：白通湯（真武湯証・自下痢との比較）

314・315　少陰病　下利　脈微者　白通湯主之。

［読み方］少陰病　下利して　脈が微の者は白通湯これをつかさどる。
［内　容］少陰病で下利をして、脈が微の者は白通湯が主治する。

504

原文 25-316　少陰病（二三日不巳至四五日）腹痛〜

　少陰病の病的感覚反応である「脈微細　但欲寐也」に対する病的身体反応
として、「発熱」（反発熱）、「痛」（咽痛、身体痛、腹痛）と「下利」（自下利、下利）
の三つがある。この白通湯の下利は真武湯証の自下利とは異なり、受動的な
下利である。白通湯の条文はあまりにも簡素なので、次条の“下利　脈微者
　與白通湯”から“脈微”を拝借した。
『類聚方廣義』の頭注には、〈按ずるに、此の條疑うらくは、下利の下、腹痛
の字を脱せん。利止まずの上、若の字を脱す。且つ本論に白通湯、白通加猪
胆汁湯を分かちて、二條と爲すは、伝写の誤りなり。今本論加味諸方の文例
に拠り、合わせて一條と爲す。〉と記載されている。
　腹痛についてはよくわからないが、二條でもよいと考える。理由は、前述
したように下利が少陰病から厥陰病へと進行するのを示すためである。たま
たま、それが白通加猪胆汁湯という白通湯の加味方だったので、榕堂翁はま
とめた方がよいとしたのだろう。
　いずれにしても、二方とも後人による書き込みなので詳しい証が示されて
いない。

白通湯方
　　葱白 ⁴茎　乾姜 ¹両　附子 生1枚
　　三味　以水三升　煮取一升　去滓　分温再服

葱白　　ユリ科の多年草、ネギ *Allium fistulosum* の管状葉の白色部。
　　　　温性発汗利尿剤である。（『薬局の漢方』p.24）

　ネギの白い部分を用いるので白通湯と命名されたという。白通加猪胆汁湯
には、人尿5合が含まれていることから本方はそれを書き落としたといわれ
ている。
　人尿について、『類聚方廣義』頭注には〈童子の未だ穀食せざる者を佳と爲
す。宜しく病無き者を撰ぶべし〉と述べられている。また、『薬局の漢方』は
その作用を強壮、止血剤としている。

各論　辨少陰病脈證幷治　第十一

■ 機能的構造式

病位　表の陰（少陰病）　〈気・一・**水**〉		
表	表裏間	裏
㊢	葱白 [4]（猪胆汁 [1]・人尿 [5]）	
㊠　附子 [生1]	乾姜 [1]	

（　　）内は、加猪胆汁湯の薬方

＊白通加猪胆汁湯の病位は厥陰病（表裏間の陰）

白通湯は少陰病に属す。解説書には人尿が欠落していると書かれているが、実際に使用した経験がないので何ともいえない。

【臨床応用】

〈証〉　下痢頻発ときに失禁、脈微弱。

消化器関係：衰弱の極に達した下痢性疾患。

（藤平健・小倉重成『漢方概論』創元社 p.571）

附方：白通加猪胆汁湯（白通湯への補入）

315　（少陰病）下利（脈微者　與白通湯　利不止）厥逆　無脈　乾嘔　煩者　白
　　　通加猪胆汁湯主之。（服湯　脈暴出者死微續者生）

［読み方］下利し　厥逆　無脈で　乾嘔して　煩する者は白通加猪胆汁湯これ
　　　　　をつかさどる。

［内　容］少陰病で下利がある。手足が非常に冷えて脈は沈んで触れにくい。
　　　　　からえずきをして煩する者は白通加猪胆汁湯が主治する。

（脈微者　與白通湯　利不止）は、下利に対する註釈である。また、（服湯　脈暴出
者死微續者生）も後人による補入である。これらの書き込みと症状が示すよう
に、本方証はすでに厥陰病であり、少陰病の白通湯で下痢が止まらないとき
に使用するよう書き込まれた薬方である。

506

原文 25-316　少陰病（二三日不巳至四五日）腹痛～

白通加猪胆汁湯方

　　　葱白 4茎　乾姜 1両　附子 生1枚　人尿 5合　猪胆汁 1合

　　　巳上三味　以水三升　煮取一升　去滓　内胆汁人尿　和令相得　分温
　　　再服

　薬方名は加猪胆汁湯で人尿が含まれていない。傷寒論の範疇ではない「辨
霍乱病脈證幷治第十三」に、390 通脈四逆加猪胆汁湯が記載されている。た
だし、それは猪胆汁が 4 合で人尿はない。脈証を比較すると、本方証の無脈
に対して通脈四逆加猪胆汁湯証は微欲絶である。これらによれば、猪胆はま
さに起死回生の要薬といえるが詳細は不明である。人尿についてもよくわか
らない。
　なお、藤平健主講『類聚方広義解説』（創元社 p.509）には、〈猪胆汁とは豚
の胆汁のことで、生のものを用いるのがよいが乾燥したものを用いてもよい。
この場合は、五倍量の水に溶かして用いるとよい〉と記載されている。
　また、同書の頭注 447 には、〈猪胆無ければ熊胆を用うべし。更に佳なり〉
とある。

【臨床応用】
〈証〉　白通湯証で、厥冷、嘔気、煩躁は劇しい。
　　　　白通湯に準ずる。　　　　　　　　　（藤平健・小倉重成『漢方概論』創元社 p.572）

　ここからは、少陰病篇ではあるが、麻黄附子細辛湯証と真武湯証が変化し
た厥陰病位の四逆湯と通脈四逆湯が登場する。

507

各論　辨少陰病脈證幷治　第十一

厥陰病・四逆湯（301 麻黄附子細辛湯服用後の変化）
　　　　　　　（316 真武湯証・自下利からの変化）

原文 26-353　大汗出　熱不去（内拘急）（四肢疼）〈咽乾者〉　又
　　　　　　下利　厥逆而悪寒者　四逆湯主之。

［読み方］おおいに汗いで　熱去らず　咽乾の者　また　下利して　厥逆し
　　　　悪寒する者は四逆湯これをつかさどる。
［内　容］（麻黄附子細辛湯を服用後）汗が大量に出たにもかかわらず、熱が去ら
　　　　ずに咽が乾燥する者、また、（真武湯証の自下利が変化した）下痢が止
　　　　まらず、手足がひどく冷え悪寒する者は四逆湯が主治する。
　　　　（内拘急）は、352 の内有久寒者の註釈が 353 に紛れ込んだもので
　　　　ある。
　　　　（四肢疼）は、351 の手足厥寒の註釈が 353 に紛れ込んだ。

　〈咽乾者〉は、脱落したと考える。なぜならば、大汗出　熱不去　咽乾は厥
陰病の病的感覚反応である「消渇」の病的身体反応だからである。また、熱
不去は陰熱であり、咽乾は麻黄附子細辛湯証の「咽痛」が変化したものである。
　したがって、五苓散証の「脈浮・小便不利・消渇」とは異なる。
　原文 26 は、少陰病における二つの変化が厥陰病に転入し、いずれも四逆
湯が主治することを述べている。このようになるのは、すでに述べたように、
少陰病が、表的少陰病と裏的少陰病の二ルート構成になっているからである。

```
表的少陰病　太陽病・桂枝麻黄各半湯　──▶　麻黄附子細辛湯
裏的少陰病　太陰病・桂枝加芍薬湯　　──▶　真武湯
```

条文中の「又」が四逆湯の二つの作用を示している。

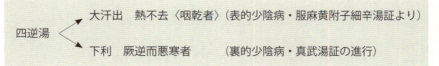

傷寒論の原作者たちは、この変化をつぎの厥陰病篇ではなく少陰病篇にま

508

とめて記載している。そのため、四逆湯は少陰病の薬方と間違えられるが、実際は、厥陰病の薬方である。

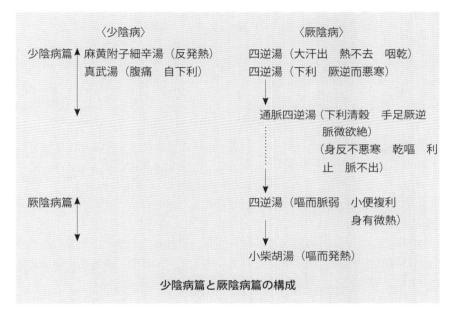

少陰病篇と厥陰病篇の構成

四逆湯は、少陰病 → 厥陰病 → 少陽病 のように陰から陽への回帰を取り持つ重要な薬方である。それは、身反不悪寒 → 身有微熱 → 発熱 という「熱」の流れから明らかである。

四逆湯方

　　甘草 2両　乾姜 1両半　附子 生1枚
　　三味　以水三升　煮取一升二合　去滓　分温再服

附子は独自の調製法（皮を去り八片に破る）による。また、分温再服のあとに強人可大附子一枚乾姜三両の十二字がある。これは後人の書き込みなので削除する。乾姜を三両にすると四逆湯ではなく、通脈四逆湯になってしまうからである。

各論　辨少陰病脈證幷治　第十一

■ 機能的構造式

病位　表裏間の陰（厥陰病）　〈気・—・水〉		
	表　　　　　　　　表裏間　　　　　　　裏	
㊐	甘草 2	
㊑	附子 生1　　　　　乾姜 1.5	

　四逆湯は甘草乾姜湯（甘草 4両・乾姜 2両）から甘草 2両と乾姜半両を減じて生附子 1枚を加えた薬方である。炮じない生の附子を使用するためか、煎じる時間は甘草乾姜湯よりもやや長めである（煮て取るのが三合少ない）。

　四逆湯は四肢の厥逆を治すために付けられた機能表示の薬方名である。下利のときは厥逆して悪寒する。

　四逆湯証の病理は、気のエネルギー不足つまり気のパワーが減少したために水の循環不全を併発したものである。そこで、表裏間の陽と陰に甘草と乾姜を配し、表の陰に生附子を置いた。

　四逆湯の基本は厥（四肢の冷え）にある。だからといって、厥があればすべて四逆湯かといえばそうではない。四逆湯について、『類聚方廣義』は、頭注でつぎのように述べている。

　　　四逆湯は厥を救うの主力なり。然れども傷寒熱結ぼれて裏に在る者、中風卒倒し痰唾沸湧する者、霍乱未だ吐下せず内に猶毒ある者、老人の食鬱、及諸卒病閉鎖して開かざる者の如きは、縦令全身厥冷、冷汗脈微なるも、能くその症を審らかにし、白虎、瀉心、承気、紫円、備急、走馬の類を以て、その結を解し、その閉を通ずれば、即ち厥冷は治せずして、しかも自ら復す。若し誤認して脱症と為し、にかわに四逆・真武を用いるは、経を救うに足を引くがごとし。

【臨床応用】
〈証〉　諸種の疾患で身体虚耗に陥り、四肢の厥冷、脈沈細、完穀下痢、嘔吐。
　　　　顔色は蒼白。発熱もある。

消化器関係：急性慢性胃腸炎、胃下垂、胃アトニー、自家中毒、吃逆（しゃっくり、胃に冷えがある）、急性吐瀉病など。
全身関係：　口噤、四肢強直、失音不語、諸関節のリウマチ様関節炎、結節性紅斑、アフター性口内潰瘍など。

(藤平健・小倉重成『漢方概論』創元社 p.499)

【治験例】
　小倉重成博士がカゼや流感に四逆湯を使用した目標は、冷えと悪寒である。
(以下、『『臨床・漢方問答』（上巻）医道の日本社　より引用)

①　56歳　男
　三日前から風邪をひき、咳嗽が頻発し、寝ていても背筋が寒く、下肢が冷えてなかなか暖まらない。脈は細弱。四逆湯一服で全身が暖まり咳嗽を減じ、三〜四剤で平常に帰る。(p.59, 62)

②　61歳　男
　三日前から倦怠感強くて寝込み、体温を計ったら39度あり、悪寒が二時間ぐらい続き、布団を厚くするとやがて苦しくなって汗が多く出、咳嗽頻発し水様の痰が出る。便所に起きようとして薄着になると、とても寒い。脈は細数。四逆湯の服用により、急速に体が温まって解熱した。(p.73, 74)

③　80歳　男
　一週間前から違和感があったが、発熱に気づかずにいた。ふと検温してみたら、38〜39度の発熱があり、背筋が寒く、倦怠、盗汗、頭の激痛を覚えるに至った。呼吸困難や咳嗽はない。脈は硬い。四逆湯の服用によって、急速に症状が緩解した。(p.82, 84)

④　47歳　主婦
　三日前に流感に罹り、発熱、悪寒、頭痛、咳嗽と相当な自汗がある。脈は数弱。やや貧血ぎみ。四逆湯一服で脱汗を減じ、三日間で全治に至った。相当な自汗、貧血、脈数弱となると陰証の脱汗である。(p.90, 93)

⑤　29歳　男
　数日前より風邪で、発熱37度台、咳嗽頻発し、悪寒がある。電話で麻黄附子細辛湯を指示したが、一向に好転しない。診察すると相当に貧血気味で冷えっぽく、脈は軟弱で稍々数。腹は軟弱。四逆湯で初日から楽になり始め、一週間で廃薬できた。(p.94, 98)

各論　辨少陰病脈證并治　第十一

　このように、風邪や流感に最初から四逆湯を投与して症状が改善し治癒することをどのよう解釈したらよいのだろうか。傷寒論の体系からみると、急性熱性病の初発は太陽病であり、それが厥陰病だというのはあり得ないわけである。
　そこで、考えられるのは理論と実際のタイムラグ（時間的ずれ）である。小倉博士の治験例をみると、病人は三日から一週間前にカゼや流感を発病している。つまり、小倉博士が診察しているのは初発の病人ではない。
　ということは、いずれの病人も最初から厥陰病になったのではなく、傷寒論の順序通り、初発は太陽病・桂枝湯証になったのである。ところが、冷えや悪寒などによって自己治癒力が発揮できず、三日間のうちに、太陽病の陰である少陰病へ、少陰病から厥陰病へと進行したと考えられる。

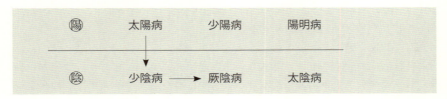

　したがって、正確にいえば、カゼや流感の病人に最初から四逆湯を与えたのではなく、発病後、太陽病と少陰病を経過した厥陰病の病人に四逆湯を与えたとすべきだろう。治験例⑤にあるように、初め麻黄附子細辛湯で好転せず、つぎの四逆湯で治癒したのは、少陰病 → 厥陰病の進行を物語っている。すると、四逆湯は条文にあるように厥逆と悪寒を伴い、一見、発熱にみえる陰熱（虚熱ではない）を解す能力を持つといえる。

原文 27-317 （少陰病）下利清穀（裏寒外熱）〜

厥陰病・通脈四逆湯（四逆湯からの進行）

> 原文 27-317　（少陰病）**下利清穀**（裏寒外熱）**手足厥逆　脈微欲絶　身反不悪寒**（其人面赤色　或腹痛）**乾嘔　或利止　脈不出者　通脈四逆湯主之。**

［読み方］（少陰病）下利清穀　手足厥逆し　脈微に絶せんとほっし　身かえって悪寒せず　乾嘔する　あるいは　利やみ　脈いでざる者は通脈四逆湯これをつかさどる。

［内　容］下痢をして食べた物が消化されずにそのままの形で出る。手足は非常に冷たく、脈はまさに絶えんとする状態である。しかし、体は逆で悪寒せず　乾嘔する。あるいは下痢が止まっても脈が回復しない者は通脈四逆湯が主治する。

冒頭の（少陰病）は、誤りである。厥陰病位の通脈四逆湯が四逆湯から進行したものとして、四逆湯のつぎに記載されたからである。再編の際、少陰病篇にあることから、少陰病とされたに過ぎない。

少陰病の麻黄附子細辛湯と真武湯から、厥陰病の四逆湯と通脈四逆湯への流れはつぎの通りである。

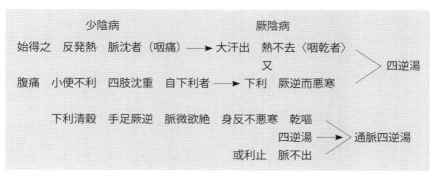

条文から通脈四逆湯は二つの作用を持っていることがわかる。

① 　下利清穀　手足厥逆　脈微欲絶　身反不悪寒　乾嘔
② 　或利止　脈不出

513

各論　辨少陰病脈證幷治　第十一

①は、四逆湯証の「下利　厥逆而悪寒」が進行した症状で、下痢は清
　穀となり、手足は非常に冷えて脈はかすかで絶えてしまいそうなの
　に身（体）は反対に悪寒せず乾嘔する症状の改善
②は、下痢がすでに止まっているのに依然として脈が微欲絶のままで
　回復しない症状の改善

（裏寒外熱）は、手足厥逆を裏寒、身反不悪寒を外熱とする註釈。
（其人面赤色）は、身反不悪寒者についての註釈。
（或腹痛）は下利清穀に対する註釈
（或咽痛）は、身反不悪寒への書き込みである。つまり、身反不悪寒を反発熱
と考えて、麻黄附子細辛湯証類似の咽痛があると書き込んだ。

　真武湯証の自下利が、直接、下利清穀になるのではなく、厥陰病の四逆湯
証（下利　厥逆而悪寒）になり、さらに、四逆湯から同じ通脈四逆湯へと進行す
る。

　　真武湯（腹痛　自下利）→ 四逆湯（下利　厥逆而悪寒）→ 通脈四逆湯（下利清
　　穀　手足厥逆　脈微欲絶　身反不悪寒）

　その証拠は、通脈四逆湯証の「身反不悪寒」が、四逆湯証の「悪寒」を否
定した文言だからである。316 真武湯証には悪寒がないのだから、条文が隣
接していても通脈四逆湯との関連性は四逆湯よりも稀薄である。
　四逆湯と通脈四逆湯は元来、厥陰病の薬方である。四逆湯は、少陰病・麻
黄附子細辛湯の発汗と同・真武湯証の自下利からの変化を示すために書き加
えられたので少陰病篇に置かれている。
　また、真武湯証の下利が悪化したとき、直ちに対応できる態勢にすること
も目的の一つと考えられる。

通脈四逆湯方
　　甘草 2両　附子 生1枚　乾姜 3両
　　三味　以水三升　煮取一升二合　去滓　分温再服

514

原文 27-317 （少陰病）下利清穀（裏寒外熱）～

■ 機能的構造式

病位　表裏間の陰（厥陰病）	〈気・―・水〉	
表	表裏間	裏
㊐	甘草 2	
㊜	附子 生1	乾姜 3

通脈四逆湯は四逆湯の乾姜1両半を2倍の3両にした薬方である。

乾姜は熱薬ともいわれ、新陳代謝機能の衰弱を回復する作用がある。通脈とは、脈微欲絶と脈不出の改善を意味する。それらは、気のエネルギー不足による気の循環不全と水の循環不全によって起こる。

したがって、通脈四逆湯においては乾姜を倍増して、気のエネルギーを四逆湯証よりもさらにパワーアップし、甘草の気循環調整作用を増強する。

下利清穀　手足厥逆　脈微欲絶　身反不悪寒　乾嘔　は、気のエネルギー不足による水の循環不全で発生する。特に、身反不悪寒　乾嘔は、自己治病力が残っている力を振り絞っているさまを表現している（心中疼熱）。

利止　脈不出は、エネルギー不足による気の循環不全である。

以上のように、通脈四逆湯は四逆湯証から進行した二つの証を改善する。

【臨床応用】
〈証〉　四逆湯証より、更に吐利、厥冷甚だしく、脈が絶えそうに弱い。
消化器関係：急性吐瀉病、急性胃腸疾患。
急性熱性病：感冒、流感、咽頭カタルなどで咽痛し、脈微にして四肢冷え
　　　　　　あるいは発熱がある。

（藤平健・小倉重成『漢方概論』創元社 p.547, 548）

附方：當帰四逆湯（通脈四逆湯証・手足厥逆の比較）
351　手足厥寒　脈細欲絶者　當帰四逆湯主之。

［詠み方］手足厥寒　脈細く絶せんとほっする者は當帰四逆湯これをつかさど

各論　辨少陰病脈證幷治　第十一

　　　　る。
[内　容] 手足が冷えて、脈が細くいまにも絶えてしまいそうな者は當帰四逆
　　　　湯が主治する。

　この文章は、317 手足厥逆　脈微欲絶の通脈四逆湯と比較するために別人
が書き込んだ文章である。脈の状態は同じでも、手足の厥寒が本方の特徴で
ある。
　厥寒とは、微冷にして自分だけ寒を覚えることだが、厥逆は冷えがより重
症で、自他覚的な寒である。
　血の循環不全（當帰・芍薬）が、気（桂枝・甘草）と水（細辛・大棗・通草）に波
及している。

當帰四逆湯方
　　當帰 ³両　桂枝 ³両　芍薬 ³両　細辛 ³両　大棗 ²⁵個　甘草 ²両　通草 ²両
　　七味　以水八升　煮取三升　去滓　温服一升　日三服

通草　　木通　アケビ科の藤本アケビ *Akebia quinata* または同属植物の木質
　　　　茎
　　　　消炎性利尿、鎮痛剤で浮腫に用いる。（『薬局の漢方』p.48）

■ 機能的構造式

病位　表裏間の陽（少陽病）〈気・血・水〉		
表	表裏間	裏
㊐　桂枝 ³	細辛 ³・大棗 ²⁵・甘草 ²・通草 ²	
㊅		當帰 ³・芍薬 ³

　薬方名は、當帰四逆湯だが、方中に乾姜・附子を含まないので四逆湯の系
列には属さない。手足の厥寒を四逆とし、主薬の當帰をつけて薬方名とした
に過ぎない。

原文 27-317 （少陰病）下利清穀（裏寒外熱）〜

　當帰は温性駆瘀血剤で血液の循環を改善する。したがって、本方は血の循環不全（當帰・芍薬）が気（桂枝・甘草）と水（細辛・大棗・通草）に波及する症状を治癒する。

　大棗が25個と大量である。桂枝湯の12枚（6個）の四倍である。最初は6個だったが、薬効を得るために徐々に増やしたのかあるいは最初から25個だったのかは不明である。

　25個に誤りがないとすると何らかの目的があるはずである。大棗は水剤だが血にも親和性があるので、細辛・通草の水剤と當帰・芍薬の血剤との協同作用を高める働きをするのかもしれない（細辛は温性駆水剤、通草は消炎性利尿剤）。

【臨床応用】
〈証〉　手足の冷え、頭痛、頭重、腹痛、腰痛、易疲労。
　　　　厥寒の病因は、表と表裏間の陽にあるので乾姜や附子を必要としない。
皮膚関係：脱疽、凍傷など。脈微にして冷え、患部が鬱血またはチアノーゼを呈する。
疼痛関係：頭痛、腰痛、婦人科疾患の腹痛、子宮脱など。

（藤平健・小倉重成『漢方概論』創元社 p.552）

附方：當帰四逆加呉茱萸生姜湯（手足厥寒と内有久寒との比較）

352　若其人　内有久寒者　當帰四逆加呉茱萸生姜湯主之。

[読み方] もし　その人　内に久寒のある者は當帰四逆加呉茱萸生姜湯これをつかさどる。

[内　容] もし、その人が腹中に長期にわたる寒を有する場合は、當帰四逆湯に呉茱萸と生姜を加えた薬方が主治する。

　両方とも書き込みなので詳細な証が示されていないが、後世、活用されるようになった薬方である。
　なお、前述したように、原文26-353にある"内拘急"は、352の内有久寒者に対する注釈が紛れ込んだものであり、もともとは352當帰四逆加呉茱萸生姜湯の条文にあった。実際、本方には腹痛がある。

517

各論　辨少陰病脈證幷治　第十一

當帰四逆加呉茱萸生姜湯方

　　當帰 3両　桂枝 3両　芍薬 3両　細辛 3両　大棗 25個　甘草 2両　通草 2両
　　生姜 半斤　呉茱萸 2升
　　玖味　以水陸升　清酒陸升和　煮取伍升　去滓　温分伍服

呉茱萸　中国原産、各地に栽培するミカン科の小高木ゴシュユ *Evodia*
　　　　rutaecarpa の果実。採集後 1 カ年を経たものを用いる。
　　　　なるべく小粒で辛味が強く、臭気の甚だしくない、果柄や小枝の少
　　　　ないものがよい。
　　　　温性の健胃、利尿、鎮痛剤で、水毒の上衝による頭痛、嘔吐、胸満、
　　　　胸痛に用いる。(『薬局の漢方』p.63)

白酒　　興奮、強壮剤。(『薬局の漢方』p.92)
(清酒)

■ 機能的構造式

病位　表裏間の陽（少陽病）　〈気・**血・水**〉		
表	表裏間	裏
陽　桂枝 3　細辛 3・大棗 25・甘草 2・通草 2・生姜 半斤・呉茱萸 2升		
陰		當帰 3・芍薬 3

　當帰四逆湯に生姜と呉茱萸を加味した薬方である。生姜は半斤（8両）、呉
茱萸は 2 升と大量である。生姜は駆水剤であり、呉茱萸は温性の利尿剤なの
で、當帰四逆湯の水循環作用をさらに増強したといえる。

　その目的は、条文にある「内有久寒」を改善するためである。久寒（長期に
わたる冷え）が内（消化器管内）にあるので、それを駆水・利尿する。気のエネ
ルギー不足はないので乾姜でなく生姜であり、また、胃内停水もないので半
夏は必要ない。

　したがって、本方は當帰四逆湯とは異なり、寒冷による水の循環不全が主

として血の循環不全に波及した血管痙攣性の疼痛（拘急）に有効となる。

【臨床応用】

〈証〉　寒冷刺戟によって誘発される種々の血管痙攣性疼痛性疾患。

疼痛関係：　激しい頭痛、腹痛、腰痛、坐骨神経痛。

婦人科関係：月経痛、子宮内膜症、下腹部痛。

皮膚関係：　凍傷（しもやけ）、レイノー病、脱疽。

（花輪寿彦『漢方診療のレッスン』金原出版 p.402）

【治験例】

1. ぎっくり腰　女性　40歳

既往歴　若い時には、しもやけに悩まされた。手足はもちろん、耳までひど
　　　　くできたという。しもやけは出産後なくなったが、とにかく冷え症
　　　　である。（以下略）

現病歴　2日前に突然ギックリ腰を起こした。朝起きようとした時、急に腰
　　　　に激痛が走って動けなくなった。そのまま、寝返りもできない。やっ
　　　　と店の若い人に背負われて、近くの整形外科を受診。（以下略）

現症　　二便正常。夜間尿なし。月経は順調であるが、軽い月経痛がある。
　　　　腰痛のために腰を伸ばすことができない。腰以下臀部から右大腿部
　　　　背側にかけてひきつれるように痛む。しびれはない。下腹部に軽い
　　　　膨満感がある。（中略）顔はややほてって赤みがあるが、手足は冷たい。
　　　　脈平。舌に異常なし。腹診すると、まず下腹が冷たいことに気がつく。
　　　　腹筋はうすいほうで緊張が弱く、臍上で大動脈拍動が軽度に亢進し
　　　　ている。また、右下腹に圧痛がある。

経過　　当帰四逆加呉茱萸生姜湯を投与。なお腰湯で十分に腰を温めるよう
　　　　指示。
　　　　2日後から腰痛は著明に改善した。

考案　　若い時にひどくしもやけができる体質であったことも参考に、当帰
　　　　四逆加呉茱萸生姜湯を選んだ。この患者は既往で冷房病で悩んだと
　　　　述べている。冷房病はおそらく内分泌・自律神経の失調であり、私
　　　　は補中益気湯などを用いる場合が多い。

（松田邦夫『症例による漢方治療の実際』創元社 p.209 ～ 210）

各論　辨少陰病脈證幷治　第十一

2．椎間板ヘルニア　女性　21 歳

現病歴　突然の腰痛で、近医に椎間板ヘルニアといわれ、服薬したがよくならず来診した。冷え症で、とくに腰が冷えると疼痛が激しくなる。月経は順調で、月経痛はほとんどない。

現症　腰から左下肢にかけてひどい疼痛がある。左下肢の背面がつる。腹筋は緊張し、左腸骨上窩に圧痛がある。脈沈遅。

経過　当帰四逆加呉茱萸生姜湯加附子 1.0 を投与。痛みは、はじめ急速に、その後はゆっくりと消退し、5 カ月後に全治した。

考案　椎間板ヘルニアの急性症には芍薬甘草湯が有効な場合が多い。無効のもの、あるいは冷えの強いものには本方がよいことがある。

（松田邦夫『症例による漢方治療の実際』創元社 p.211）

3．膀胱炎　女性　38 歳

主訴　頻尿、尿不利

現病歴　寒い日に体が冷えた。以来とくに足が冷え、腹が張り、疲れがとれない。時々右下腹が痛む。そのうちに尿が近くなり、何回も行くが出しぶる。排尿時に不快感があり、またすぐ行きたくなる。近医で尿検査を受け、膀胱炎と診断された。ふだんから便秘がち。夜間尿はない。月経は順調であるが、軽い生理痛がある。

現症　顔色はよくない。足が冷たい。腹診で、右下腹に強い圧痛がある。

経過　当帰四逆加呉茱萸生姜湯を与える。3 日後すっかりよくなった。10 日間服用して廃薬。

（松田邦夫『症例による漢方治療の実際』創元社 p.412 ～ 413）

【使用経験】

頭痛と倦怠感　女性　55 歳

　X 年の正月明けから始まった頭痛が 2 カ月も続いている。睡眠中は治まるのだが、目が覚めると同時に痛み出す。また、倦怠感が強く、起床する気力がなくて、床を離れられない。やっと起き出しても一日中、頭痛と倦怠感に悩まされて家事を満足にできない。医療機関を受診して処方された鎮痛剤を服用すると 4 ～ 5 時間程度は頭痛が減少する。しかし、倦怠感は治らない。

　体格は特に痩せても太ってもいない。標準である。顔色はのぼせ気味であ

520

る。手足が冷えるが、しもやけの経験はない。強い頭痛のときは吐き気を催すが吐くことはなく、食事はできて二便に異常はない。脈は沈細ある。

そこで、呉茱萸湯を3日分与えた。1回分は何とか服用できたが、2回目の服用後、すぐに吐いてしまった。また、頭痛も激しくなり昨夜は熟睡できなかったという。片頭痛ではないので逆に症状を悪化させたのだろうか。

脈は頭痛があるにもかかわらず、沈細弱である。頸の凝りや腹痛はない。

しかし、頭痛と悪心から考えると呉茱萸を除外できないので、当帰四逆加呉茱萸生姜湯に変方した。

今度は的中した。本方を服用して1時間後、頭痛は消失し、同時に、倦怠感もなくなり体が軽くなったという。以後、服薬を継続しているが、頭痛はなく、体調も良好である。

久寒の存在を見落とした症例である。

354　大汗　若大下利　而厥冷者　四逆湯主之。

353の四逆湯証をまとめて書き込んだ文章である。特に、臨床上の価値はない。

以下の文章は後人たちによる書き込みで、臨床的価値は少ない。

320 少陰病　得之二三日　口燥咽乾者　急下之　宜大承氣湯。

321 少陰病　自利清水　色純青　心下必痛　口乾燥者　急下之　宜大承氣湯。

これらは "少陰急下の証" といわれているが、疑問のある文章である。

320は304 少陰病　得之一二日　口中和　について、口中不和の場合、つまり、口燥咽乾の者には大承気湯が宜しいと書き込まれた文章である。この口中和は、すでに述べたように、「咽痛」のないことなので口燥咽乾とは関係ない。

それにしても、少陰病証には口燥咽乾はないので大承気湯の出番はないはずである。

321は、真武湯の条文の傍らに補入された307 少陰病　〜　下利不止　便膿血者　桃花湯主之　の便膿血に対して、さらに、自利清水　色純青　〜　口乾燥者　には大承気湯が宜しいと付け加えられた文章である。おそらく、

各論　辨少陰病脈證幷治　第十一

　いずれも同一人が口乾燥を目標に、大承気湯で瀉下することがあると強調した書き込みに過ぎない。それらが少陰病篇にあったので、再編集の際、冒頭に「少陰病」を付けられて条文とされたのだろう。
　大承気湯は陽明病位であり、その証は有燥屎と大便難である。口燥咽乾があるとすれば、それは燥屎によるものであり、少陰病の下利と比較するのは的外れである。

　322　少陰病　六七日　腹脹　不大便者　急下之　宜大承氣湯。

　これは、319 少陰病　下利六七日〜猪苓湯主之　の下利とは反対に、腹脹不大便者には大承気湯が宜しいと、319 の傍らに書き込まれた文章である。少陰病の病的身体反応は下利であり不大便ではない。なぜ、このような逆のことが補入されたのかわからない。320、321、322 の“急下之”は、後人が口乾咽燥と腹脹不大便を挙げて、宜大承気湯として書き入れた文言であり、臨床的価値はない。

　333　少陰病　脈沈者　急温之　宜四逆湯。

　この文章は、三つの急下之の大承気湯に対して、少陰病で脈が沈の者は至急これを温めるのがよく、それには四逆湯が宜しいとの主旨である。すなわち、急下之に対して、脈沈を理由に少陰病の急温之を主脹しているが、特に、意味のある文章ではない。

　320、321、322 に関することだが、そもそも、少陰病の急証がよくわからない。奥田傷寒論は〈蓋し口燥、咽乾は、劇甚なる病熱の為に、急に身心の調和を失し、飲食を消化し、津液を生ずること能はざるの徴也。此の證、速やかに其の病熱を去り、津液を救はざるを得ず。此れ即ち大承気湯を以て急に下す可き證也〉（p.376）と述べている。
　しかし、これらの文章はいずれも原文ではなく、個人的な書き込みである。後世、“少陰病”がそれらの冒頭に付けられたに過ぎない。そのため少陰病を大承気湯で瀉下することを意味しないと考える。
　事実、厥陰病の病的感覚反応には「消渇」があり、それについて同書は、〈口渇して飲料を貪ぼり、飽く無きの義なり。是、即ち體液消耗の候なり。咽

原文 27-317 （少陰病）下利清穀（裏寒外熱）〜

乾口燥は、自ずから此の中に在り〉と説明している。

　繰り返しになるが、原典に対する書き込みがすべて悪いわけではないものの、それらを原文として取り扱うと様々な矛盾が生じる。特に、書き込まれた薬方には証が示されていないものが多い。したがって、書き込んだ人の考えについては推測する必要があるが、いずれにしても、内容の良し悪しを見極めなければならない。

各論　辨厥陰病脈證并治　第十二

辨厥陰病脈證并治　第十二

原文 28-326　厥陰之爲病　消渇（氣上撞心）心中疼熱　饑而不欲食。
（食則吐蚘　下之利不止）。

［読み方］厥陰の病たる消渇し　心中疼熱し　饑えて食をほっせず。
［内　容］厥陰病の病的感覚反応は、猛烈なのどの乾きと心中が疼いて熱し、
　　　　　そして空腹なのに食べたいと思わないことである。

　傷寒論は、陽と陰の二層構造で、その三陽と三陰が表・裏と表裏間におい
て対比の構造になっている。厥陰病は表裏間の陰に位置する。表裏間の陽は
少陽病なので、厥陰病とは陽と陰の関係になる。そのため、厥陰病について
は少陽病の病的感覚反応や病的身体反応と類似の症状が示されている。
　なお、（氣上撞心）は、気があがって心を撞くという意味で、心中疼熱に対
する註釈である。（食則吐蚘）と（下之利不止）は饑而不欲食についての註釈に
過ぎず、臨床的な価値はないので削除する。

■ 病的感覚反応の比較

厥陰病	消渇	心中疼熱	饑而不欲食
少陽病	口苦	咽乾	目眩

524

原文 28-326　厥陰之爲病　消渇〜

　ただし、テキストでは病的身体反応は咽乾の五苓散、目眩の梔子鼓湯、口苦の小柴胡湯の順である。校正の際、厥陰病に合わせたのだろう。

■ 消渇について

	病的感覚反応	病的身体反応
厥陰病	消渇	大汗出と下利　──▶　咽乾・厥逆・厥冷
少陽病	咽乾	大汗出　胃中乾　──▶　脈浮・微熱・消渇

「消渇」とは、飲んだ水が消えてしまい、いくら飲んでも渇が止まらないことを意味する。厥陰病の病的感覚反応である消渇は、大汗出と下利によるもので、その結果、病的身体反応が厥逆あるいは厥冷となる。一方、少陽病では病的感覚反応は咽乾だが、病的身体反応は大汗出と胃中乾による脈浮・微熱・消渇である。

　すなわち、消渇が厥陰病では病的感覚反応であり、少陽病では病的身体反応である。これは、両者が表裏間の陰と陽の関係にあることを示している。

■ 心中疼熱について

	病的感覚反応	病的身体反応
厥陰病	心中疼熱	身反不悪寒　乾嘔
少陽病	目眩	煩熱　胸中窒

　心中疼熱を文字通り解釈すれば心中がうずいて熱くなることである。梔子鼓湯証の胸中窒と同様に胸中が苦しく悶えるさまを表現しているのだろうか。それにしても、心中がうずいて熱くなるとはどういうことなのだろう。梔子鼓湯証の病的感覚反応は「目眩」である。これは、胸中の苦悶を病的感覚反応として、「目がくらむ」と表現した用語である。

　一方、「心中疼熱」も厥陰病の病的感覚反応であり、その具体的な病的身体反応が通脈四逆湯証の「身反不悪寒　乾嘔」と考えられる。すなわち、その二つの症状を心中疼熱と表現したのだろう。胸中ではなく、心中とした理由は病的感覚反応なので精神的な苦痛を強調するためである。

　そもそも、傷寒論は一人の作者が著した書物ではない。そのため、用語も

統一されていない。例えば、表裏間の陽に相当する体の部位の表現はつぎの通りである。

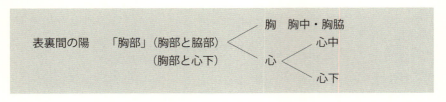

胸部には心（臓）があるので、それを重視した人たちは「心」を使用して心中・心下と表現したのではないか。両者の相違は以下のようなものである。

　　胸中　…　胸中窒、胸中煩など
　　心中　…　懊憹、結痛、煩、疼熱など

これらを比較すると、胸中は肉体的苦痛を、心中は精神的苦痛を表現しているといえる。
したがって、厥陰病の病的感覚反応の心中疼熱は精神的苦痛であり、病的身体反応が「身反不悪寒　乾嘔」である。

■饑而不欲食について

	病的感覚反応	病的身体反応
厥陰病	饑而不欲食	嘔而脈弱
少陽病	口苦	黙黙不欲飲食

少陽病の病的感覚反応は口苦で、病的身体反応は黙黙不欲飲食（小柴胡湯証）である。厥陰病の病的感覚反応は、少陽病の病的身体反応に似ている。そのため、饑而不欲食が病的身体反応のようにみえて病的感覚反応にふさわしくないように感じる。しかし、饑而不欲食は空腹の状態でありながら食べたいという欲（感覚）がないことを意味するので、饑を病的感覚反応したのだろう。
黙黙不欲飲食は胸脇苦満のために口を閉じて何もいわない状態で飲食をほしがらない。すなわち、胸脇苦満により空腹感や口渇感がないので、食べたくも飲みたくもないわけである。
一方、饑而不欲食は、空腹感があるにもかかわらず食欲がない。ただし、

消渇により飲を渇望する。そして、その病的身体反応が嘔而脈弱である。嘔は、小柴胡湯証の喜嘔に代表されるように少陽病の証であり脈は弦で緊張が強い。それに対して、厥陰病・四逆湯証の嘔は脈弱である。つまり、脈の強弱で表裏間の陽と陰の違いを表している。

　この嘔は、通脈四逆湯証の「乾嘔」が変化したものである。

　ところで、厥陰病は三陽三陰の最後尾にあり、病の進行順も太陽病 → 少陽病 → 陽明病、太陰病 → 少陰病 → 厥陰病となることから、多くの解説書が"病の最終"すなわち、死に関係すると述べている。

- ・中西傷寒論　　　是故於二陰乎多論死候見其可畏也（この故に二陰においてや、多くは死候を論じその畏るべきをあらわすなり）。
- ・浅田傷寒論　　　厥陰とは三陰の終うる所、治方の極まる所なり。
- ・木村傷寒論　　　厥陰は寒の極、病の終にして、危篤此れより甚だしきはなし。
- ・奥田傷寒論　　　本病は、通常少陰より一轉したる陰證の極なるを以て、之を少陰病に比ぶれば一層急激にして、既に危篤の證に近しとす。

　しかし、これらはあくまでも「病」についての見方であってヒトの存在を考慮していないのではないだろうか。傷寒論の基本理念は病人を治すことにある。そして、ヒトは生れつき「自己治病力」を持っている。傷寒論はこの自己治病力を重視した。それ故、病人（病に侵されたヒト）の立場からみると自己治病力による回復を考慮する必要がある。

　それを表しているのが、29-377四逆湯から30-379小柴胡湯への変化である。つまり、厥陰病篇の最後に小柴胡湯を置いた理由は、厥陰病（表裏間の陰）から少陽病（表裏間の陽）への回帰を示すためである。

　したがって、厥陰病は病の最終かもしれないが、病人にとっては決して最終ではない。

　三陰病における自己治病力と治病原則と薬方
　三陰病には、三陽病のような三つの治病原則がない。理由の一つは、そもそも、三陰病は熱の形態が三陽病のように明確でないので、自己治病力も一

各論　辨厥陰病脈證幷治　第十二

定の指示を出せないからである。確かに三陰病にも、反発熱（麻黄附子細辛湯証）や熱不去（四逆湯証）、身反不悪寒（通脈四逆湯証）のように、陰熱を生じることもある。しかし、これらの陰熱は、悪寒（脈沈弱）、手足厥冷（脈微欲絶）、厥逆悪寒（嘔而脈弱）の状況下において、自己治病力が突発的に作動したために発生したものであり、治病原則にはならない。

　もう一つの理由は、三陰病は下痢などによって、気のエネルギーが不足し、自己治病力も活動が低下している。そのため、三陽病のように自己治病力が積極的に治病原則を提示できない。

　三陰病では、新陳代謝の衰えにより悪寒、冷え、厥逆などの証が生れる。そこで薬方は、乾姜や附子などを含む温補の剤が中心となる。温補により、新陳代謝を盛んにして自己治病力を安定的に回復させ、病を陰から陽へと導くことが治病の基本となる。したがって、三陰病の自己治病力による治病原則は温補であり、具体的には、気のエネルギー不足の改善である。

　また、実際の臨床では小倉重成博士のようにカゼや流感にも四逆湯を活用している。傷寒論の原則からいえば、病の初発は太陽病であり、桂枝・麻黄の剤が活躍する場面である。しかしながら、少陰病で発病することもあり（直中の少陰）、必ずしも原則通りではない。それは病人の状態つまり自己治病力の状況が深く関与しているからである。

　例えば、病人が徹夜をして体力を消耗した場合あるいは何らかの原因で体を冷やして自己治病力を低下させた場合には、自覚しないままに陽病を経過して陰病になってしまうこともある。したがって、傷寒論を直線的に考え、病だけに視点を当てて厥陰病を最終点と捉えるのは間違いといえる。自己治病力により、厥陰病から少陽病へと陰から陽への回帰を考える必要がある。

　原典では、厥陰病篇には四逆湯と小柴胡湯の関する二つの条文しかない。それは、すでに述べたように、少陰病篇で四逆湯と通脈四逆湯を論じているからである。テキストの厥陰病篇には56の文章があるが、ほとんどは後人たちによる書き込みで不必要である。

　本篇は従来、陰陽錯雑（陰と陽が込み入っていること）、虚実混淆（虚と実が入り混じること）などと称され、浅田宗伯翁は〈錯綜（複雑に入り混じること）の妙（神業にも近いさま）なり、精究せざるべからず〉と述べている

（『和訓傷寒論識』巻六　昭文堂内漢方珍書頒布会　p.2）。

528

原文 29-377　嘔而脈弱　小便復利〜

　しかし、傷寒論の原理・原則により整理すれば、極めてシンプルである。病人を一刻も早く苦痛から救うために、原作者たちがそのような難しいことを記載したとは想像できない。

原文 29-377　**嘔而脈弱　小便復利　身有微熱**〈**者**〉（見厥者難治）
　　　　　　四逆湯主之。

［読み方］嘔して脈弱　小便また利し　身に微熱ある者は四逆湯これをつか
　　　　　さどる。
［内　容］嘔して脈が弱く、（いままで不利だった）小便が再びよく出る。体に微
　　　　　熱がある者は四逆湯が主治する。

　（見厥者難治）は、身有微熱者に厥があると難治だという註釈なので削除する。
　嘔は厥陰病の病的感覚反応である「饑而不欲食」の病的身体反応を示している。この条文は原文 27-317 の通脈四逆湯から好転した証を述べている。
　すなわち、通脈四逆湯を服用して下利清穀が止み、嘔と小便利に変化した症状である。そして、脈は通脈四逆湯証の微にして絶せんと欲すが弱になる。すなわち、通脈四逆湯で下利清穀などの諸症状が解すわけである。したがって、この条文は通脈四逆湯を服用して諸症状が改善し嘔而脈弱以下に変化したことを述べたものといえる。
　四逆湯 → 通脈四逆湯 → 四逆湯は、病が治癒の途上にあることを表している。その証拠は通脈四逆湯証の「身反不悪寒」であり、四逆湯の「身有微熱」である。手足厥逆や厥―すなわち四肢に冷えがあっても、身に悪寒がないのは自己治病力が勢力を回復して治病に向かう状態を示す。
　そのため、下利清穀が止んで嘔となり、それよって小便不利が改善されてもう一度利する（出る）ようになるわけである。さらに、微熱（陰熱）が発熱（陽熱）に変化し、陰から陽に戻った状態を述べた条文が原文 30-379 である。

各論　辨厥陰病脈證幷治　第十二

原文 30-379　嘔而発熱者　小柴胡湯主之。

［読み方］嘔して発熱する者は小柴胡湯これをつかさどる。
［内　容］嘔して発熱する者は小柴胡湯が主治する。

　傷寒論における熱の形態は、三陽病では、太陽病が悪寒発熱、少陽病が往来寒熱、陽明病が熱實である。

　　太陽病 ＝ 悪寒 → 発熱　　少陽病 ＝ 悪寒 ⇔ 発熱
　　陽明病 ＝ 熱（悪寒なし）

　一方、三陰病においては、太陰病では熱についての言及はなく、少陰病では発熱（反発熱）はあるが、悪寒は体の一部（其背悪寒）である。ところが、厥陰病になると手足厥逆を伴う悪寒と「身反不悪寒」、「身有微熱」のように陰熱が併存する場合がある。これは、少陽病と厥陰病が表裏間において、陽と陰の関係にあることから往来寒熱の変形とみることができる。ただし、寒熱の往来はない。

　通脈四逆湯証の下利清穀・乾嘔が嘔に変化して四逆湯証となる。同時に、熱は「身反不悪寒」から「微熱」になる。そして、その微熱が「発熱」と変化したのが小柴胡湯証である。

　下利清穀・乾嘔が嘔に変化した時点で、小柴胡湯証に転入し始めているのだろう。それに伴って、熱も微熱から発熱へと─すなわち、陰熱が陽熱へと変化して病人が陽を回復する。

　このように、傷寒論は厥陰病から少陽病への回帰を述べて、陽 → 陰 → 陽の循環が体系の基本であることを示している。少陽病を代表して小柴胡湯証を記載した理由は、往来寒熱と黙黙不欲飲食、喜嘔があるからである。

　以上で、原典と考えられる傷寒論についての論考を終了する。

530

原文 30-379　嘔而発熱者～／厥陰病篇の「厥・下利・嘔」に関する追加の文章と薬方

　これからの文章は後人たちによる厥陰病篇への書き込みである。参考にして活用すればよい。

厥陰病篇の「厥・下利・嘔」に関する追加の文章と薬方

1.「厥」に関する追加の文章と薬方

338　傷寒　脈微而厥　至七八日　膚冷（中略）蚘厥者　烏梅圓主之。
　この文章は、後人が「厥」に関連して臓厥と蚘厥との区別を論じ、蚘厥には烏梅圓がよいと書き入れたものである。厥陰病の厥とは関係ない文章と薬方である。蚘厥とは回虫による手足の冷えを意味する。

350　傷寒　脈滑而厥者（裏有熱也）白虎湯主之。
　前述したように、厥がすべて厥陰病の四逆湯証ではない。陽明病の白虎湯証にも厥がある。そのときの脈は滑である。元々は、214 陽明病　讝語　発潮熱　脈滑而疾者　小承氣湯主之　との比較のために 214 の傍らに書き込まれたものである。つまり、同じ脈滑でも、潮熱を発する者と厥する者とがいるという趣旨である。条文中に「厥」があるために厥陰病篇に置かれたのだろう。
白虎湯の病位は陽明病である。
（裏有熱也）は、脈滑についての註釈である。冒頭の傷寒はあとから付けられたもので意味はない。

354　大汗　若大下利　而厥冷者　四逆湯主之。
　353 の四逆湯証をまとめて書き込んだ文章である。特に、臨床上の価値はない。

355　（病人）手足厥冷（脈乍緊者　邪結在胸中）心中満而煩　饑不能食者（病在
　　　胸中）當須吐之　宜瓜蔕散。
　これは、瓜蔕散証に手足厥冷のあることを知っている人が 351 當帰四逆湯

531

各論　辨厥陰病脈證幷治　第十二

の手足厥寒に補入した文章である。手足厥冷があっても瓜蔕散は少陽病の薬方である。

　厥冷と厥寒には大きな違いはない。

（脈乍緊者　邪結在胸中）は、351 脈細欲絶との比較で、脈がにわかに緊となる者は、邪が凝結して胸中にあるという心中満而煩の註釈である。

（病在胸中）は、當須吐之の註釈。

324　（少陰病）（飲食入口則吐）心中温温欲吐　復不能吐　始得之　手足寒
　　　脈弦遅者（此胸中實　不可下也）當吐之。
　　　若膈上有寒飲　乾嘔者　不可吐也。（急温之　宜四逆湯）

　この文章は、355 の心中満而煩　饑不能食の註釈として書き込まれたのだが、"急温之" とあるために 320 ～ 323 の急下之、急温之と一緒にされて 324 に移された。

（飲食入口則吐）は、心中温温欲吐への書き込み。

　始得之とあるように、最初から心中温温欲吐の場合は、手足寒でも脈は弦遅なので、瀉下しないで吐かせるべきだという。もし、膈上（胸中）に寒飲があって乾嘔する者を吐かせてはならない。

（急温之　宜四逆湯）は、すでに述べたように若膈上有寒飲に対する註釈。膈上に寒飲（冷たい水）があり乾嘔する者は、吐かせてはならないという文章に "これを急いで温めよ　四逆湯がよろしい" と書き加えられたに過ぎない。

　したがって、膈上有寒飲　乾嘔は四逆湯の正証ではない。

附方：乾姜黄連黄芩人参湯（瓜蔕散への補入）

359　（傷寒）（本自寒下　醫復吐下之　寒格　更逆吐下）（若）食入口即吐　乾姜黄連
　　　黄芩人参湯主之。

［読み方］（もと自ずから寒下し、醫かえってこれを吐下し、寒格してさらに吐下をむか
　　　　　える。もし）食口にはいれば即吐す。乾姜黄連黄芩人参湯これをつ
　　　　　かさどる。

［内　容］（裏寒による本来の自然な下利なのに、医師が裏熱と誤ってこれを吐かせたり
　　　　　瀉下したので、寒飲と吐下の剤が格闘をしてさらに吐下するようになった。も
　　　　　し）、食物が口に入ると直ちに吐く（者）には、乾姜黄連黄芩人参
　　　　　湯が主治する。

532

冒頭の（傷寒）はあとから付けられたもので、特に意味はない。

359 は、324 少陰病　飲食入口則吐　心中温温欲吐　復不能吐　始得之手足寒　脈弦遅者(此胸中實)不可下　當吐之　と比較するために書き込まれた。"本自寒下"があるために、厥陰病篇に置かれたのだろう。

本自寒下　醫復吐下之　寒格更逆吐下は、324 の不可下　當吐之　の注意に反して誤治したことを述べている。

したがって、359 は二つの書き込みを一つにしただけの文章なので、食入口即吐が乾姜黄連黄芩人参湯証であり、本自寒下云々とは無関係である。

乾姜黄連黄芩人参湯方
　　乾姜 3両　黄連 3両　黄芩 3両　人参 3両
　　四味　以水六升　煮取二升　去滓　分温再服

■ 機能的構造式

病位　表裏間の陽（少陽病）　〈気・血・一〉		
表	表裏間	裏
陽	黄連 3・黄芩 3	
陰	乾姜 3	人参 3

本方は、"妊娠、嘔吐止まず"の乾姜人参半夏丸（金匱要略・婦人妊娠病脈證併治第二十）の半夏を去って黄連黄芩を加えたものである。それ故、心下の停水ではなく、鬱熱と消化管の冷えによる嘔吐に作用する。したがって、胃部に痞塞感のある嘔吐あるいは食物の停滞感に適応する。

【臨床応用】
〈証〉　乾嘔、あるいは嘔吐、あるいは吐逆、吐瀉、胃部痞塞感。
消化器関係：上熱下寒を現わす腹痛、嘔吐、下痢症、胃腸疾患。
　　　　　　急性胃腸炎、小児自家中毒などで発熱下痢し、あるいは嘔吐が止まらないもの。
　　　　　　慢性腸炎で下痢し、食すれば吐き、あるいは心下痞鞕するも

各論　辨厥陰病脈證幷治　第十二

の。
　　　　　　　　　　　　　　　　　　　（藤平健・小倉重成『漢方概論』創元社 p.441）

　356　（傷寒）厥而心下悸者　宜先治水　當服茯苓甘草湯。卻治其厥　不爾
　　　　水漬入胃　必作利也。

　もともとは、355 病人　手足厥冷〜心下満而煩への補入の文章である。最
初の書き込みは、厥而心下悸者　當服茯苓甘草湯であった。そこへさらに、
別人が、宜先治水　卻治其厥　不爾　水漬入胃　必作利也　と理屈を加えた。
（厥して心下が動悸する者は）よろしく先に水を治さなければならない。反対
にその厥を先に治すと水が胃に侵入して必ず下痢になるという内容である。
厥よりも先に水を治せと治病の先急後緩を述べているようにみえるが、決し
てそのようなものではなく誤解を生む文章なので削除した方がよい。
　本方は 73 にあるように少陽病位にあり、厥陰病の薬方ではない。
　茯苓甘草湯については、p.435 を参照。

2.「下利」に関する追加の文章と薬方

　354　大汗　若大下利而厥冷者　四逆湯主之。
　これは、353 のまとめとして、後人が厥陰病篇の 354 に追加したものであ
る。したがって、臨床的価値はない。

　364　下利清穀　不可攻表　汗出必脹満。
　この文章は、208 陽明病　脈遲　云々　の脈遲に対する註釈である 225 脈
浮而遲　表熱裏寒　下利清穀者　四逆湯主之　の“下利清穀”についてのさ
らなる註釈である。つまり、注釈者はこの下利清穀が脈浮而遲だからといっ
て桂枝湯で発汗してはならない。発汗すると汗が出て腹が必ず脹満するとい
う。225 の傍註だが、下利清穀とあるために再編集で 364 に置かれた。

　370　下利清穀（裏寒外熱）汗出而厥者　通脈四逆湯主之。
　364 下利清穀で、自然に汗が出て厥する者には通脈四逆湯がよいとの文章
である。通脈四逆湯証に汗出と厥があることを付け加えるための書き込みで
ある。（裏寒外熱）は、汗出を外熱、厥を裏寒とする註釈である。正確を期す
ならば表熱裏寒とすべきだろう。

370 は 317 下利清穀　裏寒外熱～身反不悪寒を念頭に書かれたものだが特に価値ある文章ではない。

372　下利　腹脹満　身体疼痛者　先温其裏　乃攻其表　温裏四逆湯　攻表
　　　桂枝湯。

　書き込み者は、下利して腹がはり（脹満）、同時に、身体が痛む者の場合、先に四逆湯で裏を温めて下利と腹脹満を解し、そのあとに、桂枝湯で身体疼痛を治すべきだと考えた。これは、364 下利清穀　不可攻表　汗出必脹満と比較の意味もあるが、一種の理屈に過ぎない。

　そもそも、傷寒論の原作者たちは、先表後裏や先急後緩などの治病法を考慮しなかった。すなわち、いくつもの症状を一つの病にまとめ、一つの薬方で対処する「一病一方」を原則としているからである。

　したがって、これらは、いずれも後人が書き込んだものであり必要ない。

374　下利　讝語者（有燥屎也）宜小承氣湯。

　これは、373 の下利　欲飲水者　以有熱也に対する補入で、下利して讝語する者には白頭翁湯よりも小承気湯がよいですよという内容である。

　（有燥屎也）は讝語に対する注釈である。

　小承気湯は芒消を含まないのだから、有燥屎には不向きである。

375　下利後　更煩　按之心下濡者（爲虚煩也）宜梔子豉湯。

　375 は 374 についての書き込みである。つまり、小承気湯で下利と讝語は解したが、さらに、煩するようになった。心下を押すと軟弱な者は小承気湯で瀉下して虚したための煩なので梔子豉湯が宜しいという。

　（爲虚煩也）は更煩に対する註釈である。下利後なので実煩ではなく、虚煩としたのだろう。

3.「嘔」に関する追加の文章と薬方

　378 に呉茱萸湯が記載されているが、陽明病、少陰病、厥陰病の三篇に追加された薬方である。

535

各論　辨厥陰病脈證幷治　第十二

呉茱萸湯のまとめ
〈陽明病篇〉

243　食穀欲嘔者（属陽明也）呉茱萸湯主之。（得湯反劇者　属上焦也。）

　これは、230陽明病　脇下鞕満　不大便而嘔　舌上白胎者　可與小柴胡湯
にある「嘔」について、不大便によるのではなく、穀物を食べて嘔する者
には呉茱萸湯がよいとの書き込みである。（属陽明也）は不大便についての傍
註が混入したもので、この傍註によって呉茱萸湯が陽明病篇に置かれた。さ
らに、別人が呉茱萸湯を服用してかえって嘔が激しくなる者は中焦（陽明病）
ではなく、上焦（少陽病）に属すと書き込んだものとが一緒にされてしまった。
上焦や中焦という概念は傷寒論のものではない。

〈少陰病篇〉

309　（少陰病）吐利　手足厥冷　煩躁　欲死者　呉茱萸湯主之。

　この文章は、前述のように315少陰病　利不止　厥逆　無脈　乾嘔　煩者
白通加猪胆汁湯主之　に対する書き込みである。すなわち、嘔吐と下痢を
して手足が冷たく、死にたいと思うほどの煩躁がある者には呉茱萸湯もよい
との主旨である。白通加猪胆汁湯証に下利、乾嘔、煩があることから類証鑑
別の意味で付け加えたのだろう。

〈厥陰病篇〉

378　乾嘔　吐涎沫　頭痛者　呉茱萸湯主之。

　378は、原文29-377の嘔而脈弱と比較するために書き込まれたものであ
る。つまり、嘔と乾嘔を対比して、よだれとつばを吐き、頭痛する者には本
方が主治するという内容である。

　以上のように、呉茱萸湯は正証を示されることなく、三つの場面に登場す
る。これは、本方を使用していた後人が傷寒論中の「嘔」（小柴胡湯証と四逆湯証）、
「乾嘔・煩」（白通加猪胆汁湯証）の類証鑑別として書き込んだためである。

　しかし、後人の薬方だからといって軽視はできない。本方は片頭痛の特効
薬である。

附方：呉茱萸湯

呉茱萸湯方

呉茱萸 1升　人参 3両　生姜 6両　大棗 12枚

四味　以水七升　煮取二升　去滓　温服七合　日三服

■ 機能的構造式

病位　表裏間の陽（少陽病）　〈一・血・**水**×水〉		
表	表裏間	裏
陽	呉茱萸 1・生姜 6・大棗 12	
陰		人参 3

　病理は表裏間の陽における水の循環不全とそれが裏の陰に及んだ血の循環不全の併存である。そのため、表裏間の陽の水循環不全を解す生姜・大棗の生姜を2倍の6両にして、なおかつ、温性の利尿作用のある呉茱萸を配している。

　嘔、吐利、乾嘔、吐涎沫　頭痛は、冷水の縦揺れ pitching による水の循環不全が原因である。そのため、駆水剤の半夏ではなく呉茱萸にしている。

　大棗は、生姜とペアを組むことが多いが、おそらく、利水作用と併せて、消化管の知覚過敏を緩解するのだろう。

　人参は、胃腸の機能を振起復興し、血流をよくして水の循環不全の改善に寄与する。

　以上から、呉茱萸湯の作用は胃部の冷水の縦揺れによって生じる症状改善である。

　具体的な症状はつぎの通りである。

頸から上部　…　頸筋が凝り、嘔吐を伴う激しい頭痛 ＝ 常習頭痛、偏頭痛など

胃部　　　　…　嘔吐（胃部の痞えがある）＝ 胃炎、胃潰瘍、胃酸過多症など
　　　　　　　　乾嘔のときは、涎沫（よだれ）、生唾を吐く

各論　辨厥陰病脈證幷治　第十二

いずれの症状も激しいときは煩躁を伴う。

四肢　　…　手足の冷え
脈　　　…　沈遅

【臨床応用】
〈証〉　胃部の水の動揺上衝による嘔吐、頭痛、胸腹部膨満、煩躁、手足の
　　　　冷え。発作時に顔が赤くなることがある。胃部に拍水音がある。
消化器関係：胃炎、胃下垂、胃拡張、幽門狭窄、胃酸過多症、胃潰瘍、十
　　　　　　二指腸潰瘍。
　　　　　　流行性黄疸、急性肝炎、悪阻、二日酔いなど。
　　　　　　急性胃腸炎で激しく下痢、嘔吐あるいは頭痛し、冷えるもの。
　　　　　　小児のよだれ、生唾を吐くものなどで、唾液や胃液が多量に
　　　　　　口から出るもの。
疼痛関係：　嘔吐を伴う強烈な頭痛、常習頭痛、偏頭痛など。
その他：　　しゃっくりなど。　　　（藤平健・小倉重成『漢方概論』創元社 p.486）

【治験例】
　妊娠・出産　女性　35 歳
［現症］結婚の翌年、4 カ月で流産。血色はあまりよくない。月経周期は正常
であるが、月経時かなり下腹部痛が強い。夏は冷房すると調子が悪い。冬は
かなりの寒がりである。血圧は 90-50 で低い。朝はだるくて起きられない。
無理に起きると頭が重く痛い。また肩がこりやすい。二便正常、脈、腹診で
は特記すべきことはない。
［経過］初診時、当帰芍薬散エキス 5.0、分 2 投与。
　翌年 3 月再び妊娠、前方継服。つわりに小半夏加茯苓湯を投与。
　8 月に偏頭痛が起こる。首すじがひどく張ってくると強い頭痛と吐き気が
起きてくる。呉茱萸湯を投与すると有効であるが、頭痛がひどくなってから
では無効である。そして 2 週間後に流産してしまった。
　以後、冷え症をなんとか改善するために当帰芍薬散を服用を続けさせた。
時々偏頭痛が起き、その時は呉茱萸湯を服用させた。
　翌年 12 月、再び 4 カ月で流産した。この流産の 4 〜 5 日前、強い頭痛があっ
たという。1 月から 3 カ月間は後始末のため当帰芍薬散を服用させたが、そ

れ以後は呉茱萸湯一本槍にした。

　12月、妊娠3カ月。呉茱萸湯を続服。1月時々頭痛とつわりがくる。呉茱
萸湯と小半夏加茯苓湯とを交互に服用。4月（妊娠7カ月）、頭痛なく一応順調。
当帰芍薬散に変方。7月ついに女児を出産。その後無事に成長した。

［考案］呉茱萸湯は水毒が上逆して起こる諸症を治すとされ、偏頭痛に頻用さ
れることは周知のとおりである。また、月経困難症にも有効である。本例は、
持病の頭痛を改善する目的で用いた呉茱萸湯が奏功して妊娠出産に成功した
ものである。　　　　　　　　（松田邦夫『症例による漢方治療の実際』創元社 p.305 ～ 306)

傷寒論の附録

傷寒論の附録

テキストには三陽病篇・三陰病篇以外につぎの二つの篇がある。

　辨霍乱病脈證幷治
　辨陰陽易差後勞復病脈證幷治

本書ではこれらを附録として採用した。

辨霍乱病脈證幷治

382　問曰　病有霍亂者何。答曰　嘔吐而利　此名霍亂。
383　問曰　病発熱、頭痛、身疼、悪寒、吐利者　此属何病。
　　　答曰　此名霍亂。　霍亂　自吐下又利止　復更発熱也。

382 は嘔吐して下痢するのが攪乱だという。

383 ではさらに、発熱、頭痛、身疼、悪寒がして、吐いたり、下痢する症状を攪乱としている。

奥田傷寒論には、霍乱病について、〈揮霍の間に（あっという間に）撩乱（いりみだれるさま）を致す病の謂にして、是即ち今日に於ける亜細亜コレラ及び欧羅巴コレラ並びにその類證に外ならず〉（p.436）と述べられている。

仮説になるが、原典は三陽病と三陰病による体系の中に、中風（発熱・汗出・悪風）と傷寒（発熱・無汗・悪寒）を配置した書物で、おそらく、最初は雑病論と呼ばれていたのだろう。

ところが後世になって、序文が加えられたことにより、その中の「傷寒」に注目が集って傷寒雑病論となり、いつしか、傷寒論といわれるようになったと考える。

その理由として、もし、傷寒が主役であるならば、冒頭の文章が「太陽之爲病　脈浮　頭項強痛而悪寒」ではなく、「傷寒之爲病　或已発熱　或未発熱　必悪寒　體痛　嘔逆　脈陰陽倶緊」で始まるはずである。ところが、この文章は中風のつぎに位置し、その上、「名曰傷寒」となっている。すなわち、原典において、「傷寒」は太陽病の病的感覚反応から発展した病的身体反応の一つに過ぎないのである。

ただし、傷寒という病名が、当時、恐れられていた傷寒という流行病と同じなので人々の関心を集めたのだろう。

また、悪質な病として霍乱病があったが、傷寒論の原作者たちは体系の中に加えなかった。そのため、後世、後人たちにより傷寒論に付け加えられたのだが、体系化されていないので病の定義や治病法がはっきりしない。

386　霍乱　頭痛　発熱　身疼痛　熱多欲飲水者　五苓散主之。寒多不用水
　　　者　理中丸主之。

この文章は、73 中風　発熱　六七日不解　(而煩　有表裏證)渇欲飲水　水入則吐者 (名曰水逆)五苓散主之　中の「渇欲飲水　水入則吐者」を参考にして、突然吐く症状が霍乱病に似ているので、発熱して水を飲みたい者を五苓散主之と 386 に書き込んだ。

また、別人が寒がって水を欲しがらない者には理中丸がよいと付け加えた。その二つの文章の冒頭に、発熱　頭痛　身疼 (麻黄湯証)を付けられて 386 の姿になったものである。

したがって、五苓散と理中丸が攪乱病を主治することを意味するものではないといえる。両湯証に身疼痛はないからである。

それに、麻黄湯証は無汗・悪寒なので、熱多とは矛盾する。おそらく、383 の発熱、頭痛、身疼、悪寒の証として麻黄湯証が付け加えられたのだろう。

附方：理中丸（人参湯）（五苓散との比較）

理中丸方
　　　人参　甘草　白朮　乾姜 巳上各三両
　　　四味　擣篩爲末　蜜和　丸如雞子黄大　以沸湯数合　和一丸　研碎温服之。
　　　日三服　夜二服。腹中未熱　益至三四丸。
　　　然不及湯　湯法以四物　依両数切　用水八升　煮取三升　去滓　温服一升　日三服。

傷寒論の附録

■ 機能的構造式

病位　裏の陰（太陰病）　〈**気・血・水**〉		
表	表裏間	裏
㊜	白朮 [3]・甘草 [3]	
㊝	乾姜 [3]	人参 [3]

　気のエネルギー不足により、水と血の循環不全を生じている。したがって、条文中の寒多不用水者には対応できるが、発熱する霍乱には不向きである。病理からみて本方の主治は、水瀉性下痢である。

【臨床応用】
〈証〉　心下を按圧すると痛みなどの不快感があり、拍水音を認める。
　　　　よだれや生唾が出る。足は冷たいことが多い。顔色は悪い。
消化器関係：水瀉性下痢、胃下垂、食欲不振、胃痛、つわり、小児の吐乳
　　　　　症など。
その他：　　アレルギー性鼻炎、腰痛、痔出血など。

（藤平健・小倉重成『漢方概論』創元社 p.556）

　　　＊参考：コレラの症状
　潜伏期は 1 〜 3 日、発病は突然の嘔吐と下痢ではじまるのが普通。本病の特徴は①腹痛があまりなく、②吐物や下痢便が大量で、米のとぎ汁様である。
〈経過〉重症の場合は 1 日 20 〜 30 回にも及ぶ大量の下痢のため、からだの水分が急速に欠乏して、皮膚はしわがよって冷たくなり、（中略）血圧は低下し、脈拍は触れにくくなり、声はかれ、尿量は減り、筋肉の疼痛痙攣が起ったりする。(『南山堂医学大辞典』南山堂 p.746)

　したがって、386 は註釈文の寄せ集めであり、冒頭の霍乱とは無縁の文章である。
　すると、霍乱に関する文章は 385 と 390 の二つになる。

385　悪寒　脈微而復利（利止　凶血也）四逆加人参湯主之。

　この文章は、388 の吐利汗出　発熱 “悪寒” についての書き込みである。悪寒し、脈微にしてさらに下痢がひどい症状には四逆加人参湯が主治するという。（利止　凶血）は復利に対する補入である。すなわち、復利ではなく、反対に下利が止むのは、体内の津液（凶血）を失うからであるとの意味である。書き込み者は、津液不足を補うために滋潤強壮の目的で四逆湯に人参を加えたのだが、あくまでも書き込みなので詳細な証が示されていない。

附方：四逆加人参湯（四逆湯への哺入）

四逆加人参湯方　（厥陰病）〈気・血・水〉
　　　甘草 2両　附子 1枚生　乾姜 1両半　人参 1両
　　　四味　以水三升　煮取一升二合　去滓　分温再服

【臨床応用】
〈証〉　舌色が煤煙の様で湿潤している。
　　　　四逆湯証で脱水症状の著明なもの。
　　　　　　　　　　　　　　　　（藤平健・小倉重成『漢方概論』創元社 p.496）
消化器関係：嘔吐や下痢などによる脱水症状
吐血、出血：吐血、子宮出血、腸出血等が突然に起こって、しかもその量
　　　　　　が多くて、脈が緩弱または微弱であればこの方を用いる。と
　　　　　　ころが出血が多いのに、脈が滑数であったり洪大であったり
　　　　　　すれば予後は悪いと思わねばならない。
　　　　　　　　　　　（大塚敬節『症候による漢方治療の実際』南山堂 p.690）

388　吐利（汗出　発熱）悪寒（四肢拘急）手足厥寒者　四逆湯主之。

　吐いて下痢し、悪寒し、手足の冷えがある者には四逆湯が主治するという内容である。（汗出　発熱）は悪寒に対する補入である。原文 26-353 の四逆湯証に “大汗出　熱不去” とあることを参考にして挿入したのだろう。
　（四肢拘急）は四逆湯証ではなく、385 四逆加人参湯証である。誤って 388 に記載された。385、388、389、390 には錯簡があり混乱している。

傷寒論の附録

389　既吐且利（小便復利而大出）下利清穀　内寒外熱　脈微欲絶者　〈通脈〉
　　　四逆湯主之。

　この文章は、388の汗出の註釈として（小便復利而大出）と書き込まれた文章と既吐且利　下利清穀　内寒外熱　脈微欲絶者　通脈四逆湯主之　が間違って一緒にされ、"通脈"が脱落したものである。そのため、四逆湯証と通脈四逆湯証が混じりあった意味不明の文章になっている。

　四逆湯証に下利清穀はない。

390　吐已下断（汗出而厥）四肢拘急不解　脈微欲絶者　通脈四逆加猪胆汁
　　　湯主之。

　390は、四逆加人参湯証がさらに進行して、津（体）液が尽きてしまい、吐くことも下痢することもなくなったことを述べている。四肢拘急は解せず、微の脈はさらに弱くなり今にも絶えそうである。

　そのため、四逆加人参湯ではなく、通脈四逆湯に猪胆汁半合を加味する。（汗出而厥）は、388の（汗出　発熱）と手足厥寒に対する註釈であり本方証ではない。

　以上から、霍乱の脱水症状には385四逆加人参湯と390通脈四逆加猪胆汁湯の二方が対応する。

附方：通脈四逆加猪胆汁湯（通脈四逆湯への補入）

通脈四逆加猪胆汁湯方（厥陰病）〈気・一・水〉
　　甘草 2両　乾姜 3両　附子 大者1枚生　猪胆汁 半合
　　四味　以水三升　煮取一升二合　去滓　内猪胆汁　分温再服
　　（其脈即来　無猪胆　以羊胆代之）

【臨床応用】
〈証〉脱水状態、四肢厥冷、逆上感が強く脈は非常弱い。
消化器関係：下痢性疾患などで体力消耗状態。

（藤平健・小倉重成『漢方概論』創元社 p.544）

辨陰陽易差後勞復病脈證幷治

【使用経験】

胆嚢がんの末期　女性　40歳

手術をしたのだが、予後が思わしくなく余命10日と言われた。女性の夫から漢方で何とかしてほしいと切望され本方を使用した。運よく彼が狩猟をしていたので、岩手県の仲間から乾燥した猪胆を入手できた。主治医の了解も得られたので早速服用を開始した。

服用7日目に効果が表れてきた。病人の顔色がよくなり気力も出てきた。約1カ月後にはベッドの上に起きられるようになり、自力で食事が摂れるようになった。

その後も順調に回復して、自宅に外泊できるようになった。3回目の外泊は盆前の暑い日だった。冷たいものは絶対に駄目といっておいたのだが、ここまで回復すれば大丈夫と思ったのか、我慢していた大好きなアイスクリームを食べてしまった。

その夜に発熱し、急遽、病院に戻った。診断は肺炎で、抗生物質が投与された。治療のかいもなく、3日後に不帰の客となった。

辨陰陽易差後勞復病脈證幷治

〈茲に陰陽とは、蓋し男女の交接を指して言ふ。易とは、交易又は変易の義也。此の病、固より従前より在りし所の證に非ず。男女の交わること甚だ早きにより、病、交易（往来すること）、新たに病證を現すなり。故に、これを陰陽易と謂ふ。男子の新たに得る者は、これを陰易と謂い、女子の新たに得る者は、これを陽易と謂ふ。

病、新たに瘥えて、起居労作（立ち居振る舞いと骨折って仕事をすること）を慎まず、其の労力過剰なるによって、ふたたび病む者は、これを差後労復病と謂ふ。〉（奥田傷寒論 p.450）

しかし、陰陽易差後病に対応する具体的な薬方は示されていない。

この篇は、冒頭が大病差後と傷寒差已後（傷寒解後）の二つから成っている。

393　大病差後　労復者　枳実梔子湯主之。若有宿食者　加大黄如博碁子

傷寒論の附録

　　大五六枚。
　大病差後とは、病が一応は解したのだが、完全に平常に回復していない状
態をいう。愈とは意味が異なる。

枳実梔子豉湯

枳実梔子豉湯方（少陽病）〈気・一・水〉
　　枳実 ³枚　　梔子 ¹⁴枚擘　　豉 ¹升綿裹　　（大黄 ³両）
　　三味　以清漿水七升　空煮取四升　内枳実　梔子　煮取二升　下豉
　　更煮五六沸　去滓　温分再服　覆令微似汗

【臨床応用】
〈証〉　心中懊憹と胸満。便秘するときは大黄を加える。
呼吸器関係：肺炎、心臓病などで、前胸部が苦しくあるいは痛むもの。
消化器関係：食道疾患、胃酸過多症、胃潰瘍、肝炎、胆石、胆嚢炎などで、
　　　　　　心下部が焼けるような不快感のあるもの。
　　　　　　黄疸、二日酔いなどで、胸中が苦しく、あるいは熱感をおぼ
　　　　　　えて痛むもの。
皮膚関係：　蕁麻疹、皮膚炎などで、発赤し、痒みがひどくて安眠できず、
　　　　　　便秘や腹満のみられるものなど。
　　　　　　　　　　　　（藤平健主講『類聚方広義解説』創元社 p.562）

394　傷寒差已後　更発熱者　小柴胡湯主之。（脈浮者　以汗解之。脈沈實者以
　　下解之。）

395　大病差後　従腰已下　有水氣者　牡蠣澤瀉散主之。

396　大病差後　喜唾　久不了了者　（胃上有寒　當以丸薬温之）宜理中丸。
　病後、口中に唾液が溢れて、長期間、止まない者には理中丸がよいという。
（胃上有寒　當以丸薬温之）は、理中丸についての註釈である。159に理中者理
中焦とあるように、胃上は中焦を意味する。書き込み者により、その表現も
様々である。
　実際には、病後でなくても、胃腸機能が弱っているときなど、口角に唾液

548

辨陰陽易差後勞復病脈證幷治

がたまることがある。

394、395、396 は、大病差後の気と水の循環不全を述べた文章である。気は、上焦で小柴胡湯が主治する。さらに、水は、下焦と中焦にあり、牡蠣澤瀉散と理中丸がよいという。

396 の理中丸は臨床的価値があるが、394 と 395 はあまり参考にならない。

397　傷寒解後　虚羸　少氣　氣逆欲吐者　竹葉石膏湯主之。

［読み方］傷寒解してのち　虚羸　少氣し　氣逆して吐せんと欲する者は竹葉石膏湯これをつかさどる。

［内　容］傷寒が治ったあと、体力が虚して（衰えて）痩せ、呼吸困難となり、あたかも、気が逆上して、胃中のものを吐こうとする者には竹葉石膏湯が主治する。

397 は、金匱要略・肺痿肺癰欬嗽上気病脈證治第七にある麥門冬湯証「大逆上気　咽喉不利（止逆下気）者」を参考にして書き込んだ文章だろう。竹葉石膏湯は、気逆が裏熱を帯びて胸部に影響し、麦門冬湯は無熱で気が咽喉に集中する。

竹葉石膏湯

竹葉石膏湯方

竹葉二把　石膏一觔　半夏半升　人参三両　甘草二両　粳米半升　麦門冬一升

七味　以水一斗　煮取六升　去滓　内粳米　煮米熟　湯成去米

温服一升　日三服

麦門冬湯方中の大棗十二枚を竹葉と石膏に置き換えた薬方である。したがって、咽喉不利の麦門冬湯よりも口渇と熱感ある。

竹葉　　わが国に栽培するイネ科の竹、ハチク *Phyllostachys nigra* var. henonis 又はその他の竹類の葉。

　　　　なるべく新しいものがよい。

　　　　性質は寒で清涼、解熱、止渇、鎮咳剤で熱性病に用いる。

（『薬局の漢方』p.28）

549

傷寒論の附録

■ 機能的構造式

病位　表裏間の陽（少陽病）　　〈気・血・水〉		
表	表裏間	裏
陽	半夏^{半升}・甘草²・粳米^{半升}・竹葉^{2把}・麦門冬^{1升}	石膏^{1觔}
陰		人参³

　表裏間と裏の陽において、気の循環不全（甘草・麦門冬・竹葉／石膏）があり、それに伴って、表裏間の陽では水の循環不全（半夏・粳米）、裏の陰には血の循環不全（人参）がある。条文の「少氣　氣逆欲吐」が示すように、本方は気の循環不全が主である。

　さらに、竹葉石膏湯の半夏、竹葉、麦門冬を知母に替えると白虎加人参湯になる。そのため、竹葉石膏湯は麦門冬湯と白虎加人参湯の方意を持つ。

　したがって、本方は（裏）熱のある麦門冬湯と認識して使用すればよい。

【臨床応用】
〈証〉　浅薄無力性呼吸促迫、喘鳴咳嗽、口喝、皮膚枯燥、発熱。
急性熱性病：流感、肺炎、気管支炎。
呼吸器関係：百日咳、気管支喘息、肺気腫など（咳嗽・呼吸困難の強いときは、
　　　　　　杏仁 3.0 を加える〈矢数道明『臨床応用漢方處方解説』創元社 p.381〉）。
代謝関係：　糖尿病、尿崩症など。
その他：　　日射病（口喝、呼吸困難）など。
　　　　　　　　　　　　　　　　（藤平健・小倉重成『漢方概論』創元社 p.541 ～ 542）

397 竹葉石膏湯の条文をもって、『リアル傷寒論』附録の解説を終わる。

索　引

- ・薬方索引　　　　　552
- ・生薬索引　　　　　557
- ・臨床応用索引　　　567
- ・治験例・使用経験　577
- ・その他の事項　　　581

索引

― 薬方索引 ―

註：薬方名について
太字は傷寒論の原方
普通字体は傷寒論に書き込まれた薬方
＊は本書で除外した薬方
イタリック体は他の書物に記載された薬方
ページ数について
太字の数字は条文のあるページ
普通字体は薬方が記載されているページ

い

蔯茵蒿湯　40、67、
　　111、117、157、
　　461、465
蔯茵五苓散（金）　464

う

烏梅丸（圓）＊　125、
　　531
温経湯　226

え

越婢湯（金）　158、159、
　　213、305、306、
　　316
越婢加朮湯（金）　316

お

黄耆建中湯（金）　391

黄耆芍薬桂枝苦酒湯（金）
　　316
黄芩湯　114、273、
　　276、**287**
黄芩加半夏生姜湯　114、
　　276、**287**
應鐘散　255
黄連湯　22、116、**392**
黄連阿膠湯　118、**481**

か

瓜蔕散＊　125、427、
　　531
葛根湯　35、55、61、
　　110、114、130、
　　144、157、**183**、
　　273、276、279、
　　281、288
葛根黄連黄芩湯　114、
　　273、**283**
葛根加半夏湯　114、
　　279、288

栝樓薤白半夏湯（金）
　　424
陷胸湯　321
乾姜黄連黄芩人参湯
　　119、**532**
乾姜人参半夏丸（金）
　　393、400、533
乾姜附子湯＊　125、
　　336、425
甘草湯＊　118、125、
　　486
甘草乾姜湯　114、314、
　　320、**328**
甘草乾姜湯（金）　314、
　　329
甘草瀉心湯　117、317、
　　412
甘草瀉心湯（金）　413
甘草附子湯　115、120、
　　354、364、**383**
甘草麻黄湯（金）　316、
　　320、490

薬方索引

き

桔梗湯＊　125、487

枳實薤白桂枝湯（金）
　80、271

枳實梔子豉湯　**548**

枳實芍薬散（金）　501

枳朮湯（金）　316

橘枳薑湯（金）　80

く

苦酒湯＊　125、118、
　487

け

桂枝湯　35、36、42、
　47、55、61、65、
　87、110、112、
　144、145、156、
　157、**169**、174（発
　想）、175（背景）、
　176（疑問点）、178（服
　用後の指示と注意）、
　196、304、317

桂枝加黄耆湯（金）　316

桂枝加葛根湯　35、36、
　42、55、61、110、
　130、144、**180**

桂枝加桂湯　36、115、
　120、354、**373**

桂枝加厚朴杏仁湯　36、
　112、**131**、

　133、136、214

桂枝加芍薬湯　35、36、
　111、117、132、
　239、**474**

桂枝加芍薬生姜人参新加湯
　36、113、**214**

桂枝加大黄湯＊　125、
　474

桂枝加附子湯　36、114、
　219、**248**

桂枝加朮附湯　250

桂枝加苓朮附湯　250

桂枝加龍骨牡蛎湯（金）
　226

桂枝去桂加茯苓白朮湯
　36、113、**161**、
　163、273

桂枝去芍薬湯　36、112、
　131、133、439

桂枝去芍薬加附子湯＊
　125

桂枝去芍薬
　加蜀漆龍骨牡蛎救逆湯
　36、115、120、
　226、354、**372**

桂枝去芍薬
　加麻黄附子細辛湯（金）
　134、200、316、
　357

桂枝甘草湯　114、121、
　252、320

桂枝甘草龍骨牡蛎湯
　115、120、354、
　374

桂枝二越婢一湯　113、
　204

桂枝二麻黄一湯＊　125、
　209

桂枝人参湯　84、114、
　269

桂枝茯苓丸（金）　238、
　366

桂枝附子湯　36、115、
　120、122、364、
　375

桂枝麻黄各半湯　35、
　59、60、61、62、
　63、110、144、
　195、484

桂苓五味甘草湯（金）
　322

桂苓五味甘草去桂
　加乾薑細辛半夏湯（金）
　322

桂苓五味薑辛湯（金）
　322

こ

厚朴枳實大黄湯(小承氣湯)
　451、453

厚朴三物湯（金）　454

厚朴生姜半夏甘草人参湯
　117、**216**

厚朴大黄湯（金）　454

呉茱萸湯　119、193、
　317、460、461、
　536

553

索引

五苓散 35、66、84、
110、117、122、
157、271、298、
405、**428**、463
五苓散（金） 433

さ

柴陥湯 351
柴胡湯 321、357
柴胡加芒消湯* 125、
268
柴胡加龍骨牡蛎湯 25、
115、120、122、
192、226、247、
364
柴胡（加）桂枝湯 25、
84、115、354、**355**
柴胡桂枝湯（金） 358
柴胡桂枝乾姜湯 22、
115、192、、354、
360
柴胡芍薬散（四逆散）
501
柴朴湯 351
柴苓湯 350
三黄瀉心湯（瀉心湯）（金）
403

し

四逆散 118、193、**500**
四逆湯 24、35、66、
85、112、114、

118、119、**508**、
513、**529**
四逆加人参湯 **545**
梔子乾姜湯 116、**395**
梔子甘草豉湯 117、
442
梔子厚朴湯 116、354、
384
梔子豉湯 35、110、
116、117、157、
394、437、**439**
梔子生姜豉湯 117、
442
梔子蘖皮湯 117、**466**
十棗湯* 125
炙甘草湯 115、120、
354、364、**378**
炙甘草湯（金） 380
赤石脂禹餘糧湯 117、
122、**415**
芍薬甘草湯 114、320、
332
芍薬甘草附子湯 114、
121、219、**256**
瀉心湯（金） 247、403、
417、482
小陥胸湯 116、122、
143、**422**
承氣湯 321、453、455
生姜瀉心湯 116、**405**
小建中湯 36、116、
354、386、387
小建中湯（金） 386
小柴胡湯 25、35、

60、66、108、110、
112、115、120、
121、157、192、
337、**342**、**345**、
352、485、**530**
小柴胡湯の合方 350
小柴胡湯加芍薬 358
小承氣湯 117、143、
451
小青龍湯 84、114、
214、**313**
小青龍湯（金） 317
小青龍湯加石膏（金） 317
鍼砂湯 255
真武湯 35、112、113、
118、219、**232**（壊
病）、237、**493**（少
陰病）、496（作用）

せ

赤丸（金） 85
旋覆代赭石湯 116、
122、**407**

た

大烏頭煎（金） 85
大黄黄連湯
（大黄黄連瀉心湯） 403
大黄黄連瀉心湯 116、
122、**402**
大黄甘草湯（金） 221
大黄牡丹皮湯（金） 226

薬方索引

大陷胸丸＊　125
大陷胸湯　116、**418**
大柴胡湯　116、122、
　　192、354、387、
　　409、425、460、
　　461
大柴胡湯（金）　410
大承氣湯　35、40、67、
　　111、157、**446**
大青龍湯　35、110、
　　114、144、150、
　　156、159、**301**
大青龍湯（金）　312
沢瀉湯（金）　247

ち

竹葉石膏湯　**549**
猪膚湯＊　125、499
猪苓湯　114、118、
　　298、499
調胃承氣湯　114、219、
　　220
釣藤散　247

つ

通脈四逆湯　24、35、
　　66、112、118、
　　317、494、**513**
通脈四逆湯加猪胆汁湯
　　546

て

定悸飲　255
抵當丸＊　125
抵當湯　26、113、121、
　　143、226、**229**

と

桃花湯　118、**498**
桃核承氣湯　26、113、
　　121、193、219、
　　222、226（類証鑑別）
當帰建中湯　392
當帰四逆湯　118、**515**
當帰四逆加呉茱萸生姜湯
　　118、**517**
當帰芍薬散（金）　247
當帰生姜羊肉湯（金）
　　358

に

人参湯（金）　26、80、
　　271、272、273、
　　543

は

排膿散（金）　501
白散＊　125
八味丸（金）　226
白頭翁湯　118、273、、
　　504

半夏厚朴湯（金）　247
半夏白朮天麻湯　247
半夏散及湯＊　125、
　　118、486
半夏瀉心湯　116、193、
　　399
半夏瀉心湯（金）　399

ひ

白虎湯　24、35、67、
　　111、115、120、
　　157、214、276、
　　291（合病）、354、
　　364、378、**458**（陽
　　明病）、459（使用上
　　の注意）、531
白虎加人参湯　113、
　　114、117、119、
　　143、161、**165**、426、
　　460、461
白通湯　118、**504**
白通加猪胆汁湯　118、
　　506
白虎附子湯＊　125、377

ふ

茯苓甘草湯　117、**435**、
　　534
茯苓杏仁甘草湯（金）　80
茯苓桂枝甘草大棗湯
　　114、121、**253**

555

索引

茯苓桂枝白朮甘草湯
　　114、121、122、
　　247、**254**
茯苓四逆湯　26、114、
　　121、219、**259**、
　　307
附子湯　25、61、65、
　　112、480、**490**
附子瀉心湯　116、122、
　　403
文蛤散＊　125

ほ

牡蠣沢瀉散＊　125、548
防已黄耆湯（金）316
防已茯苓湯（金）316、
　　317
奔豚湯（金）253

ま

麻黄湯　35、55、59、
　　61、65、110、143、
　　144、156、157、
　　158、159、196、
　　210、303
麻黄加朮湯（金）80
麻黄杏仁甘草石膏湯
　　113、**212**
麻黄升麻湯＊　125
麻黄附子湯（金）316、
　　489
麻黄附子甘草湯　118、

489
麻黄附子細辛湯　35、
　　58、60、61、62（直
　　中少陰）、64、65、
　　111、118、**484**
麻黄附子細辛甘草湯　490
麻黄連軺赤小豆湯　117、
　　465

み

蜜煎導　125、456

め

明朗飲　255

り

理中丸　271、**543**、548
龍骨牡蛎湯
　　（柴胡加龍骨牡蛎湯）366
苓甘五味
　　加薑辛半夏杏仁湯（金）
　　322、326
苓甘五味薑辛湯（金）322
苓桂朮甘湯（金）254

れ

聯（連）珠飲　255

556

― 生薬索引 ―

ゴシック体の数字は説明のあるページを示す
(参) は傷寒論以外の書物の薬方を示す

あ

阿膠　　36、**299**
　　　　黄連阿膠湯 482、炙甘草湯 378、猪苓湯 299

い

蕳茵蒿　23、28、29、40、**463**
　　　　蕳茵蒿湯 462、*(参) 蕳茵五苓散 464*

う

禹餘糧　36、**415**
　　　　赤石脂禹餘糧湯 415

え

鉛丹　　**365**
　　　　柴胡加龍骨牡蛎湯 365

お

黄耆　　**391**
　　　　(参) 黄耆建中湯 391
黄芩　　22、28、29、**284**
　　　　黄芩湯 287、黄芩湯加半夏生姜湯 287、黄連阿膠湯 482、
　　　　乾姜黄連黄芩人参湯 533、葛根黄連黄芩湯 284、甘草瀉心湯 413、
　　　　柴胡桂枝湯 355、柴胡桂枝乾姜湯 361、生姜瀉心湯 406、
　　　　小柴胡湯 346、大柴胡湯 409、半夏瀉心湯 399、附子瀉心湯 404

索引

御種人参　25、**37**
黄蘗(柏)　36、**467**
　　　　　栃子蘗皮湯 467、白頭翁湯 504
黄連　　　36、**284**
　　　　　黄連湯 392、黄連阿膠湯 482、葛根黄連黄芩湯 284、
　　　　　乾姜黄連黄芩人参湯 533、甘草瀉心湯 413、小陷胸湯 423、
　　　　　生姜瀉心湯 406、大黄黄連瀉心湯 402、白頭翁湯 504、
　　　　　半夏瀉心湯 399、附子瀉心湯 404

か

葛根　　　26、28、29、**181**
　　　　　葛根湯 186、葛根黄連黄芩湯 284、葛根加半夏湯 279、
　　　　　桂枝加葛根湯 181
滑石　　　36、40、**299**
　　　　　猪苓湯 299
栝樓根　　36、**361**
　　　　　柴胡桂枝乾姜湯 361
栝樓實　　36、**423**
　　　　　小陷胸湯 423
乾姜　　　22、23、28、29、37、39、**261**
　　　　　黄連湯 392、乾姜黄連黄芩人参湯 533、甘草乾姜湯 328、
　　　　　甘草瀉心湯 413、桂枝人参湯 272、柴胡桂枝乾姜湯 361、
　　　　　四逆湯 509、四逆加人参湯 545、栃子乾姜湯 396、生姜瀉心湯 406、
　　　　　小青龍湯 319、通脈四逆湯 514、通脈四逆加猪胆汁湯 546、
　　　　　桃花湯 499、理中丸（人参湯）543、半夏瀉心湯 399、白通湯 505、
　　　　　白通加猪胆汁湯 507、茯苓四逆湯 261
甘草　　　22、23、24、28、29、38、39、47、87、**170**、177（炙甘草）
　　　　　薬方は数が多いので省略し、反対に、含まない薬方を示す。
　　　　　・甘草を含まない薬方　40
　　　　　　〈気・―・水〉型　蔯茵蒿湯 462、五苓散 430、大承氣湯 447、
　　　　　　　　　　　　　　　猪苓湯 299
　　　　　　〈気・―・―〉型　栃子豉湯 440
　　　　　　〈―・―・水〉型　麻黄附子細辛湯 486
　　　　　　〈―・血・水〉型　附子湯 491、真武湯 233、495

生薬索引

・甘草・乾姜を含む薬方 314
・甘草の副作用 170
甘遂　36、419
大陥胸湯 419

き

桔梗　190、**191**
葛根湯加桔梗石膏 190、487、小柴胡湯加桔梗石膏 486
枳實　28、29、40、**385**
四逆散 502、枳實梔子豉湯 548、梔子厚朴湯 385、小承氣湯 453、
大柴胡湯 409、大承氣湯 447
杏仁　28、29、**137**
桂枝加厚朴杏仁湯 136、桂枝麻黄各半湯 199、大青龍湯 304、
麻黄湯 210、麻黄杏仁甘草石膏湯 213、麻黄連軺赤小豆湯 466

く

苦酒　486
苦酒湯 486

け

桂枝　22、28、29、33、39、40、47、87、**170**、431
黄連湯 392、葛根湯 186、葛根加半夏湯 279、甘草附子湯 383、
桂枝湯 169、桂枝加葛根湯 181、桂枝加桂湯 374、
桂枝加厚朴杏仁湯 136、桂枝加芍薬湯 475、
桂枝加芍薬生姜人参新加湯 214、桂枝加附子湯 248、
桂枝甘草湯 252、桂枝甘草龍骨牡蛎湯 375、
桂枝去芍薬湯 133、桂枝去芍薬加蜀漆龍骨牡蛎救逆湯 372、
（参）桂枝去芍薬加麻黄附子細辛湯 134、桂枝二越婢一湯 204、
桂枝人参湯 272、（参）桂枝茯苓丸 238、桂枝附子湯 376、
桂枝麻黄各半湯 199、五苓散 430、柴胡桂枝湯 355、
柴胡桂枝乾姜湯 361、柴胡加龍骨牡蛎湯 365、炙甘草湯 378、
小建中湯 388、小青龍湯 319、大青龍湯 304、桃核承氣湯 223、

559

索引

當帰四逆湯 516、當帰四逆加呉茱萸生姜湯 518、茯苓甘草湯 436、
茯苓桂枝甘草大棗湯 253、茯苓桂枝白朮甘草湯 254、麻黄湯 210
・桂枝と麻黄の比率 200

鶏子黄　　36、**482**
　　　　　黄連阿膠湯 482

こ

膠飴　　　36、**388**
　　　　　小建中湯 388
粳米　　　23、24、28、29、**166**
　　　　　竹葉石膏湯 549、桃花湯 499、(参) 麦門冬湯 549、白虎湯 292、
　　　　　白虎加人参湯 166
厚朴　　　23、28、29、40、**136**
　　　　　桂枝加厚朴杏仁湯 136、厚朴生姜甘草半夏人参湯 216、
　　　　　梔子厚朴湯 385、小承氣湯 453、大承氣湯 447、(参) 半夏厚朴湯 247
呉茱萸　　36、**518**
　　　　　呉茱萸湯 537、當帰四逆加呉茱萸生姜湯 518
五味子　　**319**
　　　　　小青龍湯 319

さ

柴胡　　　22、28、29、39、**347**
　　　　　柴胡加龍骨牡蛎湯 365、柴胡桂枝湯 355、柴胡桂枝乾姜湯 361、
　　　　　四逆散 502、小柴胡湯 346、大柴胡湯 409、(参) 柴朴湯 351、
　　　　　(参) 柴苓湯 350
細辛　　　28、29、**319**
　　　　　(参) 桂枝去芍薬加麻黄附子細辛湯 134、小青龍湯 319、
　　　　　當帰四逆湯 516、當帰四逆加呉茱萸生姜湯 518、麻黄附子細辛湯 486

し

豉　　　　22、28、29、40、**440**
　　　　　枳実梔子豉湯 548、梔子豉湯 440、梔子甘草豉湯 442、

生薬索引

　　　　　　　梔子生姜豉湯 442
梔子　　　　22、28、29、40、**385**
　　　　　　　蔯茵蒿湯 462、枳実梔子豉湯 548、梔子甘草豉湯 442、
　　　　　　　梔子豉湯 440、梔子乾姜湯 396、梔子厚朴湯 385、
　　　　　　　梔子生姜豉湯 442、梔子檗皮湯 467
地黄　　　　36、**378**
　　　　　　　炙甘草湯 378
赤小豆　　　36、**466**
　　　　　　　麻黄連軺赤小豆湯 466
赤石脂　　　36、**415**
　　　　　　　赤石脂禹餘糧湯 415、桃花湯 499
芍薬　　　　26、28、29、34、47、87、**170**
　　　　　　　黄芩湯 287、黄連阿膠湯 482、葛根湯 186、葛根加半夏湯 279、
　　　　　　　桂枝湯 169、桂枝加葛根湯 181、桂枝加桂湯 374、
　　　　　　　桂枝加厚朴杏仁湯 136、桂枝加芍薬湯 475、
　　　　　　　桂枝加芍薬生姜人参新加湯 214、桂枝加附子湯 248、
　　　　　　　桂枝去桂加茯苓白朮湯 163、桂枝二越婢一湯 204、
　　　　　　　(参) 桂枝茯苓丸 238、桂枝麻黄各半湯 199、柴胡桂枝湯 355、
　　　　　　　四逆散 502、芍薬甘草湯 333、芍薬甘草附子湯 256、小建中湯 388、
　　　　　　　小青龍湯 319、真武湯 233、495、大柴胡湯 409、當帰四逆湯 516、
　　　　　　　當帰四逆加呉茱萸生姜湯 518、附子湯 491
蜀漆　　　　36、**372**
　　　　　　　桂枝去芍薬加蜀漆龍骨牡蛎救逆湯 372
生姜　　　　28、29、34、47、87、171
　　　　　　　(参) 越婢湯 159、黄芩加半夏生姜湯 287、葛根湯 186、
　　　　　　　葛根加半夏湯 279、桂枝湯 169、桂枝加葛根湯 181、
　　　　　　　桂枝加桂湯 374、桂枝加厚朴杏仁湯 136、桂枝加芍薬湯 475、
　　　　　　　桂枝加芍薬生姜人参新加湯 214、桂枝加附子湯 248、
　　　　　　　桂枝去桂加茯苓白朮湯 163、桂枝去芍薬湯 133、
　　　　　　　桂枝去芍薬加蜀漆竜骨牡蛎救逆湯 372、
　　　　　　　(参) 桂枝去芍薬加麻黄附子細辛湯 134、桂枝二越婢一湯 204、
　　　　　　　桂枝麻黄各半湯 199、呉茱萸湯 537、柴胡加龍骨牡蛎湯 365、
　　　　　　　柴胡桂枝湯 355、梔子生姜豉湯 442、生姜瀉心湯 406、
　　　　　　　小建中湯 388、小柴胡湯 346、真武湯 233、495、旋覆代赭石湯 407、
　　　　　　　大柴胡湯 409、大青龍湯 304、當帰四逆加呉茱萸生姜湯 518、

561

索引

     (参) 半夏厚朴湯 247、茯苓甘草湯 436、麻黄連軺赤小豆湯 466

生梓白皮 36、**466**

     麻黄連軺赤小豆湯 466

辛夷   191

     (参) 葛根湯加川芎辛夷 191

秦皮   36、**504**

     白頭翁湯 504

人尿   36、**505**

     白通加猪胆汁湯 507

す

水蛭   36、**231**

     抵當湯 231

せ

石膏   23、24、28、29、39、**167**

     (参) 越婢湯 159、葛根湯加桔梗石膏 190、桂枝二越婢一湯 204、
     小柴胡湯加桔梗石膏 486、(参) 小青龍湯加石膏 317、大青龍湯 304、
     竹葉石膏湯 549、白虎湯 292、白虎加人参湯 166、
     麻黄杏仁甘草石膏湯 213

川芎   190、**191**

（芎藭） (参) 應鐘散 190、(参) 葛根湯加川芎大黄 190

旋覆花 36、**407**

     旋覆代赭石湯 407

そ

葱白   36、**505**

     白通湯 505、白通加猪胆汁湯 507

生薬索引

た

代赭石　36、**407**
　　　旋覆代赭石湯 407
大黄　23、28、29、40、**220**
　　　蕀茵蒿湯 461、（柴胡加龍骨牡蛎湯 365）、小承氣湯 453、大黄黄連瀉
　　　心湯 402、大陥胸湯 419、（大柴胡湯 409）、調胃承氣湯 220、大承氣
　　　湯 447、桃核承氣湯 223、抵當湯 231、附子瀉心湯 404
大棗　28、29、34、**171**
　　　黄芩湯 287、黄芩加半夏生姜湯 287、黄連湯 392、葛根湯 186、
　　　葛根加半夏湯 279、甘草瀉心湯 413、桂枝湯 169、桂枝加葛根湯 181、
　　　桂枝加桂湯 374、桂枝加厚朴杏仁湯 136、桂枝加芍薬湯 475、
　　　桂枝加芍薬生姜人参新加湯 214、桂枝加附子湯 248、
　　　桂枝去桂加茯苓白朮湯 163、桂枝去芍薬湯 133、
　　　桂枝去芍薬加蜀漆龍骨牡蛎救逆湯 372、
　　　（参）桂枝去芍薬加麻黄附子細辛湯 134、桂枝二越婢一湯 204、
　　　桂枝麻黄各半湯 199、呉茱萸湯 537、柴胡加龍骨牡蛎湯 365、
　　　柴胡桂枝湯 355、炙甘草湯 378、生姜瀉心湯 406、小建中湯 388、
　　　小柴胡湯 346、旋覆代赭石湯 407、大柴胡湯 409、大青龍湯 304、
　　　當帰四逆湯 516、當帰四逆加呉茱萸生姜湯 518、半夏瀉心湯 399、
　　　茯苓桂枝甘草大棗湯 253
沢瀉　28、29、40、**299**、431
　　　五苓散 430、猪苓湯 299

ち

竹節人参　25、37、38、347
　　　小柴胡湯 346、柴胡桂枝湯 355
竹葉　**549**
　　　竹葉石膏湯 549
知母　23、24、28、29、**167**
　　　白虎湯 292、白虎加人参湯 166
猪胆（汁）　36、507
　　　通脈四逆加猪胆汁湯 546、白通加猪胆汁湯 507

563

索引

猪苓　　　28、29、40、**299**、431
　　　　　五苓散 430、猪苓湯 299

つ

通草　　　36、516
（木通）　　當帰四逆湯 516、當帰四逆加呉茱萸生姜湯 518

と

當帰　　　36、**191**
　　　　　當帰四逆湯 516、當帰四逆加呉茱萸生姜湯 518
桃仁　　　36、**223**
　　　　　抵當湯 231、桃核承氣湯 223、（参）桂枝茯苓丸 238

に

人参　　　26、28、29、37、**166**、347、418
　　　　　黄連湯 392、乾姜黄連黄芩人参湯 533、甘草瀉心湯 413、
　　　　　呉茱萸湯 537、厚朴生姜半夏甘草人参湯 216、
　　　　　桂枝加芍薬生姜人参新加湯 214、桂枝人参湯 272、
　　　　　柴胡加龍骨牡蛎湯 365、柴胡桂枝湯 355、四逆加人参湯 545、
　　　　　炙甘草湯 378、生姜瀉心湯 406、小柴胡湯 346、旋覆代赭石湯 407、
　　　　　竹葉石膏湯 549、理中丸（人参湯）543、半夏瀉心湯 399、
　　　　　白虎加人参湯 166、茯苓四逆湯 261、附子湯 491

は

白酒　　　518
（清酒）　　炙甘草湯 378、當帰四逆加呉茱萸生姜湯 518
白頭翁　　36、**504**
　　　　　白頭翁湯 504
麦門冬　　36、**379**
　　　　　炙甘草湯 378、竹葉石膏湯 549、（参）麦門冬湯 549
半夏　　　28、29、**279**

生薬索引

黄芩加半夏生姜湯 287、黄連湯 392、葛根加半夏湯 279、
甘草瀉心湯 413、厚朴生姜半夏甘草人参湯 216、柴胡桂枝湯 355、
柴胡加龍骨牡蛎湯 365、小陥胸湯 423、生姜瀉心湯 406、小柴胡湯 346、
小青龍湯 319、旋覆代赭石湯 407、大柴胡湯 409、竹葉石膏湯 549、
（参）半夏厚朴湯 247、半夏瀉心湯 399

ひ

白朮（朮）　28、29、**163**、431
　　　　　甘草附子湯 383、桂枝去桂加茯苓白朮湯 163、桂枝人参湯 272、
　　　　　五苓散 430、真武湯 233、495、理中丸（人参湯）543、附子湯 490

ふ

茯苓　　　28、29、40、**163**、431
　　　　　桂枝去桂加茯苓白朮湯 163、五苓散 430、柴胡加龍骨牡蛎湯 365、
　　　　　（参）桂枝茯苓丸 238、真武湯 233、495、猪苓湯 299、
　　　　　茯苓甘草湯 436、茯苓桂枝甘草大棗湯 253、茯苓桂枝白朮甘草湯 254、
　　　　　茯苓四逆湯 261、附子湯 491
附子　　　23、24、28、29、37、**233**
　　　　　（炮附子）甘草附子湯 383、桂枝加附子湯 248、桂枝附子湯 376、
　　　　　　　　　（参）桂枝去芍薬加麻黄附子細辛湯 134、芍薬甘草附子湯 256、
　　　　　　　　　真武湯 233、495、附子湯 491、附子瀉心湯 404、
　　　　　　　　　麻黄附子甘草湯 489、麻黄附子細辛湯 486
　　　　　（生附子）四逆湯 509、四逆加人参湯 545、通脈四逆湯 514、
　　　　　　　　　通脈四逆加猪胆汁湯 546、白通湯 505、白通加猪胆汁湯 507、
　　　　　　　　　茯苓四逆湯 261

ほ

芒消　　　23、28、29、40、**221**、449
　　　　　大陥胸湯 419、大承氣湯 447、調胃承氣湯 220、桃核承氣湯 223
䗪蟲　　　36、**231**
　　　　　抵當湯 231
蜂蜜　　　456

565

索引

　　　　　　蜜煎導 125、456

牡蠣　　　　36、**361**
　　　　　　桂枝甘草龍骨牡蛎湯 375、桂枝去芍薬加蜀漆龍骨牡蛎救逆湯 372、
　　　　　　柴胡加龍骨牡蛎湯 365、柴胡桂枝乾姜湯 361

ま

麻黄　　　　28、29、**186**
　　　　　　(参) *越婢湯* 159、葛根湯 186、葛根加半夏湯 279、桂枝二越婢一湯 204、
　　　　　　(参) *桂枝去芍薬加麻黄附子細辛湯* 134、桂枝麻黄各半湯 199、
　　　　　　小青龍湯 319、大青龍湯 304、麻黄湯 210、麻黄杏仁甘草石膏 213、
　　　　　　麻黄附子甘草湯 489、麻黄附子細辛湯 486、麻黄連軺赤小豆湯 466
麻子仁　　　36、379
　　　　　　炙甘草湯 378

も

木通　　　　36、**516**
（通草）　　當帰四逆湯 516、當帰四逆加呉茱萸生姜湯 518

よ

薏苡仁　　　190、**192**
　　　　　　葛根湯加桔梗薏苡仁石膏 190

り

龍骨　　　　36、**365**
　　　　　　桂枝甘草龍骨牡蛎湯 375、桂枝去芍薬加蜀漆龍骨牡蛎救逆湯 372、
　　　　　　柴胡加龍骨牡蛎湯 365

れ

連軺　　　　36、**466**
　　　　　　麻黄連軺赤小豆湯 466

臨床応用索引（急性熱性病）

― 臨床応用索引 ―

急性熱性病（感冒、流感）

かぜ症状（頭痛、悪寒、発熱、くしゃみ、鼻水、咳、咽痛、項背のこわばり、関節痛、体痛、食欲不振、微熱など）

（太陽病）
　桂枝湯　　　　　　　　　173
　桂枝加葛根湯　　　　　　182
　桂枝加厚朴杏仁湯　　　　137
　葛根湯　　　　　　　　　187
　桂枝麻黄各半湯　　　　　202
　麻黄湯　　　　　　　　　211
　大青龍湯　　　　　　　　307
（少陽病）
　葛根黄連黄芩湯　　　　　285
　五苓散　　　　　　　　　432
　柴胡桂枝湯　　　　　　　359
　梔子豉湯　　　　　　　　441
　炙甘草湯　　　　　　　　381
　小柴胡湯　　　　　　　　348
　大柴胡湯　　　　　　　　410
　竹葉石膏湯　　　　　　　550
（陽明病）
　小承氣湯　　　　　　　　454
　大承氣湯　　　　　　　　450
　調胃承氣湯　　　　　　　222
　白虎湯　　　　　　　　　293
　白虎加人参湯　　　　　　168
（少陰病）
　桂枝附子湯　　　　　　　377
　桂枝加附子湯　　　　　　249
　麻黄附子甘草湯　　　　　490
　麻黄附子細辛湯　　　　　487

　附子湯　　　　　　　　　492
（厥陰病）
　四逆湯　　　　　　　　　510
　通脈四逆湯　　　　　　　515
（太陽・少陽）
　桂枝二越婢一湯　　　　　206
（不定）
　小青龍湯　　　　　　　　321

〈発汗後の発熱〉
（少陽病）
　桂枝去桂加茯苓白朮湯　　165
（陽明病）
　調胃承氣湯（壊病）　　　222
（陽明病）
　真武湯（壊病）　　　　　243
〈脱汗〉
（少陽病）
　茯苓甘草湯　　　　　　　436
（少陰病）
　桂枝加附子湯　　　　　　249
（厥陰病）
　四逆加人参湯　　　　　　545
　茯苓四逆湯　　　　　　　262
〈発汗後の口喝〉
（少陽病）
　五苓散　　　　　　　　　432

567

索引

　（陽明病）
　　白虎加人参湯　　　　168

消化器症状を伴うかぜ（発熱、下痢、悪心、嘔吐など）

　（太陽病）
　　葛根湯　　　　　　　187
　　葛根加半夏湯　　　　281
　（少陽病）
　　黄芩湯　　　　　　　288
　　黄芩加半夏生姜湯　　289

　　五苓散　　　　　　　432
　（太陰病）
　　桂枝人参湯　　　　　274
　（少陰病）
　　真武湯　　　　　　　497

呼吸器関係（肺炎、喘鳴、咳嗽、喀痰など）

　（太陽病）
　　桂枝去芍薬湯　　　　134
　　桂枝麻黄各半湯　　　202
　　桂枝加厚朴杏仁湯　　137
　　大青龍湯　　　　　　307
　　麻黄湯　　　　　　　211
　（少陽病）
　　枳實梔子豉湯　　　　548
　　柴胡桂枝湯　　　　　359
　　柴胡桂枝乾姜湯　　　362
　　四逆散　　　　　　　503
　　炙甘草湯　　　　　　381
　　小柴胡湯　　　　　　348
　　小陷胸湯　　　　　　424
　　梔子甘草豉湯　　　　442
　　大柴胡湯　　　　　　410
　　竹葉石膏湯　　　　　550
　　麻黄杏仁甘草石膏湯　214
　（陽明病）
　　大承氣湯　　　　　　450

　　白虎湯　　　　　　　293
　（太陰病）
　　小建中湯　　　　　　389
　（少陰病）
　　麻黄附子甘草湯　　　490
　　麻黄附子細辛湯　　　488
　（厥陰病）
　　甘草乾姜湯　　　　　330
　　茯苓四逆湯　　　　　262
　（太陽・少陽）
　　桂枝二越婢一湯　　　206
　（不定）
　　小青龍湯　　　　　　321

　　桂枝去芍薬加麻黄附子細辛湯　135
　　柴陷湯　　　　　　351
　　柴朴湯　　　　　　351
　　苓甘五味加姜辛半夏杏仁湯
　　（苓甘姜味辛夏仁湯）　326

臨床応用索引（呼吸器、循環器、消化器）

循環器関係（高血圧症、低血圧症、心臓神経症、動脈硬化症、発作性心悸亢進、動悸、
　　　　　　不整脈などの症状）

（太陽病）		（少陽病）	
桂枝加桂湯	374	茯苓甘草湯	437
大青龍湯	307	茯苓桂枝甘草大棗湯	254
（少陽病）		茯苓桂枝白朮甘草湯	255
黄連阿膠湯	483	（少陽＋少陰）	
葛根黄連黄芩湯	285	附子瀉心湯	404
桂枝甘草湯	252	（陽明病）	
桂枝甘草龍骨牡蛎湯	375	大承氣湯	450
桂枝去芍薬		桃核承氣湯	225
加蜀漆龍骨牡蛎救逆湯	373	（太陰病）	
五苓散	432	小建中湯	389
柴胡加龍骨牡蛎湯	369	（少陰病）	
四逆散	503	真武湯	245
梔子豉湯	441		
炙甘草湯	381	柴朴湯	351
大陥胸湯	422	定悸飲	255
大柴胡湯	410	聯（連）珠飲	255

消化器関係（噫気、悪心・嘔吐、腹痛、腹満、下痢、便秘、肝炎、胆石症、黄疸、食欲
　　　　　　不振、胃酸過多症、胃炎、口内炎など）

（少陽病）			
黄芩湯	288	柴胡桂枝湯	359
黄芩加半夏生姜湯	289	柴胡桂枝乾姜湯	363
黄連湯	394	四逆散	503
葛根黄連黄芩湯	285	梔子厚朴湯	386
乾姜黄連黄芩人参湯	533	梔子生姜豉湯	442
甘草瀉心湯	414	梔子蘗皮湯	467
枳實梔子豉湯	548	小陥胸湯	424
桂枝去桂加茯苓白朮湯	165	生姜瀉心湯	407
五苓散	432	小柴胡湯	348
呉茱萸湯	538	旋覆代赭石湯	408
厚朴生姜半夏甘草人参湯	216	大陥胸湯	422
		大柴胡湯	410

569

索引

桃花湯	499	赤石脂禹餘糧湯	416
白頭翁湯	504	芍薬甘草湯	333
半夏瀉心湯	400	小建中湯	389
茯苓桂枝甘草大棗湯	254	理中丸（人参湯）	544
茯苓桂枝白朮甘草湯	255	（少陰病）	
麻黄連軺赤小豆湯	466	真武湯	497
（少陽＋少陰）附子瀉心湯	405	白通湯	506
（陽明病）		白通加猪胆汁湯	507
蔯茵蒿湯	464	（厥陰病）	
小承氣湯	454	四逆湯	511
大承氣湯	450	四逆加人参湯	545
調胃承氣湯	222	通脈四逆湯	515
抵當湯	232	通脈四逆加猪胆汁湯	546
（太陰病）		茯苓四逆湯	262
桂枝加芍薬湯	476		
桂枝加芍薬生姜人参新加湯	215	*蔯茵五苓散*	*464*
桂枝人参湯	274	*柴陥湯*	*351*

腎・泌尿器関係（腎炎、ネフローゼ、腎盂腎炎、腎結石、膀胱炎、尿崩症、尿管結石、尿道炎などの症状、遺尿、頻尿）

（太陽病）		（陽明病）	
大青龍湯	307	蔯茵蒿湯	464
麻黄湯	211	竹葉石膏湯	550
（少陽病）		桃核承氣湯	225
五苓散	432	白虎加人参湯	168
柴胡加龍骨牡蛎湯	369	（太陰病）	
柴胡桂枝湯	359	芍薬甘草湯	333
柴胡桂枝乾姜湯	363	小建中湯	389
四逆散	503	理中丸（人参湯）	544
小柴胡湯	348	（少陰病）	
大柴胡湯	411	真武湯	497
猪苓湯	300	芍薬甘草附子湯	257
茯苓桂枝白朮甘草湯	255	附子湯	492
麻黄連軺赤小豆湯	466		

臨床応用索引（腎・泌尿器、内分泌・代謝性、運動器）

（厥陰病）		（不定）	
甘草乾姜湯	330	小青龍湯	321
茯苓四逆湯	262		
（太陽・少陽）		*薢茵五苓散*	464
桂枝二越婢一湯	206	*柴苓湯*	350

内分泌・代謝性関係（糖尿病、バセドウ病などの症状）

（少陽病）		炙甘草湯	381
桂枝甘草湯	252	大柴胡湯	411
桂枝去芍薬加蜀漆龍骨牡蛎救逆湯		竹葉石膏湯	550
	373	（陽明病）	
五苓散	432	抵當湯	232
柴胡桂枝乾姜湯	363	白虎湯	293
柴胡加龍骨牡蠣湯	369	白虎加人参湯	168
梔子甘草豉湯	442		

運動器関係（肩こり、五十肩、腰痛、ぎっくり腰、座骨神経痛、麻痺、痙攣など）

（太陽病）		桃核承氣湯	225
葛根湯	187	（太陰病）	
桂枝加葛根湯	182	芍薬甘草湯	333
（少陽病）		理中丸（人参湯）	544
葛根黄連黄芩湯	285	（少陰病）	
桂枝去桂加茯苓白朮湯	165	甘草附子湯	384
柴胡桂枝乾姜湯	363	桂枝加附子湯	249
小柴胡湯	348	芍薬甘草附子湯	257
當帰四逆湯	517	附子湯	492
當帰四逆加呉茱萸生姜湯	519		
（陽明病）		*桂枝去芍薬加麻黄附子細辛湯*	135
抵當湯	232		

571

索引

自己免疫疾患関係 （膠原病、リウマチなどの症状）

（太陽病）			附子湯	492
大青龍湯	307		（厥陰病）	
（少陰病）			四逆湯	511
甘草附子湯	384		茯苓四逆湯	262
桂枝附子湯	377		（太陽・少陽）	
桂枝加附子湯	249		桂枝二越婢一湯	206

神経・疼痛関係 （頭痛、頭重、片頭痛、めまい、メニエール病、のぼせ、耳鳴り、神経症状、神経痛、吃逆など）

〈頭痛〉

（太陽病）
桂枝湯　173
桂枝加桂湯　374
桂枝加葛根湯　182

（少陽病）
桂枝去桂加茯苓白朮湯　165
五苓散　432
呉茱萸湯　538
當帰四逆湯　517
當帰四逆加呉茱萸生姜湯　519
茯苓桂枝白朮甘草湯　255

（陽明病）
桃核承氣湯　225

（太陰病）
桂枝人参湯　274

（少陽＋少陰）
附子瀉心湯　404

〈めまい〉

（少陽病）
五苓散　432
茯苓桂枝白朮甘草湯　255

（陽明病）
桃核承氣湯　225

（少陰病）
真武湯　245

（厥陰病）
四逆湯　511
茯苓四逆湯　262

（少陽＋少陰）
附子瀉心湯　404

鍼砂湯　255
沢瀉湯　247
当帰芍薬散　247
半夏厚朴湯　247
半夏白朮天麻湯　247
釣藤散　247
瀉心湯　247
聯（連）珠飲　255

〈疼痛〉

（太陽病）
葛根湯　190
桂枝加葛根湯　182
大青龍湯　307

臨床応用索引（自己免疫疾患、神経・疼痛、婦人科）

（少陽病）

五苓散	432
柴胡桂枝湯	359
小陥胸湯	424
大陥胸湯	422
大柴胡湯	411
當帰四逆湯	517
當帰四逆加呉茱萸生姜湯	519

（太陰病）

桂枝加芍薬生姜人参新加湯	215
芍薬甘草湯	333

（少陰病）

甘草附子湯	384
桂枝加附子湯	249
桂枝附子湯	377
芍薬甘草附子湯	257
附子湯	492
麻黄附子細辛湯	488

（厥陰病）

四逆湯	511
茯苓四逆湯	262

（太陽・少陽）

桂枝二越婢一湯	206
桂枝加朮附湯	*250*
桂枝加苓朮附湯	*250*

〈神経症状〉

（少陽病）

黄連湯	394

黄連阿膠湯	483
甘草瀉心湯	414
桂枝加桂湯	374
桂枝甘草龍骨牡蛎湯	375
桂枝去芍薬加蜀漆龍骨牡蛎救逆湯	
	373
呉茱萸湯	538
五苓散	433
柴胡桂枝湯	359
柴胡桂枝乾姜湯	363
柴胡加龍骨牡蛎湯	369
四逆散	503
梔子豉湯	441
炙甘草湯	381
茯苓甘草湯	437
茯苓桂枝白朮甘草湯	255

（陽明病）

小承氣湯	454
抵當湯	232
桃核承氣湯	225

（太陰病）

小建中湯	390

（少陽＋少陰）

附子瀉心湯	404
柴朴湯	351

婦人科関係（月経困難、月経不順、更年期障害、血の道症、子宮出血など）───

（少陽病）

黄連湯	394

黄連阿膠湯	483
柴胡加龍骨牡蛎湯	369

索引

梔子豉湯	441	抵當湯	232
小柴胡湯	348、352	桃核承氣湯	225
當帰四逆湯	517	（厥陰病）	
當帰四逆加呉茱萸生姜湯	519	甘草乾姜湯	330
（太陰病）		四逆加人参湯	545
理中丸（人参湯）	544		
（陽明病）			
蓢茵蒿湯	464		

皮膚関係（蕁麻疹、湿疹、アトピー性皮膚炎、しもやけ、円形脱毛症、帯状疱疹など）──

（太陽病）		（陽明病）	
葛根湯	189、190	蓢茵蒿湯	464
桂枝麻黄各半湯	202	桃核承氣湯	225
大青龍湯	307	白虎湯	293
（少陽病）		白虎加人参湯	168
黄連阿膠湯	483	（太陰病）	
枳實梔子豉湯	548	小建中湯	390
五苓散	432	（厥陰病）	
柴胡加龍骨牡蛎湯	369	茯苓四逆湯	262
梔子檗皮湯	467	（不定）	
小柴胡湯	348	小青龍湯	321
當帰四逆湯	517		
當帰四逆加呉茱萸生姜湯	519	*桂枝去芍薬加麻黄附子細辛湯*	135
麻黄連軺赤小豆湯	466		

耳・鼻・咽喉・口腔関係（耳痛、耳鳴り、難聴、アレルギー性鼻炎、鼻つまり、蓄膿症、鼻血、喉の痛み、口内炎、歯痛など）

（太陽病）		黄連阿膠湯	483
葛根湯	188	甘草瀉心湯	415
桂枝加桂湯	374	四逆散	503
麻黄湯	211	小柴胡湯	348
（少陽病）		柴胡加龍骨牡蛎湯	369
黄連湯	394	柴胡桂枝乾姜湯	363

臨床応用索引（皮膚、耳・鼻・咽喉・口腔、眼、小児）

半夏瀉心湯	400	四逆湯	511
茯苓桂枝白朮甘草湯	255	茯苓四逆湯	262
（陽明病）		（不定）	
蘹茵蒿湯	464	小青龍湯	321
白虎湯	293		
（太陰病）		黄耆建中湯	391
小建中湯	390	桂枝去芍薬加麻黄附子細辛湯	135
理中丸（人参湯）	544	柴朴湯	351
（少陰病）		苓甘五味加姜辛半夏杏仁湯	
甘草附子湯	384	（苓甘姜味辛夏仁湯）	326
桂枝加附子湯	249	聯（連）珠飲	255
麻黄附子細辛湯	488		
（厥陰病）			
甘草乾姜湯	330		

眼関係（花粉症、高眼圧症、緑内障、結膜炎、眼の打撲、出血、ただれ目、逆さまつげなど）

（太陽病）		桃核承氣湯	225
葛根湯	188	白虎湯	293
大青龍湯	307	（厥陰病）	
（少陽病）		茯苓四逆湯	262
葛根黄連黄芩湯	285		
茯苓桂枝白朮甘草湯	255	明朗飲	255
（陽明病）			
抵當湯	232		

小児関係（虚弱体質、夜泣き、夜尿症、鼻づまり、鼻血、腹痛、便秘、よだれ、吐乳など）

（太陽病）		柴胡桂枝湯	359
麻黄湯	211	柴胡加龍骨牡蛎湯	369
（少陽病）		旋覆代赭石湯	408
乾姜黄連黄芩人参湯	533	麻黄杏仁甘草石膏湯	214
呉茱萸湯	538	（陽明病）	
五苓散	432	白虎加人参湯	168

索引

（太陰病）

　芍薬甘草湯　　　　　　　333

　小建中湯　　　　　　　　389

　理中丸（人参湯）　　　　544

（少陰病）

　芍薬甘草附子湯　　　　　257

（厥陰病）

　甘草乾姜湯　　　　　　　330

　茯苓四逆湯　　　　　　　262

出血関係

（太陽病）

　麻黄湯　　　　　　　　　211

（少陽病）

　黄連阿膠湯　　　　　　　483

　猪苓湯　　　　　　　　　300

　白頭翁湯　　　　　　　　504

（陽明病）

　桃核承氣湯　　　　　　　225

（太陰病）

　小建中湯　　　　　　　　390

　理中丸（人参湯）　　　　544

（厥陰病）

　四逆加人参湯　　　　　　545

参考

　温経湯（金）

　黄土湯（金）

　芎帰膠艾湯（金）

　桂枝茯苓丸（金）

　瀉心湯（金）

治験例・使用経験

― 治験例・使用経験 ―

使用経験は　使用経験　で表示

あ

脚の痙攣（芍薬甘草湯）	334
アトピー性皮膚炎	
（白虎加人参湯）使用経験	169
アレルギー性鼻炎（小青龍湯）	325

い

胃のもたれ（半夏瀉心湯）	401
胃部の不快感	
（葛根加半夏湯）使用経験	282
咽頭異物感と蕁麻疹（茵蔯蒿湯）	464
咽痛（桂枝麻黄各半湯証と紛らわしい	
麻黄附子細辛湯証）使用経験	203

え

会陰打撲（桃核承氣湯）	227
壊病（真武湯）使用経験	244
円形脱毛症（柴胡加龍骨牡蛎湯）	370

お

黄疸（茵蔯蒿湯）	465
悪寒、自汗、腹痛、吐き気	
（葛根黄連黄芩湯）	285
悪寒、頭痛、咽痛、吐き気、下痢、腹痛	
（黄芩加半夏生姜湯）	289、290

か

火傷（やけど）	
（桂枝去芍薬加龍骨牡蛎救逆湯）	
（蜀漆なし）	373
風邪（かぜ）（葛根黄連黄芩湯）	285
風邪（かぜ）（桂枝麻黄各半湯）	202
風邪（かぜ）（桂枝二越婢一湯）	207
風邪（四逆湯）	511
風邪（大青龍湯）	308
肝炎（小柴胡湯合茵蔯蒿湯）	349
感冒（小青龍湯）	323
顔面神経麻痺（葛根湯）	194

き

ぎっくり腰（芍薬甘草湯）	334
ぎっくり腰（當帰四逆加呉茱萸生姜湯）	
	519
吃逆（しゃっくり）（小承氣湯）	455
急性湿疹（小柴胡湯加桔梗石膏）	349
虚弱児の体質改善（小建中湯）	390

く

口が開かない（葛根湯）	194
くも膜下出血（桃核承氣湯加石膏）	226
車酔い（五苓散）	434

索引

け

桂枝湯服用後の口喝
　（白虎加人参湯）^{使用経験}　168
経水適断（小柴胡湯）^{使用経験}　352
月経異常（耳朵のかゆみ）（大承氣湯）
　　　　　　　　　　　　450、451
月経困難症（桃核承氣湯）　227
下痢（桂枝加芍薬湯）　477
下痢と発熱（葛根湯）^{使用経験}　281

こ

高血圧症（柴胡加龍骨牡蛎湯）　369
高血圧症（大柴胡湯）　412
口内炎（半夏瀉心湯）　401
口渇が激しく左手がだるくて置き所が
　ない（白虎加人参湯）　168
高熱を伴う下痢（桂枝加人参湯）　275

さ

坐骨神経痛（桂枝加苓朮附湯）　251
三叉神経痛（五苓散）　433
三陽の合病（白虎加人参湯）　293

し

膝関節に水がたまる（小青龍湯加石膏）
　　　　　　　　　　　　　　325
しゃっくり（吃逆）
　（茯苓四逆湯）^{使用経験}　264
酒皶（葛根黄連黄芩湯）　286
術後の高眼圧（大青龍湯）^{使用経験}　308

蝕鬱食厥（附子瀉心湯）　405
食道潰瘍（梔子豉湯）　441
上顎洞蓄膿症（葛根湯加薏苡仁）　193
常習頭痛（桂枝人参湯）　274
神経性下痢（真武湯）　497
腎盂腎炎（桂枝二越婢一湯）^{使用経験}　207
蕁麻疹（葛根湯加石膏）　194
蕁麻疹（四逆散）　503

す

頭痛（五苓散）　433
頭痛（大承氣湯）　450
頭痛と倦怠感
　（當帰四逆加呉茱萸生姜湯）^{使用経験}　520
頭痛、悪寒、渇、無汗（大青龍湯）　308
頭痛、悪寒、下痢（葛根黄連黄芩湯）
　　　　　　　　　　　　　　285

せ

咳をすると胸に響く（小陥胸湯）　424
喘息（小青龍湯）　324
喘息発作（甘草乾姜湯）　330
全身のふきでもの（桃核承氣湯）　228

た

打撲による悪寒
　（芍薬甘草附子湯）^{使用経験}　258
脱汗（桂枝加附子湯）^{使用経験}　251
胆石疝痛（大柴胡湯）　411
胆のうガンの末期
　（通脈四逆加猪胆汁湯）^{使用経験}　547

治験例・使用経験

つ

椎間板ヘルニア
　（當帰四逆加呉茱萸生姜湯）　　520

と

ときどき熱の出る下痢（桂枝人参湯）
　　　　　　　　　　　　　　　275
吐血、出血（四逆加人参湯）　　545
動悸と不整脈（炙甘草湯）　　　381

に

乳児の鼻閉（麻黄湯）　　　　　212
尿管結石（猪苓湯）　　　　　　301
妊娠・出産（呉茱萸湯）　　　　538

は

肺気腫（小青龍湯）　　　　　　324
肺結核（柴胡桂枝乾姜湯）　　　363
バセドウ病（炙甘草湯）　　　　382
発汗後の精神異常（桃核承氣湯）224
発汗後の発熱（真武湯）使用経験　244
発汗後の煩躁
　（茯苓四逆湯）使用経験　　　263
発汗中の煩躁
　（茯苓四逆湯）使用経験　　　263
発熱のある甘草乾姜湯証
　（甘草乾姜湯）使用経験　　　331
発熱と食欲不振（桂枝湯）　　　174
鼻アレルギー（麻黄附子細辛湯）488
パーキンソン病（小承氣湯）　　455

パニック症？

　（茯苓四逆湯）使用経験　　　265
煩躁と呼吸困難（茯苓四逆湯）　263

ひ

肥厚性鼻炎（葛根湯）　　　　　193

ふ

不安神経症（柴胡加龍骨牡蛎湯）370
不眠、肩凝り（葛根黄連黄芩湯）286
風疹（桂枝麻黄各半湯）　　　　203
腹痛（柴胡桂枝湯）　　　　　　359
腹痛（桂枝加芍薬湯）　　　　　476
腹痛、下痢、熱感（黄芩湯）　　289
腹痛、下痢、発熱（黄芩湯）　　289
腹痛、嘔吐、発熱、下痢
　（黄芩加半夏生姜湯）　　　　290
腹痛と腰痛（小建中湯）　　　　391
副鼻腔炎
　（小柴胡湯加桔梗石膏辛夷）　349
腹部の膨満感（大承氣湯）　　　450
腹満（桂枝加芍薬湯）　　　　　477

へ

ヘルペス（麻黄附子細辛湯）　　488
便秘（調胃承氣湯）使用経験　　222

ほ

膀胱炎（當帰四逆加呉茱萸生姜湯）520

579

索引

ま

慢性気管支（小青龍湯） 323
慢性腎炎（柴苓湯） 350

み

右肩の激痛（大青龍湯）使用経験 310
水いぼ（五苓散） 434
水涜（麻黄湯） 212

め

めまい（真武湯） 245
めまい（真武湯）使用経験 246

も

猛烈な咳（柴陥湯）使用経験 351

や

やけど（桂枝去芍薬加龍骨牡蛎救逆湯）
（蜀漆なし） 373
夜尿症（小建中湯） 390
夜尿症（白虎湯） 293

よ

腰痛（葛根湯） 193

り

流感（四逆湯） 511

ろ

老人の無力性肺炎（真武湯） 243

― その他の事項 ―

あ

相見三郎	135、358
浅田宗伯	135
汗出而喘	214
或	318、344、494

い

胃と腹	67
胃家	74
医学救弊論（白虎湯）	460
一次書き込み薬方の生薬	36
一病一治病法（一病一方）	269
咽	60
入れ子構造	130、149、162
咽痛	61、63、485、487
陰熱	233、240
陰陽五行説	17
陰陽錯雑	528

う

宇津木昆台	81、89
鬱熱	160、201

え

壊病	216、470
壊病の定義	218
壊病の体系図	219
壊病　1　調胃承氣湯	220

壊病　2　真武湯		232
	動的真武湯	236
	静的真武湯	239

お

悪寒	138
小倉説の潜証	83
瘀熱	445、462
悪心、嘔、嘔吐、乾嘔の区別	281
黄疸の聖薬	463
往来寒熱	342
悪風	50、138

か

火逆三方	364
渇に対する類証鑑別	298
乾嘔	150、317
陥胸	420
完穀下利	449
甘草を含まない薬方	40
丸剤	502
漢方（漢方医学）の証	80

き

気	17
悸	253
偽アルドステロン症（甘草の副作用）	170
喜嘔	343
気血水	15

索引

気血水の循環不全（病理と自己治病力）	
	21
気剤	29
気の循環不全	18
気の循環不全と自己治病力の指示	
（対応する生薬）	21
機能的構造式	11、40
機能的構造式と気血水	20
機能的構造式と三陽病・三陰病の図	57
機能的構造式による原方の分類	35
気分	135
急性熱性病の種類	14
急性熱性病の症状	14
急性熱性病の病理	15、18
虚実について	88
虚実の役目	89
虚実混淆	528
虚熱	240
虚労	380
胸	396、526
胸中	526
胸脇苦満	342
胸脇苦満の腹診法	343
恊熱	269
恊熱下痢	282
金匱要略の証	79

く

駆瘀血剤	223
駆水	322
駆水剤	280
頸の分類	485

け

怪病は水の変	433
解肌（げき）	217
下重	500
頚項強	345
経水	352
経水適断	351
経水適来	352
鶏鳴下痢（五更瀉）	497、498
稽留熱	342
厥について	85、510
厥陰病	524
厥陰病の病的感覚反応	77
血剤	29
結胸	420
結胸熱実	421
血の循環不全	18
血の循環不全と自己治病力	
（対応する生薬）	24
眩（めまい）	241
眩暈（めまい）に関する薬方	247
兼証	344
原方を構成する生薬	29

こ

五更瀉（鶏鳴下痢）	497
黄帝	97
黄帝内経の虚実	90
合病	276
合病の要約	294
合方	201
コレラの症状	544

その他の事項

さ

再煎	347
剤形（散、丸、煎）の比較	502
三瀉心湯（半夏、甘草、生姜）の比較	
	417
散剤	502
三陰病における自己治病力と	
治病原則と薬方	527
三陽病の編集	104
三陽病・三陰病の相関図	473
三陽病・三陰病の気血水と	
薬方構成生薬一覧	28
三陽病・三陰病と	
機能的構造式との関係	40
三陽病・三陰病と表・表裏間・裏の	
イメージ図	57
三陽の合病	291

し

士	98
四逆	500、516
四神	160、460
自下利	295、494
弛張熱	268、342
直中の少陰	62、485
衄（鼻血）	335
自己治病力	15、20
自己治病力と小倉説の潜証	260
自己治病力と自然治癒	20
自己治病力と煩躁	307
自己治病力と	
病的感覚反応・病的身体反応	46

自己治病力と薬方	29
持続熱	268、444
日晡所（じっぽしょ）	267、444
自律神経のアンバランス	135
瀉心	404
瀉心湯（二種類）	416
主之	145
儒医	98
循環	103、472
諸子百家と医師	98
少陰病の病的感覚反応	76
少陰病篇の構成	76、509
少陽病の病的感覚反応	73
消渇	428、525
承氣	47、448
承氣湯の比較	455
小建中湯の類方	391
傷寒	140
傷寒論の証	79
傷寒と〈気血水〉の関係	340
傷寒と自己治病力	341
傷寒と治病体系	107
傷寒の病型イメージ図	161
傷寒論と素問の関係	90
傷寒論と老子	94
傷寒論における脈の分類	142
傷寒論のキーナンバー	86
傷寒論の原文	109
傷寒論の原文に追加された	
薬方（附方）一覧	112
傷寒論の序文	90
傷寒論の二層構造	102
傷寒論の発想	14
傷寒論の編集と実際の臨床	101

583

索引

傷寒論の法則（原理・原則）	30、31
傷寒論の立体的ふかん図	69
上工治未病	100
上熱下寒	362
小青龍湯による瞑眩と症状悪化	325
小青龍湯の類方鑑別	321
少陽病の病的感覚反応	73
少腹急結	224
少陽病篇の構成	104
条文の構造	45
条文の数式化	54
条文への思考の過程	44
心	396、526
心下	396、526
心下に関する薬方群	397
心下堅	357
心下支結	357
心下の水気	315、316
心下痞	398
心下痞鞕	405
心下痞鞕而満	412
心下満而鞕痛	418
真寒仮熱	233、244
振起復興剤	37
真心痛	419
身体の痛みに関する薬方	376
心中	526
心中結痛	395
身熱	345、395
人体発生学	153

す

水飲	134、314

水気	136、314
水気の意味	315、316、493
水逆の証	430
水剤	29
水の気配	315、493
水の循環不全	18
水の循環不全と自己治病力	
（対応する生薬）	26
数字「3」の性質	87
隨証治之	47、217
頭眩と目眩	73、241

せ

生体観	16
西洋と東洋の哲学	42
青龍	160
泄利（下重）	500
石膏如鶏子大	305
潜証（小倉説）	83
先表後裏の法則	266
喘の類証鑑別	214
讝語	353

そ

素問	91、97
双解	159
其人或	494

た

太陰病	471
太陰病と陽明病の特異な関係	472

その他の事項

太陰病の病的感覚反応 75
体液 431
体系化 15
大綱 71
大字 404、413、417
大承氣湯使用上の注意 451
大青龍湯と小青龍湯の関係 321
大青龍湯の瞑眩 308
大熱 213
太陽中風と大青龍湯 302
太陽病のイメージ図 158
太陽中風の特異性 147
太陽病と中風の接点 162
太陽與少陽合病 287
太陽與陽明合病 279
太陽病の全体像 144
太陽病の病的感覚反応 72
竹の字 501
但嘔 281

ち

中風 137、149
中風のイメージ図 158
中風の病態 139
中風と太陽病の接点 151
潮熱 267、444、445、458、462
調理の剤 360

て

手足温而渇 346
手足と四肢 346
提綱 71

と

道家 97

な

中西深齋（四逆散） 501

に

二項対立概念による対比 42
二次書き込み薬方の生薬 36
二種類の瀉心湯 416
二陽の併病 265

ね

熱越 446、461
熱多寒少 64
熱少寒多 64
熱厥 459、501
熱結在裏 297
熱入血室 352
熱利 504

の

のぼせ冷え 363

は

肺中冷 330
背微悪寒 297
発黄 445、465

索引

発熱時の脈状	139		**へ**	
発熱に対する傷寒論の考え方	50			
発熱のメカニズム	50	変化のきざし		72
発熱と潮熱の違い	447			
早打肩	419		**ほ**	
煩	429			
煩躁	259	補而後瀉		84
煩熱	439	奔豚		253

ひ

痞	399、404	身必痒		195
鼻鳴	150	道から万物に至る生成の過程		93
皮膚	153	三つのカテゴリーへの集約		86
白虎湯使用上の注意	459	脈の意味		138
表的少陰病	478	脈滑	378、459	
表裏について	56	脈緩		138
表裏と三陽病・三陰病の図	57	脈結代		378
表・表裏間・裏と脈	44	脈診		129
病的感覚反応	46	脈促		131
病的身体反応	46	脈と証との整合性		143
病人と傷寒論の法則（原理・原則）	30			
病人の自己治病力	20		**む**	
病人の身体分類	32			
病理観	16	無汗　悪風		184

み

ふ

		無大熱	159、425	
		胸		396
風水	159			
腹診配剤録	357		**め**	
伏熱	213			
二つの小柴胡湯証	337	めまい（頭眩）		438
振り出し	402	瞑眩（大青龍湯）		308
		（小青龍湯）		325
		（麻黄湯）		335

その他の事項

も

目眩	438、439、468

や

薬方	15
薬方の構成法	33
病と疾患	17
病の転換点	46
病の循環	103、105

よ

陽陰、表裏のイメージ図	56、57
陽と陰にイメージ図	56
陽熱	233、240
吉益東洞	80、347
吉益南涯の気血水論	48
陽明病の病的感覚反応	73

り

裏急後重	289

れ

裏的少陰病	480
裏熱	444、458、462

鈴医	98

ろ

六経	92
老子	93、95
老耼	96

わ

y＝（α：ps）	55
和田東郭 (白虎湯使用上の注意)	460
和田東郭 （四逆散）	501

引用・参考文献

　本書を執筆するにあたって、引用あるいは参考にした文献は下記の通りである。

総論

素問・霊枢・難経	たにぐち書店	2007
藤平　健：漢方臨床ノート・論考篇	創元社	1986
吉益東洞：類聚方　　近世漢方医学書集成 12　吉益東洞	名著出版	1980
宇津木昆台：古訓醫傳　近世漢方医学書集成 24　宇津木昆台	名著出版	1980
大塚敬節・矢数道明・清水藤太郎：漢方診療の實際	南山堂	1963
藤平　健・小倉重成：漢方概論	創元社	1979
花輪壽彦：漢方診療のレッスン	金原出版	1997
小倉重成：潜証と顕証　日本東洋医学会雑誌　第 33 巻　第 2 号		1982
小倉重成：傷寒論による漢方と鍼灸の統合診療	創元社	1983

裴　永清・藤原了信・藤原道明・劉　桂平：臨床力を磨く傷寒論の読み方50

	東洋学術出版社	2007
福永光司：老子	朝日新聞社	2006
宇野哲人：中国思想　講談社学術文庫	講談社	1980
宮澤正順：素問・霊枢　中国古典新書続編	明徳出版社	1994
山田慶兒：中国医学はいかにつくられたか　岩波新書	岩波書店	1999
大塚敬節：金匱要略講話	創元社	1979
遠山正彌・大槻勝紀・中島裕司：人体発生学	南山堂	2003
芳沢光雄：「3」の発想	新潮社	2009

二宮石雄・安藤啓司・彼末一之・松川寛二：スタンダード生理学

	文光堂	2002

吉益南涯著作全集　漢方の臨床　特集号　第 14 巻　第 2・3 号合併

	東亜医学協会	1967
栗田賢三・古在由重編：岩波小辞典　哲学	岩波書店	1958

各論

〈傷寒論全般〉

日本漢方協会学術部：傷寒雑病論	東洋学術出版社	1981
中西深齋：傷寒論辨正	出版科学総合研究所	1979
浅田宗伯：和訓傷寒論識	昭文堂内漢方珍書頒布会	1979
木村博昭：傷寒論講義	春陽堂書店	1982

奥田謙蔵：傷寒論講義　　　　　　　　　　　　　　　　　　医道の日本社　1973
奥田謙蔵：傷寒論梗概　　　　　　　　　　　　　　　　　　医道の日本社　1976
小倉重成：傷寒論解釈　　　　　　　　　　　　　　　　　　医道の日本社　1991
大塚敬節：臨床応用傷寒論解説　　　　　　　　　　　　　　　　創元社　1974
劉　渡舟：中国傷寒論解説　　　　　　　　　　　　　東洋学術出版社　1993
裴　永清：臨床力を磨く傷寒論の読み方50　　　　　東洋学術出版社　2007

〈生薬の解説〉
清水藤太郎：薬局の漢方　　　　　　　　　　　　　　　　　　　南山堂　1963
小池一男・庄子　昇・塚田健一：症例実解漢方薬学　第2版
　　　　　　　　　　　　　　　　　　　　　　　　　京都廣川書店　2017
岡本一抱：和語本草綱目（1）　近世漢方医学書集成7　岡本一抱
　　　　　　　　　　　　　　　　　　　　　　　　　　　名著出版　1979
孫　伯玉：中薬炮製学　　　　　　　　昭人出版社　台中市　中華民国64年
譚　璐美：中華料理四千年　文春新書396　　　　　　　　文藝春秋　2004
難波恒雄：原色和漢薬図鑑（上）　　　　　　　　　　　　　　保育社　1980

〈薬方と臨床応用〉
大塚敬節：症候による漢方治療の実際　　　　　　　　　　　　南山堂　1967
大塚敬節：漢方診療三十年　　　　　　　　　　　　　　　　　創元社　1961
大塚敬節：大塚敬節著作集　　　　　　　　　　　　　　　春陽堂書店　1981
藤平　健：漢方臨床ノート・治療篇　　　　　　　　　　　　　創元社　1988
藤平　健・小倉重成：漢方概論　　　　　　　　　　　　　　　創元社　1979
小倉重成：臨床・漢方問答　上・下　　　　　　　　　　医道の日本社　1989
奥田謙蔵：漢方古方要方解説　　　　　　　　　　　　　医道の日本社　1974
松田邦夫：症例による漢方治療の実際　　　　　　　　　　　　創元社　1992
矢数道明：臨床応用漢方處方解説　　　　　　　　　　　　　　創元社　1972
矢数道明：漢方治療百話　第二集　　　　　　　　　　　医道の日本社　1981
山田光胤：漢方処方応用の実際　　　　　　　　　　　　　　　南山堂　1969
相見三郎：漢方の心身医学　　　　　　　　　　　　　　　　　創元社　1967
田畑隆一郎：漢法フロンティア　　　　　　　　　　　　　　　源草社　2011
大塚敬節・矢数道明・清水藤太郎：漢方診療医典　　　　　　　南山堂　1975
和田正系：漢方と漢薬　第2巻　第12号　日本漢方醫學會
　　　　　　　　　　　　　　　　　　　　　　　　　　春陽堂書店　1978
舘野　健：漢方の臨床　第2巻　第3号　　東亜医学協会　雄渾社　1979
矢数道明：漢方の臨床　第14巻　第7号　東亜医学協会　雄渾社　1979

589

吉益東洞：東洞全集	思文閣出版	1980
浅田宗伯：和訓古方薬議	日本漢方醫學會出版部	1975
尾臺榕堂：類聚方廣義	燎原書店	1977
藤平　健：類聚方広義解説	創元社	1999
尾臺榕堂：方伎雑誌	昭文堂	1978
松本一男：容堂井観医言	昭文堂	1983
中神琴溪：生生堂治験	燎原書店	1987
百ゝ漢陰・鳩窓：梧竹樓方函口訣	春陽堂書店	1976
和田東郭：近世漢方医学書集成 16 和田東郭	名著出版	1979
川上正澄・山内良澄：図説生理学	南江堂	1969
日本漢方腹診叢書　傷寒論系. 三 5：腹診配剤録	オリエント出版社	1994
藤平健：漢方腹診講座	緑書房	1991
気賀林一編：経験・漢方処方分量集	医道の日本社	1973
日本病院薬剤師会編：重大な副作用回避のための服薬指導情報集		
	薬業時報社	1997

〈辞書・辞典〉

白川　静：常用字解	平凡社	2004
戸川芳郎・佐藤進・濱口富士雄：全訳漢辞海	三省堂	2001
諸橋轍次：大漢和辭典	大修館書店	1976
西山秀雄：漢方医語辞典	創元社	1975
南山堂医学大辞典	南山堂	1978
国語大辞典	小学館	1982
プログレッシブ英和中辞典	小学館	1989
新英和中辞典	研究社	2003

　特に、「構成生薬」には清水藤太郎著『薬局の漢方』から、「臨床応用」には藤平
健・小倉重成著『漢方概論』から、「治験例」には松田邦夫著『症例による漢方治
療の実際』から引用させて頂いた。

あとがき

　本書は、『漢方の臨床』第 57 巻・第 6 号 2010 から第 64 巻・第 4 号 2017 までの間、53 回に分けて連載された「リアル傷寒論」を大幅に加筆訂正したものである。

　一つはテキストの変更で、テキストを奥田謙蔵著『傷寒論講義』から『傷寒雑病論』（医道の日本社）にした。その理由は、『傷寒論講義』において、原文とされた条文が必ずしもそうではなく、ほとんどが後人たちによる補入文だったことである。

　傷寒論の原理・原則からみると、原典の条文は 30 である。そこで、白紙のテキストにした次第である。結果として、既成概念にとらわれることなく、原作者たちの考えを十分に記述できたと考える。

　二つは、より見える化に努めたことである。従来の解説書は、語句の解釈に重点が置かれた抽象的な説明であった。そのため、原作者たちが描いた具体的なイメージを得ることが困難である。本書では、図や表を用いて出来るだけ視覚に訴えることにより彼らの考えや意図の理解を目指した。結果として、原典に近い傷寒論像が求められたと考える。

　三つは、単なる傷寒論の解説にとどまらずに、現代の医療に役立てることを目標とした点である。そこで、臨床応用と治験例に意を尽くした。単なる傷寒論の解説で終わりたくなかったからである。勿論、傷寒論だけで、漢方医学の全分野をカバーすることは不可能である。しかし、序文で述べたように、基本となる傷寒論を理解することは「漢方」を理解する上で重要である。

　以上の三つが、『漢方の臨床』誌に連載した「リアル傷寒論」を一冊の書物とするために更新した主な点である。

　なお、作図には舟幡一行氏のご強力を頂いた。記して感謝の意を表する。

2019 年 6 月 6 日

齋藤　謙一

著者略歴

齋藤 謙一（さいとう けんいち）
1939 年　茨城県に生まれる。
1961 年　明治薬科大学卒業　薬剤師となる。
1963 年　齋藤薬局を開設し、現在に至る。

［漢方歴］
1975 年　（社）日本東洋医学会に入会。
　　　　「熱入血室の臨床応用について」（口演発表）
　　　　　（第 44 回日本東洋医学会学術総会・仙台市）
　　　　「類聚方の現代的意義」（ポスター発表）
　　　　　（第 46 回日本東洋医学会学術総会・金沢市）
　　　　「桂麻の剤における桂枝と麻黄の配合比について」（ポスター発表）
　　　　　（第 47 回日本東洋医学会学術総会・横浜市）
　　　以来 40 年余、「傷寒論」の研究を継続する。
　　　その間、田畑隆一郎先生と小倉重成先生に師事して漢方の臨床力を磨く。
2005 ～ 2007 年　東邦大学薬学部客員講師として「傷寒論」を講義する。
2010 ～ 2017 年　『漢方の臨床』（東亜医学協会）に「リアル傷寒論」を連載する。

リアル傷寒論

2019 年 10 月 20 日　第一刷発行

著　者　齋藤謙一
発行人　吉田幹治
発行所　有限会社 源草社

東京都千代田区神田神保町 1-19 ベラージュおとわ 2 階 〒 101-0051
電話 03-5282-3540　FAX 03-5282-3541
E-mail：info@gensosha.net　URL：http://gensosha.net/

装幀　別府祥子
印刷　株式会社上野印刷所
乱丁・落丁本はお取り替えいたします。

© Kenichi Saito, 2019　Printed in Japan
ISBN978-4-907892-22-7

JCOPY ＜（社）出版者著作権管理機構 委託出版物＞
本書の無断複写は著作権法上での例外を除き禁じられています。複写される場合は、そのつど事前に、（社）出版者著作権管理機構（電話 03-3513-6969、FAX 03-3513-6979、e-mail:info@jcopy.or.jp）の許諾を得てください。